AI와 함께하는 공중보건학

Public Health with AI

· AI 시대, 국가고시 대비 필독서!

· 인공지능과의 만남, 공중보건의 미래를 읽다!

■ 집필진

김문갑 (전 대한결핵협회 본부장, 대전보건대학교)
김대식 (세명대학교)
김동찬 (송호대학교)
김선규 (동남보건대학교)
김은재 (전주기전대학교)
박경록 (대구보건대학교)
박미영 (수원과학대학교)
신규범 (경남정보대학교)
유광현 (단국대학교)
이동하 (남서울대학교)
이민영 (대전보건대학교)
전재식 (단국대학교)

머리말

현대 사회에서 건강은 단순히 질병이 없는 상태를 넘어, 개인의 삶의 질과 사회적 안녕을 포괄하는 핵심 가치로 인식되고 있다. 공중보건학은 이러한 건강의 개념을 토대로, 지역사회 구성원 모두가 건강한 삶을 영위할 수 있도록 환경을 조성하고 지원하는 중요한 학문 분야이다.

1974년 마르셀 라론드(Marc Lalonde) 보고서를 시작으로 건강 증진 패러다임은 치료 중심에서 예방 중심으로, 더 나아가 총체적인 접근 방식으로 전환되었으며, 1986년 오타와 선언은 개인의 적극적인 건강 증진 노력을 더욱 강조했다. 우리나라도 이러한 국제적 흐름에 발맞춰 1995년 국민건강증진법을 제정하였고, 2021년부터 시행된 제5차 국민건강증진종합계획(HP2030)을 통해 건강 수명 연장과 건강 형평성 제고를 위해 꾸준히 노력하고 있다.

세계보건기구(WHO)는 건강을 모든 인류의 기본적 권리로 천명하고 있으며, 대한민국 헌법 또한 국민의 건강 보호를 명시하고 있다. 이러한 배경 속에서 공중보건학은 국가와 지역사회의 건강 수준을 결정짓는 핵심 학문으로 자리매김했으며, 보건의료 분야 종사자들에게 필수적인 지식 기반을 제공하고 있다.

본 교재, 《AI와 함께하는 공중보건학》은 이러한 중요성을 바탕으로, 공중보건학의 핵심 이론부터 최신 동향까지 체계적으로 학습할 수 있도록 구성되었다. 특히, 인공지능(AI) 기술의 급격한 발전과 함께 빠르게 변화하는 보건 환경에 대한 깊이 있는 이해를 돕고, 미래 시대의 공중보건 전문가로서 필요한 역량을 함양하는 데 초점을 맞추었다.

각 단원은 질병 발생의 기본 원리인 '3대 요인설'을 바탕으로 공중보건, 환경위생, 역학 및 질병 관리, 보건행정 및 관리 등 다양한 주제를 심도 있게 다루고 있다. 또한, 각 Part는 세부적인 Chapter로 구성되어 학습자가 내용을 보다 쉽고 효율적으로 이해할 수 있도록 설계하였고, 국가시험을 준비하는 학생들에게 필요한 공중보건학 핵심내용을 요약해서 강조하였다.

《AI와 함께하는 공중보건학》이 공중보건학을 배우는 모든 분에게 든든한 길잡이가 되어, 건강한 사회를 만들어가고 필요한 핵심 지식을 습득하는 데 기여하기를 바란다. 더 나아가, 인공지능 기술과의 융합을 통해 더욱 발전하는 공중보건학의 미래를 함께 조망하고 준비하는 데 도움이 되기를 기대한다.

끝으로, 본 교재의 집필 과정에서 지도와 도움을 주신 교수님들께 깊은 감사를 드린다. 또한, 출판을 결정해 주시고 지원해 주신 고려의학 김영환 대표님과 책이 나오기까지 애써주신 이창용 상무님을 비롯한 출판 관계자 여러분께 진심으로 감사드린다.

2025. 08.

저자대표

목차

PART II
환경위생, 환경보건, 산업보건, 식품위생

Chapter 1. 환경위생 / 73

PART III

역학 및 질병관리

Chapter 1. 역학 / 205

Chapter 2. 보건통계 / 236

Chapter 3. 감염병의 관리 / 249

Chapter 4. 기생충질환의 관리 / 306

Part Ⅰ
공중보건 및 건강

chapter 1 공중보건의 의의

Section 1 공중보건학

1) 정의

공중보건학(Public Health)은 조직화된 지역사회의 노력을 통해 질병을 예방하고, 수명을 연장하며, 신체적 · 정신적 건강을 증진시키는 과학이자 기술이다. 이는 개인의 건강뿐만 아니라 사회 전체의 건강 수준 향상을 목표로 하며, 질병 예방, 건강 증진, 환경 관리, 보건 교육 등 다양한 활동을 포함한다. 공중보건학은 보건의료의 근간을 이루는 중요한 분야로, 국민의 삶의 질을 향상시키고, 사회적 안정을 이루기 위한 기반이 된다. / C.E.A. Winslow(1920).

(1) Winslow(1920)

C.E.A. **Winslow**(1877~1957, 미국 예일대학교 교수)는 공중보건학의 개념을 최초로 명확하게 정의한 인물이다. 그는 1920년 다음과 같이 공중보건학을 정의한다.

"공중보건학이란 조직화된 지역사회의 노력을 통해 질병을 예방하고, 수명을 연장하며, 신체적·정신적 효율을 증진시키는 과학이자 기술이다."

Winslow는 공중보건학의 실천적 요소를 다음과 같이 설명한다.

- 환경위생을 관리한다. 이는 깨끗한 물, 안전한 식품, 청결한 주거 환경을 확보하고 오염을 방지하는 활동을 포함한다.
- 전염병을 관리한다. 이를 위해 감염병의 감시, 예방접종, 격리 및 치료 시스템을 체계적으로 운영한다.

- 개인위생에 관한 보건교육을 실시한다. 국민이 건강한 생활습관을 실천할 수 있도록 교육과 홍보를 강화한다.
- 질병의 조기 발견 및 예방적 치료를 위한 의료 및 간호 서비스를 조직화한다. 이는 지역사회보건소, 병원, 방문간호 등의 서비스를 포함한다.
- 모든 개인이 건강을 유지할 수 있도록 하는 사회제도를 발전시킨다. 이는 보건정책, 사회복지제도, 건강보험제도 등을 포함한다.

이와 같은 공중보건 활동을 통해 지역사회 구성원의 건강 수준을 향상시키고, 국민 전체의 삶의 질을 높이는 데 기여한다. 나아가 공공의 복지를 증진시키는 역할도 수행한다.

(2) Benjamin Disraeli(1804~1881, 영국 수상)

Benjamin Disraeli는 19세기 영국의 정치가이자 수상으로, 공중보건의 중요성에 대한 정치적 인식을 강조한 인물이다. 그는 공중보건이 국민의 행복과 국력 증진의 기반이 되며, 정치가의 첫 번째 의무라고 주장한다. 그의 견해에 따르면 건강한 국민은 국가의 발전과 번영을 위한 필수 요소이다.

Benjamin Disraeli는 공중보건이 단순한 개인 문제를 넘어, 국가적 과제로 다루어져야 한다고 보았다. 따라서 정부는 국민의 건강을 보호하고 증진시키기 위해 적극적인 정책을 수립하고 실행해야 한다. 깨끗한 식수 공급, 위생시설 설치, 노동환경 개선, 빈곤층에 대한 의료지원 등이 그 예에 해당한다.

그의 사상은 현대 공중보건학에서도 중요한 원칙으로 작용한다. 오늘날에도 공중보건은 단순한 복지 차원을 넘어 경제 성장과 사회 안정에 직접적인 영향을 미치는 요소로 인식된다. 국민이 건강해야 노동 생산성이 높아지고, 국가 경쟁력도 강화되기 때문이다. 따라서 공중보건은 정부와 지역사회가 함께 협력하여 지속적으로 발전시켜야 하는 중요한 분야이다.

Benjamin Disraeli의 견해는 공중보건을 국가 발전의 핵심 요소로 인식하게 하였으며, 이는 현대 사회에서도 여전히 유효한 시사점을 제공한다. 건강한 사회를 만들기 위한 노력은 모든 시민과 정부가 함께해야 할 책무이다.

핵심

정의(Winslow): 조직적인 지역사회의 공동노력을 통해 질병을 예방하고 수명을 연장시키며, 신체적, 정신적 효율을 증진시키는 기술이며 과학

Benjamin Disraeli: 공중보건은 국민의 행복과 국력을 도모하는데 기반이 되며 정치가의첫 번째 의무

- 최초의 공중보건학 저서 발표: J.P.Frank "국민의 건강은 국가의 책임" 주장
- 최초의 공중보건법 제정: Edwin Chadwick(영)

2) 공중보건학의 범위

공중보건학은 지역사회 전체의 건강을 증진하고 질병을 예방하며, 궁극적으로 국민의 수명을 연장하는 것을 목표로 하는 학문이다. 개인을 넘어 지역사회 전체를 대상으로 하며, 보건 문제에 대한 집단적 접근을 통해 공공의 건강 수준을 향상시키고자 한다. 공중보건학의 범위는 크게 환경보건 분야, 보건관리 분야, 질병관리 분야의 세 가지 영역으로 나뉜다.

(1) 환경보건 분야

환경보건 분야는 인간이 생활하는 외부 환경이 건강에 미치는 영향을 연구하고, 이를 개선하기 위한 제반 활동을 포함한다. 환경은 건강의 중요한 결정 요인이며, 물리적 · 화학적 · 생물학적 요인이 모두 해당된다. 주요 영역으로는 환경위생, 식품위생, 환경오염 관리, 산업보건 등이 있다.

환경위생은 생활환경 속의 오염 요인을 제거하여 질병을 예방하는 활동이다.

식품위생은 안전한 먹거리를 확보하여 식중독 등 식품매개 질병을 예방하는 데 중점을 둔다.

환경오염 관리는 대기, 수질, 토양 등 자연환경의 오염을 줄이고 생태계를 보호하는 것을 목표로 한다.

산업보건은 직업 환경에서 발생할 수 있는 건강 문제를 예방하고 근로자의 안전을 확보하기 위한 활동이다.

(2) 보건관리 분야

보건관리 분야는 지역사회의 보건자원을 효율적으로 활용하여 건강을 유지하고 증진시키는 조직적인 활동이다. 이 분야는 광범위한 하위 영역을 포함하며, 보건행정, 인구보건, 모자보건, 가족계획, 보건영양, 보건교육, 학교보건, 보건통계 등이 있다.

- 보건행정은 공공의 보건정책을 수립하고, 다양한 보건사업을 계획 · 조정 · 운영하는 과정을 말한다.
- 인구보건은 인구구조와 변화가 건강에 미치는 영향을 분석하고 대책을 마련하는 활동이다.
- 모자보건은 임산부와 영유아의 건강을 보호하고 증진시키는 사업이다.
- 가족계획은 적정한 출산과 건강한 가정생활을 위한 계획적 임신과 피임을 포함한다.
- 보건영양은 균형 잡힌 영양 섭취를 통해 성장과 질병 예방을 도모하는 것이다.
- 보건교육은 주민이 올바른 건강정보를 습득하고 이를 실천할 수 있도록 돕는 활동이다.
- 학교보건은 학생의 건강한 성장과 발달을 지원하기 위한 보건 서비스와 교육이다.
- 보건통계는 건강 관련 자료를 수집 · 분석하여 보건정책의 수립과 평가에 활용하는 것이다.

(3) 질병관리 분야

질병관리 분야는 다양한 질병의 발생을 사전에 예방하고, 발생 시에는 신속하게 대응하여 확산을 막는 것을 목표로 한다. 이 분야는 전염병 관리, 비전염성 질환 관리, 역학 조사, 기생충 질환 관리 등의 활동을 포함한다.

- 전염병 관리는 감염병의 유행을 차단하고 예방접종 등으로 사전 예방을 강화하는 것이다.
- 비전염성 질환 관리는 고혈압, 당뇨병, 심장병 등 만성질환의 조기 발견과 관리에 중점을 둔다.
- 역학 조사는 질병의 발생 원인과 경로를 분석하여 효과적인 예방 및 대책을 수립하는 과정이다.
- 기생충 질환 관리는 기생충에 의한 감염을 예방하고 치료하는 활동이다.

3) 공중보건 활동

공중보건 활동은 건강한 지역사회를 조성하고 주민의 삶의 질을 향상시키기 위한 조직적이고 지속적인 노력이다. 이는 다양한 분야에서의 활동이 복합적으로 이루어지며, 다음과 같은 세 가지 영역으로 나눌 수 있다.

(1) 보건 서비스체계(Health Service System)

보건 서비스체계는 국민에게 적절하고 지속적인 의료 서비스를 제공하기 위한 제도와 인프라를 의미한다. 이는 병원, 보건소, 의료 인력, 건강보험 등 다양한 요소로 구성되며, 의료의 접근성과 질을 높이는 것이 주요 목표이다. 또한 공공보건기관을 통해 기본적인 건강 서비스를 제공하고, 보건의료 자원의 효율적인 분배를 추구한다.

(2) 보건 행태와 동기조성(Health Behavior and Motivation)

이 영역은 개인과 지역사회의 건강 관련 행태를 변화시키고, 건강한 생활습관을 형성하도록 동기를 부여하는 활동을 말한다. 건강에 대한 올바른 인식을 심어주고, 자발적인 실천이 이루어지도록 보건교육, 캠페인, 홍보활동 등을 수행한다. 이를 통해 흡연, 음주, 운동 부족 등의 건강 위해 행동을 줄이고 긍정적인 건강 습관을 증진한다.

(3) 환경재해(Environmental Hazards)

환경재해는 자연재해나 산업화 등으로 인한 환경적 위험요소로부터 건강을 보호하고자 하는 공중보건 활동을 의미한다. 이는 대기오염, 수질오염, 지진, 홍수, 산업재해 등의 위협에 대해 예방하고 신속히 대응할 수 있도록 준비하는 것이다. 재난 대비 및 대처 계획 수립, 위험지역 관리, 대기질 모니터링 등의 활동이 포함된다.

이 세 가지 영역은 다음의 7대 활동 범주로 더욱 세분화된다.

① 지역사회 중심의 공중보건 활동을 수행한다.
② 질병, 신체장애 및 조기사망 예방을 위한 관리 활동을 한다.
③ 포괄보건의료 관련 활동을 수행한다.
④ 생정기록*의 수집, 보존, 분석 및 활용을 한다.
⑤ 공공 교육 및 개인 건강과 지역사회 보건 동기 조성을 한다.
⑥ 포괄적 보건사업 계획 및 평가를 수행한다.
⑦ 과학적, 기술적, 행정적 연구를 실시한다.

* 생정기록(生定記錄): 출생, 사망, 결혼, 이혼 등의 보건 행정 및 정책 수립에 활용하는 기록

4) 공중보건의 최소 단위

공중보건의 최소 단위는 지역사회 주민이다. 공중보건학은 개별 개인이 아닌 지역사회를 대상으로 하며, 지역사회의 공동 노력을 통해 건강 문제를 해결하고 예방하는 것을 중시한다. 공중보건 활동은 주민의 참여와 협력을 바탕으로 이루어지며, 집단적 접근을 통해 건강 수준의 향상을 추구한다. 따라서 지역사회는 공중보건의 기초이며, 모든 활동의 출발점이자 대상이다.

5) 공중보건 사업 수행의 3요소

공중보건 사업을 효과적으로 수행하기 위해서는 다음의 세 가지 필수 요소가 필요하다.

① 보건교육

건강에 관한 지식과 정보를 제공하여 개인과 지역사회가 스스로 건강을 관리할 수 있도록 유도하는 보건교육활동이다. 이는 공중보건에서 가장 중요한 수단이다.

② 보건행정서비스

공공보건사업을 운영 · 관리하며, 이를 통해 주민에게 필요한 서비스를 제공하는 것이다. 이는 정책 수립, 자원 배분, 인력 관리 등을 포함한다.

③ 보건관계법규

공중보건사업이 합법적이고 체계적으로 이루어지도록 뒷받침하는 제도적 장치이다. 법과 규정은 보건사업의 기준을 제공하고 실행력을 보장한다.

이 세 요소는 상호 연계되어 있으며, 균형 있게 운영될 때 공중보건 사업의 효과가 극대화된다.

> 핵심
>
> **공중보건사업 수행의 3요소 : 보건교육, 보건행정, 보건관계법규**

6) 공중보건학의 목적

공중보건학의 궁극적인 목적은 모든 지역사회 주민의 건강과 장수를 실현하는 것이다. 이를 달성하기 위해 다음과 같은 구체적인 목표를 설정한다.

- 질병을 예방하고 건강을 증진한다.
- 수명을 연장하고 삶의 질을 개선한다.
- 신체적, 정신적 건강을 고루 증진시켜 건강한 사회를 구축한다.

공중보건학은 이러한 목적을 달성하기 위해 과학적 접근과 실천적 활동을 병행하며, 개인이 아닌 사회 전체의 건강을 증진하는 데 초점을 맞춘다. 지역사회 전체의 건강 수준을 향상시키는 것은 곧 국가 발전의 중요한 기반이 된다.

핵심

* **목적**: 모든 **지역주민**의 건강과 장수의 실현에 있음
* **공중보건의 최소단위: 지역사회(대상: 지역주민)**
* **공중보건 사업 수행의 3요소**
  ① **보건교육활동(가장 중요)**
  ② **보건행정서비스(봉사)**
  ③ **보건관계법규**
* 보건사업의 성공을 위한 가장 중요한 기초 교육: **보건교육**

7) 공중보건학의 역사적 발전

공중보건학은 인류의 역사와 함께 발전해온 학문으로, 질병의 예방과 건강의 증진을 위한 다양한 노력을 통해 현재에 이르고 있다. 초기에는 질병의 원인에 대한 과학적 지식이 부족하여 미신이나 종교적 해석에 의존하기도 하였으나, 시대가 흐르면서 의학과 위생에 대한 과학적 접근이 이루어지기 시작하였다.

공중보건학의 체계적인 출발은 18세기 말과 19세기 초로 거슬러 올라간다. 가장 이른 시기의 공중보건학 저서는 독일의 의사 J.P. 프랑크(J.P. Frank)에 의해 저술된 『완전한 경찰의학 체계(System einer vollständigen medizinischen Polizey)』이다. 그는 "국민의 건강은 국가의 책임"이라고 강조하였으며, 이는 공중보건학의 기본 철학으로 자리 잡게 된다. 프랑크는 국가가 국민의 건강을 보호하고 증진시킬 책임이 있다고 주장하였으며, 공공의료 제도와 보건행정의 필요성을 설파하였다.

19세기 중반에 접어들며, 산업화와 도시화가 급속히 진행되면서 위생 환경이 악화되고 전염병이 확산되자 이에 대한 대응책이 시급하게 요구되었다. 이러한 시대적 배경 속에서 영국의 사회개혁가 에드윈 채드윅(Edwin Chadwick)은 공중보건의 필요성을 역설하며, 1848년 「공중보건법(Public Health Act)」을 제정하는 데 중심적인 역할을 하였다. 이 법은 근대 공중보건의 출발점으로 평가되며, 정부가 국민의 건강을 보호하기 위한 정책과 제도를 마련하는 계기를 제공하였다.

이후 공중보건학은 지속적으로 발전하며, 미생물학, 역학, 통계학 등 다양한 과학적 연구의 성과를 바탕으로 보다 체계적인 학문으로 자리 잡게 되었다. 현대에 이르러서는 보건의료체계, 환경보건, 감염병 대응, 건강 형평성 등 다양한 분야를 아우르며 지역사회와 국가의 건강 수준을 향상시키는 데 기여하고 있다. 공중보건학은 앞으로도 변화하는 사회와 건강 문제에 능동적으로 대응하며, 인간의 삶의 질을 향상시키는 데 중요한 역할을 수행할 것이다.

8) 공중보건학과 관련된 학문

공중보건학은 인간의 건강을 보호하고 증진하기 위해 다양한 학문과 밀접하게 연계되어 있다. 이러한 학문들은 각기 다른 관점과 방법론을 가지고 있으나, 공통적으로 건강한 사회를 구현하는 것을 목적으로 한다. 다음은 공중

보건학과 밀접하게 관련된 주요 학문에 대한 설명이다.

(1) 위생학(Hygiene)

위생학은 인간의 건강을 유지하고 질병을 예방하기 위한 생활 습관과 환경 관리를 연구하는 학문이다. 개인의 청결을 강조하는 개인위생뿐 아니라, 공공장소나 주거환경, 식품, 산업현장의 위생 상태를 포함한 환경위생도 중요한 영역이다. 위생학은 전염병 예방에 중요한 역할을 하며, 공중보건의 기본적 실천 원칙을 제시한다. 식품위생, 산업위생, 학교위생, 주거위생 등 다양한 세부 분야가 존재하며, 건강한 생활환경 조성을 위한 과학적 근거를 제공한다.

(2) 예방의학(Preventive Medicine)

예방의학은 질병이 발생하기 전 단계에서 이를 방지하고, 건강을 증진하기 위한 방법을 연구하는 학문이다. 예방의학은 개인과 가족을 중심으로 하여 건강검진, 예방접종, 생활습관 교정 등을 통해 질병의 조기 발견과 예방에 초점을 맞춘다. 공중보건학이 지역사회 전체를 대상으로 하는 반면, 예방의학은 개인 단위의 건강관리에 집중한다. 예방의학은 일차 예방(질병 발생 예방), 이차 예방(조기 진단 및 조기 치료), 삼차 예방(재활 및 후유증 최소화)로 나뉘며, 이 모든 과정은 건강한 사회 구현에 기여한다.

(3) 사회의학(Social Medicine)

사회의학은 건강과 질병에 영향을 미치는 사회적 요인을 탐구하는 학문이다. 개인의 건강은 단순히 생물학적 요인뿐 아니라, 생활환경, 경제적 상태, 교육 수준, 직업, 주거 조건 등 다양한 사회 구조적 요인에 의해 영향을 받는다. 사회의학은 이러한 사회적 요인을 파악하고 개선함으로써 건강 불평등을 줄이고, 모든 사람이 동등하게 건강을 누릴 수 있도록 하는 데 중점을 둔다. 건강 형평성을 달성하기 위한 정책 수립과 사회개혁을 유도하는데 기여한다.

(4) 지역사회의학 / 지역사회보건학(Community Medicine / Community Health)

지역사회의학과 지역사회보건학은 지역사회를 단위로 하여 그 구성원 전체의 건강을 보호하고 증진하는 학문이다. 보건소, 지역의료기관, 지방자치단체 등의 조직과 연계하여 건강증진 프로그램을 운영하고, 주민 맞춤형 보건 서비스를 제공한다. 지역 내 질병 발생 양상을 조사하고, 이에 따른 예방 전략을 수립하며, 보건의료 자원을 효율적으로 활용할 수 있는 방안을 마련한다. 또한, 지역 주민의 건강 요구를 반영하고 참여를 유도하여 자발적인 건강관리를 실현하도록 돕는다.

(5) 건설의학(Constructive Medicine)

건설의학은 단순히 질병을 예방하는 수준을 넘어, 인간의 건강 상태를 최상의 수준으로 끌어올리기 위한 학문이다. 건강을 단순한 질병의 부재로 보지 않고, 신체적 · 정신적 · 사회적 안녕이 조화를 이루는 상태로 이해하며 이를 실현하기 위한 방법을 제시한다. 운동, 균형 잡힌 영양 섭취, 스트레스 관리, 긍정적인 삶의 태도, 웰빙 프로그램 등을 통해 전반적인 삶의 질을 향상시키는 데 중점을 둔다. 건설의학은 개인의 능동적인 건강관리와 건강한 생활문화 형성에 기여한다.

이와 같이 공중보건학은 다양한 학문들과의 유기적인 연계를 통해 더욱 풍부하고 실천적인 영역으로 발전하고 있다. 각 학문은 독립적인 연구 영역을 가지면서도, 공통적으로 인간의 건강을 보호하고 증진하는 데 기여한다. 공중보건학은 앞으로도 다양한 분야와 협력하여 건강한 사회를 구현하는 데 중요한 역할을 수행할 것이다.

표 I-1. 공중보건학과 관련된 학문

분류	주요내용
치료의학	개인의 질병, 손상 및 기형 등을 치료하여 주는 의학
예방의학	공중보건학과 동일한 목적을 갖고 있으나 개인을 대상으로 건강의 위해 요인을 사전 예방하는 학문
재활의학	일단 발생한 건강장해 요인을 최소한으로 줄여 후유증을 극소화시키고 건강장애가 발생한 후에는 남은 노동력에 대한 활용방안을 강구하는 학문
건설의학	**질병의 치료나 예방보다는 현재의 건강 상태를 최고 수준으로 증진하는 데 역점을 둔 적극적 건강관리 방법을 연구하는 학문**
사회의학	사회적 환경요인에 의한 인간집단의 건강을 추구하는 학문

표 I-2. 공중보건학 · 예방의학· 의학의 특징

구분	공중보건 (Public Health)	예방의학 (Preventive Medicine)	의학 (Medicine)
목표	**인구 전체의 건강 증진 및 질병 예방** **사회적인 환경요인**	개인의 건강 예방 및 질병 관리	질병 진단, 치료 및 관리 병인의 생물학적 요인, 치료제의 신규 개발 등
초점	**사회적, 환경적 요인을 통한 건강 증진**	개인의 건강 관리 및 질병 예방	질병의 치료와 증상의 경감
연구대상	전체 인구 또는 특정 집단 **지역사회의 전체주민**	개인 또는 특정 집단	개인 환자
진단방법	보건통계	–	임상검사(진단)
주요활동 질병관리	건강 교육, 질병 예방 캠페인, 공공 정책	건강 검진, 예방 접종, 위험 관리	진단, 치료, 수술, 약물 처방
접금방식	지역 사회 및 대규모 집단의 건강 증진	개인 맞춤형 예방 및 건강 관리	개별적 접근을 통한 치료와 회복
기술 및 방법	통계, 역학, 건강 정책, 사회적 연구	의료 검진, 예방 접종, 건강 상담	진단 도구, 치료법, 약물 치료
주요목표	질병의 확산 방지, 공공 건강 증진	질병의 예방과 조기 발견	질병의 완치 및 증상 완화
실행주체	정부, 보건 기관, 공공 건강 전문가	의사, 예방의학 전문가	의사, 전문의, 병원
예시	전염병 예방 캠페인, 환경 보호 정책	건강 검진, 심혈관 질환 예방 관리	암 치료, 수술, 만성질환 관리

- **공중보건**: 전체 인구를 대상으로, 사회적, 환경적 요인을 고려하여 **건강 증진과 질병 예방**을 목표로 한다.
- **예방의학**: 개인 또는 특정 집단을 대상으로, 개인화된 예방 전략을 통해 **질병 예방과 조기 발견**에 중점을 둔다.
- **의학**: 개별 환자를 대상으로, **질병의 진단과 치료에 집중**하며, 주로 병원 환경에서 활동한다.

9) 공중보건사업

공중보건사업(Public Health Programs)은 지역사회와 국가 차원에서 국민의 건강을 증진하고, 질병을 예방하며, 수명을 연장하는 것을 목적으로 하는 조직적이고 체계적인 활동이다. 이러한 사업은 정부, 지방자치단체, 보건기관, 민간단체 및 국제기구 등이 협력하여 수행하며, 공중보건학적 연구, 통계자료, 정책 분석 등을 기반으로 운영한다. 공중보건사업은 전 국민을 대상으로 하는 예방 중심의 보건 활동으로, 국민 개개인의 건강 수준을 향상시키고 사회 전체의 삶의 질을 높이는 데 기여한다.

(1) 공중보건사업의 목적

공중보건사업의 주요 목적은 국민의 건강을 보호하고 질병을 예방하며, 건강 형평성을 제고하여 모두가 건강한 삶을 누릴 수 있도록 하는 데 있다.

- 질병 예방: 감염병과 만성질환을 조기에 발견하고 확산을 차단하여, 질병 발생률을 감소시킨다.
- 건강 증진: 올바른 생활습관을 유도하고, 건강한 환경을 조성하여 국민 건강 수준을 향상시킨다.
- 수명 연장: 보건의료서비스의 접근성을 높이고 조기 진단 및 치료체계를 강화하여 국민의 기대수명을 연장한다.
- 건강 형평성 제고: 취약계층과 소외계층에 대한 보건의료 지원을 확대하여 건강 불평등을 완화한다.

(2) 주요 공중보건사업의 유형

① 감염병 관리 사업

감염병 관리 사업은 국가와 지역사회의 보건 안전을 지키기 위한 핵심 사업이다. 감염병의 발생을 사전에 예방하고, 발생 시 신속한 대응을 통해 확산을 차단하는 것이 목표이다.

- 감염병 예방과 방역체계를 구축하고 운영한다.
- 전염병 발생 시 신속한 대응을 위한 역학조사와 모니터링을 수행한다.
- 코로나19, 인플루엔자, 결핵, 말라리아 등 주요 감염병에 대한 예방 활동을 실시한다.
- 국가예방접종사업을 통해 어린이 및 성인 대상 예방접종을 제공한다.
- 국제 감염병 위협에 대응하기 위한 국제 협력과 정보 공유 체계를 강화한다.

② 만성질환 예방 및 관리 사업

만성질환은 장기간에 걸쳐 진행되며, 국민의 건강과 삶의 질에 큰 영향을 미치는 주요 질병이다. 공중보건에서는 이를 조기에 발견하고 예방하는 데 중점을 둔다.

- 고혈압, 당뇨병, 심혈관 질환 등 주요 만성질환을 조기에 발견하고 지속적으로 관리한다.
- 국가 암 조기 검진사업을 통해 간, 위, 대장, 유방, 자궁경부 등의 암을 조기에 발견하고 치료를 유도한다.
- 건강한 식습관, 운동, 금연, 절주 등의 생활습관 개선을 위한 대국민 건강 캠페인을 운영한다.
- 생활터(학교, 직장, 지역사회 등) 중심의 건강 프로그램을 통해 지역사회의 건강 수준을 높인다.

③ 모자보건 및 아동건강 증진 사업

모자보건사업은 임산부, 신생아, 영유아 등 생애 초기의 건강을 보호하기 위한 중요한 사업이다.

- 아동의 건강한 성장과 발달을 도모하며, 건강불평등 해소에도 기여한다.
- 산전 · 산후 건강관리 프로그램을 운영하여 임산부와 태아의 건강을 보호한다.
- 영유아 건강검진 및 예방접종을 정기적으로 실시한다.
- 모유 수유를 장려하고, 영양 보충식 지원을 통해 아동의 영양 상태를 개선한다.
- 취약계층 아동에 대한 방문보건서비스 및 건강교육을 실시한다.

④ 정신건강 증진 사업

정신건강은 신체 건강과 더불어 중요한 요소로, 이를 증진하기 위한 체계적인 접근이 필요하다.

- 정신질환 예방과 조기 개입은 국민의 삶의 질을 크게 향상시킨다.
- 정신질환 조기 발견과 상담을 위한 정신건강센터를 운영한다.
- 스트레스 관리, 우울증 예방, 자살 예방을 위한 프로그램을 제공한다.
- 알코올, 마약, 도박 등의 중독 예방을 위한 교육과 치료 지원을 강화한다.
- 학교, 직장 등 일상생활 공간에서의 정신건강 증진 프로그램을 활성화한다.

⑤ 환경보건 및 건강한 생활환경 조성

환경보건은 건강에 영향을 미치는 외부 환경요인을 관리하는 분야로, 건강한 생활환경 조성을 통해 질병을 예방한다.

- 대기, 수질, 토양, 소음, 식품 등의 환경요소에 대한 지속적인 안전 관리를 수행한다.
- 작업장 및 산업현장의 유해요인을 평가하고 안전기준을 마련한다.
- 폭염, 한파, 미세먼지 등 기후변화에 따른 건강 피해를 예방하기 위한 대응계획을 수립한다.
- 녹색환경 조성과 친환경 정책을 통해 건강한 도시환경을 조성한다.

⑥ 노인 및 장애인 건강관리 사업

고령사회에 대비한 노인 건강관리와 장애인의 삶의 질 향상을 위한 보건서비스 제공은 매우 중요하다.

- 치매, 골다공증 등 노인성 질환에 대한 예방과 조기진단 사업을 실시한다.
- 장애인을 위한 재활 프로그램과 이동지원, 건강검진 등의 서비스를 제공한다.
- 장기요양보험제도를 활용하여 노인의 일상생활 지원과 방문보건서비스를 확대한다.

- 지역사회 중심의 통합 돌봄 서비스를 통해 노인과 장애인의 자립생활을 지원한다.

⑦ 응급의료 및 지역사회 보건의료 서비스

응급상황에 신속하고 적절하게 대응할 수 있는 체계를 갖추고, 지역사회의 1차 보건의료 접근성을 강화한다.

- 119 구급서비스를 포함한 응급의료체계를 구축하고 운영한다.
- 지역 보건소를 중심으로 한 기초보건의료서비스를 제공하여 지역 주민의 건강을 관리한다.
- 감염병, 자연재해, 사회적 재난 등 위기 상황에서의 긴급 의료지원 시스템을 강화한다.
- 농어촌과 도서지역 등 의료 취약지역의 보건소와 보건지소를 통해 공공의료 접근성을 확보한다.

핵심 공중보건학 분야의 내용

- **환경**보건 분야
  ① 환경위생 ② 환경보전 및 공해문제 ③ **식품위생** ④ **산업보건**
- **질병**관리 분야
  ① **역학** ② **기생충질환관리** ③ 감염병관리 ④ 만성질환(성인병)관리
- 보건관리 분야
  ① 보건행정 ② 보건영양 ③ 인구보건 ④ 가족보건 ⑤ 모자보건
  ⑥ 학교보건 ⑦ 보건교육 ⑧ 정신보건 ⑨ 보건통계 ⑩ 응급의료

* **현대적 공중보건학의 개념이 지향하는 것: 포괄적 보건의료**(예방, 치료, 재활의 조화)

* **건설의학** : 질병의 치료나 예방보다는 현재의 건강 상태를 최고 수준으로 증진하는 데 역점을 둔 적극적 건강관리 방법을 연구하는 학문

*** 공중보건학의 대상 : 지역사회 전체주민**

10) 공중보건사업 수행 기관

공중보건사업은 국민의 건강을 보호하고 증진하기 위한 체계적인 활동으로, 다양한 기관이 상호 협력하여 수행한다. 이들 기관은 각자의 역할과 기능을 통해 공중보건의 여러 영역에서 중요한 기여를 한다.

① 정부 및 공공기관

정부와 공공기관은 국가 차원의 공중보건 정책을 수립하고 실행하는 데 핵심적인 역할을 한다. 대표적으로 보건복지부는 국민 건강에 대한 종합적인 정책을 수립하고 이를 조정 · 관리하는 역할을 수행한다. 질병관리청은 감염병의 예방 및 관리, 만성질환과 환경보건 등 다양한 건강 이슈에 대한 대응을 담당한다. 국민건강보험공단은 건강보험 제도를 운영하여 국민의 의료 접근성을 높이고 건강 형평성을 추구한다. 지방자치단체는 지역 특성에 맞는 보건사업을 수행하여 지역 주민의 건강을 증진하고 지역 내 건강 불균형 해소에 기여한다.

② 국제기구

국제기구는 전 세계적인 차원에서 공중보건 문제를 해결하기 위한 협력과 지원을 제공한다. 세계보건기구(WHO)는 감염병 대응, 보건 지침 수립, 기술 지원 등을 통해 국제 공중보건을 선도한다. 유엔아동기금(UNICEF)은 어린이의 건강과 복지를 위한 예방접종, 영양 개선, 모자보건 사업 등을 수행한다. 미국 질병통제예방센터(CDC)는 질병 예방과 통제에 관한 연구와 정보를 공유하며 국제 보건 협력에 기여한다.

③ 민간 및 비영리 단체(NGO)

민간 및 비영리 단체는 정부와 협력하거나 독자적으로 공중보건사업을 수행하며, 특히 의료 접근성이 낮은 계층이나 지역을 대상으로 활동한다. 대한적십자사는 헌혈 사업, 재난 대응, 건강 교육 등 다양한 공중보건 프로그램을 운영한다. 국제의료봉사단체들은 개발도상국에서 의료 지원, 위생 개선, 보건 교육 등을 통해 인도주의적 공중보건 사업을 수행한다.

④ 의료기관 및 연구기관

대학병원과 같은 의료기관은 질병의 진단, 치료와 함께 보건 교육과 예방 프로그램을 제공하여 공중보건 증진에 기여한다. 또한 보건의료 연구소, 대학의 보건대학 등 연구기관은 공중보건의 이론과 실천을 뒷받침할 수 있는 과학적 근거를 마련한다. 이들은 건강 관련 데이터를 수집 · 분석하고, 정책 제안과 프로그램 개발을 통해 실질적인 공중보건 향상에 이바지한다.

공중보건사업은 이처럼 다양한 기관이 서로 협력하여 국민의 건강을 보호하고 향상시키는 체계적인 노력의 결과물이다.

11) 신공중보건학

신공중보건학(New Public Health)은 현대 사회의 복잡한 건강 문제를 해결하기 위해 전통적인 공중보건 개념을 확장한 새로운 접근 방식이다. 이는 예방 중심의 보건 전략에 더해, 사회적 형평성과 지역사회 참여, 다학제적 협력을 강조하는 공중보건의 발전된 형태이다.

(1) 신공중보건의 정의와 목표

신공중보건학은 질병의 예방뿐만 아니라 건강한 생활을 촉진하고, 건강 자원의 공정한 분배를 통해 사회 전반의 건강 수준을 향상시키는 것을 목표로 한다. 전통적인 보건 접근 방식에서 벗어나, 사회적 요인, 환경적 요인, 생활 습관 등 다양한 요소를 통합적으로 고려하는 특성을 지닌다.

주요 목표는 다음과 같다.

① 예방 중심의 접근

질병 발생 이후의 치료보다 사전 예방을 중시하여 건강한 생활 습관을 형성하도록 돕는다. 이를 통해 의료비 절감과 건강 수명 연장이라는 두 가지 목표를 동시에 달성하고자 한다.

② 사회적 형평성

소득, 지역, 교육 수준 등 사회적 요인에 따라 건강 격차가 발생하지 않도록 건강 자원을 공정하게 분배하는 것을 목표로 한다. 건강은 모든 국민의 기본권임을 전제로 하여, 취약계층에게 더 많은 관심과 지원을 제공한다.

③ 과학적 근거 기반

- 건강 정책과 프로그램은 반드시 최신 과학적 연구와 데이터를 기반으로 개발되어야 한다. 이를 통해 효과적이고 지속 가능한 공중보건 전략을 수립할 수 있다.
- 신공중보건학은 개인의 책임과 함께 정부, 지역사회, 다양한 기관의 협력을 통해 건강한 사회를 만들어가려는 종합적 접근이라 할 수 있다.

(2) 신공중보건의 역사적 배경

신공중보건의 개념은 20세기 중반 이후, 급변하는 사회 환경과 건강 문제에 대한 새로운 대응이 필요하다는 인식에서 출발하였다. 과거 공중보건은 주로 감염병 예방에 초점을 맞추었으며, 위생 환경의 개선과 백신 접종 등을 중심으로 발전하였다.

그러나 산업화와 도시화가 진행되면서 만성질환, 정신건강, 환경오염, 노인 건강 등의 문제가 부각되기 시작하였다. 이러한 문제들은 단순한 질병 치료만으로는 해결할 수 없는 구조적이고 복합적인 특성을 지닌다. 이에 따라 공중보건은 더 이상 의료 전문가만의 영역이 아니라, 사회 전반이 함께 참여해야 하는 통합적 분야로 인식되기 시작하였다.

신공중보건은 예방 중심의 보건의료 시스템 구축과 지역사회 기반의 보건 프로그램 확대, 건강 결정요인에 대한 다학제적 연구 등을 강조한다. 특히 건강 형평성과 지속 가능한 발전을 추구하는 방향으로 발전해 왔다.

또한, 신공중보건은 전 세계적인 공중보건 이슈에도 대응할 수 있도록 국제 협력과 정보 공유를 중요하게 다룬다. 기후 변화, 감염병 대유행, 건강 불평등 문제 등 복합적인 글로벌 과제에 효과적으로 대응하기 위한 새로운 공중보건 체계가 바로 신공중보건학의 핵심이라 할 수 있다.

① 공중보건(Public Health)

공중보건은 전통적으로 **질병 예방과 건강 증진을 중심으로 한 분야**이다. 이는 보건학, 위생학, 예방의학 등 다양한 관련 학문들과 밀접하게 연관되어 있다. 공중보건의 주요 목표는 특정 인구 집단의 건강을 보호하고 증진하는 것이다. 예를 들어, 전염병 관리나 환경 보호를 통한 질병 예방과 같은 활동이 이에 해당한다. 공중보건은 주로 **의료 시스템 내에서의 기술적, 과학적 접근을 중시하며, 정부와 공공기관이 주도적으로 시행하는 다양한 정책을 포함**한다.

② 신공중보건(New Public Health)

신공중보건은 보다 **포괄적인 접근 방식을 지닌 개념**으로, 건강을 결정짓는 다양한 사회적, 경제적 요인을 고려한다.

이는 단순히 질병 예방을 넘어, 환경, 교육, 사회적 자본, 경제적 조건 등 여러 요인이 개인과 지역사회의 건강에 미치는 영향을 강조한다. 신공중보건은 특히 **건강 불평등 해소와 모든 시민이 건강할 수 있는 환경 조성에 중점**을 둔다. 이는 사람들이 건강한 생활을 유지할 수 있도록 지원하는 정책과 프로그램의 개발을 포함한다.

표 I-3. 공중보건과 신공중보건 특징

구분	공중보건 (Traditional Public Health)	신공중보건 (New Public Health)
정의	질병 예방과 건강 증진을 통해 인구 집단의 건강을 보호 및 증진하는 학문	현대 사회의 복잡한 건강 문제를 다루기 위해 기존 공중보건에 사회적, 경제적, 환경적 요인을 통합한 접근법
주요 목표	전염병 관리, 예방접종, 위생 개선 등 기본적인 건강 문제 해결	건강 형평성, 만성질환 예방, 사회적 결정요인 해결, 지속 가능성
초점	질병 예방과 감염병 통제	전체적인 삶의 질 향상, 건강 불평등 감소, 건강 결정 요인 해결
적용 범위	지역사회 위주의 예방적 조치	전 세계적 및 국가적 수준에서 정책적 접근 포함
주요 전략	예방접종, 보건교육, 위생 설비 구축, 감염병 관리	협력적 정책 개발, 건강 영향 평가, 환경보건, 기술 활용
결정 요인	주로 생물학적 요인 및 물리적 환경	생물학적 요인 외에도 사회적, 경제적, 문화적 요인 포함
접근법	주로 의료적이고 기술 중심적	다분야 협력적, 다차원적 접근
대상 질환	감염병 중심	만성질환 및 비전염성 질환 포함
주요 행위자	보건 당국 및 의료 전문가	정부, 비정부기구, 지역사회, 국제기구, 민간 부문 등
기술 활용	기본적인 보건 기술	디지털 헬스, 원격의료, 데이터 분석 등 첨단 기술 포함

Section 2 공중보건학의 역사

공중보건학은 인류의 건강을 증진하고 질병을 예방하기 위한 학문으로, 시대에 따라 다양한 방식으로 발전해왔다. 고대부터 현대에 이르기까지 공중보건은 환경, 사회, 문화, 과학의 변화에 따라 진화해왔으며, 이를 시대별로 살펴보는 것은 현재의 공중보건 체계를 이해하는 데 중요한 기초가 된다.

1) 고대기(기원전~500년)

(1) 메소포타미아

- 함무라비 법전: 의사의 지위, 진료, 보수 및 과오에 대한 규정.
- 공중위생: 종교의식에 따른 목욕, 수도오염 금지법 등.

- 나환자 금지: 도시 내 나환자의 출입 금지.
- 전염병 방지: 환자 격리의 기원으로 추정됨.
- 기타 질병 기록: 기생충 질환, 각기, 전염병, 정신이상 등.

(2) 이집트

- 파피루스 기록: 질병과 치료에 관한 기록, 위생학의 발달.
- 신체 정화: 건강한 사람에게 정기적인 토제 및 하제 사용 권장.
- 청결 유지: 가옥 청결법, 신체섭생법 시행.
- 배수 시설: 물도랑 등 배수 및 물대기 시설 존재.

(3) 그리스

- 히포크라테스: 질병의 원인은 환경, 자연이 병을 낫게 한다고 주장.
- 장기설: 오염된 공기가 인체에 들어가 질병을 유발한다고 설명.
- 치료 원칙: 회복능력 강화, 생활습관 개선, 식이요법 중시.
- 관찰과 경험: 의술에서 관찰과 경험의 중요성 강조.

(4) 로마

- 의학과 위생학: 고대 그리스의 의학 계승, 위생 시설의 발전.
- 의사의 역할: 주로 종교인이 의학을 담당, 부유층의 독점.
- 공적인 의사제도: 2세기경 도시에서 빈자들을 위한 의료 실시.
- 제왕절개술: 임산부 사망 시 개복수술로 생존한 아이 구함.
- 갈레누스: 위생 용어 최초 사용, 장기설 주장.

2) 중세기(500~1500년)

(1) 시기적 특성

- 기독교 중심 사상: 보건학적 측면에 영향.
- 비위생적 생활양식: 나병, 콜레라, 페스트 등의 전염병 만연.
- 의사의 역할 제한: 신체 질병 치료에 국한됨.
- 방역 규정: 과밀한 주거, 불량한 음료수 등 규정.

(2) 공중보건학적 사건

- 6~7세기: 모하메드 사망 후 메카 순례 → 콜레라 대유행.
- 13세기: 십자군 원정, 나병과 콜레라 대유행 → 나환자 교회 출입 금지.
- 14세기: 페스트 대유행 → 전체 인구의 1/4 사망.
- 접촉 전염설: 병원균 개념 없이도 접촉 전염 인식.
- 대책: 환자 격리, 의복 소각, 검역 등.
- 검역의 유래: 1377년 이탈리아 로구사에서 시작.
- 프랑스 검역법: 1383년 마르세이유에서 최초의 검역법 통과.
- 15~16세기: 매독, 결핵 유행.

3) 여명기(요람기, 근세기, 1500~1850년)

(1) 시기적 특징

- 문예부흥과 산업혁명: 이 시기는 문예부흥(1453~1600)과 산업혁명(1760~1830)으로 인해 근대 과학기술이 발달하고 공중보건 사상이 싹트게 된 시기이다.
- 건강 문제의 대두: 프랑스와 영국에서 산업혁명으로 인해 근로자의 건강 문제가 부각되었고, 인간의 건강과 복지에 대한 사회적 책임 인식이 확산되었다.
- 질병 양상의 변화: 한센병이 점차 사라지고, 16~17세기에는 발진티푸스, 괴혈병, 수두, 성홍열, 매독, 두창, 페스트 등이 유행하였다. 특히 매독은 성교를 통해 전염된다는 사실이 밝혀져 창녀에 대한 규제와 환자 격리 조치가 시행되었다.

(2) 공중보건학적 업적 및 제도

- 얀센(Janssen, 네덜란드): 최초의 현미경 발명(1595).
- 프라카스토로(Fracastoro, 이탈리아, 1478~1553): 전염병의 원인으로 눈에 보이지 않는 작은 전염성 물질을 제시.
- 베살리우스(Vesalius, 벨기에, 1514~1564): 해부학 교재『인체의 구조에 대하여』발간(1543).
- 하베이(Harvey, 영국, 1578~1657): 혈액순환 발견.
- 시덴함(Sydenham, 영국, 1624~1689): 질병 분류 및 유행병 발생의 자연사 기록.
- 레벤후크(Leeuwenhoek, 네덜란드, 1632~1723): 현미경을 통해 미생물의 존재 확인(1676).
- 존 그랜트(John Graunt, 영국, 1620~1674): 사망통계에 관한 저술(1662).
- 윌리엄 페티(William Petty, 영국, 1623~1687): 인구 및 사망 통계에 관한 업적.
- 라마치니(Ramazzini, 이탈리아, 1633~1714): 직업병에 관한 저서 발간(1700).
- 스마일리(Smellie, 1697~1763): 산과에서의 위생 강조.

- 피린글(Pringle, 영국, 1707~1782): 병사, 감옥, 병원의 위생상태 개선 주장.
- 베르누이(Bernoulli, 1700~1782): 두창 예방효과에 대한 통계적 방법 적용.
- 린드(Lind, 영국, 1716~1794): 괴혈병 원인 규명 및 선박 위생 개선.
- 필립 피넬(Philippe Pinel, 프랑스, 1745~1826): 정신병 환자 처우 개선 및 정신의학 창시.
- 프랭크(J. P. Frank, 독일, 1745~1821): 의사 행정에 관한 저서 발표(1779).
- 제너(Jenner, 영국, 1749~1823): 우두접종법 개발(1798).
- 젬멜바이스(셈멜바이스, Semmelweis, 헝가리, 1818~1865): 산욕열 예방을 위한 손 위생 주장.
- 파르(Farr, 1807~1883): 인구동태 등록제 확립.
- 에드윈 채드윅(Edwin Chadwick, 영국, 1800~1890): 열병 조사 및 공중위생법 제정(1848).
- 레뮤얼 섀턱(Lemuel Shattuck, 미국, 1793~1859): 보건 분야 지침서 발표(1842)로 중앙 및 지방 보건국 설치, 위생감시제도 확립 등

4) 확립기(근대기, 1850~1900년)

(1) 시기적 특징

- 세균학 및 면역학의 발전과 예방의학적 사상이 싹트기 시작.
- 공중보건학이 제도적으로 및 내용적으로 확립됨.

(2) 공중보건학적 업적

① 존 스노우(John Snow, 영국, 1813~1858)

- 저서 『콜레라 발생의 전파양식에 대하여(1855)』를 통해 전염병 감염설을 입증.
- 런던 콜레라 유행 시 사망자 발생 장소를 지도에 표시하여 공동우물의 연관성을 밝혀내어 유행 종식에 기여.

② 윌리엄 래스본(William Rathbone, 영국)

- 1859년 리버풀에서 방문간호사업 시작, 보건소 제도의 효시.

③ 리스터(Lister, 영국)

- 석탄산(페놀)을 소독제로 사용하여 수술실 무균기술 확립.

④ 페텐코퍼(Pettenkofer, 독일, 1818~1901)

- 1866년 뮌헨대학에 위생학 강좌 개설, 실험위생학의 기초 확립.

⑤ 파스퇴르(L. Pasteur, 프랑스, 1822~1895)

- 감염병의 원인이 미생물임을 확인하고, 여러 백신 개발로 질병 예방의 기틀 확립.

⑥ 코흐(R. Koch, 독일, 1843~1910)

- 탄저균, 파상풍균, 결핵균, 콜레라균 발견, 1905년 노벨 생리 · 의학상 수상.

⑦ 베흐링(Behring E., 독일, 1854~1917)
- 파상풍 항독소 및 디프테리아 균 독소의 항독소 혈청 개발.

⑧ 하프킨(Waldemar Haffkine, 1860~1930)
- 1889년 콜레라 백신 개발, 캘커타 콜레라 유행 시 사망률 감소에 기여.

⑨ 비스마르크(Bismarck, 독일, 1815~1898)
- 근로자 질병보호법 제정, 최초의 사회보험법.

⑩ 미국 매사추세츠 주에 보건국 설치(1869)

⑪ 에를리히(Ehrlich, 1854~1915)
- 매독체료제 Savarsan 발명, 화학요법의 시작.

5) 발전기(현대기, 1900년 이후)

(1) 시기적 특성

- 19세기 후반의 위생개혁과 세균학의 발전으로 사망률 현저히 감소.
- 공중보건학이 영국과 미국 중심으로 발전.
- 임상의학 발전과 국제기구 설립, 역학의 발달로 국민 건강 향상에 기여.
- 1960년대 이후 포괄적 보건의료 필요성 대두, 보건소 제도 보급.

(2) 공중보건학적 사건

- 1911년: 영국 국민보험법 제정.
- 1919년: 영국 세계 최초 보건부 설립.
- 1920년: 도손(Dawson) 보고서 발표.
- 1920년: Winslow의 공중보건 정의.
- 1935년: 미국 세계 최초 사회보장법 제정.
- 1948년: 세계보건기구(WHO) 발족(4월 7일 세계보건의 날).
- 1972년: 스웨덴 국제인간환경회의 개최.
- 1973년: 국제연합 환경계획(UNEP) 설립.
- 1978년: 알마아타회의, 일차보건의료 확립 주장.
- 1986년: 건강증진회의, 새로운 기준 검토.
- 1992년: 리우회의, 지구환경보건을 위한 노력 추진.
- 2000년: 국제백신연구소(IVI) 설립(서울대 내, WHO 주도).
  세계보건총회에서 담배규제기본협약(FCTC) 제안됨.
- 2003년: SARS(중증급성호흡기증후군) 전 세계 유행, 신종 감염병 대응체계 필요성 제기.

WHO 담배규제기본협약(FCTC) 채택.

- 2005년: 국제보건규칙(International Health Regulations, IHR) 개정
  (2007년 발효) - 감염병 국제 대응 강화.
- 2009년: 신종 인플루엔자 A(H1N1) 팬데믹 발생.
  WHO, 6단계 팬데믹 경보 체계 가동.
- 2015년: 유엔 지속가능발전목표(SDGs) 채택
  (건강: 목표 3, 모든 연령층의 건강한 삶 보장 및 복지 증진).
  파리기후변화협정 체결 - 기후변화와 건강 연계 강조.
- 2016년: 지카 바이러스(Zika) 세계적 보건 위기 선포(브라질 중심).
  WHO, 건강을 위한 도시(DOH) 캠페인 확대.
- 2019년: COVID-19(코로나19) 감염병 발생(중국 우한),
  전 세계적인 공중보건 비상사태 선언
  (2020년 1월 WHO PHEIC 선언 → 팬데믹 선언 3월 11일).
- 2021년: 각국 백신접종 캠페인 본격화.
  COVAX Facility 통한 백신의 국제 공평 분배 시도.
- 2022년: WHO, 원숭이두창(Monkeypox) 국제적 공중보건 비상사태(PHEIC) 선언.
  팬데믹 이후 보건의료 시스템 회복 및 회복탄력성(Resilience) 강조.
- 2023년: WHO, COVID-19 공중보건 비상사태(PHEIC) 종료 선언(5월).
  글로벌 팬데믹 조약(Pandemic Treaty) 초안 협상 진행.

Section 3 우리나라 보건행정의 역사적 변천

우리나라의 보건행정은 시대에 따라 다양한 형태로 발전해왔다. 고대의 신화적 기록에서부터 국가적 의료 체계가 마련된 고려시대에 이르기까지, 보건행정은 사회 구조와 문화의 변화에 따라 점차 체계화되어 왔다. 다음은 시대별 보건행정의 역사적 흐름을 정리한 것이다.

1) 고대시대

고대에는 질병을 치료하고 건강을 유지하려는 개념이 신화와 전설 속에서 등장한다. 이는 오늘날의 보건행정 개념이 단순한 의료를 넘어 정신적, 종교적 요소와도 깊이 연관되어 있었음을 보여준다.

단군신화에서는 환웅천황이 인간 세상으로 내려와 풍백, 우사, 운사와 함께 인간의 질병을 치료하고, 인간의 삶

을 윤택하게 했다고 전해진다. 이는 우리 민족이 아주 오래전부터 질병의 치료와 건강에 대해 인식하고 있었음을 나타낸다.

또한, 중국의 역사서인『삼국지 위서 동이전』에서는 우리 민족이 청결과 위생을 중요하게 여겼다는 기록이 등장한다. 이는 고대 사회에서 위생 관념이 존재했으며, 이는 보건 개념의 초기 형태로 볼 수 있다.

2) 삼국시대

삼국시대에는 국가가 직접 보건의료 행정을 시행하기 시작하면서 보다 체계적인 의료제도가 도입되었다. 각 왕국은 자체적인 의료 기관과 인력을 두고, 백성을 치료하며 왕실의 건강을 관리하였다.

고구려에서는 왕실의 건강을 책임지는 시의가 존재하였다. 이는 왕족과 귀족을 위한 의료체계가 운영되었음을 보여준다. 또한, 고구려 후기에는 고려노사방이라는 명의들의 처방을 모은 의서가 편찬되어 의학 지식이 문서화되기 시작하였다.

백제에서는 의약을 관리하는 약부라는 관청이 설치되었다. 이 기관은 의약을 제조하고 보급하는 업무를 담당하였으며, 의박사, 채약사, 약사주 등 전문적인 직책이 존재하였다. 이는 의약분업의 초기 형태로 평가된다.

신라에서는 불교의 영향을 받아 승려들이 의료 활동을 겸하였다. 이들은 승의라 불리며, 사찰에서 병자를 치료하고 약을 조제하였다. 특히, 신라 말기의 의사 김무는『김무약방』이라는 의서를 저술하여 당시의 의료지식을 집대성하였다.

3) 통일신라시대

통일신라시대에는 중앙집권적 통치 체계가 확립되면서 의료 행정 또한 체계적으로 정비되었다. 국가 주도의 의료 관리가 강화되었으며, 관료 조직 속에 의료 직책이 포함되었다.

이 시기에는 약전이라는 관청이 의료 행정을 총괄하였다. 약전은 의약품의 생산과 배급, 의료 인력의 운영을 담당하였다. 왕실 진료를 전담하는 내공봉의사라는 직책도 운영되어, 왕실의 건강 관리를 전문적으로 수행하였다.

또한, 공봉복사라는 무당 겸 의료인이 의료 활동을 수행하였다. 이들은 주술과 약물을 이용하여 질병을 치료하였으며, 민간 신앙과 의료가 결합된 형태로 활동하였다. 이는 당시 의료 행위에 종교적 요소가 함께 존재했음을 보여준다.

4) 고려시대

고려시대에는 중앙과 지방을 아우르는 의료 체계가 보다 구체적으로 마련되었다. 이 시기의 보건행정은 왕실과 서민, 빈민을 대상으로 구분되어 운영되었으며, 국가가 직접 의료 시설을 설치하고 의료인을 배치하였다.

중앙에서는 태의감이 최고 의료 기관으로 기능하였다. 태의감은 의약의 교육, 의료 행정의 총괄, 의서의 편찬 등을 담당하였다. 이 외에도 상약국과 상의국이 설치되어 왕실의 건강을 전담하였다. 이들은 왕실 전용 약재를 제조하고 진료를 시행하였다.

서민을 위한 공공의료기관으로는 혜민국이 설립되었다. 혜민국은 의약을 보급하고 서민들의 치료를 담당하는 기관으로, 백성의 건강 증진을 목적으로 운영되었다. 또한, 빈민 구호를 위한 제도적 장치로는 제위보와 대비원이 설치되었다. 제위보는 사찰의 재산을 활용하여 빈민을 구제하고 병자를 치료하였으며, 대비원은 고아와 환자를 돌보는 역할을 하였다.

지방에서는 약점이라는 기관이 운영되었다. 약점은 지방 주민에게 약을 조제하고 공급하는 역할을 하였으며, 지방 의료의 중심적 역할을 하였다. 이는 중앙에서 지방까지 연결되는 국가 주도의 의료망이 형성되었음을 보여준다.

표 Ⅰ-4. 고려 · 조선시대 의료 체계

구분	고려시대	조선시대
왕실 의료	상약국, 상의국	내의원
의료 행정	태의감	전의감
서민 의료	혜민국	혜민서
빈민 · 행려자 의료 · 구호	제위보, 제생원(혜민서 병합)	대비원, 활인서(혜민서 통합)

5) 조선시대의 보건행정

조선시대에는 유교적 통치 이념을 바탕으로 국가 주도의 의료 행정 체계가 확립된다. 조선 전기에는 전의감이 일반 의료 행정을 담당하며, 의료 인력의 양성과 의약의 관리, 의서의 편찬 등을 총괄한다. 왕실의 의료를 담당하는 내의원은 왕과 왕실 가족의 건강을 책임지는 전문 기관으로서, 고도의 의료 기술과 의례적 요소를 함께 수행한다.

서민의 건강을 돌보기 위해 혜민서를 두고 진료와 약제 조제를 제공한다. 또한 빈민과 행려자의 치료와 구호를 담당하기 위해 제생원과 활인서를 운영한다. 제생원은 지방의 빈민 진료소로서의 역할을 수행하며, 활인서는 감염병 확산을 방지하고 시신 처리를 맡는 공공보건 기관으로 기능한다.

조선 말기에는 서양 문물이 본격적으로 유입되며 보건행정에도 변화가 생긴다. 1879년에는 중국을 통해 종두법이 처음 도입되어 두창 예방에 활용된다. 1885년에는 최초의 서양식 병원인 광혜원이 설립되어 현대 의료의 기반을 마련한다. 광혜원은 이후 제중원으로 개칭되며, 교육기관과 진료기관의 역할을 병행한다. 1894년에는 갑오개혁의 일환으로 위생국이 신설되어 근대적 위생 개념과 제도가 행정 체계에 포함된다.

이처럼 조선시대의 보건행정은 왕실과 서민을 구분하여 체계적으로 운영되며, 점차 근대의학의 영향 아래 변화를 맞이한다.

6) 근대 이후의 보건행정

(1) 일제 강점기(1910~1945)

일제 강점기에는 조선총독부 산하 경찰국 위생과가 조선의 보건행정을 통제한다. 이 시기에는 일본의 제도와 관행이 강제로 도입되어 식민지 통치 수단으로 활용된다. 위생과는 감염병 예방, 위생검열, 의사 면허 발급, 약국 및 병원 감독, 상수도 및 오수 처리 등 다양한 공중보건 분야를 관리한다.

전염병 예방을 위해 예방접종과 위생교육이 시행되지만, 일본인 중심의 의료 서비스 제공과 한국인에 대한 차별적 접근이 문제로 지적된다. 이 시기의 보건정책은 국민 건강보다는 식민 통치의 효율성을 우선시하는 특징을 가진다.

(2) 미군정 시대(1945~1948)

해방 이후 미군정 시기에는 보건행정의 근간이 재정비된다. 1945년 기존의 위생국을 기반으로 보건후생국이 설립되어, 한국인 주도의 보건정책 추진이 시작된다. 1946년에는 보건후생부가 신설되어 본격적인 보건복지 행정이 시도된다.

이 시기에는 결핵, 말라리아, 콜레라와 같은 감염병 관리가 중요한 과제로 떠오르며, 외국 원조를 통해 의약품과 의료 장비가 도입된다. 국민 건강을 위한 기반 시설의 확충과 보건 인력 양성이 시작되는 시기이다.

(3) 대한민국 정부 수립 이후(1948~현재)

1948년 대한민국 정부가 수립되면서 보건행정은 독립된 국가 체계 하에 발전한다. 같은 해 사회부 내에 보건국이 설치되어 국가 주도의 보건정책 수립과 실행이 가능해진다. 1949년에는 보건부가 독립하여 보건 전담 행정부서로 운영되며, 같은 해 세계보건기구(WHO)에 가입하여 국제 보건 네트워크에 참여한다.

1955년에는 보건과 사회복지를 아우르는 보건사회부가 출범하며, 국민의 삶의 질 향상을 위한 통합적 접근이 시도된다. 이후 여러 차례의 행정 개편을 통해 보건행정 체계는 더욱 정교화된다.

1994년에는 보건복지부로 개편되어 건강과 복지를 통합적으로 관리하게 된다. 2008년에는 보건복지가족부로 확대되어 가족 정책까지 포괄하지만, 2010년 다시 보건복지부로 재편되어 현재에 이르고 있다.

이러한 발전 과정을 통해 우리나라의 보건행정은 질병 예방과 치료, 건강 증진, 복지 서비스 확대 등 다양한 분야에서 국민의 삶의 질을 향상시키는 데 기여하고 있다. 국가의 제도와 정책은 시대적 요구에 맞추어 변화해 왔으며, 앞으로도 국민 건강을 위한 기반으로 지속적으로 발전해야 한다.

Section 4 공중보건 수준의 평가지표

공중보건 수준을 체계적으로 이해하고 개선하기 위해서는 다양한 지표를 활용하여 객관적으로 평가해야 한다. 이와 같은 보건지표는 한 국가나 지역의 건강 상태를 반영하며, 보건 정책 수립과 평가에 있어서 매우 중요한 도구로 활용된다. 보건지표는 사망률, 이환율, 출생률 등 인구통계학적 지표를 포함하여 의료자원 활용도나 사회 · 경제적 여건까지 다양한 범주로 분류된다. 각 지표는 공중보건 수준을 종합적으로 파악하고, 시대나 지역에 따른 건강 격차를 비교하는 데 기여한다.

1) 보건지표

(1) 지표누리(한국의 사회지표)

(2) 2023년 영아사망 · 모성사망 출생전후기사망 통계

보건지표는 공중보건 수준을 측정하고 평가하기 위한 통계적 수단으로, 다양한 범주로 분류된다. 주요 보건지표는 다음과 같다.

(1) 사망 수준 지표

사망 수준 지표는 인구 집단의 건강 수준을 반영하는 기본적인 지표로, 질병의 중증도나 공중보건의 위기 상황을 파악하는 데 유용하다. 주요 지표로는 다음과 같다.

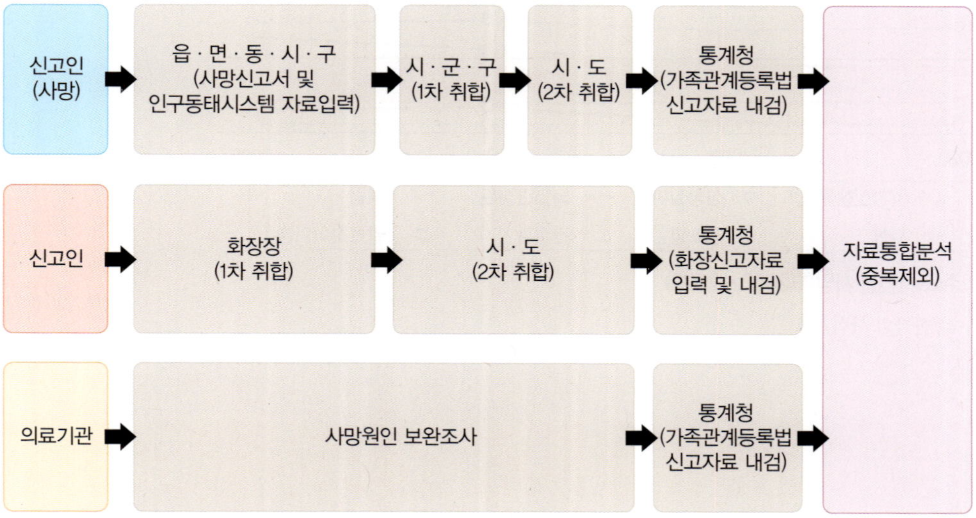

그림 Ⅰ-1. 자료수집 체계

출처: 통계청(2023년 영아사망 · 모성사망 출생전후기사망 통계)

① 조사망률(CDR) $\frac{\text{총 사망자수}}{\text{연앙인구}} \times 1,000$

- 조사망률(Crude Death Rate)은 한 해 동안 발생한 총 사망자 수를 해당 연도의 연앙인구(7월 1일 기준 인구)로 나눈 뒤, 이를 1,000분비로 나타낸 지표
- 연앙인구: 해당 연도의 7월 1일 기준 인구

표 Ⅰ-5. 전체사망률과 성별사망률(2020 - 2023년)

		2020	2021	2022	2023
전체[2)]		593.9	618.9	727.6	689.2
성별	남자	645.0	672.0	769.2	741.8
	여자	543.0	566.0	686.2	637.1

출처: 통계청「인구동향조사」

통계공표시기: 사망 잠정: 익년 2월, 사망 확정: 익년 9월

주석: 1) 사망률 =(사망자수 ÷주민등록연앙인구) × 100,000

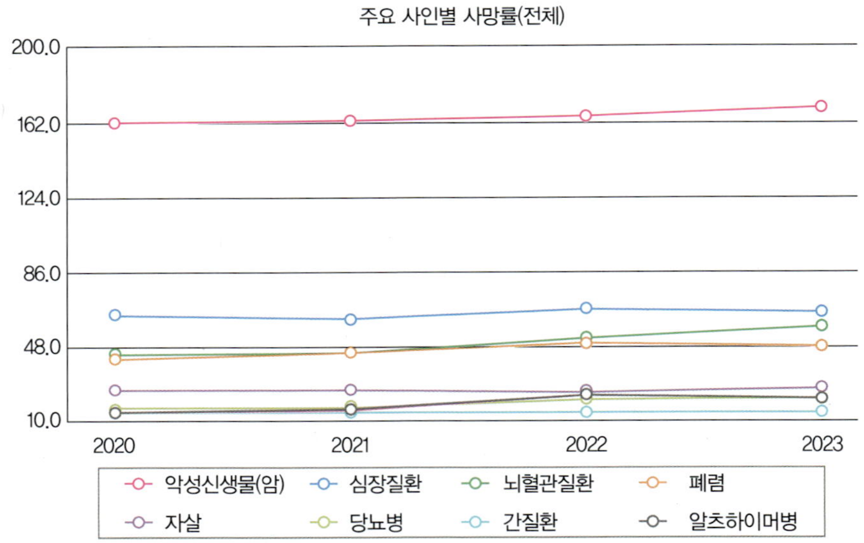

그림 Ⅰ-2. 주요 사인별 사망률(2020 ~ 2023)

출처: 지표누리/한국의 사회지표

표 Ⅰ-6. 사망자수, 조사망률, 기대수명

항목	2022년	2023년	2024년
사망자수(명)	372,939	352,511	358,400
조사망률(천명당)	7.3	6.9	7.0
기대수명 (출생시 기대여명)	82.7	83.5	–
기대수명 (출생시 기대여명) 남	79.9	80.6	–
기대수명 (출생시 기대여명) 여	85.6	86.4	–

출처: KOSIS 통계

② $\text{영아사망률} = \dfrac{\text{생후 1년미만 사망한 영아 수}}{\text{당해 연도 연간 출생아수}} \times 1{,}000$

- 출생 후 1년(365일) 미만에 사망한 영아 수에 대한 비율
- 출생 후 1년(365일) 미만 사망자 수를 해당 연도의 출생아수로 나눈 수치를 1,000 분비로 표시
- 영아 사망률(Infant Mortality Rate, IMR): **국가의 보건의료 수준**과 **신생아 건강 관리 상태를나타내는 핵심** 지표이다.

표 Ⅰ-7. 성별 영아사망자 수 및 영아사망률(2013~2023)

연도	사망자 수			영아사망률			출생아 수
	남녀전체	남	여	남녀전체	남	여	
2013년	1,305	698	607	3.0	3.1	2.9	436,455
2014년	1,305	715	590	3.0	3.2	2.8	435,435
2015년	1,190	655	535	2.7	2.9	2.5	438,420
2016년	1,154	642	512	2.8	3.1	2.6	406,243
2017년	1,000	569	431	2.8	3.1	2.5	357,771
2018년	931	534	397	2.8	3.2	2.5	326,822
2019년	822	465	357	2.7	3.0	2.4	302,676
2020년	674	387	287	2.5	2.8	2.2	272,337
2021년	626	347	279	2.4	2.6	22	260,562
2022년	565	322	243	2.3	25	2.0	249,186
2023년	564	320	244	2.5	2.7	2.2	230,028
22년 대비 증감	−1	−2	1	0.2	0.2	0.2	−19,158
22년 대비 증감률	−0.2	−0.6	0.4	8.1	7.5	9.0	−7.7

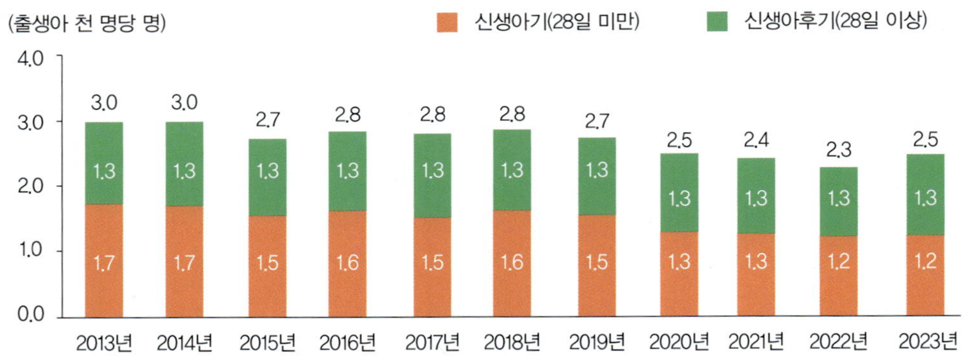

그림 Ⅰ-4. 생존기간별 영아사망률 추이(2013~2023)

출처: 통계청(2023년 사망원인통계 결과)

표 Ⅰ-7 해설) 영아사망

영아사망률 2.5명, 전년 대비 8.1% 증가

○ 영아사망자 수(출생 후 1년 이내 사망자 수)는 564명으로 전년 대비 1명(−0.2%) 감소로 전년과 유사함.

- 출생아 수는 전년 대비 7.7% 감소함.

○ 영아사망률(출생아 천 명당 명)은 2.5명으로, 전년 대비 0.2명(8.1%) 증가함.

○ 성별로는 남아가 320명으로 56.7%를 차지, 남아의 영아사망률은 2.7명, 여아는 2.2명으로 남아가 높음.

표 Ⅰ-8. 사망원인별 영아사망자 수 및 구성비(2022~2023)

사망원인	2022년		2023년		영아사망			
					신생아기		신생아후기	
	사망자 수	구성비	사망자 수	구성비	사망자 수	구성비	사망자 수	구성비
전체	565	100.0	564	100.0	282	100.0	282	100.0
출생전후기에 기원한 특정 병태	268	47.4	266	47.2	217	77.0	49	17.4
• 임신기간 및 태아성장과 관련된 장애	39	6.9	55	9.8	43	15.2	12	4.3
• 신생아의 호흡곤란	46	8.1	56	9.9	55	19.5	1	0.4
• 신생아의 기타 호흡기 병태	46	8.1	45	8.0	31	11.0	14	5.0
선천기형, 변형 및 염색체이상	97	17.2	85	15.1	36	12.8	49	17.4
• 심장의 선천기형	25	4.4	35	6.2	8	2.8	27	9.6
달리 분류되지 않은 증상, 징후와 임상 및 검사의 이상소견	91	16.1	113	20.0	19	6.7	94	33.3
• 영아돌연사증후군	39	6.9	45	8.0	2	0.7	43	15.2
질병이환 및 사망의 외인	53	9.4	48	8.5	3	1.1	45	16.0
• 호흡과 관련된 기타 불의의 위협	36	6.4	30	5.3	2	0.7	28	9.9
• 가해	10	1.8	10	1.8	0	0.0	10	3.5
기타 나머지 질환	56	9.9	52	9.2	7	2.5	45	16.0

출처: 통계청(2023년 사망원인통계 결과)

표 Ⅰ-8 해설) 사망원인별 영아사망자 수 및 구성비(2022 ~ 2023)

영아사망 주요 원인은 출생전후기에 기원한 특정 병태(전체 영아사망의 47.2%)

○ 영아사망률은 출생전후기에 기원한 특정 병태(47.2%), 달리 분류되지 않은 증상, 징후와 임상 및 검사의 이상소견(20.0%), 선천기형, 변형 및 염색체이상(15.1%) 순으로 높음.
  - 출생전후기에 기원한 특정 병태 중에서는 신생아의 호흡곤란(전체 영아사망의 9.9%),
  - 달리 분류되지 않은 증상, 징후와 임상 및 검사의 이상소견 중에서는 영아돌연사증후군(전체 영아사망의 8.0%),
  - 선천기형, 변형 및 염색체이상 중에서는 심장의 선천기형(전체 영아사망의 6.2%)이 큰 비중을 차지함.

○ OECD 국가 간 영아사망률 비교 시 OECD 평균 4.1명에 비해, 한국은 2.5명으로 낮은 수준임.

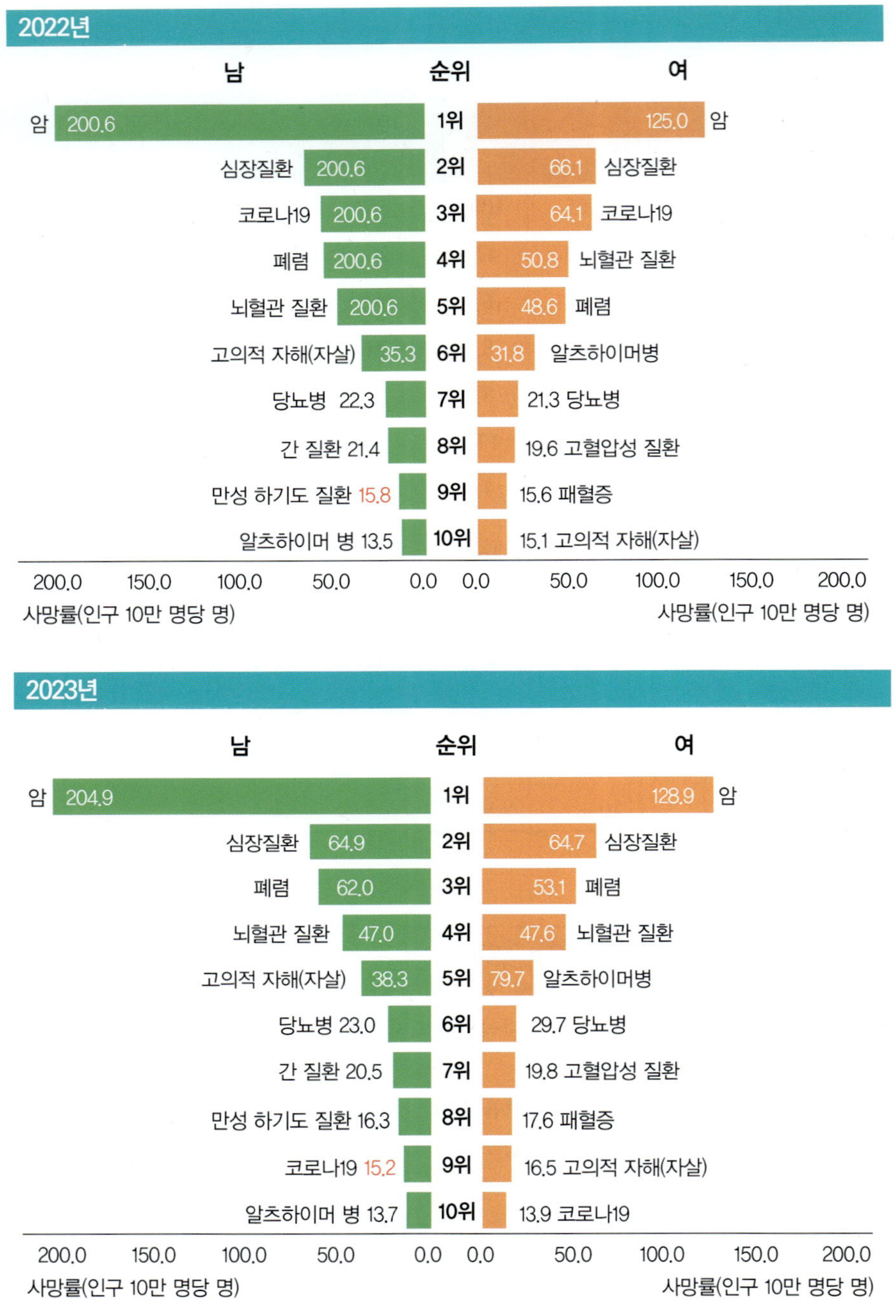

그림 Ⅰ-5. 성별 사망원인 순위(2022 ~ 2023)

출처 : 통계청(2023년 사망원인통계 결과)

그림 Ⅰ-5 해설) 성별 사망원인 순위, 2022~2023

사망원인 순위는 남자, 여자 모두 코로나19가 순위 하락, 폐렴이 순위 상승

○ 남자의 10대 사인은 악성신생물(암), 심장 질환, 폐렴, 뇌혈관 질환, 고의적 자해(자살), 당뇨병, 간 질환, 만성 하기도 질환, 코로나19, 알츠하이머병 순임.

- 남자가 여자보다 사망률이 높은 사인은 암, 심장 질환, 폐렴, 고의적 자해(자살), 당뇨병, 간 질환, 만성 하기도 질환, 코로나19임.

○ 여자의 10대 사인은 악성신생물(암), 심장 질환, 폐렴, 뇌혈관 질환, 알츠하이머병, 당뇨병, 고혈압성 질환, 패혈증, 고의적 자해(자살), 코로나19 순임.

- 여자가 남자보다 사망률이 높은 사인은 뇌혈관 질환, 알츠하이머병, 고혈압성 질환, 패혈증임.

○ 남녀 모두 코로나19 순위(남자 3위 → 9위, 여자 3위 → 10위)는 하락하였고, 폐렴 순위(남자 4위 → 3위, 여자 5위→3위)가 상승함.

③ 신생아사망률 = $\dfrac{\text{당해연도 출생 후 28일 미만 사망자 수}}{\text{당해연도 연간 출생아 수}} \times 1{,}000$

- 신생아 사망(Neonatal death): 출생 후 28일 미만의 사망
- 신생아 사망률(Neonatal mortality rate): 출생 후 28일 미만 사망자 수를 해당연도의 출생아 수로 나눈 수치를 1,000분비로 표시

④ α − index = $\dfrac{\text{영아사망 수}}{\text{신생아사망 수}} \times 1{,}000$

- 1 일 때 가장 높은 보건수준(선진국)
- 영아 기간 중 신생아사망이 영아사망의 전부일 경우(α − index = 1)
- 신생아 고유 질환에 의한 사망뿐이라는 뜻

⑤ 모성사망률(MMRate) = $\dfrac{\text{임신, 출산 및 산후 42일 이내 사망한 여성 수}}{\text{가임기 여성 인구(15~49세 여성)}} \times 100{,}000$

- 모성 사망률(Maternal mortality rate): 임신, 출산 및 산욕과 관련된 원인으로 42일 이전에 발생한 여성사망자 수를 해당연도 가임기(15~49세) 여성의 연앙인구로 나눈 수치를 100,000분비로 표시

⑥ 모성 사망비(MMR) = $\dfrac{\text{임신, 출산 및 산후 42일 이내 사망한 여성 수}}{\text{해당연도 출생아 수}} \times 100{,}000$

- 모성 사망비(Maternal mortality ratio): 임신과 관련된 원인으로 임신 또는 분만 후 42일 이전에 발생한 여성 사망자 수를 해당 연도의 출생아 수로 나눈 수치를 100,000분비로 표시

⑦ 생애모성사망위험 = 당해연도 모성 사망비 × 당해연도 합계출산율 × 1.2

- 생애모성사망위험(Lifetime Risk of Maternal Death): 한 여성이 가임기간 중 임신 및 분만과 관련하여 사망할 위험을 나타내기 위해 당해연도 모성사망비와 합계출산율(TFR)을 곱한 값의 1.2배로 산출

⑧ 출생전후기사망(Perinatal death): 출생전후기에 발생하는 태아사망 및 신생아 사망으로 본 보고서에서는 임신 28주 이상 태아사망 + 생후 7일 미만 신생아사망으로 정의

* WHO 기준(임신 22주 이상 태아사망 + 생후 7일 미만 신생아 사망) 출생전후기사망도 본 보고서의 임신주수별 태아사망 및 영아사망 자료를 활용하여 산출 가능함

참고 국제기구 및 국가별 출생전후기사망 정의

	정의
UN, OECD	임신 28주 이상 태아사망 + 생후 7일 미만 신생아사망
WHO	임신 22주 이상 태아사망 + 생후 7일 미만 신생아사망
일본	임신 22주 이상 태아사망 + 생후 7일 미만 신생아사망
미국	1. 임신 28주 이상 태아사망 + 생후 7일 미만 신생아사망
	2. 임신 20주 이상 태아사망 + 생후 28일 미만 신생아사망
	3. 임신 20주 이상 태아사망 + 생후 7일 미만 신생아사망

* 출처: 통계청(2023년 영아사망 · 모성사망 출생전후기사망 통계)

⑨ 출생전후기사망률 = $\frac{\text{당해연도 출생전후기사망자 수}}{\text{당해연도의 총 출생아 수}} \times 1,000$

- 출생전후기사망률(Perinatal mortality rat): 임신 28주 이상 태아사망자 및 생후 7일 미만의 사망자 수를 해당 연도의 총 출생아 수(출생아 + 28주 이상 태아사망자)로 나눈 수치를 1,000분비로 표시

⑩ 태아사망(Fetal death): 모체로부터 완전히 만출 또는 적출되기 전에 생명의 징표를 나타내지 않은 사망(이 보고서에서는 임신 16주 이상으로 정의)

⑪ 태아사망률 = $\frac{\text{당해연도 태아사망자 수}}{\text{당해연도 연간 총 출생아 수}} \times 1,000$

- 태아사망률(Fetal mortality rat): 태아사망자 수를 해당 연도의 총 출생아 수(출생아 + 16주 이상 태아사망)로 나눈 수치를 1,000분비로 표시

⑫ 비례사망지수(PMI) : 일반적으로 기준 연령은 50세 또는 65세가 사용

$$\frac{\text{50세 이상 사망자 수}}{\text{총 사망자 수}} \times 100$$

$$\frac{\text{65세 이상 사망자 수}}{\text{총 사망자 수}} \times 100$$

- 비례 사망 지수(Proportional Mortality Indicator): 사망 원인의 구조적 변화를 나타내 는 지표로, 인구 고령화 정도와 건강 수명을 파악하는 데 활용.
- PMI 높은 경우: 건강수준이 높고 장수 인구가 많음

⑬ 비례사망률(PMI): 비례 사망률과 비례 사망 지수는 같은 개념을 나타내는 용어

⑭ $\text{사산율} = \dfrac{\text{특정 기간의 사산아 수}}{\text{해당 기간의 총 출생아 수}} \times 100 \text{ 또는 } 1{,}000$

- 사산아 수: 특정 기간 동안 사망하여 출생한 태아의 수
- 총 출생아 수: 특정 기간 동안 출생한 모든 아기의 수(살아있는 아기 + 사산아)
- 100 또는 1,000: 일반적으로 100분율(%) 또는 1,000분율(‰)로 나타냅니다.
- 사산: 임신 20주 이후 또는 태아 체중 500g 이상의 태아가 사망하여 출생하는 경우
- 유산: 임신 20주 이전의 태아 사망을 의미하며, 사산과는 구분

⑮ $\text{주산기사망률} = \dfrac{\text{특정 기간의 사산아 수(임신 22주 또는 28주 이후)} + \text{특정 기간의 조기 신생아 사망자 수 (생후 7일 또는 28일 이내)}}{\text{특정 기간의 총 출생아 수(살아있는 출생아 + 사산아)}} \times 1{,}000$

- 주산기 사망은 태아 사망(사산) + 조기 신생아 사망을 합한 것.
- 출생 전후 특정 시기의 태아 및 신생아 사망을 나타내는 지표.

⑯ $\text{사인별 사망률} = \dfrac{\text{특정 질병 또는 사망 원인으로 인한 사망자 수}}{\text{해당 기간의 연앙인구}} \times 100{,}000$

- 특정 질병이나 사망 원인으로 인해 사망한 사람들의 수를 해당 인구 집단의 크기로 나눈 값
- 어떤 질병이나 원인이 인구 사망에 가장 큰 영향을 미치는지 파악하여 공중 보건의 우선순위를 설정하는 데 활용

⑰ $\text{사망성비} = \dfrac{\text{특정 기간의 남성 사망자 수}}{\text{특정 기간의 여성 사망자 수}} \times 100{,}000$

- 특정 인구 집단에서 여성 사망자 100명당 남성 사망자 수를 나타내는 지표

(2) 질병 이환 수준 지표

이환 수준 지표는 특정 질병이 어느 정도로 발생하고 있는지를 나타내는 지표로, 공중보건 정책의 우선순위 설정에 도움을 준다.

① 발생률 = $\dfrac{\text{새롭게 발생한 환자 수}}{\text{위험인구}} \times K$

- 발생률(Incidence Rate): 특정 기간 동안 새로운 환자가 얼마나 발생했는지를 보여주는 지표이다.
- (여기서 K는 일반적으로 100, 1,000, 10,000, 또는 100,000과 같은 단위 인구수를 나타내는 상수이다. 예를 들어, 인구 1,000명당 발생률을 나타낼 때 K=1000을 사용한다)

② 유병률 = $\dfrac{\text{총 환자 수}}{\text{전체 인구}} \times K$

- 유병률(Prevalence): 특정 시점 또는 기간 동안 어떤 질병을 가지고 있는 사람의 비율을 나타낸다.
  (여기서 K는 일반적으로 100, 1,000, 10,000, 또는 100,000과 같은 단위 인구수를 나타내는 상수이다)

③ 발병률 = $\dfrac{\text{집단 내 발병자 수}}{\text{노출된 인구}} \times K$

- 발병률은 일반적으로 발생률(Incidence Rate)과 같은 의미로 사용되는 경우가 많다.
- 집단에서 질병이 어느 정도로 발생했는지를 나타내며, 감염병 유행 시 분석에 사용된다.
- K는 보통 100, 1,000, 10,000, 또는 100,000과 같이 단위 인구수를 나타내는 상수이다.
  예) 인구 1,000명당 발생률을 나타낼 때 K=1000을 사용한다.

④ 치명률 = $\dfrac{\text{사망자 수}}{\text{환자 수}} \times 100$

- 치명률(Case Fatality Rate, CFR): 해당 질병에 걸린 환자 중 사망한 비율로, 질병의 위험성과 중증도를 평가하는 데 활용한다.
- 일반적으로 백분율로 나타내기 위해 100을 곱한다)

⑤ 이환율 (Morbidity Rate)

$$\text{이환율} = \frac{\text{특정 기간 동안 질병에 이환된 환자 수}}{\text{같은 기간의 인구 수}} \times K$$

- K는 보통 1,000, 또는 100,000 등 비교의 용이성을 위한 상수.
- 보통 1,000명당(‰) 또는 인구 100,000 명당 이환율로 표시

예) 한 지역 인구가 50,000명이고, 1년 동안 감기에 걸린 사람이 5,000명이라면:

이환율 =(5,000 ÷ 50,000) × 1,000 = 100‰

* ‰ = 퍼밀(per mille) 또는 천분율을 의미

5‰ = 1,000명 중에 5명을 뜻함

(3) 인구 성장 수준 지표

인구 성장 수준 지표는 출생률과 생식력 등을 분석하여 향후 인구 변화를 예측하는 데 사용된다.

① 보통출생률 = $\frac{\text{출생아 수}}{\text{총 인구}} \times 1{,}000$

- 조출생률(Crude Birth Rate): 인구 1,000명당 출생아 수를 나타낸다.

② 일반출생률 = $\frac{\text{출생아 수}}{\text{가임기 여성 인구}} \times 1{,}000$

- 일반출산율(General Fertility Rate): 출산 가능한 여성(15~49세)을 기준으로 출생률을 산정한다.

③ 합계출산율 = 여성 1인당 평균 출산 자녀 수

- 합계출산율(Total Fertility Rate, TFR): 한 여성이 평생 낳을 것으로 예상되는 자녀수를 나타내며, 인구 유지 여부를 판단하는 핵심 지표이다.

④ 총재생산율 = 한 여성이 가임 기간(보통 15~49세) 동안 낳을 것으로 예상되는 평균 딸의 수

- 총재생산율(Gross Reproduction Rate, GRR): 여성 1인이 평균적으로 몇 명의 딸을 낳는지를 의미하며, 모계 인구의 재생산을 평가한다.

⑤ 순재생산율 = 가임 기간(보통 15~49세) 동안 낳아 생존하여 다음 세대의 가임 연령에 도달할 것으로 예상되는 평균 딸의 수

- 순재생산율(Net Reproduction Rate, NRR): 태어난 딸이 출산 가능 연령까지 생존할 확률을 고려한 지표이다.

(4) 의료시설 활용 수준 지표

의료자원의 활용도를 측정하여 병원이나 의료기관의 운영 효율성과 보건의료 접근성을 평가하는 지표이다.

① 병상이용률 = $\frac{\text{입원환자 수}}{\text{가용 병상 수}}$

- 병상이 얼마나 자주 활용되고 있는지를 나타낸다.

② 병상회전율 = $\frac{\text{연간 퇴원환자 수}}{\text{병상 수}}$

- 병상이 1년 동안 얼마나 많은 환자를 수용했는지를 보여준다.

③ 평균재원일수 = $\frac{\text{총 재원일 수}}{\text{퇴원환자 수}}$

- 환자 1명이 병원에 머문 평균 기간을 의미하며, 질병의 중증도나 의료서비스의 효율성을 판단하는 데 사용한다.

(5) 보건수준 관련 사회 · 경제적 지표

① 보건은 개인의 건강뿐 아니라 사회 전체의 경제 수준과 밀접하게 연관되어 있다. 이에 따라 보건수준을 간접적으로 나타내는 사회 · 경제적 지표도 중요하게 다뤄진다.

② 국민소득(GNI): 국민의 경제적 수준을 반영하며, 보건의료 서비스에 대한 접근성과 이용 가능성을 판단하는 데 활용한다.

③ 부양비 = $\frac{\text{비생산인구}}{\text{생산가능인구}} \times 100$

- 생산 가능 인구 1명당 부양해야 할 인구 수를 의미하며, 사회적 부담 수준을 나타낸다.

④ 문맹률 및 교육수준

- 교육 수준은 건강 행동과 밀접한 관계가 있으며, 건강정보 이해 및 활용에 영향을 미친다.

핵심 공중보건 수준의 평가지표

* 보건지표: 지역주민의 건강수준을 평가하기 위한 수량적 척도

① 사망 수준에 관한 지표: 조사망률, 영아사망률, 신생아사망률, 모성사망률, 비례사망지수
② 질병이환 수준에 관한 지표: 발생률, 유병률, 발병률, 치명률 등
③ 인구성장 수준에 관한 지표: 보통출생률, 일반출생률, 합계생산율, 총재생산율, 순재생산율 등
④ 의료시설 활용 수준에 대한 지표: 병상이용률, 병상회전율, 평균재원일수 등
⑤ 보건수준 관련 사회 · 경제적 지표: 국민소득, 부양비 등(보건수준을 직접 나타내진 않지만 건강증진에 영향을 주는 자원의 지표로서 건강증진 설명에 이용)

2) WHO의 국제비교 3대 건강 지표

세계보건기구(WHO)는 전 세계 각국의 보건 수준을 객관적으로 비교하고 평가하기 위해 몇 가지 주요 건강 지표를 사용한다. 그중 대표적인 것이 평균수명, 비례사망지수, 조사망률의 세 가지이다. 이들 지표는 한 나라의 보건 상태를 종합적으로 판단할 수 있는 기준이 되며, 보건 정책의 성과를 평가하거나 보건 자원의 배분 방향을 설정할 때 중요한 자료로 활용된다.

① 평균수명(Life Expectancy)

평균수명이란 특정 연도에 태어난 출생아가 평균적으로 생존할 것으로 기대되는 연수를 의미한다. 이는 한 국가의 전반적인 건강 수준과 보건의료 체계의 성과를 반영하는 핵심 지표이다. 평균수명이 길수록 국민들의 건강 상태가 양호하며, 질병 예방과 치료, 영양 상태, 위생 환경 등이 잘 관리되고 있다는 것을 의미한다.

② 비례사망지수(Proportional Mortality Index, PMI)

비례사망지수는 한 해 동안 사망한 전체 인구 중에서 50세 이상 인구가 차지하는 비율을 나타내는 지표이다. 이는 노인층의 사망 비율을 통해 국가의 보건 수준과 장수 인구의 비율을 추정하는 데 유용한 자료가 된다. 일반적으로 비례사망지수가 높을수록 해당 국가의 국민이 오래 살고 있으며, 보건의료 체계가 비교적 잘 갖추어져 있다는 것을 나타낸다.

③ 조사망률(Crude Death Rate)

조사망률이란 특정 연도에 발생한 총 사망자 수를 같은 해의 연앙인구(해당 연도의 평균 인구 수)로 나눈 값이다. 이 값은 1,000명당 사망자 수로 표현하는 경우가 일반적이다. 조사망률은 전체 인구 대비 사망의 규모를 보여주는 지표이며, 국가 간 보건 수준이나 의료 접근성의 차이를 간접적으로 비교하는 데 활용된다.

3) 비례사망지수(Proportional Mortality Indicator, PMI)

비례사망지수는 한 해 동안 사망한 전체 인구 중 50세 이상 사망자 수가 차지하는 비율을 백분율로 나타낸 지표이다. 이 지수는 고령자의 사망 비율을 통해 해당 국가의 평균 수명 수준과 보건의료의 질을 평가할 수 있는 중요한 지표이다. 비례사망지수가 높다는 것은 전염병이나 사고 등으로 인한 조기사망률이 낮고, 국민들이 전반적으로 장수하고 있음을 의미한다.

비례사망지수는 다음과 같은 공식으로 계산한다.

$$\text{비례사망지수(PMI)} = \frac{\text{50세 이상 사망자 수}}{\text{연간 총 사망자 수}} \times 100$$

예를 들어, 연간 총 사망자 수가 10,000명이고 이 중 50세 이상 사망자가 7,000명이라면, 비례사망지수는(7,000 / 10,000) × 100 = 70이 된다. 이는 전체 사망자 중 70%가 50세 이상이라는 것을 의미한다.

비례사망지수는 단독으로 해석하기보다는 평균수명이나 조사망률 등 다른 건강 지표와 함께 분석할 때 그 의미가 더 명확해진다. 일반적으로 비례사망지수가 낮은 국가는 젊은 연령층의 사망 비율이 높은 경향이 있으며, 이는 감염병, 사고, 영양 부족 등 여러 요인과 관련이 있다. 반면, 비례사망지수가 높은 국가는 보건 및 의료 체계가 잘 정비되어 있고, 조기사망률이 낮으며, 만성질환 관리가 비교적 잘 이루어지고 있다고 판단할 수 있다.

따라서 비례사망지수는 국가의 장수 인구 비율과 보건 수준을 종합적으로 평가하는 데 유용한 지표이다. 이는 국제기구뿐만 아니라 각국의 보건당국에서도 건강 정책의 방향을 수립하거나 보건 예산을 계획하는 데 중요한 참고자료로 활용된다.

핵심 〈WHO 국제비교 3 대 건강지표〉

① 비례사망지수(PMI)
- 연간 인구의 사망수에 대한 50세 이상의 사망수를 백분율(%)로 표시한 지수
- 비례사망지수(PMI) = 50세 이상의 사망자수 / 연간 인구의 총 사망자수 × 100
- 비례사망지수의 값이 크면 보건 수준이 높고 장수 인구가 많음을 의미

② 평균수명: 특정 연도의 출생아가 향후 생존할 것으로 기대되는 평균 생존연수

③ 조사망률(보통사망률)
- 한 연구집단의 사망수준을 나타내는 기본적인 지표
- 보통사망률 = 연간 사망자수 / 연앙인구 × 100

  *(연앙인구: 인구조사 시 해당 연도의 중간인 7월1일자 인구)
- 연앙인구: 해당 연도의 평균 인구(보통 [(전년도 인구 + 당해년도 인구)/2]로 계산)
- 1,000명당 사망률을 계산하기 때문에 × 1000을 사용하는 것이 일반적이다.
- 만약 × 100을 했다면, 이는 백분율(%)로 나타낸 값이며, 분석 목적에 따라 다르게 사용할 수 있다.

참고 대한민국 / 인구현황 (2025 년)

추계인구('25)	5,168만명
출생아수('24)	238,300명
합계출산율('24)	0.750명
사망자수('24)	358,400명
기대수명('23)	83.5세

인구 (2025년 03월 기준)

출생아수	21,041명
사망자수	31,141명
혼인건수	19,181건

추계인구(중위추계, 전체)	추계인구(중위추계, 남자)	추계인구(중위추계, 여자)
51,684,564 (명)	25,837,903 (명)	25,846,661 (명)
통계청, 장래인구추계, 2025년	통계청, 장래인구추계, 2025년	통계청, 장래인구추계, 2025년

기대수명(출생 시 기대여명, 전체)	기대수명(출생 시 기대여명, 남자)	기대수명(출생 시 기대여명, 여자)
83.5 (년)	80.6 (년)	86.4 (년)
통계청, 생명표, 2023년	통계청, 생명표, 2023년	통계청, 생명표, 2023년

출처: KOSIS(국가통계포탈)/2025년 03월: https://kosis.kr/index/index.do

4) 평균수명

평균수명은 특정 연도에 출생한 아이가 향후 평균적으로 몇 세까지 생존할 것으로 기대되는 수명을 의미한다. 이는 보건, 의학, 환경, 경제 등 다양한 사회적 요인이 복합적으로 작용한 결과로 나타나는 지표로서, 국민 건강 수준과 삶의 질을 종합적으로 평가하는 데 활용된다. 평균수명이 증가한다는 것은 의료기술의 발전, 위생 수준 향상, 영양 상태 개선 등이 긍정적으로 작용했음을 의미한다. 평균수명은 보건 정책의 효과성과 국민의 건강상태를 가늠할 수 있는 중요한 지표이다.

5) 조사망률(보통사망률 / 일반사망률)

조사망률(Crude Death Rate, CDR)은 일정 기간, 보통 1년 동안 전체 인구 중 사망자가 차지하는 비율을 의미한다. 이는 인구 집단의 전반적인 사망 수준을 파악하는 데에 유용한 지표로, 보건 행정이나 역학 연구에서 널리 활용된다. 조사망률은 다음과 같은 공식으로 계산한다.

- 조사망률 (CDR) : % = $\dfrac{\text{연간 사망자 수}}{\text{연앙인구}}$ × 100(백분율(%)로 표현)
- 조사망률 (CDR) : 명 = $\dfrac{\text{총 사망자 수}}{\text{연앙인구}}$ × 1,000(인구 1,000명당으로 표현)

여기서 **'연앙인구'란 해당 연도의 중간 시점인 7월 1일을 기준으로 한 인구수**를 의미한다. 조사망률은 단순한 사망 빈도를 파악하는 데 적합하나, 연령 구조에 따른 영향을 반영하지 않기 때문에 비교 시 주의가 필요하다.

6) 보건수준 평가의 3대 지표

공중보건 수준을 평가하기 위해 사용하는 대표적인 지표는 영아사망률, 비례사망지수, 평균수명이다. 이들 지표는 국가나 지역의 건강상태를 종합적으로 평가하는 데에 매우 중요한 역할을 한다.

① 영아사망률

영아사망률은 1세 미만의 영아가 사망하는 비율을 의미하며,한 국가의 **보건 수준을 민감하게** 반영하는 지표이다. 일반적으로 다음과 같은 공식으로 계산한다.

- 영아사망률 = $\dfrac{\text{1세 미만 영아 사망자 수}}{\text{연간 출생아 수}}$ × 1,000

영아사망률이 낮다는 것은 임산부와 영아에 대한 의료 접근성과 질이 높고, 위생과 영양 상태가 양호하다는 것을 의미한다. 또한, α-index라는 보조 지표를 함께 사용하여 보건 수준을 보다 정밀하게 분석할 수 있다.

- α−index = $\dfrac{\text{신생아 사망 수}}{\text{영아 사망 수}}$

α−index는 1에 가까울수록 보건 수준이 양호하다는 것을 의미한다. 이는 생후 4주 이내의 신생아 사망률이 전체 영아 사망 중 얼마나 많은지를 보여주는 비율로서, 모자보건의 질적 수준을 가늠하는 데에 활용한다.

② 비례사망지수

비례사망지수는 전체 사망자 중에서 50세 이상 고령자 사망자가 차지하는 비율을 의미한다. 다음의 공식으로 계산한다.

- 비례사망지수 = $\dfrac{\text{50세 이상 사망자 수}}{\text{총 사망자 수}} \times 100$

이 지표는 사망 원인의 고령화 정도를 보여주며, 비례사망지수가 클수록 사망 원인이 급성 감염병보다는 만성질환이나 노인성 질환과 같은 질병으로 변화했음을 나타낸다. 이는 공중보건 수준이 향상되었음을 시사하며, 일반적으로 비례사망지수가 높을수록 건강 수준이 양호하다고 본다.

③ 평균수명

평균수명은 출생 시점에서부터 기대할 수 있는 평균 생존 기간을 의미한다. 평균수명은 국가의 보건의료 수준, 생활환경, 영양 상태, 질병 예방 수준 등을 종합적으로 반영하는 지표이다. 평균수명이 길다는 것은 국민의 건강 상태가 전반적으로 양호하다는 것을 의미하며, 복지 및 보건의료 체계가 잘 작동하고 있음을 나타낸다. 이 지표는 국제적으로 보건 수준 비교 시 널리 활용된다.

핵심 보건수준 평가의 3대 지표

① **영아사망률**: 국가나 지역사회의 건강수준을 가장 잘 반영하는 지표
- 해당연도 출생아 천 명 중 1년 이내 사망한 영아(0세)의 수
- 영아사망률 = 1세 미만 영아 사망자수 ÷ 연간 출생아 수 × 1,000
- α−index = 신생아 사망수 ÷ 영아 사망수(1에 가까울수록 보건수준 양호, 선진국)

② **비례사망지수**: WHO 보건지표로 사용되며 클수록 보건수준이 양호
- 연간 총 사망자수에 대해 50세 이상인 사망자수의 백분율
- 비례사망지수 =(50세 이상 사망자수총 ÷ 사망자수) × 100

③ **평균수명**: 0세 출생아수의 평균 생존 연수, 출생 시 평균 기대 여명

7) 공중보건 수준이 낮은 경우의 문제

공중보건은 국민의 건강을 보호하고 증진시키기 위한 다양한 사회적 노력과 체계를 의미한다. 그러나 공중보건 수준이 낮을 경우, 이는 개인의 건강뿐만 아니라 사회 전반에 걸쳐 다양한 문제를 야기하게 된다. 이러한 문제들은 단순한 건강 문제를 넘어 인구 구조, 환경, 경제, 사회복지 등 여러 영역에 부정적인 영향을 미친다.

공중보건 수준이 낮아지면 대표적으로 3P와 3M 문제가 발생한다.

- 3P 문제는 인구(population), 오염(pollution), 빈곤(poverty)의 세 가지 요소와 관련된 문제를 의미한다.
- 3M 문제는 영양실조(malnutrition), 질병(morbidity), 사망률(mortality)이라는 세 가지 건강지표에서의 악화를 의미한다.

① 3P 문제

첫째, 인구(population)

인구의 불균형적인 증가 또는 감소, 인구 고령화, 유소년 인구의 부족 등으로 나타난다. 이는 노동력 감소, 경제활동 위축, 사회보장체계의 부담 증가로 이어진다. 공중보건이 취약하면 생식 건강과 산모 및 신생아 건강이 보장되지 않아 출생률 저하나 유아 사망률 증가와 같은 인구문제를 초래한다.

둘째, 오염(pollution)

대기, 수질, 토양 등의 환경이 오염되는 현상으로 나타난다. 공중보건 수준이 낮으면 환경에 대한 감시와 규제가 제대로 이루어지지 않아 각종 오염이 심화된다. 이는 호흡기 질환, 수인성 질병, 피부병 등의 건강 문제를 유발하고, 전염병의 확산을 가속화하기도 한다.

셋째, 빈곤(poverty)

건강 불균형을 초래하는 주요 요인이다. 공중보건 서비스가 부족하면 저소득층은 예방적 의료 서비스를 제대로 이용할 수 없게 되고, 이로 인해 만성질환이나 감염병에 더 쉽게 노출된다. 이는 건강 악화로 인한 생산성 저하와 의료비 증가로 이어져 빈곤을 심화시킨다.

② 3M 문제

첫째, 영양실조(malnutrition)

식생활의 불균형과 관련된 문제이다. 공중보건 체계가 제대로 작동하지 않으면 영양 교육, 식품 안전 관리, 식량 지원 등이 이루어지지 않아 영양실조 문제가 발생한다. 특히 성장기 아동이나 노인층에서 심각한 건강 저하를 유발한다.

둘째, 질병(morbidity)

다양한 질병의 발생률과 유병률이 높아지는 현상이다. 공중보건이 미흡하면 예방접종, 감염병 관리, 건강검진 등의 기본적인 보건서비스가 제공되지 못하고, 이는 각종 질병의 확산을 초래한다. 질병은 노동력 상실과 경제적 손실을 초래하며, 국민의 삶의 질을 저하시킨다.

셋째, 사망률(mortality)

공중보건 수준이 가장 직접적으로 반영되는 지표이다. 예방 가능한 질병으로 인한 사망이 많아지고, 응급의료체계의 미비로 인해 조기 치료가 어려워지며, 전반적인 기대수명이 감소하게 된다. 이는 국가의 보건 수준뿐만 아니라 국제적인 평판에도 부정적인 영향을 미친다.

③ 공중보건 저하의 사회적·경제적 영향

공중보건 수준이 낮으면 이러한 3P와 3M 문제들이 복합적으로 얽히면서 사회 전반에 심각한 부담을 초래하게 된다. 의료비 지출이 증가하고, 노동 인구의 생산성이 저하되며, 사회복지 비용이 증가한다. 또한 질병의 유행은 관광 산업과 수출입 등 국가 경제 전반에 부정적인 영향을 준다. 이와 함께 국민의 신뢰가 저하되고, 사회적 불평등과 갈등이 심화되는 등의 문제도 발생한다.

따라서 공중보건 수준의 향상은 단순한 건강 문제를 넘어 국가 경쟁력과 국민 삶의 질을 보장하는 데 필수적인 요소이다. 모든 국민이 기본적인 보건 서비스를 이용할 수 있도록 하는 제도와 정책을 마련하는 것이 중요하다.

핵심 공중보건 수준이 낮은 경우의 문제

① **3P**: 인구(population), 오염(pollution), 빈곤(poverty)
② **3M**: 영양실조(malnutrition), 질병(morbidity), 사망률(mortality)

8) 우리나라 보건의료의 전망

우리나라의 보건의료 환경은 사회적, 기술적, 인구학적 변화에 따라 빠르게 진화하고 있다. 특히 고령화의 심화, 만성질환의 증가, 의료 기술의 발달 등 다양한 요인이 미래 보건의료의 양상에 큰 영향을 미치고 있다. 이러한 변화 속에서 우리나라 보건의료의 전망을 다음과 같이 정리할 수 있다.

① 인구의 고령화

우리나라는 세계에서 가장 빠른 속도로 고령화가 진행되고 있는 국가 중 하나이다. 고령 인구의 증가는 건강 문제의 복합성과 만성질환의 유병률을 높이는 요인이 된다. 이에 따라 노인 의료 서비스의 수요는 지속적으로 증가할 것이며, 장기요양, 재활, 간호 등 다양한 분야에서의 전문적인 지원이 필요하게 된다. 고령화 사회에 대응하기 위해서는 노인을 위한 맞춤형 의료 정책과 복지 서비스의 강화가 필요하다. 이러한 흐름은 향후 보건의료 시스템 전반에 큰 영향을 미치게 된다.

참고

고령인구 비율(65세이상)	고령인구 비율	고령인구(65세이상) 비중
20.3(%)	20.3(%)	20.3(%)
통계청, 장래인구추계, 2025년	통계청, 장래인구추계, 2025년	통계청, 장래인구추계, 2025년

출처: KOSIS(국가통계포탈)/2025년 02월기준: https://kosis.kr/index/index.do

② 국민의료비 증가

의료 기술의 발달과 고령 인구의 증가로 인해 전반적인 국민의료비 지출이 꾸준히 증가하고 있다. 특히 정밀의료, 로봇 수술, 유전자 치료 등 첨단 기술의 도입은 치료의 질을 향상시키는 동시에 의료비 상승의 주요 원인이 된다. 또한 만성질환과 노인성 질환의 장기적인 치료와 관리는 지속적인 비용 부담을 초래한다. 이러한 상황은 개인과 국가의 의료재정에 큰 영향을 미치므로 효율적인 자원 배분과 건강보험 제도의 개편이 필요하다. 따라서 국민의료비 증가는 향후 보건의료 정책 수립에 있어 중요한 변수로 작용한다.

③ 의료수요의 변화

전통적인 치료 중심의 의료에서 벗어나 예방 중심의 보건의료로의 전환이 강조되고 있다. 국민의 건강에 대한 관심이 높아지면서 질병 예방, 조기 진단, 건강증진에 대한 수요가 증가하고 있다. 특히 유전체 분석, 생체 정보 활용 등을 통한 맞춤형 의료 서비스가 부각되고 있으며, 개인의 건강 상태에 맞춘 정밀의료가 중요한 역할을 하게 된다. 이와 함께 스마트 헬스케어, 웨어러블 기기, 원격의료 등 ICT 기술을 활용한 새로운 형태의 의료 서비스에 대한 요구도 증가하고 있다. 이러한 변화는 의료 서비스의 방식과 내용에 있어 큰 전환점을 맞이하게 한다.

④ 보건의료의 질적 향상 및 다변화

과거의 단순한 진료 중심 의료 서비스에서 벗어나, 다양한 형태의 보건의료 서비스가 등장하고 있다. 국민의 기대 수준이 높아짐에 따라 의료 서비스의 질적 향상이 요구되고 있으며, 이를 충족하기 위한 정책적 노력이 활발히 진행되고 있다. 지역사회 중심의 통합 돌봄 서비스, 정신건강 서비스, 재활 및 완화의료 등 다양한 분야에서의 서비스 다변화가 이루어지고 있다. 또한 다문화 사회로의 진입에 따라 외국인을 위한 보건의료 체계도 정비되어야 한다. 이와 같은 질적 향상과 서비스의 다양화는 국민의 건강권 보장과 삶의 질 향상에 기여하게 된다.

⑤ 보건지표를 통한 평가와 정책 활용

국가의 공중보건 수준은 각종 보건지표를 통해 평가할 수 있다. 기대수명, 영아사망률, 질병 유병률, 의료 접근성 등의 지표는 국가 간 비교와 내부 평가를 가능하게 하며, 보건 정책의 우선순위를 정하는 데 중요한 근거가 된다. 정확한 보건지표의 수집과 분석은 효과적인 보건정책 수립과 평가에 필수적이다. 이를 통해 과학적이고 체계적인 보건의료 발전 전략을 마련할 수 있다. 따라서 보건지표의 활용은 국가 보건의료 체계의 방향성을 설정하는 데 핵심적인 역할을 한다.

Section 5 보건의료 개념 특성

1) 의료와 보건의료

의료(medical care)란 개별 환자를 대상으로 질병의 진단, 치료, 간호, 재활 등의 과정을 수행하는 임상 중심의 활동을 의미한다. 이는 주로 병원이나 의원과 같은 의료기관에서 이루어지는 전문적인 치료 행위를 포함한다. 이러한 의료는 개개인의 질병을 치료하고, 건강을 회복시키기 위한 직접적인 조치를 중심으로 한다.

반면, 보건의료(health care)는 의료보다 넓은 개념으로, 질병의 예방, 건강의 유지 및 증진, 재활 등 개인과 지역사회 전체의 건강을 향상시키기 위한 포괄적인 활동을 포함한다. 보건의료는 단순한 질병 치료에 그치지 않고, 환경위생, 보건교육, 영양관리 등 건강과 관련된 모든 영역을 아우르는 총체적인 접근을 한다.

2) 보건의료서비스의 사회 · 경제적 특성

보건의료서비스는 일반 산업과 달리 독특한 사회적, 경제적 특성을 지닌다. 이러한 특성은 다음과 같다.

- **정보의 비대칭성**: 의료 공급자는 전문지식을 바탕으로 소비자보다 더 많은 정보를 보유하고 있으며, 이로 인해 소비자는 의료 서비스 선택에 있어 제한을 받는다. 이는 공급자가 수요를 유도하는 현상으로 이어질 수 있다.
- **질병 발생의 불확실성**: 질병은 언제, 누구에게 발생할지 예측이 어려우며, 이로 인해 보건의료 서비스에 대한 수요는 매우 불확실하다.
- **외부효과성**: 예방접종과 같은 보건의료서비스는 개인뿐만 아니라 사회 전체의 건강 수준을 높이는 긍정적인 외부효과를 가져온다.
- **의료 공급의 독점성과 비탄력성**: 의료는 특정 전문 인력과 시설을 통해 제공되며, 공급 확대가 쉽지 않아 탄력성이 낮은 편이다.
- **수요의 가격탄력성이 낮음**: 의료 서비스는 필수재로 분류되며, 가격이 변하더라도 수요가 크게 달라지지 않는다.
- **우량재(Merit good) 특성**: 의료 서비스는 개인 소비를 넘어서 사회 전체에 긍정적인 영향을 주는 공공재적 성격을 지닌다.
- **노동집약적 서비스**: 의료는 숙련된 전문 인력의 투입이 필수적이며, 기계화나 자동화가 어렵고 인적자원에 대한 의존도가 높다.
- **소비적 요소와 투자적 요소의 혼재**: 의료는 질병 치료라는 소비 측면과 건강 유지 및 향상이라는 미래를 위한 투자 측면을 동시에 포함한다.

3) 바람직한 보건의료의 구비조건

효율적이고 효과적인 보건의료체계는 다음과 같은 조건을 충족해야 한다.

- 접근성(Accessibility)
  모든 국민이 지리적, 경제적 제약 없이 의료 서비스를 이용할 수 있어야 한다.
- 형평성(Equity): 사회적, 경제적 차이에 관계없이 누구나 동등하게 의료 서비스를 제공받아야 한다.
- 포괄성(Comprehensiveness): 진단과 치료뿐만 아니라 예방, 건강증진, 재활에 이르는 전반적인 건강관리를 포함해야 한다.
- 질(Quality): 의료 서비스는 과학적 근거에 기반한 안전하고 효과적인 방법으로 제공되어야 한다.
- 지속성(Continuity): 환자의 건강관리는 일회성으로 끝나는 것이 아니라 지속적으로 이루어져야 한다.
- 효율성(Efficiency): 의료 자원은 낭비 없이 합리적으로 활용되어야 하며, 최소 비용으로 최대 효과를 도출해야 한다.

4) 보건의료서비스의 종류

보건의료서비스는 여러 기준에 따라 다양하게 분류할 수 있으며, 주요한 분류 기준은 다음과 같다.

(1) 질병예방 관점에서의 분류

- 1차 예방: 질병이 발생하기 전 단계에서 건강을 유지하고 증진하기 위한 활동으로, 예방접종, 건강교육, 영양관리 등이 포함된다.
- 2차 예방: 질병을 조기에 발견하고 적절히 치료하여 악화를 방지하는 단계로, 건강검진, 조기 진단 및 치료가 해당된다.
- 3차 예방: 질병 치료 이후의 회복과 재활을 목표로 하며, 장애를 최소화하고 삶의 질을 높이기 위한 재활 치료가 포함된다.

(2) 의료기술 복잡성에 따른 분류

- 1차 의료: 감기나 고혈압 같은 일반적인 질환을 진료하는 기본 수준의 의료로, 동네 의원과 보건소 등에서 제공한다.
- 2차 의료: 보다 전문적인 진단과 치료가 필요한 경우 제공되는 의료로, 지역 병원이나 전문병원이 이에 해당한다.
- 3차 의료: 고도의 전문성과 첨단 기술이 요구되는 중증 질환을 대상으로 하며, 대학병원이나 상급종합병원에서 제공한다.

5) 포괄적인 보건의료서비스

포괄적인 보건의료서비스란 개인의 질병 치료에만 초점을 맞춘 것이 아니라, 예방, 건강증진, 재활까지 포함하는 종합적인 개념이다. 이 서비스는 특정 개인만을 위한 것이 아니라 지역사회 전체를 대상으로 하며, 국민 모두가 양질의 보건의료서비스를 받을 수 있도록 국가적 차원에서 제공되어야 한다.

6) 보건의료체계

(1) 보건의료체계의 정의

보건의료체계는 국민의 건강을 유지, 회복, 증진하기 위한 제반 활동의 총체를 의미한다. 이는 보건의료서비스의 생산, 소비, 배분뿐만 아니라 관련된 법률, 제도, 조직 등을 포괄하는 광범위한 체계를 의미한다.

(2) 보건의료체계의 구성요소(WHO 기준)

- **보건의료자원의 개발**: 보건의료 서비스 제공에 필요한 인력, 시설, 장비, 기술 등을 양성하고 발전시키는 것을 의미한다.
- **보건의료자원의 조직화**: 국가, 지방정부, 민간기관 등 다양한 기관이 역할을 분담하여 체계적으로 자원을 조직화한다.
- **보건의료서비스의 제공**: 질병 예방, 진단, 치료, 재활 등 다양한 서비스를 국민에게 제공하는 활동을 의미한다.
- **재정적 지원(재원조달)**: 보건의료 서비스 운영을 위한 재원을 확보하기 위해 조세, 건강보험료, 민간 기부 등 다양한 방법을 활용한다.
- **정책 및 관리**: 보건의료체계의 효율적 운영을 위해 법률, 규제, 의사결정, 리더십을 포함한 정책적 관리가 필요하다.

(3) 보건의료체계의 기능적 연관성

보건의료체계는 국민, 물리적 환경, 사회적 환경과 밀접하게 연관되어 있으며, 이들 요소와의 상호작용을 통해 국민의 건강을 보호하고 증진하는 것을 목표로 한다. 이를 위해 보건의료체계는 접근성, 형평성, 효율성, 포괄성을 확보해야 한다.

(4) 보건의료체계의 유형

- **자유방임형(미국 등)**: 개인의 선택과 시장의 자율성에 중점을 두며, 정부의 개입은 최소화되는구조이다.
- **사회주의형(영국, 구소련 등)**: 국가가 모든 보건의료자원을 관리하고 국민에게 무상으로 의료서비스를 제공한다.
- **사회보장형(독일, 대한민국 등)**: 건강보험제도와 같은 사회보장 제도를 통해 국가가 일정 수준의 의료 서비스를 보장하고 형평성을 확보한다.

(5) 우리나라의 보건의료체계

우리나라는 전 국민을 대상으로 하는 국민건강보험제도를 통해 의료보장을 실시하고 있다. 의료 공급은 대부분 민간 기관에서 이루어지며, 이에 따라 본인부담금이 높고 치료 중심의 구조를 가지고 있다. 예방과 건강증진 활동은 상대적으로 미흡하며, 보건의료자원의 지역 간 불균형과 비효율적인 자원 분배가 지속적인 과제로 남아 있다.

Section 6 국제보건 관련 기구

1) 세계보건기구(WHO, World Health Organization)

(1) WHO 설립

세계보건기구(WHO)는 국제 보건 문제를 체계적으로 해결하고자 하는 전 세계적인 요구 속에서 설립되었다. WHO는 1946년 미국 뉴욕에서 열린 국제보건회의에서 헌장이 제정되었으며, 1948년 4월 7일에 공식적으로 발족하였다. 이 날은 이후 '세계 보건의 날(World Health Day)'로 지정되어 매년 건강과 관련된 주제로 세계적인 캠페인이 진행된다.

(2) WHO 개요

WHO는 유엔(UN)의 보건 분야 전문기구로서, 국제사회에서 보건 문제를 총괄하고 조정하는 기능을 수행한다. WHO의 본부는 스위스 제네바에 위치하고 있으며, 사무총장은 총회에서 선출되고 임기는 5년으로 연임이 가능하다. 2023년 기준으로 WHO에는 전 세계 194개국이 회원국으로 가입되어 있다. WHO의 운영예산은 회원국의 법정 분담금이 약 25%를 차지하며, 나머지 75%는 자발적 기여금으로 구성된다. 이러한 재정 구조는 WHO가 전 세계 다양한 보건 문제에 유연하고 신속하게 대응할 수 있도록 한다.

(3) WHO 조직

WHO는 세계보건총회(World Health Assembly), 집행이사회(Executive Board), 그리고 사무국(Secretariat)으로 구성되어 있으며, 각각의 구성 요소는 고유한 역할과 기능을 수행한다.

- 세계보건총회(WHA)는 WHO의 최고 의사결정 기관으로 매년 5월 스위스 제네바에서 개최된다. 각국 보건 장관 및 대표가 참석하여 보건 정책 수립, 예산 승인, 국제 보건 협력방안 등을결정한다.
- 집행이사회는 32명의 보건 전문가로 구성되며, 세계보건총회에서 선출된다. 집행이사회는 연 2회 회의를 개최하여 WHO의 정책 이행 및 조직 운영 전반을 감독하고 주요 사업 방향을 검토한다.

- 사무국은 WHO의 행정 및 실무를 담당하는 조직으로 약 3,700명의 전문가로 구성되어 있다.사무총장이 사무국을 이끌며, 실질적인 프로그램의 운영과 정책 집행을 수행한다.

(4) WHO 6개 지역사무소

WHO는 전 세계를 6개 지역으로 나누어 운영하고 있으며, 각 지역에는 지역사무소가 설치되어 있다. 지역사무소는 각 지역의 특성과 필요에 맞는 보건 전략을 수립하고 실행하는 역할을 한다.

- 동지중해 지역 – 이집트 카이로에 위치한다.
- 동남아시아 지역 – 인도 뉴델리에 위치하며, 북한은 1973년에 WHO의 138번째 회원국으로 가입하였다.
- 서태평양 지역 – 필리핀 마닐라에 위치하며, 한국은 1949년에 WHO의 65번째 회원국으로 가입하였다.
- 범미주 지역 – 미국 워싱턴 D.C.에 위치한다.
- 유럽 지역 – 덴마크 코펜하겐에 위치한다.
- 아프리카 지역 – 콩고 브라자빌에 위치한다.

(5) WHO 주요 보건사업

WHO는 국제 사회의 건강 수준 향상을 목표로 다양한 보건사업을 전개하고 있다. 주요 사업은 다음과 같다.

- 결핵, 말라리아, 에이즈 등 주요 감염병에 대한 예방 및 치료 사업을 전개한다.
- 모자보건 향상을 위한 예방접종, 산전 · 산후관리 사업을 추진한다.
- 영양 개선 및 식생활 개선을 위한 국제 지침을 개발하고 보급한다.
- 안전한 식수 확보, 위생시설 개선 등 환경위생 강화를 위해 노력한다.
- 전염병의 확산을 막기 위해 감시체계 구축 및 백신 공급을 조정한다.
- 보건교육과 건강 증진을 위한 자료를 개발하고 각국에 기술 지원을 제공한다.
- 세계적인 위기 상황, 예를 들어 코로나19와 같은 팬데믹에 대한 대응 전략을 수립하고 국제협력을 주도한다.

(6) WHO 목적 및 기능

WHO는 전 세계인의 건강 증진을 목적으로 국제 보건 사업을 지도하고 조정하는 기능을 수행한다. WHO는 다음과 같은 역할을 한다.

- 보건 관련 국제 기준과 규범을 설정한다.
- 회원국에 기술적 자문과 인력 · 재정 지원을 제공한다.
- 질병 예방, 보건 연구, 통계 수집 등을 통해 국제 보건 정보를 생산하고 공유한다.
- 감염병의 국제적 확산 방지를 위해 각국 보건 시스템을 연결하고 공동 대응을 이끈다.
- 환경위생, 보건교육, 재난보건 등 광범위한 영역에서 지속 가능한 개발 목표(SDGs) 달성을지원한다.

(7) 우리나라와 WHO

대한민국은 1949년에 WHO에 가입하여 65번째 회원국이 되었다. 이후 WHO와 긴밀한 협력을 지속해왔으며, WHO의 여러 사업에 적극적으로 참여하고 있다. 2003년에는 대한민국 출신의 이종욱 박사가 WHO 제6대 사무총장으로 선출되어 국제 사회에서 한국 보건의 위상을 높였다. 2009년에는 신영수 교수가 WHO 서태평양 지역사무처장으로 임명되어 활동하였다. 한국은 WHO에 법정 분담금뿐만 아니라 자발적인 기여금을 통해 재정적으로도 기여하고 있다.

(8) WHO 역대 사무총장

WHO는 창설 이후 다양한 국적의 전문가들이 사무총장을 역임하였다. 역대 사무총장은 다음과 같다.

- Dr. Brock Chisholm(1948년)
- Dr. Marcolino Candau(1953년)
- Dr. Halfdan Mahler(1973년)
- Dr. Hiroshi Nakajima(1988년~1998년)
- Dr. Gro Harlem Brundtland(1998년~2003년)
- Dr. Jong Wook Lee(2003년~2006년)
- Dr. Margaret Chan(2006년~2017년)
- Dr. Tedros Adhanom Ghebreyesus(2017년~현재)

(9) WHO 주요 슬로건

WHO는 매년 보건 증진을 위한 캠페인을 진행하며, 이를 상징하는 슬로건을 발표한다. 최근 5년간의 주요 슬로건은 다음과 같다.

- 2024년: "My health, my right"(나의 건강, 나의 권리)
- 2023년: "Health for All"(모든 사람에게 건강을)
- 2022년: "Our planet, our health"(우리의 지구, 우리의 건강)
- 2021년: "Building a fairer, healthier world"(더 공정하고 건강한 세상 만들기)
- 2020년: "Year of the Nurse and Midwife"(간호사와 조산사의 해)

2) 보건 관련 국제기구

(1) 국제공중보건처(IOPH: Institute of Public Health)

국제공중보건처(IOPH)는 1851년 프랑스 파리에서 열린 국제 위생회의의 논의에서 출발하여, 1907년에 공식적으로 설립되었다. 주요 목적은 감염병의 국경 간 확산을 막기 위한 국제 협력을 도모하는 것이었다. 본부는 프랑스

파리에 위치하였으며, 국제 보건의 기초를 다지는 데 중요한 역할을 하였다. 1950년 WHO가 설립된 이후, IOPH는 WHO에 통합되었다.

(2) 범미보건기구(PAHO: Pan American Health Organization)

범미보건기구(PAHO)는 1902년에 설립된 가장 오래된 지역 보건기구이다. 1889년 미주 국제회의에서 보건 협력의 필요성이 제기된 이후 설립되었으며, 본부는 미국 워싱턴 D.C.에 위치한다. 1948년 WHO가 창설되면서 PAHO는 WHO의 범 미주 지역사무처로 전환되었다. PAHO는 라틴아메리카 및 카리브해 지역의 공중보건 향상을 위한 정책 수립과 기술 지원을 수행한다.

(3) 국제연합부흥행정처(UNRRA: United Nations Relief and Rehabilitation Administration)

국제연합부흥행정처(UNRRA)는 제2차 세계대전 이후 전쟁 피해국의 복구를 지원하기 위해 1943년에 설립되었다. 주요 역할은 피난민 구호, 식량 · 의약품 제공, 보건 위생 개선 등으로 전쟁으로 황폐해진 지역에 대한 인도적 지원을 수행하였다. UNRRA는 WHO 창설에 기반이 되는 경험과 구조를 제공하였으며, 이후 WHO로 역할이 이관되었다.

(4) 국제연합환경계획(UNEP: United Nations Environment Programme)

국제연합환경계획(UNEP)은 1972년 스웨덴 스톡홀름에서 열린 유엔 인간환경회의의 권고에 따라 1973년에 설립되었다. 본부는 케냐 나이로비에 위치하고 있으며, 지구 환경 보호를 위한 다양한 역할을 수행한다. UNEP의 주요 기능은 다음과 같다.

- 유엔의 환경 정책을 수립하고 조정한다.
- 전 지구적 환경 문제를 감시하고 보고 체계를 운영한다.
- 회원국 간 환경 협력을 증진시키며 지속 가능한 발전을 도모한다.
- 환경 관련 연구를 수행하고 정보를 제공한다.
- 6월 5일을 '세계환경의 날'로 지정하여 환경보호의 중요성을 강조한다.
- 1992년 브라질 리우데자네이루에서 개최된 유엔환경개발회의(UNCED)에서 '리우 선언'을 채택하여 지속 가능한 발전의 개념을 확산하였다.

chapter 2 건강

Section 1 건강의 정의

1) 세계보건기구(WHO)의 건강 정의

세계보건기구(WHO: World Health Organization)는 **건강을 단순히 질병이 없고 허약하지 않은 상태만을 의미하는 것**이 아니라, **신체적, 정신적, 사회적 안녕이 완전한 상태라고 정의**한다. 여기서 신체적 안녕이란 질병이나 신체적 손상이 없는 상태를 의미하며, 정신적 안녕은 감정적으로 안정되고 자신의 삶에 만족하며 긍정적인 사고를 유지하는 상태를 말한다. **사회적 안녕**(social well-being)은 **개인이 사회 속에서 자신의 역할과 기능을 충분히 수행하며 다른 사람들과 원만한 관계를 유지할 수 있는 만족스러운 상태**를 의미한다.

또한 최근에는 영적(靈的) 안녕도 건강의 중요한 요소로 포함되고 있다. 영적 안녕은 삶의 의미와 목적을 인식하고, 자신과 타인, 그리고 세계와의 관계 속에서 내적 평화와 조화를 이루는 상태를 의미한다. 이처럼 건강은 단순히 병이 없는 상태를 넘어, 인간 삶의 다양한 영역에서 균형 있고 조화로운 상태를 유지하는 것을 의미한다. 따라서 건강은 고정된 상태가 아니라 끊임없이 변화하고 조절되는 역동적인 상태라고 할 수 있다.

WHO는 이러한 정의를 바탕으로 "건강은 단순히 질병이나 허약함의 부재가 아니라, 신체적, 정신적, 사회적 그리고 영적 안녕이 완전한 상태이다"라고 강조하고 있다.

2) 학자들의 건강 정의

여러 학자들도 건강에 대해 다양한 관점에서 정의하고 있다.

① **클로드 버나드(Claude Bernard)**

건강이 항상성(homeostasis)의 유지와 관련이 있다고 보았다. 항상성이란 **외부 환경이 변화하더라도 인체의 내부 환경이 일정한 상태를 유지하려는 생물학적 특성**을 의미한다. 이는 체온, 혈당, 혈압 등의 생리적 지표가 일정 범위 내에서 유지되는 것을 포함한다. 따라서 건강은 이러한 항상성의 균형이 유지되는 상태이다.

② 던(Dunn)

건강과 불건강을 흑백처럼 이분법적으로 구분하지 않고, 건강 상태는 연속선상에서 지속적으로 변화하는 스펙트럼에 있다고 주장한다. 그는 건강을 "적극적인 안녕의 추구"라고 보았으며, 개인이 신체적, 정서적, 지적, 사회적 영역에서 잠재력을 최대한 발휘하는 상태를 건강으로 정의한다. 이는 건강을 보다 긍정적이고 적극적인 개념으로 바라보는 관점이다.

③ 와일리(Wylie)

건강을 유기체가 외부 환경에 잘 적응하는 상태로 보았다. 그는 인간이 환경적 자극에 대해 효과적으로 반응하고 적응해 나가는 능력을 통해 건강이 유지된다고 설명하였다. 따라서 건강은 단지 내부 상태에만 국한되는 것이 아니라 환경과의 조화로운 상호작용을 포함한다.

④ 파슨스(Parsons)

건강을 사회학적 관점에서 정의하였다. 그는 건강을 개인이 사회적 역할과 임무를 효과적으로 수행할 수 있는 최적의 상태로 보았다. 즉, 개인이 가족, 학교, 직장 등 사회 내에서 기대되는 역할을 수행할 수 있을 때 건강한 상태라고 할 수 있다. 이는 건강을 사회적 기능의 관점에서 이해한 것이다.

⑤ 윌슨(Wilson)

건강을 행복하고 성공적인 생활을 영위하는 상태로 정의하였다. 그는 건강을 단지 질병의 유무가 아니라, 개인이 삶에서 만족감을 느끼고 보람을 갖는 상태로 이해하였다. 따라서 건강은 주관적인 행복감과 삶의 질과도 밀접한 관련이 있다.

⑥ 시거리스트(Sigerist)

건강을 인체 내부 기관 간의 조화와 통일이 유지되며, 생활 조건의 변화에도 적절히 적응할 수 있는 상태라고 하였다. 즉, 건강은 신체 내의 균형뿐 아니라 외부 변화에 적응할 수 있는 능력과도 관련이 있다. 이는 건강을 동적인 평형 상태로 바라보는 관점이다.

이처럼 건강은 다양한 학문적 관점에서 정의될 수 있으며, 그 의미는 시대와 사회의 변화에 따라 점차 확대되고 있다. 건강은 단순한 생물학적 상태를 넘어, 심리적 · 사회적 · 영적 요소를 포함하는 다차원적인 개념이라고 할 수 있다.

핵심 건강의 정의

- **건강의 정의(WHO)**: 건강은 단순히 **질병이 없고 허약하지 않은 상태**만을 의미하는 것이 아니고 **신체적, 정신적 및 사회적 안녕이 완전한 상태**를 의미함
- **사회적 안녕(social well-being)**: 사회생활 중에 각자의 **기능과 역할을 충실히 수행할 수 있는 만족스러운 상태**의 생활을 의미
- Claud Bernard(**클로드 버나드**)의 건강 정의: **항상성(homeostasis) 주장**, 외부 환경이 변화해도 내부 환경의 항상성이 유지되는 상태
- **Dunn**: 건강-불건강의 연속선 개념을 제시. 이분법적으로 구분할 수 없고 최고의 건강과 최저의 건강사이의 연속선상에서 변화한다고 주장
- 세계건강증진 회의(**오타와 헌장, 1986**년) → **건강증진 개념** 확립

3) 건강 개념의 변천

건강에 대한 개념은 시대와 학문적 발전에 따라 변화해 왔다. 초기에는 단순히 질병이 없는 상태를 건강으로 보았으나, 이후에는 심리적, 사회적 요소까지 포함하는 포괄적 개념으로 확장되었다.

① 신체 개념

19세기 이전까지 주로 사용되던 건강에 대한 정의로, 질병이나 외상이 없는 상태를 건강이라고 보았다. 이 시기의 건강은 신체적 상태에만 초점을 맞춘 수동적 개념이었다. 즉, 아프지 않으면 건강하다고 여긴다.

② 심신 개념

20세기에 들어오며 등장한 개념으로, 인간의 육체와 정신은 분리될 수 없으며 상호작용한다는 관점을 가진다. 이 개념은 정신건강의 중요성을 인정하고, 외부 환경에 적응하는 능력을 건강의 중요한 요소로 간주한다.

③ 생활 개념

사회적 맥락에서 개인이 자신에게 주어진 역할을 수행할 수 있는 능력과 삶에 대한 만족도를 포함하는 개념이다. 이 개념은 건강을 사회적 기능과 관련하여 정의하며, 단순한 생물학적 상태를 넘어선다.

④ 생활수단 개념

건강을 역동적인 상태로 보며, 일상생활을 수행하는 데 필요한 활력과 자원을 제공하는 수단으로 이해한다. 이 개념은 건강을 개인의 삶의 질과 연결하여 지속적으로 유지 · 관리해야 할 대상으로 본다.

4) 건강증진(Health Promotion)

(1) 국제적인 배경

현대적 의미의 건강증진 개념은 1970년대 중후반부터 구체화되기 시작하였다.

- 1974년 캐나다 정부는 라론드 보고서(Lalonde Report)를 발표하여 건강에 영향을 미치는 요인을 생물학적 요인, 환경, 생활양식, 보건의료체계로 구분하고, 이 중 생활양식(50%)과 환경(20%)이 건강 결정 요인으로 중요하다고 강조한다.
- 1979년 미국에서는 Healthy People 보고서가 발표되어 국민 건강을 향상시키기 위한 목표와 지표를 제시하고 건강증진의 필요성을 강조한다. 이 보고서는 이후 각국의 건강정책에 큰 영향을 미친다.

이러한 국제적 배경은 건강증진을 개인의 노력만이 아닌 사회적, 환경적 차원의 접근을 포함하는 종합적 개념으로 발전시키는 계기가 된다.

(2) 건강증진의 정의

건강증진은 다양한 학자와 국제기구에 의해 정의되며, 공통적으로 주체적 건강관리, 환경적 접근, 생활양식의 변화를 강조한다.

① WHO(1986): 건강증진을 "사람들이 자신의 건강을 관리하고 향상시킬 수 있도록 하는 과정"이라고 정의한다. 이는 건강을 단순히 제공받는 것이 아닌 스스로의 노력으로 달성해야 하는 적극적인 상태로 본다.

② Green & Anderson(1986): 건강증진이 보건교육과 환경 개선을 포함하며, 필요시에는 법적 규제도 활용할 수 있는 포괄적인 접근이라고 설명한다. 이는 건강증진이 개인의 선택뿐 아니라 정책과 구조의 변화도 포함한다고 본다.

③ 오도넬(O'Donnell): 건강증진을 최적의 건강 상태, 즉 신체적, 정신적, 사회적, 영적, 지적 건강의 균형을 이루도록 생활양식을 변화시키는 과정이라고 정의한다. 그는 건강증진의 핵심 요소로 의식 강화, 행동 변화, 건강을 지지하는 환경 조성을 제시한다.

④ 브레슬로(Breslow): 건강증진을 삶의 가능성을 향상시키기 위한 활동으로 보고, 신체적 · 정신적 기능을 유지 및 증대시키며, 유해 요인에 대한 저항력을 키우는 과정을 강조한다. 그는 단순한 질병 예방을 넘는 적극적인 건강 관리의 중요성을 제시한다.

⑤ 다우니(Downie): 건강증진을 건강교육, 예방, 건강 보호 등을 통해 긍정적인 건강을 증진하고 부정적인 건강을 예방하는 통합적 과정으로 본다.

5) 오타와 헌장(1986)

오타와 헌장은 1986년 캐나다 오타와에서 열린 제1차 세계 건강증진 회의에서 채택된 문서로, 현대 건강증진의 기본 틀을 제공한다.

(1) 건강증진 전략

① **옹호(Advocacy)**: 건강에 유리한 정책과 조건을 마련하기 위해 정치적, 사회적 노력을 촉진한다. 이는 건강이 단지 개인 문제에 그치지 않고 정책적으로 뒷받침되어야 함을 의미한다.

② **역량강화(Empowerment)**: 개인과 지역사회가 스스로 건강을 관리하고 결정할 수 있도록 자율성과 능력을 키운다.

③ **연합(Alliance)**: 건강증진을 위해 다양한 부문 간의 협력과 연대를 통해 시너지 효과를 창출한다.

(2) 주요 활동 전략

① **건강한 공공정책 수립**: 모든 분야의 정책이 건강을 고려하도록 유도하며, 건강에 해로운 정책은 개선한다.

② **지역사회 활동 강화**: 지역사회 구성원들이 직접 참여하여 자신의 건강과 환경을 개선할 수 있도록 지원한다.

③ **개인의 건강 기술 개발 촉진**: 건강과 관련된 정보를 습득하고 적용할 수 있도록 교육과 훈련을 제공한다.

6) WHO 건강증진 원칙

① 세계보건기구는 건강증진을 실천하기 위한 기본 원칙을 다음과 같이 제시한다.

② 건강증진은 특정 질환이나 집단에만 국한되지 않고, 지역사회 전체를 대상으로 한다.

③ 다양한 수단(교육, 의사소통, 경제적 지원 등)을 활용하여 주민의 자발적인 참여를 촉진한다.

④ 건강증진의 중심은 의료 인력보다는 1차 보건 전문가가 되어야 하며, 지역 기반의 접근을 중요시한다.

7) 우리나라의 건강증진사업

① 우리나라에서도 건강증진의 중요성이 인식되며 국가 차원의 정책과 사업이 시행되고 있다.

② 1995년에는 국민건강증진법이 제정되어 보건교육, 질병 예방, 건강생활 실천 등을 주요 사업으로 추진한다.

③ 이후 국민건강증진종합계획(HP2010~HP2030)이 수립되어, 국가적 차원의 건강목표와 세부 실행계획이 제시된다.

④ 주요 목표는 국민의 건강수명을 연장하고, 지역 간, 계층 간 건강 형평성을 확보하는 데에 있다.

이를 위해 영양, 운동, 금연, 절주, 정신건강 등 다양한 영역에서 통합적 프로그램이 운영되며, 지역사회 보건소와 연계하여 실천 중심의 활동이 전개된다.

표 I-9. 제5차 국민건강증진종합계획

제5차 국민건강증진종합계획(Health Plan 2030)	
1. 비전과 목표	1) 비전: 모든 사람이 평생 건강을 누리는 사회 2) 목표 (1) 건강수명 연장('18년 70.4세 → '30년 73.3세) (2) 건강형평성 제고 – 소득수준별 건강수명 격차 감소('18년 8.1세 → '30년 7.6세 이하) – 지역별 건강수명 격차 감소('18년 2.7세 → '30년 2.9세 이하)
2. 기본원칙	1) 모든 정책에 건강 우선 반영 2) 보편적 건강수준 향상과 건강형평성 제고 동시 추진 3) 전 생애주기와 생활터 적용 4) 건강친화적 환경 구축 5) 누구나 참여하여 함께 만들고 누리는 체계 6) 관련 부문 간 연계와 협력
3. 중점과제	* Health Plan 2030은 6개 분과, 28개 중점과제로 구성되어 있다. 1) 건강생활 실천: 금연, 절주, 영양, 신체활동, 구강건강 2) 정신건강 관리: 자살예방, 치매, 중독, 지역사회 정신건강 3) 비감염성 질환 예방관리: 암, 심뇌혈관질환, 비만, 손상 4) 감염 및 기후변화성 질환 예방관리: 감염병 예방 및 관리, 감염병 위기대비대응, 기후변화성 질환 5) 인구집단별 건강관리: 영유아, 아동 · 청소년, 여성, 노인, 장애인, 근로자, 군인 6) 건강친화적 환경 구축: 건강친화적 법제도 개선, 건강정보 이해력 제고, 혁신적 정보기술적용, 재원마련 및 운용, 지역사회 자원 확충 및 거버넌스 구축
4. 지표	1) 총 400개의 성과지표 선정 2) 64개의 대표지표 선정 3) 176개의 형평성 지표 포함
5. 국민건강증진법 주요 내용	1) 목적: 국민의 건강증진 2) 정의: 국민건강증진사업, 보건교육, 영양개선, 신체활동장려, 건강관리, 건강친화제도 등 3) 국민건강증진종합계획 수립: 5년마다 수립 4) 건강증진사업: 보건소를 통한 지역주민 건강증진 사업 실시 5) 국민건강증진기금 사용: 금연교육, 건강생활 지원, 보건교육, 질병 예방 및 관리 등 6) 보건교육: 국가 및 지방자치단체의 보건교육 실시 의무

출처: 보건복지부(제5차 국민건강증진종합계획('21~'30)

Section 2 질병의 발생과 예방

1) 질병의 정의

질병이란 인간의 신체가 외부 자극이나 변화에 적절히 대응하지 못하고, 항상성을 유지하는 기능에 장애가 발생하여 정상적인 생리적 기능이 저하되거나 상실되는 상태를 의미한다. 이러한 상태에서는 신체 일부 또는 전신에 걸쳐 다양한 증상이 나타나며, 이는 개인에게 신체적, 정신적, 사회적 불편함을 초래한다. 질병은 단순히 육체적인 고통뿐만 아니라 일상생활의 제약, 정서적 불안, 사회적 고립 등 삶의 질 전반에 부정적인 영향을 미친다.

질병의 원인은 매우 다양하며, 감염성 요인 외에도 유전적 요인, 환경적 요인, 생활 습관, 사회적 조건 등 복합적인 요소가 상호작용하여 발생한다. 예를 들어, 영양이 결핍된 상태에서 병원체에 노출되면 감염에 더욱 취약해지고, 과도한 스트레스와 같은 심리적 요인도 질병의 발병 가능성을 높일 수 있다. 따라서 질병은 단순한 의학적 문제를 넘어 사회 전체가 함께 해결해야 할 건강 문제라고 할 수 있다.

2) 질병 발생의 3대 요인설

질병은 단일 요인으로 발생하기보다는 여러 요인이 복합적으로 작용하여 발생한다. 이에 따라 질병 발생의 원인을 설명하는 이론으로 '병인(agent)', '숙주(host)', '환경(environment)'의 세 가지 요소가 상호작용한다는 '질병 발생의 3대 요인설'이 제시된다. 이 이론은 질병을 예방하고 관리하기 위한 기초적인 이론으로 널리 활용되고 있다.

① 병인(agent)

병인이란 질병을 일으키는 직접적인 원인을 의미한다. 병인은 크게 생물학적 요인, 물리적 요인, 화학적 요인으로 구분한다. 생물학적 요인에는 세균, 바이러스, 곰팡이, 기생충 등과 같은 미생물이 포함되며, 이는 주로 감염성 질환의 원인이 된다. 물리적 요인에는 외부 충격, 기온 변화, 방사선, 소음 등이 포함되며, 이는 신체 조직을 손상시켜 질병을 유발한다. 화학적 요인에는 환경오염물질, 산업화학물질, 약물, 중금속 등이 있으며, 이러한 물질들은 인체 내에서 독성 반응을 일으켜 건강에 해를 끼친다. 병인은 그 자체로 질병을 유발하는 힘을 가지고 있으며, 숙주의 상태와 환경 조건에 따라 그 영향력이 달라진다.

② 숙주(host)

숙주는 병인의 영향을 받는 대상, 즉 사람이나 동물과 같은 생물체를 말한다. 인간의 경우, 개인의 유전적 특성, 면역력, 나이, 성별, 영양 상태, 기존 질병의 유무, 생활 습관 등은 질병에 걸릴 가능성과 관련이 깊다. 예를 들어, 면역력이 저하된 사람은 병원체에 쉽게 감염되며, 불균형한 식습관이나 흡연, 음주 등은 만성질환의 위험 요인을 증가시킨다. 또한 고령자는 신체 기능이 저하되기 쉬워 질병에 더 취약하며, 유전적으로 특정 질환에 대한 소인이 있는 사람은 같은 환경에 있어도 질병이 발생할 가능성이 더 높다. 따라서 숙주의 건강 상태와 생활 방식은 질병 발생과 예방에 매우 중요한 요소가 된다.

③ 환경(environment)

환경은 숙주가 생활하는 외부 조건을 의미하며, 이는 질병의 발생과 진행에 직 · 간접적으로 영향을 미친다. 환경 요인은 크게 물리적 환경, 생물학적 환경, 사회적 환경으로 나뉜다.

- 물리적 환경은 기후, 온도, 습도, 공기 질, 수질, 주거 조건, 산업 시설 등과 같은 자연 및 인공적 요소를 포함한다. 예를 들어, 대기오염은 호흡기 질환을 유발하고, 불결한 수질은 수인성 전염병의 발생을 높인다.
- 생물학적 환경은 인간과 접촉하는 동물, 곤충, 병원성 미생물 등의 생물적 요소를 포함한다. 이는 특히 감염병의 발생과 확산에 중요한 영향을 미친다.
- 사회적 환경은 생활수준, 교육 정도, 보건의료 접근성, 위생 상태, 직업, 스트레스 수준 등 사회 구조와 관련된 요소를 의미한다. 의료서비스의 접근성이 낮거나 교육 수준이 낮은 지역에서는 질병 예방과 조기 치료가 어렵기 때문에 질병의 발생률이 높아진다.
- 환경은 숙주와 병인 사이의 연결 고리 역할을 하며, 때로는 질병의 유발 요인을 강화하거나 억제하는 역할을 한다. 따라서 환경을 개선하는 것은 질병 예방에 매우 효과적인 전략이 된다.

이처럼 질병은 병인, 숙주, 환경이라는 세 가지 요소가 서로 영향을 주고받으며 발생하는 복합적인 현상이다. 따라서 질병을 효과적으로 예방하고 관리하기 위해서는 병인의 통제, 숙주의 건강 증진, 환경의 개선이라는 세 가지 측면에서 균형 있는 접근이 필요하다. 각 요인에 대한 이해를 바탕으로 개인은 스스로 건강을 관리할 수 있으며, 사회는 공중보건 정책을 통해 질병의 발생을 줄일 수 있다. 이는 모두 질병을 예방하고 건강한 삶을 유지하는 데 필수적인 요소이다.

핵심

질병 발생 3대 요인설 : 질병이 **병인** · **숙주** · **환경**의 상호작용으로 발생

- 병인(agent): 질병 발생의 직접적인 원인으로 생물학적, 물리적, 화학적 요인(원인)
- 숙주(host): 질병의 대상으로 질병 발생에 영향을 주는 신체 내부의 요인(인간)
- 환경(environment): 질병 발생에 영향을 주는 신체 외부의 요인(환경)

표 I-10 질병의 자연사 5단계와 예방대책(Leavell과 Clark)

	단계	질병 발생과정	예방대책
1차 예방	1단계	비병원성기	**적극적 예방(환경위생 및 개선, 생활습관, 건강증진)**
	2단계	초기병원성기	소극적 예방(예방접종, 숙주의 면역강화)
2차 예방	3단계	**불현성 감염기**	중증화 예방(**조기진단, 집단건강검진**)
	4단계	발현성 감염기	진단과 치료(임상의학, 신체장애 예방)
3차 예방	5단계	**회복기**	무능력예방(**재활치료 및 사회복귀** 지도)

3) 일차보건의료(Primary Health Care)

(1) 개요

일차보건의료는 모든 사람들이 필수적인 건강 서비스를 공평하게 이용할 수 있도록 보장하기 위한 보건의료 체계의 핵심 요소이다. 이는 예방, 치료, 재활, 건강증진을 포괄하는 통합적이고 접근 가능한 의료 서비스이며, 지역사회 중심으로 운영되는 것이 특징이다. 일차보건의료는 개인과 가족, 지역사회가 주체가 되어 건강 문제를 해결하는 데 중점을 두고 있으며, 지속 가능하고 비용 효과적인 방식으로 건강 수준을 향상시키는 것을 목표로 한다. 특히 사회적 약자나 의료 취약 계층이 보건의료 서비스를 쉽게 받을 수 있도록 하는 데 중대한 역할을 한다.

(2) 일차보건의료의 배경

① 1974년 유엔 총회에서는 "2000년까지 모든 사람을 위한 건강(Health for All by the Year 2000)"이라는 구호를 제창하였다. 이는 전 세계 모든 사람들이 기본적인 보건의료 서비스를 받을 수 있도록 하려는 국제적인 보건 목표이다. 이 구호는 건강이 단순히 의료의 문제가 아니라 인간의 기본적인 권리임을 강조한 선언이라 할 수 있다.

② 1978년에는 구소련의 알마아타(Alma-Ata)에서 열린 세계보건총회(World Health Assembly)에서 '알마아타 선언'이 발표되었다. 이 선언은 일차보건의료가 모든 사람이 적절한 건강 수준을 유지하기 위한 최선의 수단임을 강조하였으며, 이를 통해 건강 불평등을 해소하고 전 인류의 건강 증진을 실현하려는 의지를 나타낸 것이다. 알마아타 선언은 이후 세계 각국의 보건의료 정책 수립에 중요한 기반이 되었으며, 일차보건의료의 철학과 방향성을 제시한 역사적인 사건이다.

(3) 일차보건의료의 주요 사업 내용

일차보건의료는 모든 국민이 건강한 삶을 유지할 수 있도록 다양한 분야의 보건의료 서비스를 제공한다. 이는 단순한 진료 제공을 넘어, 지역사회의 건강 향상을 위한 통합적이고 지속적인 활동으로 구성된다. 주요 사업 내용은 다음과 같다.

① 보건교육: 지역 주민에게 건강에 대한 올바른 정보를 제공하고, 스스로 건강을 관리할 수 있는 능력을 길러주는 활동을 수행한다. 건강에 대한 인식을 높이고 생활습관을 개선하는 데 중점을 둔다.

② 예방접종: 감염병으로 부터 지역사회를 보호하기 위해 필요한 백신을 접종하는 사업을 운영한다. 이는 전염병의 확산을 차단하고 집단면역을 형성하는 데 기여한다.

③ 영양 개선: 균형 잡힌 식생활을 통해 아동, 성인, 노인의 영양 상태를 향상시키고 영양결핍이나 비만 등 관련 질병을 예방하도록 지원한다.

④ 식수 위생관리: 안전하고 깨끗한 식수를 공급하며, 오염된 물로 인한 수인성 질환을 예방하기 위한 위생 환경을 조성한다. 식수의 정화 및 저장, 위생 설비 개선 등을 포함한다.

⑤ 모자보건: 임산부, 산모, 영유아의 건강을 보호하고 출산 전후의 적절한 보건 서비스를 제공한다. 안전한 분만 환경을 마련하고 모유 수유, 영아 예방접종 등을 지원한다.

⑥ 풍토병 예방 및 관리: 특정 지역에서 발생하기 쉬운 감염병을 예방하고 조기에 관리하여 주민의 건강을 보호한다. 말라리아, 장티푸스 등 지역성 질병에 대한 방역 활동을 수행한다.

⑦ 질병의 조기 진료: 각종 질병을 조기에 발견하고, 적절한 치료를 통해 악화를 방지한다. 정기적인 건강검진과 상담을 통해 예방적 접근을 강조한다.

⑧ 필수 의약품 공급: 주민이 기본적인 치료를 받을 수 있도록 필수 의약품을 안정적으로 공급하고 관리한다. 저렴하고 효과적인 약품을 제공하여 의료 서비스의 접근성을 높인다.

(4) 알마아타 선언의 주요 내용

알마아타 선언은 일차보건의료의 철학과 실천 방안을 명확히 제시한 국제적 선언으로, 세계 보건의 방향에 큰 영향을 끼쳤다. 주요 내용은 다음과 같다.

① 과학적이고 지역사회가 수용할 수 있어야 한다: 보건의료 서비스는 지역 주민의 문화, 생활 방식, 요구를 고려하여 설계되어야 하며, 과학적으로 검증된 방법에 기반을 두어야 한다.

② 모든 주민이 쉽게 이용할 수 있어야 한다: 경제적 능력이나 거주지와 관계없이 모든 사람이 차별 없이 보건의료 서비스를 이용할 수 있도록 접근성이 보장되어야 한다.

③ 국가의 보건의료체계상 핵심 정책이자 지역사회 개발의 일환이어야 한다: 일차보건의료는 국가 보건정책에서 핵심적인 요소로 자리 잡아야 하며, 지역사회의 자립적 개발과 함께 추진되어야 한다.

④ 말단 부락이 일차보건의료의 중심이 되어야 한다: 일차보건의료는 말단 지역까지 도달해야 하며, 주민들이 직접 참여하고 자원을 활용하여 스스로 건강 문제를 해결할 수 있도록 해야 한다.

⑤ 질병의 예방, 치료, 재활, 건강증진, 생활 향상을 포함해야 한다: 단순히 질병 치료에 국한하지 않고, 예방과 건강생활 실천을 포함하는 포괄적 접근 방식이 적용되어야 한다.

(5) 일차보건의료의 중요성

일차보건의료는 지역사회의 건강 문제를 가장 효과적으로 해결할 수 있는 전략이며, 지속 가능한 보건의료 체계 구축을 위한 기초가 된다. 이는 모든 국민에게 필수적인 의료 서비스를 제공함으로써 건강 불평등을 줄이고, 전체적인 국민 건강 수준을 향상시키는 데 기여한다. 또한 지역사회와 정부 간의 협력을 통해 보건자원의 효율적 배분과 관리가 가능해지며, 의료 접근성이 낮은 지역에도 양질의 서비스를 전달할 수 있다. 결국 일차보건의료는 국민 모두가 건강한 삶을 영위할 수 있도록 보장하는 데 필수적인 구성 요소이다.

표 I-11. 보건의료사업(1차, 2차, 3차)

종류	보건의료활동 내용
1차 보건의료	**보건교육**, **예방접종**, 식수위생사업, 모자보건, **영양개선**, 풍토병관리, 경미한 질병의 치료사업
2차 보건의료	**급성질환의 관리사업**, 병의원 입원치료 환자관리사업, 응급처치를 요하는 질병
3차 보건의료	만성질환자의 관리사업, **재활**, 회복기 환자 **재가 치료사업**, 장기요양

핵심

질병의 자연사에 따른 질병활동 중 가장 적극적인 1단계 대책: **환경위생 및 개선, 생활습관, 건강증진**
질병의 자연사에 따른 2차 예방(**불현성 감염기**): **조기진단, 집단건강검진**
질병의 자연사에 따른 3차 예방(**회복기**): **재활치료 및 사회복귀**

핵심

1차 보건의료(**보건의료전략의 핵심**): **예방접종, 보건교육, 영양개선 등**
2차 보건의료: **급성질환관리사업**
3차 보건의료: 만성질환과의 관리사업, 재활, 장기요양
**공중보건학 문제들을 해결하는 방법: 보건교육

Section 3 건강과 질병

1) 건강의 장(Health Field) 이론

1974년 캐나다의 보건부 장관인 마르셀 라론드(Marc Lalonde)는 『A New Perspective on the Health of Canadians』라는 보고서를 발표하며 건강에 영향을 미치는 주요 요소들을 체계적으로 설명하였다. 이 보고서에서 제시된 이론은 '건강의 장(Health Field)' 이론으로 불리며, 건강 결정 요인을 크게 네 가지 범주로 구분한다. 이 네 가지는 생물학적 요인, 환경적 요인, 생활양식, 보건의료 체계이다.

라론드는 이 네 가지 요인 중 생활양식이 건강에 가장 큰 영향을 미친다고 강조하였다. 그는 국민의 사망 원인을 분석한 결과, 생활양식이 전체 사망 원인의 약 43%를 차지한다고 보고하였다. 반면 생물학적 요인은 27%, 환경적 요인은 19%, 의료제도는 11%로 나타났다. 이는 단순히 의료기술의 발전만으로는 국민의 건강을 효과적으로 개선할 수 없으며, 개인의 생활습관 개선이 핵심이라는 것을 의미한다. 따라서 이 이론은 질병 치료보다 예방 중심의 보건정책 수립의 필요성을 강조한다고 할 수 있다.

2) 건강 – 질병의 결정요인

건강과 질병은 단일한 원인에 의해 발생하지 않으며, 다양한 요인들이 복합적으로 작용하여 결정된다. 이들 요인은 크게 생물학적 요인, 환경 요인, 생활습관 및 건강행태 요인, 보건의료체계 요인 등으로 분류할 수 있다.

① 유전적 요인

유전자는 인간의 신체 구조와 기능, 면역체계 등과 관련이 있으며, 특정 질병에 대한 감수성을 결정짓는 중요한 요소이다. 그러나 유전적 요인은 환경적 요인이나 생활습관과 상호작용하면서 건강에 영향을 미친다고 본다.

② 성(性) 관련 요인

남성과 여성은 생리학적 구조와 호르몬 체계의 차이로 인해 건강 문제의 양상에 차이를 보인다. 이러한 차이를 반영하기 위해 최근에는 젠더의학(Gender Medicine)이라는 분야가 발전하고 있다.

③ 생활습관 및 건강행태 요인

흡연, 음주, 식습관, 운동, 수면 습관 등은 개인의 건강을 직접적으로 좌우한다. 라론드 보고서에서도 가장 중요하게 언급된 요인이 바로 생활습관이며, 이는 건강 증진과 질병 예방의 핵심 대상이 된다.

④ 사회경제적 수준

교육 수준, 직업의 종류, 소득 수준 등은 건강 수준과 밀접하게 관련된다. 일반적으로 사회경제적 수준이 높을수록 건강한 생활을 유지할 가능성이 크며, 건강정보 접근성, 의료 이용률 또한 높다고 본다.

⑤ 환경 요인

환경은 생물학적 환경(세균, 바이러스 등), 물리 · 화학적 환경(기후, 공기 및 수질 오염, 소음 등), 사회적 환경(지역사회 인프라, 의료기관 접근성 등)을 모두 포함한다. 이러한 환경적 요소들은 간접적으로 또는 직접적으로 질병 발생에 영향을 미친다고 본다.

⑥ 문화적 요인

건강과 질병에 대한 인식은 문화적 배경에 따라 다르다. 예를 들어, 일부 문화에서는 특정 질병을 운명이나 신의 뜻으로 받아들이며 치료를 회피하는 경향이 있다. 이러한 문화적 차이는 건강행태에 영향을 주며, 보건교육과 의료서비스 설계에 고려되어야 한다.

⑦ 정치적/사회제도 요인

건강보험 제도, 보건의료 정책, 공공의료서비스 제공 여부 등은 국민 전체의 건강 수준에 중대한 영향을 미친다. 특히 의료 접근성이 제한될 경우 예방, 진단, 치료의 시기를 놓쳐 건강이 악화될 수 있다고 본다.

3) 생의학적 모형(Biomedical Model)

생의학적 모형은 건강과 질병을 생물학적 관점에서 해석하는 접근 방식이다. 이 모형은 질병의 원인을 병원균, 바이러스, 유전자 등 생물학적 요인에 두며, 건강을 질병이 없는 상태로 정의한다. 생의학적 모형은 기계론적 사고에 기반을 두며, 인간의 몸을 고장이 난 기계처럼 진단하고 치료하려는 경향을 보인다.

이 모형에서는 의료 전문가와 병원 중심의 치료가 강조되며, 환자는 비교적 수동적인 존재로 간주된다. 이러한 관점은 감염병이나 외상 치료에는 매우 효과적이지만, 만성질환이나 정신질환, 사회적 건강 문제를 설명하는 데에는 한계가 존재한다. 또한 사회적 요인을 경시하고 기술 중심의 접근을 지나치게 강조하는 점에서 비판을 받는 경우가 많다.

4) 생태학적 모형(Ecological Model)

생태학적 모형은 건강과 질병을 병원체(Agent), 숙주(Host), 환경(Environment) 간의 상호작용으로 설명한다. 이 세 요소는 균형을 이루며 작용해야 건강이 유지되며, 한 요소라도 불균형이 발생하면 질병이 발생한다고 본다.

고든(Gordon)의 지렛대 이론은 이 세 요인이 마치 저울추처럼 균형을 이뤄야 한다고 강조하며, 클락(Clark)의 삼원론도 병원체, 숙주, 환경의 상호작용을 통한 질병 발생 과정을 설명한다. 생태학적 모형은 단순한 병원체 중심 접근을 넘어, 질병 예방을 위해 환경을 조절하고 숙주의 저항력을 강화하는 것이 중요하다고 본다.

5) 사회생태학적 모형(Socioecological Model)

사회생태학적 모형은 건강을 단순히 개인의 문제가 아니라 사회적 구조와 환경적 맥락 속에서 형성되는 결과로 본다. 이 모형에서는 건강을 결정하는 요인을 다음 세 가지로 구분한다.

① **숙주 요인:** 유전적 특성, 나이, 성별, 과거의 건강 경험 등 개인 내부의 요인을 포함한다.

② **외부 환경 요인:** 생물학적 환경뿐 아니라 사회적 환경, 물리적 환경, 문화적 맥락 등이 이에 해당한다.

③ **개인 행태 요인:** 흡연, 운동, 식습관 등 생활양식과 같은 개인의 건강행동을 포함한다.

이 모형은 특히 만성질환 예방에 효과적이며, 건강한 생활환경을 조성하고, 건강행태를 형성할 수 있도록 돕는 다차원적 개입이 필요함을 시사한다. 따라서 학교, 직장, 지역사회 등 다양한 차원에서의 건강증진 노력이 필요하다고 본다.

6) 전인적 모형(Holistic Model)

전인적 모형은 건강을 단순히 질병이 없는 상태로 보지 않고, 신체적, 정신적, 사회적, 환경적 요인이 조화를 이루는 상태로 정의한다. 이 모형은 건강과 질병을 이분법적으로 나누지 않고 연속선상에 존재하는 개념으로 이해한다.

전인적 모형에서는 환경, 생활습관, 유전적 요인, 사회적 관계, 보건의료체계 등 다양한 요소들이 서로 영향을 주고 받으며 건강을 형성한다고 본다. 이러한 관점은 개인 중심의 치료뿐 아니라 예방, 건강증진, 환경개선 등 포괄적인 접근이 필요함을 강조한다.

7) 웰니스 모형(Wellness Model)

웰니스 모형은 건강을 단순한 질병의 부재가 아니라, 신체적 · 정신적 · 사회적 잠재력을 최대한 발휘하는 적극적인 과정으로 정의한다. 이 모형은 개인이 자신의 건강을 스스로 관리하고, 건강한 환경에서 자신의 삶을 주도할 때 웰니스 수준이 높아진다고 본다.

웰니스 모형은 세계보건기구(WHO)의 건강 정의와 밀접하게 관련되어 있으며, 질병 예방뿐 아니라 삶의 질 향상과 자기실현을 목표로 한다. 그러나 이 개념은 개인의 주관적인 인식에 따라 달라질 수 있으며, 연령, 문화, 사회적 배경에 따라 그 해석이 다양하게 나타난다는 점에서 유의할 필요가 있다.

핵심

- 건강 결정 요인은 생물학적, 환경적, 생활습관, 의료체계가 중심.
- 전통적 생의학 모형은 한계가 있으며, 생태학적·전인적·웰니스 모형이 대두됨.
- 건강은 단순한 질병 부재가 아니라 사회·심리적 요소까지 고려한 균형 상태.

Section 4 질병의 자연사 과정과 예방 단계

질병의 자연사는 질병이 발생하기 이전의 시기부터 시작하여, 증상의 발현과 치료, 회복 또는 후유증 관리에 이르는 전 과정을 의미한다. 이 과정을 이해하는 것은 질병을 효과적으로 예방하고 관리하는 데 필수적인 요소이다. 질병의 자연사는 일반적으로 병원성 이전기, 초기 병원성기, 불현성 질병기, 현성 질병기, 회복기의 5단계로 구분되며, 각 단계에 따라 적용되는 예방 조치도 달라진다. 예방은 질병이 발생하기 전의 조치를 의미하는 1차 예방, 질병을 조기에 발견하고 치료하는 2차 예방, 질병으로 인한 후유증을 줄이고 삶의 질을 높이는 3차 예방으로 나눌 수 있다. 질병 예방의 궁극적인 목적은 건강한 삶을 유지하고, 사회적 · 경제적 부담을 줄이는 데 있다.

1) 병원성 이전기(비병원성기) → 건강 유지 단계

이 단계는 병인이 아직 숙주에 영향을 미치기 전의 시기로, 인간과 환경, 병인이 균형을 이루어 질병이 발생하지 않은 상태이다. 숙주의 면역 기능이 정상적으로 유지되고 있으며, 외부 환경 또한 건강을 위협할 수준이 아닌 상태이다. 이 시기에는 건강을 유지하고 증진하기 위한 다양한 활동이 필요하며, 이를 통해 질병 발생의 가능성을 최소화할 수 있다.

1차 예방 1단계(환경위생 및 개선, 생활습관, 건강증진)

- 보건교육을 통해 올바른 건강 지식을 전달하고, 건강한 생활습관을 형성하게 한다.
- 깨끗하고 안전한 주거 환경위생 및 개선을 조성하고, 위생적인 생활환경을 유지하도록 한다.
- 균형 잡힌 영양 섭취와 규칙적인 신체활동을 실천하여 건강증진의 체력을 향상시킨다.

2) 초기 병원성기 → 질병의 시작 단계

이 단계는 병인이 숙주에 침입하여 영향을 미치기 시작하지만, 아직 명확한 증상이 나타나지 않은 시기이다. 질병의 발생이 시작되는 단계로, 병원체가 숙주의 체내에 존재하되, 숙주가 이를 자각하지 못하는 경우가 많다. 이 시기에는 면역 기능을 유지하고 건강한 생활 습관을 지속하는 것이 중요하다.

1차 예방 2단계(예방접종, 숙주의 면역강화)

- 규칙적인 운동, 충분한 수면, 스트레스 관리 등을 통해 면역력을 강화한다.
- 균형 잡힌 식사를 통해 신체가 병원체에 대항할 수 있는 에너지를 유지하도록 한다.

3) 불현성 질병기 → 증상 없는 잠복기

이 단계는 병원체가 숙주 내부에서 활동하고 있음에도 불구하고, 아직 외부로 나타나는 자각 증상이 없는 시기이다. 질병이 이미 존재하지만 조기 발견이 어렵기 때문에, 선별 검사를 통해 질병의 존재를 확인하고 적절한 조치를 취해야 한다.

2차 예방 3단계(조기 진단, 집단검진)

- 정기적인 건강검진을 통해 질병을 초기에 발견하고 치료한다.
- 암 검진, 혈압 측정, 혈당 검사 등과 같은 선별 검사를 주기적으로 시행한다.
- 신생아 및 영유아를 대상으로 선천성 질환 검사를 실시하여 조기 치료를 유도한다.
- 고위험군에 대해서는 맞춤형 건강 상담과 정밀 검사를 제공한다.

4) 현성 질병기 → 증상이 나타나는 단계

이 단계에서는 질병의 증상이 명확하게 나타나며, 해부학적 및 생리학적 변화가 동반된다. 질병이 본격적으로 진행되기 시작하므로 적극적인 진단과 치료가 필요하다. 적절한 치료를 통해 합병증의 발생을 예방하고, 질병의 악화를 막는 것이 중요하다.

2차예방 4단계(임상의학, 신체 장애예방

- 증상의 원인에 따라 약물 치료, 수술, 물리치료 등을 포함한 임상 의학적 조치를 시행한다.
- 질병의 합병증 발생을 예방하기 위해 정기적인 추적 관찰과 의료 관리를 실시한다.
- 건강 상태에 따라 식이 조절, 운동 요법 등을 병행하여 회복을 돕는다.
- 치료 중 발생할 수 있는 부작용이나 2차적 질환을 예방하기 위한 관리 계획을 세운다.

5) 회복기 → 회복 또는 후유증 관리 단계

이 단계는 치료를 통해 질병이 회복되는 시기로, 경우에 따라 신체 기능이 완전히 회복되기도 하며, 일부는 후유증이나 장애를 동반할 수 있다. 따라서 재활 치료를 통해 신체 기능을 향상시키고, 사회 복귀를 지원하는 것이 중요하다.

3차 예방 5단계(재활, 사회복귀)

- 물리치료, 작업치료 등을 통해 손상된 기능의 회복을 돕는다.
- 심리사회적 지지와 상담을 통해 정신적 건강을 지원한다.
- 직업 재활 프로그램을 통해 개인의 능력에 맞는 직업 활동을 지원한다.
- 후유증이나 장애가 있는 경우, 지속적인 관리와 사회적 자원을 연계하여 삶의 질을 높인다.
- 가족과 지역사회의 협력을 통해 일상생활 복귀를 지원하고, 재발을 예방한다.

핵심

1차 예방: 환경위생 및 개선, 생활습관, 건강증진
2차 예방: 조기 진단, 집단검진
3차 예방: 재활 및 사회복귀지도

Section 5 예방의학 접근 전략

질병을 예방하고 건강을 증진하기 위해서는 다양한 접근 전략이 필요하다. 예방의학에서는 전체 인구의 건강 수준을 높이고, 특정 질병의 발생률을 낮추기 위해 고위험군 전략과 인구집단 전략이라는 두 가지 주요 접근 방식을 활용한다. 이들 전략은 질병의 특성, 발생 양상, 자원의 분포, 대상 인구의 특성 등을 고려하여 선택하거나 병행하여 사용한다.

1) 고위험군 전략(High-risk Strategy)

고위험군 전략은 질병에 걸릴 가능성이 높은 개인이나 집단을 미리 선별하여, 이들에게 집중적인 예방 조치를 실시하는 방법이다. 예를 들어, 가족력이 있는 사람이나 건강검진 결과 특정 질병의 발병 위험이 높은 사람을 조기에 발견하여 치료하거나 건강행태를 개선하도록 유도한다. 이 전략은 임상적 판단, 역학적 근거, 건강검진 결과 등을 바탕으로 위험도가 높은 사람을 파악한 후, 이들을 중심으로 개별적인 중재를 시행하는 데 초점을 맞춘다.

① **장점**: 고위험군을 대상으로 하므로 자원을 효율적으로 활용할 수 있으며, 개별적인 관리와 집중적인 예방이 가능하다는 점에서 높은 효과를 기대할 수 있다. 특히 질병의 조기 발견과 조기 개입이 가능하므로, 장기적으로

의료비 절감 효과도 크다고 할 수 있다. 또한 질병 발생 가능성이 높은 사람을 미리 확인하여 관리함으로써 개인의 건강을 효과적으로 보호할 수 있다는 장점이 있다.

② **단점**: 고위험군 전략은 전체 인구 중 일부에게만 적용되므로, 인구 전체의 질병 발생률을 낮추는 데에는 한계가 있다. 또한 고위험군을 정확하게 선별하는 과정에서 시간과 비용이 많이 소요되며, 선별 기준이 완벽하지 않을 경우 실제로 위험한 사람을 놓칠 수 있다는 단점이 있다. 더불어, 이러한 전략은 사회적 불평등을 심화시킬 가능성도 존재한다는 점에서 주의가 필요하다.

2) 인구집단 전략(Population Strategy)

인구집단 전략은 특정 위험군을 대상으로 하지 않고 전체 인구를 대상으로 질병을 예방하고 건강을 증진하는 방법이다. 이 전략은 사회적, 환경적 요인을 개선함으로써 인구 전체의 위험 수준을 낮추는 데 중점을 둔다. 대표적인 예로는 금연 캠페인, 영양 개선 정책, 도시 설계 변경, 공공 보건 교육 등이 있다. 이 전략은 모든 사람이 소폭의 건강 개선을 이룰 수 있도록 유도하며, 결과적으로 전체 질병 발생률을 낮추는 데 기여한다.

① **장점**: 인구 전체를 대상으로 하기 때문에 광범위하고 지속적인 건강 증진 효과를 기대할 수 있다. 특히 생활환경, 사회구조, 정책 등 질병의 근본적인 원인을 개선함으로써 장기적으로 공중보건의 수준을 높일 수 있다. 또한 개인 간 건강 격차를 줄이고 건강 형평성을 실현하는 데 기여한다.

② **단점**: 이 전략은 넓은 범위에 영향을 미치기 때문에 실행을 위해 정책적, 제도적, 사회적 지원이 필수적이다. 또한 개별적인 관리가 어려우며, 각 개인에게는 예방 효과가 작게 느껴질 수 있다는 한계가 있다. 예방 효과가 비교적 장기적으로 나타나기 때문에 정책 실행 이후에도 지속적인 관심과 관리가 필요하다. 이에 따라 단기간에 가시적인 성과를 기대하기 어렵다는 점이 단점이다.

3) 전략의 병행과 조화

고위험군 전략과 인구집단 전략은 각각의 장점과 단점을 지니고 있으며, 어느 하나만으로는 완전한 예방 효과를 기대하기 어렵다. 따라서 효과적인 예방의학 실천을 위해서는 두 가지 전략을 적절히 병행하고 조화롭게 활용하는 것이 바람직하다. 예를 들어, 인구집단 전략을 통해 전체적인 건강 수준을 향상시키는 동시에, 고위험군 전략으로 개별적 중재를 시행함으로써 예방 효과를 극대화할 수 있다.

이러한 예방의학 전략은 단순히 질병을 막는 것에 그치지 않고, 건강을 유지하고 삶의 질을 높이며, 사회 전체의 보건 수준을 향상시키는 데 기여한다. 따라서 질병 예방을 위한 접근 전략은 상황과 목적에 따라 융통성 있게 적용되어야 하며, 이를 위해 지속적인 연구와 정책적 노력이 동반되어야 한다. 예방의학은 개인과 사회 모두를 건강하게 만드는 중요한 수단임을 명확히 인식해야 한다.

Section 6 건강영향 피라미드(CDC 모형)

미국 질병예방관리본부(CDC, Centers for Disease Control and Prevention)는 국민 건강을 향상시키기 위한 효과적인 전략으로 건강영향 피라미드(Health Impact Pyramid)를 제시한다. 이 모형은 다양한 건강 결정 요인을 다섯 단계로 구분하며, 각 단계는 건강에 미치는 영향력과 사회적 개입 수준, 개인의 노력 정도에 따라 서로 다른 특성을 지닌다. 피라미드의 아래 단계일수록 광범위한 인구 집단에 영향을 미치며, 상대적으로 적은 개인의 노력이 요구되고, 상위 단계일수록 개별적 접근 방식이 중심이 된다. 건강영향 피라미드는 공중보건 정책의 기획과 실행 방향을 설정하는 데 있어 매우 중요한 기준이 된다.

1) 사회경제적 요인 개선 → 가장 효과적

사회경제적 요인 개선은 건강영향 피라미드의 가장 아래에 위치하는 단계로, 가장 넓은 범위의 건강 영향을 미치는 전략이다. 이 단계에서는 개인의 생활 여건을 근본적으로 변화시켜 건강을 증진시키고자 한다. 예를 들어, 안정적인 소득 보장, 고용 기회 확대, 주거 환경 개선, 교육 수준 향상 등은 모두 개인의 건강에 직접적인 영향을 준다. 경제적으로 안정된 생활은 의료 서비스에 대한 접근성을 높이고, 균형 잡힌 식사나 운동 등 건강한 생활습관을 유지할 수 있는 기반을 제공한다. 또한 교육을 통해 건강에 대한 지식과 정보에 접근할 수 있는 능력이 향상되면, 올바른 건강 행태를 실천할 가능성이 커진다. 이와 같은 사회경제적 요인을 개선하는 것은 개인의 노력만으로는 한계가 있으므로 정부의 정책적 지원과 사회 전반의 구조적 변화가 필수적이다. 따라서 건강 불평등을 줄이고 국민 건강 수준을 전반적으로 향상시키기 위해서는 사회경제적 여건을 적극적으로 개선해야 한다.

2) 건강한 환경 조성

건강한 환경 조성은 건강행동을 자연스럽게 유도하고, 건강 위해 요인을 사전에 차단하는 효과적인 공중보건 전략이다. 환경은 사람의 선택과 행동에 큰 영향을 미치므로, 건강한 생활이 가능한 환경을 조성하는 것이 매우 중요하다. 예를 들어, 공공장소 금연구역 확대, 담배세 인상 등의 금연 정책은 흡연율을 감소시키고 간접흡연으로 인한 피해를 줄이는 데 기여한다. 또한 식품 표시제 강화, 학교 급식의 질 개선, 가공식품 규제 등의 정책은 국민이 보다 건강한 식품을 선택할 수 있도록 돕는다. 도심 내 자전거 도로 설치, 공원 조성, 대중교통 이용 장려 등은 신체활동을 증가시키는 환경 요소에 해당한다. 이와 같은 정책은 개인의 행동을 변화시키는 데 있어 강력한 영향을 주며, 건강을 유지하기 위한 사회적 기반을 형성한다. 따라서 건강한 사회를 만들기 위해서는 건강 친화적 환경을 적극적으로 조성해야 한다.

3) 장기 예방 대책

장기 예방 대책은 질병이 발생하기 전에 위험 요인을 제거하거나 줄여 건강을 보호하고 증진시키는 전략이다. 예방접종은 대표적인 예로, 백신을 통해 감염병의 발병과 확산을 효과적으로 막을 수 있다. 또한 정기적인 건강검진은 고혈압, 당뇨병, 암 등의 만성질환을 조기에 발견하여 치료의 효과를 극대화할 수 있다. 예를 들어, 유방암이나 대장암 검진은 암의 조기 진단과 생존율 향상에 기여하며, 금연치료 프로그램이나 비만 예방교육은 장기적으로 만성질환의 발생률을 낮춘다. 이러한 장기 예방 대책은 질병으로 인한 사회적 · 경제적 부담을 줄이는 데도 효과적이다. 예방 중심의 건강 관리 체계는 치료보다 비용이 적게 들며, 국민의 삶의 질을 향상시키는 데 유리하다. 따라서 공공보건의 핵심 전략으로 장기 예방 대책을 강화해야 한다.

4) 임상적 개입

임상적 개입은 이미 발생한 질병을 치료하거나 질병의 진행을 관리하는 단계이다. 이 단계에서는 의료 전문가에 의한 진단, 약물 치료, 외과적 처치, 재활 치료 등이 포함된다. 예를 들어, 고혈압이나 당뇨병 환자는 정기적인 혈압 및 혈당 관리가 필요하며, 이러한 관리가 제대로 이루어지면 합병증 발생을 줄일 수 있다. 심장질환, 뇌졸중, 암 등의 질병도 조기 치료와 전문적인 의료 개입을 통해 건강을 회복하거나 생명을 구할 수 있다. 이와 같은 임상적 개입은 주로 병원, 보건소, 의원 등의 의료 기관에서 이루어지며, 보건의료 자원의 확보와 분배가 중요하다. 또한 의료 서비스의 접근성이 낮은 지역에서는 보건 인프라를 강화해야 하며, 국민이 경제적 부담 없이 적절한 치료를 받을 수 있도록 건강보험 제도를 효율적으로 운영해야 한다. 따라서 임상적 개입은 질병을 효과적으로 치료하고 관리하는 데 있어 필수적인 전략이다.

5) 상담 및 교육 → 개인의 노력이 필요

상담 및 교육은 개인의 인식과 행동 변화를 통해 건강한 생활습관을 유지하도록 돕는 전략이다. 이 단계에서는 보건의료 전문가가 개인 또는 집단을 대상으로 건강 상담을 실시하거나 생활습관 개선을 위한 교육을 제공한다. 예를 들어, 영양 교육을 통해 올바른 식습관을 형성하고, 운동 상담을 통해 신체활동을 증진시킬 수 있다. 또한 스트레스 관리, 금연 교육, 음주 절제 등 다양한 주제의 건강 교육은 생활 전반에 걸쳐 긍정적인 영향을 준다. 그러나 상담 및 교육은 주로 개인의 자발적인 참여와 노력이 요구되며, 실천 여부에 따라 효과가 달라질 수 있다. 따라서 단기적인 개입보다는 지속적이고 반복적인 교육 프로그램이 필요하며, 동기 부여와 환경적 지원이 병행되어야 한다. 교육과 상담은 피라미드 상단에 위치하지만, 다른 단계들과 연계될 때 더욱 효과적인 결과를 기대할 수 있다.

6) 건강영향 피라미드의 종합적 의미

건강영향 피라미드는 건강 증진을 위한 다양한 전략들이 서로 유기적으로 작용할 때 가장 큰 효과를 발휘한다. 각 단계는 독립적으로 작동하는 것이 아니라 상호보완적인 관계를 이루며, 개인의 노력과 사회적 구조의 개선이 동시에 이루어져야 한다. 따라서 건강한 사회를 만들기 위해서는 사회경제적 요인 개선과 같은 구조적 접근부터 상담 및 교육에 이르기까지 통합적이고 체계적인 공중보건 전략을 실행해야 한다. 이를 통해 국민 건강을 향상시키고 건강 형평성을 달성할 수 있다.

Part Ⅱ
환경위생, 환경보건, 산업보건, 식품위생

chapter 1 환경위생

Section 1 환경위생의 의의

1) 환경위생

(1) 정의

환경이란 우주의 구성 요소 및 주체를 둘러싼 유형적 또는 무형적인 모든 객체를 의미한다. 환경요인은 인간의 건강에 영향을 미치는 요소로서 다양한 형태로 존재한다. 환경요인은 물리적 요인, 화학적 요인, 영양학적 요인, 생물학적 요인, 인체공학적 요인, 사회심리학적 요인 등으로 구분된다. 물리적 요인에는 온도, 습도, 소음, 방사선 등이 포함되며, 화학적 요인에는 중금속, 대기오염물질, 산업폐기물 등이 포함된다. 영양학적 요인은 인간의 에너지 공급 및 영양소 섭취와 관련되며, 생물학적 요인은 세균, 바이러스, 곰팡이와 같은 미생물과 연관된다. 인체공학적 요인은 반복적인 작업, 잘못된 자세, 신체 부담을 증가시키는 환경적 요소를 포함하며, 사회심리학적 요인은 스트레스, 생활습관, 직장 및 사회적 환경과 관련된다.

환경위생이란 인간의 건강과 생존에 유해한 환경요인을 관리하는 것을 의미한다. 세계보건기구(WHO)에 따르면 환경위생은 인간의 건강을 보호하고 질병을 예방하기 위해 물리적, 화학적, 생물학적 요인을 조절하는 활동을 포함한다.

(2) 환경위생학의 발달

환경위생학은 오랜 역사를 통해 발전해 왔다. 페텐코퍼는 실험위생학의 기초를 확립하여 과학적 연구를 기반으로 환경위생을 체계화하였다. 클라우드 베르나르는 항상성(Homeostasis)의 개념을 강조하며 인간이 환경과 조화를 이루는 방식에 대한 이해를 높였다.

국제적으로 환경위생은 여러 회의를 통해 발전해 왔다. 1851년 제1회 국제위생회의가 개최되어 공중위생과 전염병 관리의 필요성이 대두되었다. 1972년 스톡홀름 회의에서는 인간환경선언이 채택되어 환경 보호의 중요성이 강조되었다. 1992년 리우 회의에서는 환경과 무역의 관계를 논의하며 지속 가능한 발전 개념이 확립되었다.

2) 환경보건

(1) 환경보건학

환경보건학은 인간 건강과 환경 간의 상호작용을 연구하는 학문이다. 환경보건학의 목적은 환경 속에서 인간의 건강을 증진하고 생활 능률을 향상하는 것이다. 환경보건학은 임상의학과 달리 개별 환자가 아닌 인간 집단을 연구 대상으로 한다.

(2) 환경보건의 영역

세계보건기구(WHO)는 환경보건의 주요 영역을 규정하고 있다. 환경보건의 영역에는 급수 및 수질오염 방지, 폐기물 처리, 대기오염 방지, 방사성물질 관리 등이 포함되며 총 17개 영역으로 구성된다. 이러한 영역은 인간 건강을 보호하고 질병 발생을 예방하기 위해 중요한 역할을 한다.

3) 환경보건관리

(1) 「환경보건법」(2008년 제정)

환경보건법은 환경오염과 유해물질이 인간 건강과 생태계에 미치는 영향을 조사하고 이를 관리하기 위해 제정되었다. 이 법의 기본이념은 환경유해인자의 무해성이 증명될 때까지 예방적 조치를 시행하는 것이다. 또한, 어린이와 같은 민감 계층을 보호하고 국민이 환경보건 정책에 참여할 수 있도록 보장하는 것이 핵심이다.

(2) 환경보건종합계획 2030

환경보건종합계획 2030의 비전은 "안전한 환경, 건강한 사회"를 실현하는 것이다. 이 계획의 목표는 환경성 질병 부담을 완화하는 것이며, 전략으로는 환경유해인자 감시 강화, 노출 관리, 건강 피해 대응 능력 향상을 포함한다.

(3) 환경영향평가

환경영향평가는 개발사업이 환경에 미치는 영향을 사전에 예측하고 관리하는 절차이다. 이를 통해 환경적으로 지속 가능한 개발을 도모하고 환경 피해를 최소화할 수 있다.

4) 건강 위해성 평가(Health Risk Assessment)

(1) 개념

건강 위해성 평가는 독성 물질 노출에 따른 건강 피해 확률을 추정하는 과정이다. 이 평가는 인간이 특정 환경적 요인에 노출될 때 발생할 수 있는 건강 위험을 과학적으로 분석하는 방법을 포함한다.

(2) 위해성 평가 구분

위해성 평가는 배경 위해성과 증가적 위해성으로 구분된다. 배경 위해성은 일반적인 건강 위험을 의미하며, 증가적 위해성은 특정 환경적 인자(예: 오염물질)로 인해 추가적으로 발생하는 건강 위험을 의미한다.

(3) 위해성 평가 방법

위해성 평가는 네 가지 주요 단계를 거친다. 첫 번째 단계는 유해성 확인으로, 실험 연구와 역학 연구를 통해 특정 물질이 건강에 미치는 영향을 분석하는 것이다. 두 번째 단계는 용량-반응 평가로, 노출량과 인체 반응 간의 관계를 규명하는 것이다. 세 번째 단계는 노출 평가로, 유해물질이 환경을 통해 인체에 전달되는 경로와 강도를 추정하는 것이다. 네 번째 단계는 위해도 결정으로, 특정 노출 수준에서 발생할 수 있는 초과 위해도를 평가하는 것이다.

(4) 위해도 관리

위해도 관리는 화학물질 규제 및 위해성 감소 대책을 마련하는 과정이다. 이는 사회적, 기술적, 경제적 측면을 종합적으로 고려하여 이루어진다. 환경위생의 발전과 더불어 위해성 평가 및 관리는 인간 건강을 보호하는 중요한 수단이 된다.

Section 2 기후

1) 기후 변화

(1) 기후의 개념 정의

기후란 특정 지역에서 매년 반복되는 평균적인 대기 상태를 의미한다. 기후를 구성하는 요소를 기후 요소라고 하며, 기온, 강우, 기류, 기습, 강설, 구름, 일광, 복사열 등이 이에 해당한다. 특히, 기온, 기습, 기류는 기후를 결정하는 가장 중요한 세 가지 요소이다. 또한, 기후에 영향을 미치는 요인을 기후 요인이라 하며, 위도, 지형, 수륙 분포, 해발고도 등이 이에 속한다.

(2) 기후의 유형

기후는 다양한 유형으로 나뉘며, 대표적인 기후 유형은 다음과 같다.

- **대륙성 기후**: 일교차가 크고, 여름에는 고온과 저기압이 나타나며, 겨울에는 날씨가 쾌청하다.
- **해양성 기후**: 일교차가 작고 고습 다우성이며, 자외선량과 오존량이 많다.
- **사막성 기후**: 대륙성 기후의 극단적인 형태로, 강수량이 매우 적다.
- **산악성 기후**: 바람이 많고 자외선과 오존량이 풍부하다.
- **산림성 기후**: 온화한 기후를 나타내며, 온도 차이가 적고 습도가 비교적 높다.

(3) 기후대

세계의 기후대는 지역의 기온과 강수량에 따라 다음과 같이 구분된다.

- **열대 기후**: 고온다습하며, 건기와 우기로 나뉜다.
- **한대 기후**: 연평균 기온이 10℃ 이하이며, 일교차가 크다.
- **아한대 기후**: 여름이 짧고 겨울이 매우 혹독하다.
- **온대 기후**: 사계절이 뚜렷하며, 연평균 기온이 10~20℃ 범위에 속한다.

(5) 기후 순화(대상성 순응현상)

- 기후의 큰 변화가 일어났을 때 주어진 기후에 대하여 스스로 인간이 적응해 가는 현상
- 겨울철 최적온도는 여름철보다 낮음
- **엘리뇨 현상**: 동태평양(적도부근) 수온이 5개월 이상 0.5℃ 이상 높게 나타내는 현상
- **라니냐 현상**: 반대로 수온이 0.5℃ 이상 낮게 나타내는 현상(보통 서태평양 수온이 동태평양 수온보다 높음)

(4) 기후와 건강

기후는 인간의 건강에 큰 영향을 미친다. 기온 변화에 적응하는 것을 기후 순화라고 하며, 기후로 인해 발생하는 질병은 다음과 같다.

- **감염병**: 온대 및 열대 지역에서 감염병 발생률이 높다.
- **기상병**: 날씨 변화에 따라 악화되는 질병으로 관절염, 뇌졸중 등이 포함된다.
- **풍토병**: 특정 지역의 기후로 인해 발생하는 질병으로 말라리아, 콜레라 등이 있다.
- **계절병**: 특정 계절에 발생하는 질병으로 여름에는 뇌염이, 겨울에는 인플루엔자가 흔하다.

2) 온열 조건

온열 조건을 결정하는 요소에는 **기온, 기습, 기류, 복사열**이 있다.

(1) 기온

기온은 가장 중요한 온열 요소이다. 실외 기온은 지면에서 1.2~1.5 m 높이에서 측정하며, 실내 기온은 45 cm 높이에서 측정한다. 일교차는 최고 기온과 최저 기온의 차이를 의미하며, 내륙 지역에서 가장 크고, 해안 지역에서 상대적으로 작다. 연교차는 1년 동안의 최고 기온과 최저 기온 차이를 의미하며, 한대 기후에서 가장 크고, 열대 기후에서 가장 작다. 실내 적정 온도는 거실이 18±2℃, 침실이 15±1℃, 병실이 21±2℃이다.

핵심

*** 기온**

1) 측정 기준: 지상 1.5 m 높이에서 백엽상 안에서 건구온도를 측정, 수은온도계를 사용

2) 대기권 기온: 대기권에서 기온은 지상 100 m마다 약 0.5~1℃ 낮아짐

3) 최저기온: 일출 30분 전, 최고기온: 오후 2시경(습도 최저)

4) 일교차: 1일 중 최고기온과 최저기온의 차(내륙 〉 해안 〉 산림지역)

5) 연교차: 1년 중 최고기온과 최저기온의 차

(한대 > 온대 > 열대), (내륙 > 해안, 고지대 > 저지대)

(2) 기습

기온이 상승하면 공기 중에 포함될 수 있는 수증기의 양이 증가한다. 습도는 상대습도로 측정하며, 이는 절대습도를 포화습도로 나눈 값에 100을 곱하여 계산한다. 쾌적한 상대습도 범위는 40~70%이며, 실내 습도 관리는 매우 중요하다. 건조한 환경에서는 호흡기 질환이 발생할 가능성이 높고, 습도가 과도하면 피부 질환이 유발될 수 있다.

핵심

*** 기습(습도)**

일정 온도의 공기 중에 포함될 수 있는 수분량, 상대습도(비교습도)를 말함

1) 절대습도: 현재 공기 1 m^3 중에 함유된 수증기량(g) 또는 수증기 장력(mmHg)

2) 포화습도: 일정공기가 1 m^3 중에 함유할 수 있는 수증기량의 포화상태, 공기 중의 수증기량(g)이나 수증기 장력(mmHg)

3) 상대습도(비교습도): 상대습도(비교습도)(%)

$$\frac{\text{절대습도}}{\text{포화습도}} = \times 100$$

4) 포차: 포화습도와 절대습도의 차

5) 실내 쾌적한 습도: 40~70%, 50~70% (60 ± 10%)

(3) 기류

기류는 공기의 흐름을 의미하며, 신진대사를 촉진하고 자연 환기를 유도한다. 기류 강도에 따라 무풍(0.1 m/sec 이하), 불감기류(0.5 m/sec 이하), 쾌적기류(실내 0.2~0.3 m/sec, 실외 1.0 m/sec)로 구분된다. 실내 기류는 카타 온도계를 이용해 측정하며, 실외 기류는 풍차 속도계를 이용하여 측정한다.

핵심

*** 기류(바람)**

주로 기압의 차와 기온의 차에 의해서 형성

1) **기류의 강도(풍속) 단위:** m/sec 또는 knot (1 m/sec = 2 knot)

2) **무풍: 0.1 m/sec 이하**

3) **불감 기류(의복 기류)**: 0.5 m/sec 이하

- **의복과 체표면 사이: 방열 작용을 도와 인체 신진대사 촉진, 생식선 발육 등**

4) **실내 적정기류: 0.2~0.3 m/sec,** 실외 1 m/sec

5) **실내의 기류 측정: 카타(kata) 온도계(기류의 냉각력으로 측정)**

6) **실외 기류 측정:** 풍차 속도계

(4) 복사열

복사열은 발열체에서 방출되는 열로, 거리의 제곱에 비례하여 감소한다. 복사열을 측정할 때는 흑구 온도계를 사용한다.

핵심

*** 복사열**

태양의 적외선으로 열선이라고 함. 태양에너지의 45% 차지. 인체는 피부 온도보다 낮은 온도에서 복사열을 내고 고온의 물체로부터는 복사열을 흡수함

1) 복사열은 거리의 제곱에 비례해서 온도가 감소

2) **측정기구: 흑구온도계로 측정**

3) 온열 요소의 작용

온열 요소들은 상호작용하며, 이에 따라 온열지수로 평가된다.

(1) 쾌감대

쾌감대란 사람이 쾌적함을 느끼는 환경 조건을 의미한다. 일반적으로 기류가 0.5 m/sec 이하이며, 온도가 17~18℃, 습도가 60~65%일 때 쾌적함을 느낀다.

핵심

*** 쾌감대:** 성인이 무풍 안정 시 적당한 착의상태에서 쾌감을 느낄 수 있는 온열조건

- **온도: 17~18 ℃**
- **습도: 60~65%**
- **기류: 0.2~0.5 m/sec**

(2) 감각온도

감각온도는 기온, 기습, 기류를 종합하여 계산한 온도를 의미한다. 여름철의 쾌감온도 범위는 18~26℃이며, 최적온도는 21.7℃이다. 겨울철의 쾌감온도 범위는 15.6~23.3℃이며, 최적온도는 18.9℃이다.

핵심

*** 감각온도 : 포화습도(습도 100%), 무풍(0 m/sec)의 상태**
- 온도(기온), 기습(습도), 기류의 3인자가 종합적으로 인체에 작용하여 얻어지는 온도
- **언제 측정 : 무풍이고 포화습도(습도 100%)일 때 측정한 온도**
- **여름 최적 감각온도: 21.7℃ (71℉)**
- **겨울 최적 감각온도: 19℃ (66℉)**
- 겨울의 최적 온도가 낮은 이유는 기후에 대한 순화 현상의 결과
- **무풍상태에서 습도가 100%이고 건구온도가 20℃일 때 감각온도는 20℃와 동일함**
  *** 무풍상태에서 감각온도 20℃는 건구온도 20℃일 때 습도는 100%**
  *** 감각온도를 표시할 때 반영되지 않는 것은: 온열요소**

핵심

*** 지적온도: 체온조절에 가장 적절한 온도, 주관적 온도, 생산적 온도, 생리적 온도로 구분**
- 환경의 온도와 상관 없음
- 인간의 온도 식별 범위: 0.2~1.2℃

핵심

*** 보건적 실내온도**
① 쾌적 기온: 18±2℃ (20~22℃, 표준 기온 범위)
② 실내 쾌적한 온도: 18±2℃ (16~20℃)
③ 침실: 15±1℃ (14~16℃)
④ 병실: 21±2℃
⑤ 화씨(℉)와 섭씨(℃)의 관계
- ℉: (℃ × 1.8) +32, ℉: $\frac{9}{5}$ ×℃ + 32
- ℃: $\frac{(℉-32)}{1-8}$, ℃: $\frac{5}{9}$ × (℉ − 32)

(3) 불쾌지수

불쾌지수는 날씨가 사람의 기분에 미치는 영향을 측정하는 지수이다. 불쾌지수 값이 70을 넘으면 10%의 사람이 불쾌감을 느끼며, 75를 넘으면 50%가 불쾌감을 느낀다. 80 이상일 경우 대부분이 불쾌감을 느끼며, 85 이상일 때는 견디기 어려운 상태가 된다.

핵심

＊불쾌지수(Discomfort Index, DI)

① **불쾌지수: 기온과 기습의 영향에 의해서 인체가 느끼는 불쾌감을 숫자로 표시한 것(기류와 복사열이 고려되지 않는 경우 실내에서만 적용)**

② 산출공식

DI = (건구온도 ℃ + 습구온도 ℃) × 0.72 + 40.6

= (건구온도 ℉ + 습구온도 ℉) × 0.4 + 15

③ 증상

가. **DI 65** 이하: 모든 사람이 쾌적함

나. DI ≧ 70: 약 10% 사람이 불쾌함

다. **DI ≧ 75: 약 50%의 사람이 불쾌감**

＊불쾌지수를 계산하는 데 요구되는 온열온도 : 기온과 기습

라. **DI ≧ 80: 거의 모든 사람이 불쾌감**

마. DI ≧ 85: 견딜 수 없는 상태로 매우 불쾌함

(4) 카타 냉각력

카타 냉각력은 공기의 냉각력을 측정하는 지표이며, 체열 방산량을 평가할 때 사용된다.

(5) 습구흑구온도지수

습구흑구온도지수(WBGT)는 고온 환경에서의 작업 강도를 평가하는 지표이다. 태양광이 있는 경우와 실내 혹은 그늘에서 측정하는 방식이 다르다.

핵심

＊기온측정

기온은 수은온도계와 알코올 온도계로 측정한 건구온도와 기온, 기습, 기류를 종합한 습구온도로 나눈다.

① 수은온도계: 2분 후 측정(보통온도 측정)

② 알코올(alcohol) 온도계: 3분 후 측정(저온 측정이 가능함)

③ **카타온도계: 공기의 냉각력 측정과 실내에서 불감기류와 같은 미풍측정에 사용**

ex: 광산의 갱내기상조사

④ **흑구온도계: 복사열 측정**

⑤ 습구온도계: 생물학적 온도계

- 습구온도: 수증기압, 상대습도, 불쾌지수 등을 나타낼 때 사용
- 쾌적상태에서는 건구온도보다 대체로(3℃ 정도) 낮음
- **상대습도가 100%일 때 건구온도와 습구온도는 같음**

4) 체온 조절과 지적온도

(1) 체온 조절

정상 체온은 36.1~37.2℃ 범위이며, 42℃ 이상이 되면 신경조직 기능이 마비되고, 30℃ 이하가 되면 회복이 불가능한 상태가 된다.

핵심

*** 체온조절**

- 인간이 적응할 수 있는 온도: 10~40℃
- 정상체온: 36.5℃(36.1~37.2℃)
- 30℃ 이하: 각 기관의 기능을 상실
- 42℃ 이상: 신경조직의 마비, 불가역적 변화
- 신체 부위별 체열의 생산과 발산
- **열생산: 골격근(근육) > 간 > 신장 > 심장 > 호흡**
- 열발산: 피부 > 폐 > 호기 > 대 · 소변

(2) 체온 조절 기전

체온 조절 기전에는 화학적 조절, 물리적 조절, 시상하부 조절, 말초혈관 작용, 호르몬 조절이 있다.

(3) 체열 생산과 방산

체열은 주로 골격근, 간, 신장에서 생산되며, 방산은 피부 복사, 전도, 증발, 호흡을 통해 이루어진다.

핵심

*** 기후 3요소**

① 기온 ② 기습 ③ 기류

*** 온열 요소**

① 기온 ② 기습 ③ 기류 ④ 복사열

- 일정 체온을 유지하는 방열작용에 영향을 주는 인자: 온열 요소(기압은 아님)

*** 기후 유형과 기후대**

대륙성 기후: 맑은 날이 많고, 강수량이 적고 건조하며 기온의 일교차 및 연교차가 큼

해양성 기후: 기온의 **일교차 및 연교차가 거의 없으며 습도가 높고 자외선 및 오존량과 강수량이 많으며** 바람도 일반적으로 강함

- **산림 기후:** 기온의 일교차 및 연교차가 적고 기후가 온화, 습도가 비교적 높음

*** 기후순화(대상성 순응현상)**

- **기후의 큰 변화가 일어났을 때 주어진 기후에 대하여 스스로 인간이 적응해 가는 현상**
- **겨울철 최적온도는 여름철보다 낮음**
- **엘리뇨 현상: 동태평양(적도부근) 수온이 5개월 이상 0.5°C 이상 높게 나타내는 현상**
- **라니냐 현상: 반대로 수온이 0.5°C 이상 낮게 나타내는 현상(보통 서태평양 수온이 동태평양 수온보다 높음)**

Section 3 태양광선

태양광선은 태양에서 방출되는 전자기파로, 지구에 도달하여 빛과 열을 제공하는 중요한 에너지원이다. 태양광선은 생명체가 생존하는 데 필수적인 역할을 하며, 지구의 기후와 환경을 조절하는 데에도 큰 영향을 미친다.

* 태양광선은 여러 가지 파장으로 구성되어 있으며, 파장의 길이에 따라 서로 다른 성질과 효과를 가진다. 태양광선은 크게 자외선, 가시광선, 적외선으로 나뉘며, 각각 생명체와 환경에 미치는 영향이 다르다.

- **자외선**: 파장이 짧은 고에너지 광선으로, 세 가지 종류(UVA, UVB, UVC)로 구분된다. 이 중 UVC는 오존층에 의해 대부분 흡수되지만, 일부 UVA와 UVB는 지표면에 도달하여 인체에 영향을 미친다. 적절한 양의 자외선은 비타민 D 합성을 촉진하지만, 과도한 노출은 피부 손상과 노화를 유발할 수 있다.
- **가시광선**: 인간의 눈으로 볼 수 있는 빛으로, 빨강, 주황, 노랑, 초록, 파랑, 남색, 보라색의 여러 색으로 이루어져 있다. 가시광선은 색을 인식하는 데 중요한 역할을 하며, 생물의 생활 주기를 조절하는 기능을 한다.
- **적외선**: 파장이 긴 열에너지로, 따뜻함을 느끼게 하는 역할을 한다. 적외선은 피부 깊숙이 침투하여 혈액순환을 촉진하고, 다양한 의료 및 산업 분야에서 활용된다.

태양광선은 지구상의 생명체가 살아가는 데 필수적인 요소이며, 인류의 생활에도 큰 영향을 미친다. 그러나 태양광선의 과도한 노출은 건강에 부정적인 영향을 미칠 수 있으므로 적절한 차단과 활용이 필요하다.

표 II-1. 복사선의 종류

복사선 종류	파장 범위 (nm)	특징	인체 영향	활용 분야
감마선 (Gamma ray)	0.01 nm 이하	가장 짧은 파장, 가장 높은 에너지	DNA 손상, 암 유발	암 치료, 식품 살균, 산업용 검사
X선 (X-ray)	0.01 ~ 10 nm	짧은 파장, 높은 투과력	DNA 손상, 암 유발	의료 진단, 산업용 검사, 보안 검색
자외선 (Ultraviolet, UV)	10 ~ 400 nm	짧은 파장, 화학 작용 활발	피부 화상, 피부암 유발	살균, 비타민 D 생성, 위조지폐 감별
가시광선 (Visible light)	400 ~ 700 nm	눈으로 볼 수 있는 빛	시각 정보 전달	조명, 디스플레이, 광통신
적외선 (Infrared, IR)	700 ~ 1,000,000 nm	열작용	피부 화상, 백내장 유발	난방, 열화상 카메라, 원격 제어
마이크로파 (Microwave)	1,000,000 ~ 100,000,000 nm	음식물 가열, 통신	백내장 유발 가능성	전자레인지, 무선 통신, 레이더
라디오파 (Radio wave)	100,000,000 nm 이상	긴 파장, 낮은 에너지	인체 영향 미미	라디오, TV, 휴대폰 통신

표 II-2. 파장 단위

① 옹스트롬 (Å)
1Å = 0.1 nm
주로 원자 및 분자의 크기, 전자기 방사선의 파장 등을 나타내는 데 사용.
② 나노미터 (nm)
1 nm = 10 Å
가시광선의 파장 범위는 약 400 nm (보라색)에서 700 nm (빨간색)까지.
③ 마이크로미터 (μm)
1 μm = 10,000 Å
적외선 영역의 파장 범위를 나타내는 데 사용.
④ 밀리미터 (mm)
1 mm = 10,000,000 Å

핵심

① **자외선(자외선, UV):** 파장 범위: 100 nm ~ 400 nm
- UV-A: 315 nm ~ 400 nm (가시광선에 인접)
- 자외선-B : 280nm ~ 315nm
- UV-C: 100 nm ~ 280 nm (가장 짧은 파장, 가장 높은 에너지).

② **가시광선(Visible Light):** 파장 범위: 약 400 nm ~ 700 nm
- 보라색: 약 400 ~ 450 nm
- 파란색: 약 450 ~ 495 nm
- 녹 색: 약 495 ~ 570 nm
- 노란색: 약 570 ~ 590 nm
- 주황색: 약 590 ~ 620 nm
- 빨간색: 약 620 ~ 700 nm.

③ **적외선(Infrared, IR):** 파장 범위: 약 700 nm ~ 1 mm
- 근적외선 (Near-Infrared): 약 750 nm ~ 1,300 nm
- 중적외선 (Mid-Infrared): 약 1,300 nm ~ 3,000 nm
- 원적외선 (Far-Infrared): 약 3,000 nm ~ 1 mm.

핵심

*** 일광(태양광)**
- 자외선 397 nm 이하: **과량 조사 시 피부 색소침착 등 강한 생물학적 작용 초래**
- 가시광선 400~770 nm: 시각작용, 시세포 자극, 눈의 망막을 자극해 명암과 색 구별
- 적외선 780 nm 이상: 열작용, 복사열을 운반하여 지구온난화에 영향
- **자외선 중 살균력이 가장 강한 범위: 250~280 nm**

1) 자외선(Ultra Violet, UV) (2,000~4,000 Å)

자외선(UV)은 가시광선보다 짧고 X선보다 긴 전자기파의 한 종류이다. 자외선의 파장은 대략 1,000~4,000 (100~400 nm) 범위에 해당하며, 일반적으로 인체에 다양한 영향을 미친다. 자외선은 태양에서 방출되며, 일부는 대기층에서 흡수되지만 지표면까지 도달하는 부분도 있다.

(1) 자외선의 특징

① 자외선은 가시광선과 전리방사선 사이의 파장을 가지며, 파장에 따라 세 가지 대역으로 구분된다.
② 자외선은 파장이 짧을수록 에너지가 강하며, 생물학적 영향을 더 크게 미친다.

(2) 자외선의 구분

자외선은 파장에 따라 UV-A, UV-B, UV-C 세 가지로 나뉜다.

① UV-A (315~400 nm, 장파장 자외선)

- UV-A는 자외선 중에서 가장 긴 파장을 가지며, 피부 깊숙이 침투할 수 있다.
- 멜라닌 색소를 산화시켜 피부를 검게 만드는 역할을 한다.
- 주로 피부 노화 및 광손상을 유발하며, 과도한 노출 시 피부암의 원인이 될 수 있다.
- 오존층에서 거의 흡수되지 않으며, 대부분 지표면에 도달한다.

② UV-B (280~350 nm, 중파장 자외선, 도르노선)

- UV-B는 생물학적으로 중요한 영향을 미치며, 인체에 긍정적 · 부정적 작용을 동시에 한다.
- 적절한 양의 UV-B는 비타민 D를 합성하는 데 필수적이다.
- 살균 및 소독 작용을 하며, 일부 미생물을 제거하는 데 사용된다.
- 과도한 노출 시 피부 화상(일광화상), 피부 노화, DNA 손상 등의 부작용이 발생할 수 있다.
- 오존층에서 일부 흡수되지만, 일부는 지표면까지 도달한다.

③ UV-C (100~280 nm, 단파장 자외선)

- UV-C는 가장 짧은 파장을 가지며, 강한 에너지를 지닌다.
- 강력한 살균 작용을 하여 세균과 바이러스를 제거하는 데 사용된다.
- 지구 대기권의 오존층에서 대부분 흡수되어 지표면에는 거의 도달하지 않는다.
- 인공적으로 생성된 UV-C는 의료 및 위생 분야에서 살균 및 소독 목적으로 활용된다.

(3) 자외선의 활용과 영향

자외선은 여러 산업 및 의학 분야에서 활용되지만, 인체에 미치는 영향도 크다.

① 긍정적인 효과

- 적절한 양의 자외선은 비타민 D 합성을 촉진하여 뼈 건강을 유지하는 데 도움을 준다.
- 살균 및 소독 작용이 있어 의료 및 식품 위생 관리에 사용된다.
- 일부 피부질환 치료(건선, 백반증 등)에도 활용된다.

② 부정적인 효과

- 과도한 자외선 노출은 피부 화상, 조기 노화, 주름 형성 등의 원인이 된다.
- 장기간 노출 시 피부암, 백내장 등의 질환을 유발할 수 있다.
- 오존층 파괴로 인해 UV−B와 UV−C의 지표면 도달량이 증가하면 생태계에 악영향을 미칠 수 있다.

(4) 자외선의 생물학적 및 광화학적 작용과 노출 예방

① 자외선의 생물학적 작용

자외선은 인체에 다양한 영향을 미치며, 이는 긍정적인 측면과 부정적인 측면으로 나뉜다.

- **순기능**

  자외선은 체내에서 비타민 D 합성을 촉진하여 뼈 건강을 증진하는 역할을 한다. 또한 신진대사를 활성화하고 살균 작용을 하며, 적절한 수준에서 노출될 경우 혈압과 혈당을 낮추는 효과를 나타낸다.

- **피부에 미치는 영향**

  자외선은 파장에 따라 피부에 미치는 영향이 다르다. 2,600~2,900 (옹스트롬) 파장의 자외선은 강한 홍반 반응을 유발하여 피부에 염증을 일으키며, 과도한 노출 시 부종, 수포, 궤양을 유발할 수 있다. 장기간 반복적으로 자외선에 노출될 경우 멜라닌 색소가 침착되어 피부가 어두워지는 현상이 나타나며, 이는 피부암의 위험성을 증가시킨다.

- **눈에 미치는 영향**

  자외선은 눈에도 해로운 영향을 미친다. 2,950 이하의 단파장 자외선은 대부분 각막과 결막에서 흡수되며, 반복적인 노출은 결막염이나 각막염을 유발할 수 있다. 2,950~3,200 파장의 자외선은 수정체까지 도달하여 백내장을 일으킬 수 있으며, 이는 시력 저하의 원인이 된다.

- **전신에 미치는 영향**

  자외선은 체내 대사를 활발하게 하여 적혈구, 백혈구, 혈소판 수를 증가시키는 역할을 한다. 그러나 과량의 자외선에 장시간 노출될 경우 두통, 피로, 불면 등의 증상이 나타날 수 있으며, 심한 경우 면역 기능이 저하될 위험도 있다.

② 자외선의 광화학적 작용

자외선은 대기 중 화학물질과 반응하여 광화학적 오염을 유발할 수 있다. 3,500~4,000 파장의 자외선은 대기 중 질소산화물(NOx)과 탄화수소류와 반응하여 오존(O_3)과 과산화아세틸질산염(PAN) 등의 광화학 산화제를 생성한다. 이러한 물질들은 대기 오염을 일으키며, 특히 오존은 호흡기 질환을 유발할 수 있어 인체 건강에 부정적인 영향을 미친다.

③ 자외선 노출 예방

자외선으로부터 인체를 보호하기 위해 다양한 예방 조치를 시행해야 한다.

- 개인 보호 장비 착용
  자외선이 강한 환경에서 작업할 경우 보호안경과 안전모를 착용해야 한다. 야외에서 장시간 활동할 때는 선스크린(자외선 차단제)을 충분히 바르고, 긴 소매 옷과 모자 등 보호복을 착용하는 것이 중요하다.
- **작업 환경 개선**
  자외선 노출이 많은 작업장에서 근무할 경우 작업장 내 칸막이를 설치하여 직접적인 노출을 최소화해야 한다. 또한 자외선 발생원과 일정 거리를 유지하여 불필요한 노출을 줄이는 것이 필요하다.
- **생활 속 예방 수칙**
  일상생활에서도 자외선 노출을 줄이기 위한 노력이 필요하다. 햇볕이 강한 오전 10시부터 오후 4시까지는 외출을 자제하는 것이 바람직하다. 외출 시 양산이나 모자를 사용하여 햇빛을 직접적으로 차단해야 한다. 자동차 운전 시에는 자외선 차단 기능이 있는 창문 필름을 사용하는 것도 효과적인 방법이다.

자외선은 적절하게 활용하면 유익하지만, 과도한 노출은 건강에 해로운 영향을 미칠 수 있다. 따라서 자외선의 긍정적인 효과를 최대한 활용하면서도 부작용을 최소화할 수 있도록 적절한 예방 조치를 실천하는 것이 중요하다.

표 Ⅱ-3. 자외선 구분

종류	파장 범위 (nm)	특징	인체에 미치는 영향
UVA (자외선 A)	315 ~ 400	• 파장이 길어 피부 깊숙이 침투 • 유리창도 통과	• 피부 노화, 주름, 색소침착 유발 • 피부암 유발 가능성 증가
UVB (자외선 B)	280 ~ 315	• 파장이 중간 정도 • 대부분 오존층에 흡수되지만 일부 지표면에 도달	• 피부 화상, 홍반, 피부암 유발 • 비타민 D 합성 촉진
UVC (자외선 C)	100 ~ 280	• 파장이 가장 짧음 • 오존층에 의해 대부분 차단	• 피부암 유발 위험 높음 • 살균 효과

핵심

*** 자외선(UV)**

① **생명선(Dorno, 도르노선): 280~320 nm (UV B형)**

② **유익작용: 소독(멸균)작용, Vit. D 생성(구루병 예방), 피부결핵 및 관절염 치료, 신진대사 촉진, 적혈구 생성, 혈압강하 등**

③ **유해작용**: 색소침착, 홍반, 피부박리, 결막염 등

- **성층권 오존층 파괴로 자외선량의 증가: 피부암 발생률 높음**
- 과량조사 시 피부에 색소 침착

④ 구분

- **UV-C (200~280 nm):** 성층권의 오존층 생성에 사용되어 지표면에 도달하지 못함
- **UV-B (280~320 nm):** 대부분 성층권의 오존층에 흡수됨
- **UV-A (320~400 nm):** 성층권의 오존층에 흡수되지 않아 대부분 지표면에 도달

2) 가시광선 (Visible Ray) (4,000~7,000Å)

(1) 특징

가시광선은 인간의 눈이 감지할 수 있는 전자기파의 일종으로, 파장의 범위는 4,000~7,000 Å이다. 이 범위 내에서 빛의 파장에 따라 색이 다르게 보이며, 인간이 가장 강하게 인식하는 파장은 약 5,500 Å이다. 이는 태양광의 중심 파장에 해당하며, 밝고 선명한 녹색 또는 황록색 계열의 색을 띠는 경우가 많다.

조명 환경에서 적절한 조도는 100~1,000 Lux 범위가 적당하다. 이 범위 내에서는 눈의 피로를 최소화하면서도 선명한 시각적 인식을 유지할 수 있다. 조도가 너무 높거나 낮으면 시각적 피로와 작업 능률 저하를 초래할 수 있다.

(2) 생물학적 작용

가시광선은 인간의 시각과 생리적 반응에 큰 영향을 미친다. 조명의 강도와 색상에 따라 신체적 · 심리적 변화가 발생하며, 이에 따라 적절한 조명 환경을 조성하는 것이 중요하다.

① 조명이 과다한 경우

조명이 과다하면 시력 장애, 망막변성, 두통, 광선기피증 등의 문제가 발생한다. 지나치게 밝은 빛은 망막에 손상을 줄 수 있으며, 눈의 피로를 유발하여 두통이나 어지러움을 초래한다. 특히, 장시간 강한 빛에 노출될 경우 시력 저하와 함께 안구 건조증이 발생할 가능성이 높아진다.

② 조명이 부족한 경우

조명이 부족하면 눈의 피로가 심해지고 두통이 발생할 가능성이 높아진다. 또한, 지속적인 저조도 환경에서는 안구진탕증(눈동자가 지속적으로 떨리는 증상)이 나타날 수 있다. 빛이 충분하지 않으면 시각적 집중력이 저하되며, 작업 수행 속도와 정확성이 떨어진다.

③ 조도가 적절하지 않은 경우

조도가 적절하지 않으면 시력 저하와 함께 작업 능률이 저하된다. 조도가 일정하지 않거나 불규칙한 경우, 눈이 계속해서 초점을 조절해야 하기 때문에 피로가 증가하고 시력 저하가 가속화된다. 특히, 조명의 균형이 맞지 않으면 눈의 부담이 커지므로, 일정한 조도를 유지하는 것이 바람직하다.

④ 정신적 작용

- 가시광선의 색상은 인간의 심리적 상태에 영향을 미친다.
- 적색광선은 따뜻한 느낌을 주며, 공간을 더욱 가깝게 느끼게 한다. 또한, 신진대사를 촉진하고 활동성을 증가시키는 효과가 있다.
- 청색광선은 차가운 느낌을 주며, 공간을 더욱 멀게 느끼게 한다. 집중력을 높이는 효과가 있지만, 과도하게 노출되면 정서적 안정감을 떨어뜨릴 수 있다.
- 검정색은 강한 압박감을 주며, 폐쇄적인 느낌을 조성한다. 검은색이 많이 사용된 공간에서는 긴장감이 증가하고 답답함을 느끼기 쉽다.

따라서 가시광선의 활용은 단순한 조명 이상의 의미를 가지며, 신체적 · 정신적 건강을 고려하여 적절한 환경을 조성하는 것이 중요하다.

3) 적외선 (Infrared Ray) (7,000~30,000 Å)

(1) 특징

적외선은 주된 열 방출 영역에 해당하는 전자기파이다. 가시광선보다 긴 파장을 가지며, 에너지는 비교적 낮지만 물체를 가열하는 효과가 크다. 따라서 적외선은 열을 발생시키는 성질이 뛰어나며, 온열 치료, 산업 현장, 조리 기구 등 다양한 분야에서 활용된다.

(2) 생물학적 작용

① 국소 혈관 확장 및 혈액순환 촉진

적외선은 피부에 도달하여 열을 발생시키며, 이로 인해 국소적으로 혈관이 확장된다. 혈관 확장은 혈류량을 증가시키며, 조직 내 산소와 영양분 공급을 원활하게 한다. 이러한 작용은 혈액순환을 촉진하여 근육 피로를 완화하고, 염증 감소 및 조직 회복을 돕는다. 또한, 신진대사가 활발해지며, 이로 인해 세포의 재생이 촉진된다.

② 진통 작용

적외선은 신경 말단을 자극하여 통증을 완화하는 효과를 가진다. 온열 효과로 인해 근육이 이완되며, 긴장으로 인한 통증이 감소한다. 또한, 혈액순환이 원활해지면서 염증성 통증이 완화되는 효과도 있다. 이러한 특성으로 인해 물리치료나 재활 치료에서 적외선이 활용된다.

③ 적외선 백내장

적외선에 장기간(10~15년) 동안 반복적으로 노출되면 수정체에 영향을 미쳐 백내장이 발생할 수 있다. 이는 수정체를 통과하는 적외선 에너지량과 관련이 있으며, 특히 용광로나 유리 가공 작업과 같이 강한 적외선 환경에서 작업하는 근로자들에게서 빈번하게 발생한다. 이러한 백내장은 일반적인 노인성 백내장과는 다르게 열로 인한 단백질 변성으로 수정체가 혼탁해지는 특징을 가진다.

④ 기타 영향

적외선은 일정한 강도를 초과하여 과다하게 노출될 경우 다양한 생리적 이상을 유발할 수 있다.

- **홍반**: 강한 적외선 노출 시 피부에 홍반이 발생하며, 이는 일종의 열 반응이다.
- **화상**: 적외선이 피부에 과도하게 축적되면 화상을 유발할 수 있으며, 심한 경우 조직 손상이 일어난다.
- **두통 및 현기증**: 적외선에 장시간 노출되면 두통과 현기증이 발생할 수 있으며, 이는 체온 상승과 혈관 확장에 따른 부작용이다.
- **열경련**: 높은 온도 환경에서 적외선에 노출되면 체내 전해질 균형이 깨져 열경련이 발생할 수있다.
- **일사병**: 과도한 적외선 노출은 체온 조절 기능을 저하시켜 일사병을 유발할 수 있다. 이는 체내 수분 손실과 전해질 불균형으로 인해 발생하며, 심한 경우 생명을 위협할 수 있다.

이와 같이 적외선은 다양한 생물학적 영향을 미치므로, 적절한 보호 장비를 착용하고 안전한 환경에서 사용하는 것이 중요하다.

핵심

*** 적외선(열선)**

① **열작용을 하기 때문에 열선,** 투과성이 강함
② 적외선의 작용: 피부온도의 상승, 국소혈관확장, 피부 홍반 작용, 혈액 순환 촉진
③ 유해작용: 일사병, 두통, 현기증, 백내장 등

- **용접공, 유리공,** 용광로 화부: **직업병 유발(백내장)**

Section 4 공기

1) 대기의 구성

대기는 지구를 둘러싸고 있는 기체층으로, 여러 층으로 구성된다. 대기는 지표면에서부터 높이에 따라 대류권, 성층권, 중간권, 열권, 외기권으로 구분된다. 각각의 층은 고도와 온도 변화에 따라 서로 다른 특징을 가진다.

(1) 대류권

대류권은 지표면에서 약 12 km까지의 영역을 의미한다. 이 층에서는 기온이 고도가 올라갈수록 낮아지며, 일반적으로 100 m 상승할 때마다 기온이 약 1℃ 하강한다. 대류권은 기상의 변화가 일어나는 층으로, 구름이 생성되며 비, 눈, 바람 등의 기상 현상이 발생한다. 또한, 대기오염 물질이 머무르며 대기오염이 주로 나타나는 층이기도 하다.

대류권의 최상층에서는 기온이 약 −60℃에서 −70℃ 정도까지 내려간다. 이곳은 대류권계면이라 하며, 성층권과의 경계를 이루는 지점이다.

(2) 성층권

성층권은 대류권 위에 위치하며, 약 12 km에서 50 km까지의 높이에 걸쳐 있다. 이 층에서는 기온이 점차 상승하는 특징이 있다. 성층권에는 일반적으로 구름이 형성되지 않으며, 대류 활동이 거의 없어 기상 현상이 나타나지 않는다.

성층권의 가장 중요한 특징 중 하나는 오존층이 존재한다는 점이다. 오존층은 약 25 km 높이에 위치하며, 태양에서 오는 자외선을 흡수하여 지구 표면으로 도달하는 유해한 자외선을 차단하는 역할을 한다.

(3) 중간권

중간권은 성층권 위에 위치하며, 약 50 km에서 85 km까지의 높이에 걸쳐 있다. 이 층에서는 기온이 다시 하강하며, 상층부에서는 온도가 −100℃까지 내려간다.

중간권에서는 강한 대류 현상이 나타나지만, 성층권과 달리 기상 현상은 발생하지 않는다. 또한, 유성이 대기권으로 진입하면서 마찰에 의해 빛을 내며 타는 현상인 유성우가 주로 이 층에서 일어난다.

중간권의 최상층은 중간권계면이라 하며, 이곳을 지나면 열권으로 이어진다.

(4) 열권

열권은 중간권 위에 위치하며, 약 85 km에서 500 km까지의 높이에 걸쳐 있다. 이 층에서는 태양에서 방출되는 에너지를 직접 받아 기온이 매우 높아지며, 일부 지역에서는 1,000℃ 이상까지 상승하기도 한다.

열권에서는 공기의 밀도가 매우 낮으며, 전리층이 형성되어 전파가 반사되는 역할을 한다. 이로 인해 라디오 전파가 먼 거리까지 전달될 수 있다.

(5) 외기권

외기권은 열권 위에 위치하며, 약 500 km 이상부터 우주 공간과의 경계까지 이어진다. 이 층에서는 공기의 밀도가 극도로 낮아 사실상 우주 공간과 비슷한 환경을 이룬다.

외기권에서는 대기의 분자가 매우 넓게 퍼져 있으며, 지구 중력의 영향을 적게 받아 서서히 우주로 확산되기도 한다. 이 층에는 인공위성이 위치하며, 국제우주정거장(ISS)도 이 영역에 포함된다.

이와 같이 대기는 여러 층으로 나뉘며, 각 층은 독특한 특징을 가지고 있다. 이러한 대기의 구성이 지구의 기후와 환경을 조절하는 중요한 역할을 한다.

2) 기압

기압은 대기가 지면에 가하는 압력을 의미한다. 공기는 무게를 가지고 있으며, 지구 중력에 의해 아래로 누르는 힘을 발생시킨다. 이 힘이 기압이며, 대기의 밀도와 온도에 따라 변한다. 기압은 날씨 변화와 밀접한 관계가 있으며, 바람이 부는 원동력이 된다.

(1) 기압의 개념과 단위

기압은 보통 1기압을 기준으로 측정하며, 이는 해수면에서의 평균 기압이다. 1기압은 760 mmHg(밀리미터 수은주) 또는 1013hPa(헥토파스칼)로 나타낸다. 기압은 고도에 따라 변하며, 높은 곳으로 올라갈수록 낮아지고, 낮은 곳으로 내려갈수록 증가한다. 일반적으로 고도가 10 m 낮아질 때마다 기압은 약 1hPa 상승한다.

기압은 대기의 상태를 결정하는 중요한 요소이며, 고기압과 저기압에 따라 날씨가 달라진다. 일반적으로 고기압 지역에서는 맑은 날씨가 지속되며, 저기압 지역에서는 비나 눈이 내릴 가능성이 높다.

(2) 기압의 측정 방법

기압을 측정하는 기구로는 수은 기압계와 아네로이드 기압계가 있다.

- **수은 기압계**: 유리관 속에 수은을 넣고, 대기의 압력에 의해 수은 기둥의 높이가 변하는 원리를 이용한 기압계이다. 매우 정확하지만 크기가 크고, 이동하기 어려운 단점이 있다.
- **아네로이드 기압계**: 내부에 밀폐된 금속 상자가 있으며, 기압의 변화에 따라 금속 상자가 수축하거나 팽창하는 원리를 이용한 기압계이다. 크기가 작고 휴대가 가능하여 실용성이 높다.

기압의 변화는 날씨 예측에 중요한 역할을 하며, 기상 관측소나 항공기 운항에서도 필수적으로 측정하는 요소이다.

3) 공기의 구성

(1) 공기의 성분

공기는 여러 가지 기체로 이루어진 혼합 기체이다. 주요 성분으로는 질소, 산소, 아르곤, 이산화탄소가 있으며, 이 외에도 다양한 미량 기체가 포함된다.

① 질소(N_2)

공기의 약 78.1%를 차지하는 가장 많은 성분이다. 질소는 화학적으로 안정하여 다른 물질과 쉽게 반응하지 않으며, 생명체의 단백질 합성에 중요한 역할을 한다.

② 산소(O_2)

약 20.93%를 차지하는 성분으로, 생명체의 호흡과 연소 과정에 필수적인 기체이다. 산소가 없으면 인간을 비롯한 대부분의 생명체는 생존할 수 없다.

③ 아르곤(Ar)

공기 중 약 0.93%를 차지하는 희귀 기체이다. 화학적으로 매우 안정하며, 산업분야에서 용접 보호 기체 등으로 사용된다.

④ 이산화탄소(CO_2)

약 0.03%를 차지하는 기체로, 식물의 광합성에 필수적인 역할을 한다. 또한, 온실 효과를 유발하는 주요 기체 중 하나이다.

⑤ 기타 미량 성분

네온(Ne), 헬륨(He), 크립톤(Kr), 크세논(Xe), 오존(O_3), 수소(H_2) 등이 극미량 포함되어 있다. 이들 기체는 대기 중에서 특정한 역할을 하며, 특히 오존은 자외선을 차단하는 중요한 기능을 한다.

핵심

* **공기의 조성:** 질소 78.10%, 산소 20.93%, 아르곤 0.93%, 이산화탄소 0.03%
- $N_2 > O_2 > Ar > CO_2$

(2) 공기의 자정 작용

공기는 자연적으로 스스로 깨끗해지는 능력을 가진다. 이러한 공기의 자정 작용은 다양한 자연적인 과정에 의해 이루어진다.

① 바람에 의한 희석

대기 중 오염물질이 바람을 따라 퍼지면서 농도가 낮아진다. 이를 통해 특정 지역에 오염물질이 고농도로 축적되는 것을 방지한다.

② 강우·강설에 의한 세정

비나 눈이 내릴 때, 대기 중의 먼지와 오염물질이 빗방울이나 눈송이에 의해 씻겨 내려가면서 공기가 정화된다.

③ 산소·오존·과산화수소에 의한 산화

공기 중의 산소(O_2), 오존(O_3), 과산화수소(H_2O_2) 등의 산화제가 오염물질과 반응하여 이를 무해한 형태로 변화시키거나 제거한다.

④ 자외선에 의한 살균

태양에서 방출되는 자외선(UV)은 대기 중의 세균과 바이러스를 제거하는 효과를 가진다. 특히, 높은 고도의 공기에서는 이 과정이 활발하게 일어난다.

⑤ 식물의 탄소 동화 작용

식물은 광합성을 통해 이산화탄소를 흡수하고 산소를 방출한다. 이를통해 대기의 이산화탄소 농도가 조절되고, 산소가 공급된다.

⑥ 중력에 의한 침강

공기 중의 크고 무거운 먼지나 입자들은 중력의 영향으로 지표면으로 떨어진다. 이를 통해 대기 중 부유 입자의 양이 줄어든다.

이와 같은 공기의 자정 작용 덕분에 지구의 대기는 일정 수준으로 깨끗하게 유지되며, 생명체가 건강하게 살아갈 수 있는 환경이 조성된다.

핵심

*** 공기의 자정작용:** 여과는 아님
① **희석작용**(바람)
② 세정작용(강우, 강설)
③ 산화작용(산소, 오존 등)
④ **교환작용(식물의 광합성에 의한 CO_2와 O_2의 탄소동화작용)**
⑤ 살균(자외선)작용
⑥ 중력에 의한 침강작용

4) 공기와 건강

(1) 호흡

호흡은 생명 유지에 필수적인 생리적 과정으로, 산소를 섭취하고 이산화탄소와 수증기를 배출하는 과정이다. 인간은 공기를 들이마시면서 산소를 얻고, 대사 과정에서 생성된 이산화탄소를 배출한다.

① 흡기와 호기 시 공기 성분 변화

- 흡기 공기의 성분: 산소(O_2) 20.93%, 이산화탄소(CO_2) 0.03%
- 호기 공기의 성분: 산소(O_2) 17.00%, 이산화탄소(CO_2) 4.00%

이 과정에서 산소가 소모되고 이산화탄소가 증가한다.

(2) 산소(O_2)

산소는 생명 유지에 필수적인 기체로, 대기 중에서 약 21%의 농도로 존재한다. 산소는 세포 호흡을 통해 에너지를 생성하는 데 사용된다.

① 대기 중 산소 농도 변동 범위

- 일반적으로 대기 중 산소 농도는 21%이다.
- 산소 농도는 15~27% 범위에서 변동할 수 있다.

② 산소 소비량

- 1회 호흡 시 산소의 4~5%를 소비한다.
- 성인의 하루 공기 흡입량은 약 12~13 kL이다.
- 성인의 하루 산소 소비량은 약 520~650 L이다.

③ 저산소증 (Hypoxia)

- 흡기 공기 중 산소 농도가 14% 이하로 감소하면 저산소증이 발생할 수 있다.
- 산소 농도 14%: 호흡과 맥박이 증가하며 중노동 수행이 어려워진다.
- 산소 농도 10%: 호흡 곤란이 나타난다.
- 산소 농도 7% 이하: 정신 착란, 질식, 혼수 상태에 이를 수 있다.

④ 산소 분압 저하에 따른 영향

- 고도가 상승하면 대기 중 산소 분압이 감소하여 신체에 영향을 미친다.
- 해발 3~4 km: 일반인은 호흡 및 순환 기능 장애를 경험할 수 있다.
- 해발 6~7 km: 의식 소실이 발생할 수 있으며, 7 km 이상에서는 산소마스크가 없으면 사망에 이를 수 있다.

⑤ 산소 중독

고농도 산소를 장기간 흡입하면 폐부종, 충혈, 흉통 등의 증상이 나타날 수 있다.

핵심

*** 산소(O_2)**

① 고농도 산소: 산소중독증(oxygen poison)
- **O_2 21% 이상**
- **O_2 분압(160 mmHg)** 이상

② 저산소증(hypoxia)
- **10% 이하: 호흡곤란**
- **7% 이하: 질식사**
- **15% 이하: 고산지대에 발생(고산병)**

(3) 이산화탄소(CO_2)

이산화탄소는 무색, 무취, 비독성 기체로, 대기 중 약 0.03%를 차지한다. 호기 공기에는 약 4%의 이산화탄소가 포함되며, 성인 1인은 1시간 동안 약 20L의 이산화탄소를 배출한다.

① 이산화탄소 농도에 따른 영향

- 3% 이상: 불쾌감과 호흡 촉진이 발생한다.
- 7% 이상: 호흡 곤란이 나타난다.
- 10% 이상: 의식 상실과 사망에 이를 수 있다.

② 실내 공기 중 이산화탄소 허용 농도

실내 공기 중 허용 농도는 0.1%(1,000 ppm) 이하로 유지해야 한다.

> **핵심**
>
> *** 이산화탄소(CO_2)**
>
> ① 무색, 무취, 무독성의 기체상 물질
>
> ② **실내공기 오염지표로 사용(지구온난화 지수의 기준물질)**
>
> - **화석연료의 연소로 발생**
> - 적외선을 흡수하는 온실가스로 작용
>
> ③ **허용농도(서한량): 0.1%(1,000 ppm)**
>
> ④ 이상증세: 3% 불쾌감, 8% 호흡곤란, 10% 이상 질식사

(4) 질소(N_2)

질소는 대기의 약 78%를 차지하는 기체이며, 정상 기압에서는 인체에 무해하다. 그러나 고기압이나 감압 환경에서는 영향을 미칠 수 있다.

① 고기압 환경에서의 질소 영향

- 3기압 이상: 자극 작용이 발생한다.
- 4기압 이상: 마취 및 환각 증상이 나타날 수 있다.
- 10기압 이상: 의식 소실과 사망에 이를 수 있다.

> **핵심**
>
> *** 질소(N_2): 잠함병(감압병)**
>
> ① 발생: 고압상태에서 정상기압 상태로 갑자기 복귀할 때 발생(**잠수부**)
>
> ② 원인: 고압상태에서 중추신경계에 마취작용, 정상기압으로 복귀 시 **체액 및 지방 조직에 질소(N_2)가스 증가가 주원인**이 되어 기포 형성, 모세혈관에 혈전증 유발, 동통성 관절장애
>
> ③ 헨리의 법칙: 급 감압 시 N_2가 체외로 배출하지 못하는 현상

(5) 일산화탄소(CO)

일산화탄소는 무색, 무취, 무미의 맹독성 기체로, 연료의 불완전 연소 과정에서 발생한다.

① 일산화탄소 중독 기전

- **일산화탄소는 헤모글로빈(Hb)과 강한 친화력**을 가지며, 산소보다 250~300배 높은 결합력을 가진다. 이로 인해 산소 운반 기능이 저하되어 신체 조직의 산소 공급이 부족해질 수 있다.

② 일산화탄소 중독 증상

- **급성 중독**: 두통, 현기증, 시력 저하, 구토, 혼수, 사망이 발생할 수 있다.
- **만성 중독**: 기억력 감퇴, 불면증, 파킨슨병 등의 증상을 유발할 수 있다.
- **혈중 CO-Hb 농도별 증상**
  10% 미만: 무증상이다.
  10~20%: 두통과 판단력 저하가 나타난다.
  50%: 구토 증상이 나타난다.
  60%: 혼수 상태가 된다.
  70% 이상: 사망할 수 있다.

③ 일산화탄소 오염 기준

- **대기오염 기준**: 1시간 평균 25 ppm, 8시간 평균 9 ppm 이하로 유지해야 한다.
- **실내 공기 기준**: 10 ppm 이하로 유지해야 한다.
- **산업 위생학적 허용한계**: 100 ppm 이하로 유지해야 한다.

핵심

*** 일산화탄소(CO): 물질이 불완전 연소 때 발생(타기 시작할 때와 꺼질 때 많이 발생)**

① 무색·무취·무미·무자극성의 기체상 물질

② 허용농도(서한량): 1시간 0.04%(400 ppm), 8시간 0.01%(100 ppm)

- **생명 위험농도 0.1%(1,000 ppm) 이상**

③ 증상: 신경 이상 증상, 시력장애, 보행장애, 지각이상, 구토, 혼수

④ 기전: **CO는 산소보다 Hb(헤모글로빈)의 친화도가 250~300배 강함, 혈중 산소농도 저하되면서 조직의 무산소증을 일으켜 CO의 이중작용**

⑤ 대책: 고압산소요법 사용(산소 공급으로 COHb의 가역반응 촉진)

⑥ **CO** 중독 증상

- 10% 미만: 거의 무증상
- 10~20%: 심한 두통, 오심, 구토
- 40~50%: 시각장애
- 50~60%: 경련, 혼수, 실신
- 60~70% 이상: 사망

*** 이상기압**
① 고압환경: 잠함병, 질소마취작용
② 저압환경: 고산병, 항공병

Section 5 상수

1) 물과 보건

(1) 오염과 오탁

물은 병원성 미생물이나 방사성 물질 등으로 인해 오염될 수 있으며, 유해 화학물질로 인한 오탁도 발생할 수 있다. 이러한 물의 오염과 오탁은 인체에 각종 질병을 유발할 수 있다.

(2) 전염원

수인성 질병은 오염된 물을 통해 감염되며, 대표적인 질병으로는 콜레라, 장티푸스, 세균성이질 등이 있다.
기생충 질병은 감염된 물이나 식품을 통해 전파되며, 간흡충, 폐흡충, 회충 등이 이에 해당한다.
유해물질에 의한 오염은 산업 폐수 등에 포함된 시안, 수은, 카드뮴, 비소 등의 중금속이 주요 원인이다.
불소의 함량은 건강에 영향을 미치며, 과다할 경우 반상치가 발생하고, 부족할 경우 우식치가 발생한다.

2) 수원(水源)

(1) 천수(雨水)

천수는 대기 중에서 강수된 물로 비교적 순수하나, 대기 오염물질이 포함될 수 있어 항상 안전하다고 볼 수는 없다.

(2) 지표수(하천·호수·저수지수)

지표수는 산소 함량이 높고 수질 변화가 크며, 외부 환경의 영향을 쉽게 받아 오염될 가능성이 높다.

(3) 지하수

- 천층수는 지표 가까이에 위치한 지하수로 오염의 위험이 높다.
- 심층수는 깊은 지하에서 얻어지며 외부로부터 차단되어 위생적으로 안전한 편이다.
- 복류수는 지표수와 지하수의 중간 성질을 가지며 수질이 비교적 양호하다.

(4) 해수

해수는 염분을 포함하고 있어 직접 음용할 수 없으며, 담수화 과정을 거쳐야 사용할 수 있다.

3) 물의 자정 작용(Self-Purification)

(1) 자연 정화 과정

자연 상태에서 물이 오염되었다가 시간이 지남에 따라 스스로 깨끗해지는 과정을 자정 작용이라 한다.

(2) 자정 작용의 종류

- 물리적 작용에는 희석, 침전, 여과 등이 포함된다.
- 화학적 작용은 산화 · 환원 반응, 응집 작용 등을 통해 오염 물질을 제거한다.
- 생물학적 작용은 미생물이 오염 물질을 분해하거나 식균 작용을 통해 수질을 개선한다.
- 살균 작용은 햇빛의 자외선 등에 의해 병원균이 사멸되는 현상이다.

4) 상수 처리 과정

(1) **취수**: 하천, 호수, 저수지 등에서 원수를 확보하는 단계이다.
(2) **도수**: 확보된 원수를 정수 처리 시설로 이송하는 과정을 말한다.
(3) **정수**: 물속의 오염 물질을 제거하기 위해 침전, 폭기, 여과, 소독 등의 과정을 거치는 단계이다.
(4) **송수**: 정수된 물을 정수지에서 배수지로 이동시키는 과정이다.
(5) **배수**: 수압을 조절하여 각 지역으로 물을 분배하는 단계이다.
(6) **급수**: 최종적으로 가정이나 산업체 등 사용자에게 물을 공급하는 단계이다.

핵심

*** 먹는 물의 공급과정**

- **물의 공급과정 : 수원지 → 도수 → 정수장 → 송수 → 배수장 → 배수 및 급수**
- **상수처리 과정: 침전 → 여과 → 소독(소독은 필수, 중요함) → 급수**
- **물의 자정작용:** 하천 등 지표수가 자연적으로 정화되는 현상
  ① 물리적: **희석, 침전**, 침강, 확산, 운반, 혼합, 여과, 자외선에 의한 식균작용
  ② 화학적: **산화**, 환원, 중화, 응집 등
  ③ 생물학적: 분해작용, **수중생물에 의한 식균작용**

5) 물의 정수 과정 및 정수 방법

(1) 침전(Sedimentation)

침전은 물속에 부유된 물질을 가라앉혀 제거하는 과정이다.

① 보통침전은 응집제를 사용하지 않고 중력에 의해 자연스럽게 부유물질을 가라앉히는 방법이다. 완속사여과법에서 사용된다.

② 약품침전은 황산알루미늄, 염화 제2철 등 응집제를 이용하여 부유물질을 뭉쳐 가라앉히는 방법이다. 급속사여과법에서 주로 사용된다.

③ 침전 과정은 물속의 흙, 찌꺼기, 부유물질을 제거하여 이후 여과 과정의 부담을 줄이고 정수 효율을 높이는 데 목적이 있다.

(2) 폭기(Aeration)

폭기는 물에 공기를 불어넣어 산소 농도를 높이고 유해 가스를 제거하는 과정이다.

① 이 과정에서는 이산화탄소, 메탄, 황화수소, 암모니아 등의 유해 가스를 제거할 수 있다.

② 폭기를 통해 물의 냄새와 맛을 개선하고, pH 조절이 가능하며 철과 망간 같은 중금속도 산화 반응을 통해 제거할 수 있다.

③ 고온의 물을 식히는 효과도 함께 얻을 수 있다.

6) 물의 정수 방법(Filtration Methods)

(1) 완속사여과법(Slow Sand Filtration)

완속사여과법은 1829년 영국 런던에서 최초로 도입되었으며, 하루 3~7미터의 느린 속도로 물을 여과한다.

여과층은 모래(60~90 cm), 자갈(10~15 cm), 둥근 돌(20~30 cm)로 구성된다.

사용 기간은 보통 1~6개월이며 이후 여과층을 교체해야 한다.

여과층 상부에는 생물막이 형성되어 세균과 부유물 제거에 중요한 역할을 한다.

- **장점**: 유지비가 저렴하고 세균 제거율이 98~99%로 매우 높다. 염소 사용량을 줄일 수 있어 부작용이 감소한다.
- **단점**: 넓은 부지가 필요하고 처리 속도가 느려 대도시 정수 시스템에는 적합하지 않다.

(2) 급속사여과법(Rapid Sand Filtration)

급속사여과법은 1872년 미국에서 처음 도입되었으며, 여과 속도가 120~150 m/day로 완속사여과법보다 약 40배 빠르다.

여과층은 굵은 모래(유효경 0.45~0.7 mm, 모래층 두께 60~70 cm)와 자갈층으로 구성된다.

여과막이 빠르게 형성되므로 하루 1회 정도 역류세척(Backwashing)을 실시하여 정화한다.

- **장점**: 처리 속도가 빠르고 좁은 부지에서도 설치가 가능하여 대도시에 적합하다.
- **단점**: 유지비와 운영비가 높고 세균 제거율이 낮기 때문에 염소 소독이 필수적이다.

표 II-4. 완속사여과법 vs. 급속사여과법 비교

항목	완속사여과법 (Slow Sand Filtration)	급속사여과법 (Rapid Sand Filtration)
여과 속도	느림 (2~5 $m^3/m^2 \cdot day$)	빠름 (120~150 $m^3/m^2 \cdot day$)
여과지 입자 크기	작은 입자 (0.3~0.5 mm)	큰 입자 (0.5~1.2 mm)
여과층 두께	두꺼움 (약 0.8~1.2 m)	얇음 (약 0.6~0.8 m)
전처리 과정	필요 없음 또는 최소한의 처리	응집 · 침전 등 전처리 필요
유지관리 비용	낮음	높음
설치 면적	넓음	좁음
세척 방법	역세척 없이 표층 긁어 제거	역세척(공기+물) 필요
처리 효과	미생물 및 탁질 제거 효과 우수	주로 탁질 제거
적용 사례	소규모 정수장, 지하수 정화	대규모 정수장, 산업용 정수

7) 소독 (Disinfection)

소독은 정수 처리 과정 중 물속의 병원성 미생물을 제거하거나 무해화시키는 매우 중요한 단계이다. 소독을 통해 수인성 전염병을 예방하고 안전한 음용수를 공급할 수 있다.

(1) 염소소독법(Chlorination)

염소소독법은 전 세계적으로 가장 널리 사용되는 소독 방법이다. 이 방법은 경제성이 뛰어나고, 소독 후에도 일정한 잔류염소가 남아 재오염을 방지할 수 있는 장점이 있다. 그러나 소독 과정에서 유기물과 반응하여 트리할로메탄(THM)이라는 발암 가능 물질이 생성될 수 있다는 단점이 있다.

(2) 오존소독법(Ozonation)

오존소독법은 염소소독에 비해 살균력이 매우 강하고, 물의 냄새나 맛을 변화시키지 않으며 THM 같은 유해물질도 생성하지 않는다는 장점이 있다. 그러나 소독 후 물속에 잔류 오존이 남지 않기 때문에 2차 오염의 위험이 있고, 설치 및 운영 비용이 높다는 단점이 있다.

(3) 염소소독의 반응식

염소는 물속에서 다음과 같은 반응을 일으켜 살균 효과를 발휘한다.

$Cl_2 + H_2O \rightarrow HCl + HOCl$

여기서 생성된 차아염소산(HOCl)은 강한 살균력을 가진다. HOCl은 다시 이온화되어 $H^+ + OCl^-$ 로 변하며, pH가 7 이상일 경우 살균력이 약한 OCl^-의 비율이 증가하게 된다. 따라서 소독 효과를 극대화하기 위해 적절한 pH 유지가 중요하다.

핵심

*** 염소소독법**

- **장점: 강한 소독력과 잔류효과, 조작이 간편함, 구입이 쉽고 저렴(경제적)**
- **단점: 불쾌한 맛과 냄새, 트리할로메탄(T-halomethane, THM) 생성(발암물질),** 바이러스에 비효과적
- 유리잔류염소: 평상시 0.2 mg/L(결합형 0.4 mg/L) 이상 유지
  병원미생물의 오염 우려 시 0.4 mg/L(결합형 0.8 mg/L) 이상으로 규정
- **염소 살균력 크기:** Cl_2(액체염소) > **HOCl**(차아염소산) 〉 **OCl^-**(차아염소산이온) > 결합 잔류 염소(클로라민)
- **불연속점**(파괴점: break point)
  - **불연속점 염소처리:** 염소 소독 시 염소를 주입하여도 물에 잔존하던 유기물에 의한 결합때문에 염소량이 "zero"가 됨(Break-Point). 그 불연속점 이상으로 염소를 계속 주입하면 유리잔류 염소량이 증가하여 소독효과를 나타내므로 **염소 소독 시에는 불연속점 이상으로 염소 주입해야 함(잔류염소량의 최하강점에서 염소 주입)**
  - 상수의 잔류염소량: 불연속점 이상 주입된 염소량

핵심

부활현상(after growth)

상수의 세균은 염소소독 후 거의 사멸되어 감소하지만 일정한 시간이 지나고 난 후 세균이 평상시보다 증가하는 현상

부영양화: 유기성 영양분이 증가함에 따라 식물성 플랑크톤의 이상 증식으로 호수가 녹색으로 변색되어 물의 이용 가치가 없게 되는 것

- 조류와 수생 생물이 대량 번식해 유기물의 총량이 증가하는 수질오염 현상: 어패류 패사
- **오염원인 물질: 탄산염, 질산염(질소), 인산염(인) 등 영양염류**

(4) 잔류염소 기준(수도법 시행규칙 기준)

안전한 음용수 공급을 위해 다음과 같은 잔류염소 기준이 정해져 있다.

① 유리잔류염소는 수도꼭지에서 0.1 mg/L 이상이어야 한다.

② 결합잔류염소는 0.4 mg/L 이상이어야 한다.

③ 수질 오염 우려가 있는 경우에는 유리잔류염소가 0.4 mg/L 이상, 결합잔류염소는 1.8 mg/L 이상이어야 한다.

또한 소독 후 시간이 지나 염소가 소실되면 세균이 다시 증식하는 부활현상이 나타날 수 있다. 이를 방지하기 위해서는 염소의 주입량이 염소 요구량을 초과해야 한다.

(5) THM(트리할로메탄) 생성 억제 방법

THM의 생성을 줄이기 위해서는 다음과 같은 방법을 활용한다.

- 활성탄 흡착법: 유기물을 흡착시켜 제거한다.
- 폭기(휘산법): 공기를 물속에 불어넣어 휘산시키는 방법이다.

8) 특수 정수법(Special Purification Methods)

기본적인 정수 과정을 통해 제거되지 않는 특정 성분이나 조건에 대해 특수 정수법이 적용된다.

(1) 경수연화법(Hard Water Softening)

- 경수는 칼슘(Ca^{2+})과 마그네슘(Mg^{2+}) 이온이 많이 포함된 물을 의미한다.
- 일시경수는 $Ca(HCO_3)_2$나 $Mg(HCO_3)_2$ 형태로 존재하며, 끓이면 이산화탄소가 방출되어 연화된다.
- 영구경수는 $CaSO_4$나 $MgSO_4$ 등의 형태로 존재하며, 끓여도 연화되지 않기 때문에 이온교환법(제올라이트법)이나 석회소다법을 사용하여 연화해야 한다.

(2) 조류(Algae) 제거법

물속에 조류가 번식하면 맛과 냄새 문제를 일으킬 수 있으며, 광합성을 통해 pH를 상승시킬 수 있다. 이를 제거하기 위해 황산동($CuSO_4$)이나 염소를 사용한다.

(3) 철(Fe)·망간(Mn) 제거법

철과 망간이 많은 물은 맛이 나쁘고 빨갛거나 검게 착색되기 쉽다. 이를 제거하기 위해 폭기, 과망간산칼륨($KMnO_4$) 주입, 제올라이트법 등을 활용한다.

(4) 불소(F) 주입

- 불소는 충치 예방에 효과가 있기 때문에 정수 처리 시 적정량을 주입한다.
- 적정 농도는 0.6~1.0 mg/L로 유지해야 한다.
- 불소를 과다하게 주입할 경우 반상치(치아 불소증)가 유발될 수 있다.

핵심

*** 특수정수법**

① 불소주입
- 과량의 불소: 반상치의 원인(치아의 법랑질 침식)
- **불소가 부족한 물 장기 음용: 우식치(충치)의 원인**

② 수중 조류제거법: **황산동($CUSO_4$)**, 염소 등으로 처리

③ 철 및 망간제거법: 폭기(aeration) 방법 등

9) 수질 기준(Drinking Water Standards)

국민의 건강을 보호하기 위해 음용수에는 다음과 같은 수질 기준이 설정되어 있다.

(1) 미생물 기준

- 일반세균: 100 CFU/mL 이하이어야 한다.
- 총 대장균 군: 100 mL의 물에서 검출되지 않아야 한다.
- 대장균 또는 분원성 대장균군: 100 mL의 물에서 검출되지 않아야 한다.

핵심

*** 먹는 물의 보건학적 문제**

① **수도열(Hanover fever):** 1926년 독일 하노버에서 평소의 10배에 해당하는 발열, 설사 환자 발생

- **대장균이나 잡균에 의한 발열 및 설사환자 발생**(장티푸스 발병전 발생, 상관없음)

② **밀스 라인케(Mills-Reincke) 현상: 물을 여과하여 소독한 결과(상수여과 효과)** 수인성 감염병과 수도열로 인한 사망률이 감소되고 일반사망률이 현저히 감소

(2) 건강상 유해 무기물질 기준

- 납(Pb): 0.01 mg/L 이하이어야 한다.
- 불소(F): 1.5 mg/L 이하이어야 한다. 단, 샘물이나 염지하수의 경우 2.0 mg/L 이하이어야 한다.

핵심 **물 1일 필요량**

① 성인: **2.0~2.5 L/day**

② 신체 구성의 60~70% 중 10% 상실 시: 생리적 이상

③ 신체 구성의 60~70% 중 20% 이상 시: 생명 위험

핵심 **: 먹는 물의 주요 오염상태 측정지표 및 기준**

① **대장균 지표의 의의: 미생물(병원성)의 오염을 추측 및 수질오염의 생물학적 지표**

- **기준: 대장균군은 100 mL에서 검출되지 아니할 것**
  (**일반 세균**은 1 mL 중 100CFU (colony forming unit)를 넘지 아니할 것)
- **대장균 지수(coli index):** 대장균군을 검출할 수 있는 **최소 검수량의 역수**로 나타냄
- **최적확수(most probable number, MPN): 검수 100 mL당 대장균군의 수**

② **암모니아성 질소(NH_3-N)**

- 의의: **최근 오염을 추정하는 지표(유기물의 오염이 얼마 되지 않았음을 의미)**
  분변 오염의 간접적인 지표로도 사용함
- 기전: 5단계 분해 과정
  단백질 → 아미노산 → 암모니아성 질소 → 아질산성 질소 → 질산성 질소

③ **질산성질소(NO_3-N)**

- 의의: 분변오염물 및 유기물에 오염된지 오래되었음을 추정하는 지표
- 특히 생후 3개월 이하의 유아에서 질산성 질소가 함유된 물은 청색증 유발

핵심 먹는 물(수돗물) 수질 기준

- 무색, 무취
- 색도: 5도 이하
- 탁도: 0.5 NTU (Nepthelometric Turbidity Unit) 이하
- 수소이온농도: pH 5.8~8.5
- 경도: 300 mg/L 이하
- 일반세균: 100 CFU/mL
  대장균군: ND/100 mL (ND: Not Detected; 불검출)
- 유리잔류염소: 4.0 mg/L 이하
- 총트리할로메탄: 0.1 mg/L 이하
- 과망간산칼륨 소비량: 10 mg/L 이하
- 암모니아성 질소는 0.5 mg/L이하

※ 수영장 위생(수질 기준): 유리잔류염소 0.4~1.0 mg/L, pH 5.8~8.6
※ 정호수(우물): 오염원보다 높은 곳에 위치, 오염원과 15 m 이상 거리

핵심 먹는 물의 보건위생

- **수인성 감염병의 특징**(세균성 식중독과 비교)
  ① **치명률, 발병률**이 낮다.
  ② **폭발적으로** 발생한다.
  ③ **잠복기가 길다.**
  ④ 2차 발병률은 드물지만 **2차 감염이 많이 일어날 수 있다.**
  ⑤ 세균성 식중독에 비하여 감염균의 양이 적다.
  ⑥ 대부분 **병후 면역이 획득**된다.
  ⑦ 유행지역과 식수 사용지역이 **일치**한다.
  ⑧ 식수에서 **동일한 병원체**가 검출된다.
  ⑨ 유행지역이 한정되어 있다.
  - 수인성 감염병 종류: 장티푸스, 콜레라, 세균성 이질, A형 간염, 파라티푸스 등

Section 6 수영장 및 공중목욕장

1) 수영장 위생

수영장은 사람들의 건강 증진과 여가 생활을 위해 널리 이용되는 공간으로, 위생 관리가 매우 중요하다. 수영장은 크게 자연수영장과 인공수영장으로 구분할 수 있으며, 각각의 유형에 따라 오염원과 위생 문제가 다르게 나타난다.

(1) 자연수영장

자연수영장은 강, 호수, 바다 등 자연 환경을 이용하여 조성된 수영장을 말한다. 이러한 수영장은 도시 및 농촌 지역에서 접근성이 높고, 별도의 인공 구조물이 적다는 장점이 있다. 그러나 위생 측면에서는 다양한 외부 오염원에 쉽게 노출되는 단점이 있다.

주요 오염원으로는 동물 및 인간의 분뇨, 생활하수, 공장에서 배출되는 폐수 등이 있으며, 이로 인해 수질이 악화될 수 있다. 자연수영장에서 수영을 할 경우, 오염된 물을 통해 소화기계 질환(예: 세균성 이질, 장티푸스), 피부염, 결막염 등과 같은 감염성 질환에 노출될 위험이 있다. 따라서 자연수영장을 이용할 경우, 수질 상태를 수시로 점검하고 오염 우려 시 이용을 제한해야 한다.

(2) 인공수영장

인공수영장은 실내 또는 실외에 설치된 구조물 속에 인위적으로 물을 채워 운영하는 수영장을 말한다. 자연수영장에 비해 수질을 일정하게 유지하기 쉬우며, 계절이나 날씨의 영향을 적게 받는다는 장점이 있다.

그러나 인공수영장도 사람에 의해 쉽게 오염될 수 있다는 단점이 있다. 주요 오염원으로는 이용자의 신체 표면에 존재하는 미생물, 피부의 각질, 소변 및 분변 등의 배출물, 오염된 수영복 등이 있다. 이러한 오염물질이 물속에 유입될 경우 수인성 감염병(예: 아메바성 수막염, 레지오넬라증), 결핵, 안과 질환(예: 유행성 각결막염) 등 다양한 건강 문제가 발생할 수 있다. 따라서 인공수영장은 정기적인 수질 검사와 물의 소독 관리가 필수적이다.

(3) 수질 기준

수영장의 수질은 이용자의 건강과 직결되므로, 법적으로 정해진 수질 기준을 반드시 준수해야 한다. 주요 항목은 다음과 같다.

- 유리잔류염소: 0.4 ~1.0 mg/L로 유지하여 소독 효과를 확보하면서도 인체에 해를 주지 않도록 한다.
- 수소이온농도(pH): 5.8~8.6 범위 내에서 유지하여 소독제의 효과를 극대화하고 피부 자극을줄이도록 한다.
- 탁도: 1.5 NTU 이하로 유지하여 물이 맑고 투명하게 보이도록 하며, 시야 확보와 안전을 도모한다.
- 과망간산칼륨 소비량: 12 mg/L 이하로 유지하여 유기물과의 반응 정도를 확인하고 오염 수준을 평가한다.
- 대장균군: 10 mL 샘플 5개 중 양성 반응이 2개 이하이어야 하며, 이를 통해 병원성 미생물의오염 여부를 판단한다.
- 중금속 기준: 비소 0.05 mg/L 이하, 수은 0.007 mg/L 이하, 알루미늄 0.5 mg/L 이하로 유지하여 인체에 해로운 중금속 노출을 방지한다.
- 결합잔류염소: 0.5 mg/L 이하로 유지하여 염소 소독 후 생성되는 부산물에 의한 자극을 최소화한다.

이러한 기준은 수영장을 안전하게 운영하고 이용자의 건강을 보호하기 위한 최소한의 조건으로, 수영장 운영자는 정기적인 수질 검사와 관리 체계를 유지해야 한다.

2) 공중목욕장 위생

공중목욕장은 다수인이 이용하는 공간으로, 위생 관리가 철저하지 않으면 전염성 질환의 발생 위험이 매우 높아질 수 있다. 특히 한정된 수조를 여러 사람이 공동으로 사용할 경우, 수질이 쉽게 오염될 수 있으므로 정기적인 관리와 위생 수칙의 준수가 매우 중요하다.

(1) 위생 관리

공중목욕장은 불특정 다수가 이용하는 특성상 위생적인 문제가 발생하기 쉬운 환경이다. 특히 한정된 물을 반복해서 사용하는 욕조의 경우, 이용 인원이 증가함에 따라 수질 오염이 심화되기 쉽다. 이러한 환경에서는 성병, 피부병, 대장균 감염 등의 전염성 질환이 발생할 가능성이 높아진다.

욕조수의 탁도는 입욕 인원이 많아질수록 증가하는 경향이 있으며, 대장균군의 농도 또한 비례하여 높아질 수 있다. 따라서 정기적인 수질 검사와 더불어 소독 및 청소 등의 위생 관리가 반드시 이루어져야 한다.

(2) 수질 기준

공중목욕장의 위생을 유지하기 위해서는 수질 관리 기준을 엄격히 지켜야 한다. 수질은 사용 전 원수의 상태와, 입욕 후 욕조수의 상태에 따라 구분하여 관리한다.

① 원수 수질 기준

공중목욕장에서 사용하는 원수는 다음과 같은 기준을 만족해야 한다.

- 색도는 5도 이하로 유지한다.
- 탁도는 1 NTU(네펠로미터 탁도 단위) 이하로 유지한다.
- 수소이온농도(pH)는 5.8에서 8.6 사이를 유지한다.
- 과망간산칼륨 소비량은 10 mg/L 이하로 유지한다.
- 대장균군은 검출되어서는 안 된다.

② 욕조수 수질 기준

공중목욕장의 욕조수는 이용자에 의해 오염될 가능성이 높기 때문에, 더욱 엄격한 관리가 요구된다.

- 탁도는 1.6 NTU 이하로 유지한다.
- 과망간산칼륨 소비량은 25 mg/L 이하로 유지한다.
- 대장균군은 1 mL 중 1개 이하이어야 한다.

③ 염소 소독 기준

공중목욕장의 욕조수는 일반적으로 염소를 이용하여 소독한다. 소독 여부에 따라 관리 기준이 다르며, 다음과 같은 기준을 따른다.

- 염소로 소독하지 않는 경우, 레지오넬라균은 1,000 CFU/L 이하로 유지한다.
- 염소로 소독하는 경우, 유리잔류염소는 0.2~0.4 mg/L 범위 내에서 유지한다.
- 이 경우에도 레지오넬라균은 1,000 CFU/L 이하로 유지해야 한다.

공중목욕장은 청결하고 안전한 환경을 유지하기 위하여 철저한 위생 관리와 수질 기준의 준수가 필요하다. 이를 통해 전염병의 확산을 예방하고, 국민의 건강을 보호할 수 있다.

Section 7 하수

1) 하수의 의미

하수는 사람이 일상생활이나 산업 활동을 통해 배출한 물로, 크게 오수와 우수로 나뉜다.

오수는 가정, 공장, 식당 등에서 사용된 뒤 버려지는 더러운 물을 말하며, 우수는 비가 내리거나 눈이 녹으면서 땅 위를 흘러내리는 빗물을 의미한다.

이러한 하수는 정화되지 않은 채 자연에 그대로 방출될 경우 수질 오염을 일으키고, 사람과 생태계의 건강에 나쁜 영향을 줄 수 있기 때문에 반드시 처리해야 한다.

2) 하수도의 종류

하수도는 하수를 모아 처리 시설로 보내기 위한 관로 시스템이며, 그 구조에 따라 세 가지로 나눌 수 있다.

① 합류식 하수도는 오수와 우수를 하나의 배수관을 통해 함께 모아 처리하는 방식이다. 이 방식은 설치 비용이 적고 관리가 간편하지만, 폭우 시 처리 능력을 초과하여 오염물질이 방류될 수 있다는 단점이 있다.

② 분류식 하수도는 오수와 우수를 각각 다른 배수관을 통해 분리하여 처리하는 방식이다. 이 방식은 환경 보호에 유리하고 처리 효율이 높지만, 설치 비용이 많이 든다는 특징이 있다.

③ 혼합식 하수도는 지역에 따라 오수와 우수를 함께 처리하거나 따로 처리하는 방식으로, 기존 하수도 시설을 보완하는 형태로 사용되기도 한다.

3) 하수 처리의 구성

- 하수 처리는 예비처리, 본처리, 오니 처리의 세 단계로 이루어진다.
- 각 단계는 하수 속 오염물질의 종류와 상태에 따라 효과적으로 정화하기 위해 설계된 것이다.

4) 하수 처리 과정

(1) 예비처리

예비처리는 하수 속에 포함된 큰 이물질이나 모래, 부유물을 제거하여 본처리가 원활하게 진행되도록 돕는 단계이다.

- 스크리닝은 하수에 섞여 들어온 플라스틱, 나뭇가지, 쓰레기 등 큰 물질을 철망이나 거름망으로 걸러내는 작업이다.
- 침전법은 물속의 무거운 입자들이 바닥에 가라앉도록 하여 제거하는 방식이다. 이 과정을 통해 모래, 토사 등의 불순물을 제거한다.

(2) 본처리(생물학적 처리)

본처리는 하수 속 유기물을 미생물의 활동을 통해 제거하는 핵심 단계이다. 미생물은 유기물을 분해하거나 산화시켜 수질을 정화한다.

- 혐기성 처리는 산소가 없는 환경에서 미생물이 유기물을 분해하며 메탄가스를 발생시키는 방식이다. 주로 슬러지와 같은 고농도 유기물에 적용한다.
- 호기성 처리는 산소를 공급받는 환경에서 미생물이 유기물을 산화시켜 제거하는 방식이다.
- 활성오니법은 하수에 미생물이 포함된 오니를 넣고 공기를 불어넣어 유기물을 분해하는 대표적인 호기성 처리 방법이다.
- 산화지법은 인공적으로 조성한 연못이나 수로에서 자연의 정화작용을 이용해 하수를 처리하는 방법이다.

(3) 오니 처리

하수를 처리하는 과정에서 발생하는 고형물인 오니(슬러지)는 다시 한 번 처리하여 환경에 영향을 주지 않도록 한다.

- 오니는 탈수, 건조, 소각 등의 방법으로 수분을 제거하거나 부패시켜 안정화한다.
- 처리된 오니는 폐기하거나, 비료나 에너지원 등으로 재활용하기도 한다.

5) 하수 처리의 목표

하수 처리의 가장 중요한 목적은 정화된 물이 하천, 바다 등 자연환경에 방류될 때 수질 기준을 만족하도록 만드는 것이다.

수질 기준은 물속에 포함된 오염물질의 농도를 일정 기준 이하로 유지하도록 정해진 규칙이다.

대표적인 수질 기준 항목으로는 생화학적 산소요구량(BOD), 화학적 산소요구량(COD), 부유물질량(SS), 질소와 인의 농도 등이 있다.

따라서 하수 처리는 이러한 기준을 충족하여 물의 오염을 줄이고 환경을 보호하는 데 중점을 둔다.

핵심 하수처리

1) 과정: 예비처리(스크린, 침사, 침전)
→ 본 처리(호기성 또는 혐기성 처리)
→ 오니처리(해양투기, 매몰, 소화 등)

2) 본 처리(생물학적 처리)

① 호기성 분해처리: 호기성균에 의한 산화작용, 이산화탄소(CO_2) 발생

- **활성오니(슬러지)법:** 처리면적이 적어도 가능, **도시하수에서 주로 처리**되는 가장 이상적이고 **경제적,** 충분한 산소(O_2)를 공급하여 **호기성균을 활용, CO_2 가장 많이 발생, 슬러지 발생량이 많음. 가장 효과적인 하수 처리법**, 고도의 처리기술이 필요
- **살수여상법:** 자갈, 플라스틱 등 표면에 성장하면서 유기물질을 분해, **해충 및 악취 발생이 심함,** 높은 수압이 필요, **산업폐수처리, 분뇨, 소화 처리**에 이용됨, **슬러지 발생량이 적음**

② 혐기성 분해처리: 혐기성균에 의한 부패작용, 메탄가스(CH_4) 발생(무색, 무취, 폭팔성)
질소화합물은 암모니아(NH_4)로 분해

- **부패조: 냄새가 많이 나는 결점, 소규모 분뇨처리 및 하수처리에 사용, 주택 등 정화조**
- **임호프조법:** 부패조 개량, 침전실과 소화실로 나눠 처리, 고체, 액체의 분리 및 부패작용을 한 탱크 안에서 처리

Section 8 폐기물 및 분뇨

1) 폐기물의 정의 및 분류

폐기물이란 인간의 일상생활이나 산업활동 중에 더 이상 필요하지 않게 되어 버려지는 물질을 의미한다. 여기에는 쓰레기, 오니, 폐유, 폐산, 폐플라스틱 등 다양한 형태가 포함되며, 그 양과 종류는 사회 구조와 경제 활동에 따라 달라진다.

폐기물은 크게 생활폐기물, 사업장폐기물, 그리고 지정폐기물로 나눌 수 있다.

① 생활폐기물은 가정, 공공시설, 소규모 상점 등 일상생활에서 발생하는 폐기물로서, 사업장에서 발생하는 폐기물을 제외한 모든 폐기물을 말한다.

② 사업장폐기물은 공장, 공사현장, 음식점 등에서 사업활동 중에 발생하는 폐기물을 말하며, 배출 시설을 갖춘 사업장에서 주로 발생한다.

③ 지정폐기물은 유해물질을 포함하거나 환경오염을 일으킬 가능성이 있어 특별한 관리가 필요한 폐기물로, 폐유, 폐산, 폐알칼리, 의료폐기물 등이 이에 해당한다.

이러한 분류는 폐기물의 성질과 발생원에 따라 적절한 처리 방법을 적용하기 위한 기준이 된다.

2) 폐기물 처리 과정

폐기물 처리 과정은 크게 수집, 운반, 보관, 중간처리, 최종처리의 단계로 이루어진다.

① 수집 및 운반은 각 가정이나 사업장에서 발생한 폐기물을 지정된 장소로 이동시키는 과정이다.

② 보관은 폐기물을 일정 기간 안전하게 저장하는 단계로, 주변 환경과 인체에 영향을 주지 않도록 관리해야 한다.

③ 중간처리는 소각, 파쇄, 압축, 탈수 등의 방법을 통해 폐기물의 부피를 줄이거나 성질을 변화시키는 과정을 말한다.

④ 최종처리는 중간처리 후 잔여물을 영구적으로 처분하는 과정으로, 일반적으로 매립이 사용된다.

폐기물 처리 시설은 이러한 과정을 수행하기 위한 장비와 공간으로 구성되며, 중간처리 시설과 최종처리 시설로 구분된다.

3) 폐기물 관리 정책

지속 가능한 환경을 만들기 위해 폐기물 관리 정책이 마련되어 있으며, 가장 대표적인 정책은 3R 정책이다.

- Reduce(감량화)는 폐기물의 발생 자체를 줄이는 것을 말하며, 이를 위해 불필요한 포장을 줄이고 자원을 효율적으로 사용하는 노력이 필요하다.
- Reuse(재이용)는 사용 후에도 다시 사용할 수 있는 자원을 반복 사용하는 방법이다.
- Recycle(재활용)은 사용 후 폐기된 물질을 다시 자원으로 되살리는 과정을 의미한다.

이 외에도 쓰레기 종량제를 통해 배출량에 따라 비용을 부과하거나, 폐기물 부담금 제도를 통해 폐기물 처리에 드는 비용을 제품 생산자나 소비자가 부담하도록 한다. 또한 공병보증금 제도와 생산자책임재활용(EPR) 제도는 폐기물의 회수와 재활용률을 높이기 위한 제도로 운영되고 있다.

4) 소각 처리

소각 처리는 폐기물을 고온에서 연소시켜 부피를 줄이고 잔재물을 최소화하는 방식이다.

소각의 장점은 다음과 같다.

- 폐기물 부피가 크게 줄어들어 매립 공간을 절약할 수 있다.
- 날씨나 계절에 영향을 받지 않고 안정적으로 처리할 수 있다.
- 병원성 미생물을 제거할 수 있어 위생적이다.
- 폐기물 연소 시 발생하는 열을 에너지로 회수할 수 있다.

하지만 단점도 존재한다.

- 소각 시설 건설에 많은 비용과 시간이 소요된다.
- 운영 과정에서 대기오염 물질이 발생할 수 있어 철저한 환경 관리가 필요하다.

따라서 소각 처리는 위생적이고 효율적인 방법이지만, 적절한 설비와 관리가 필수적이다.

5) 의료폐기물

의료폐기물은 병원, 보건소, 동물병원 등에서 진료나 치료 과정 중에 발생하는 폐기물을 말하며, 감염성이나 유해성이 높아 엄격한 관리가 필요하다.

의료폐기물은 격리의료폐기물, 위해의료폐기물, 일반의료폐기물로 나뉜다.

- **격리의료폐기물**은 전염성이 강한 질병이 있는 환자에게서 나온 폐기물이다.
- **위해의료폐기물**은 혈액, 주사기, 수술 도구 등 인체에 해를 줄 수 있는 물질이다.
- **일반의료폐기물**은 감염 위험이 없는 병원성 폐기물로, 일반 쓰레기와 유사한 처리 방식이 적용된다.

의료폐기물은 반드시 전용 용기에 담아 보관하고, 관련 법규에 따라 수거 및 처리해야 한다.

6) 폐기물 품목별 분류

폐기물은 성질에 따라 다음과 같이 세분화할 수 있다.

① 주개: 동물성, 식물성 유기성 쓰레기로 음식물 등이 이에 속하며, 퇴비나 사료로 활용할 수 있다.
② 가연성 진개: 종이, 나무, 고무류처럼 불에 타는 성질을 가진 폐기물로, 주로 소각 처리된다.
③ 불연성 진개: 금속, 도자기, 유리 등 불에 타지 않는 폐기물로, 소각이 불가능하므로 주로 매립한다.
④ 재활용성 진개: 병, 종이, 캔, 플라스틱처럼 재활용이 가능한 물질로, 선별과정을 거쳐 자원으로 다시 사용한다.

이러한 분류는 폐기물의 재활용 가능성과 적절한 처리 방식을 결정하는 데 도움이 된다.

7) 폐기물 관리제도

폐기물 관리의 핵심은 적절한 소각과 매립을 통해 환경오염을 최소화하는 것이다.

- 소각은 부피를 줄이고 병원균을 제거할 수 있으며, 열 에너지를 회수할 수 있는 장점이 있다.
- 매립은 처리 과정이 비교적 간단하고 안정적인 방식이지만, 지하수 오염이나 악취 등의 문제가 발생할 수 있다.

정부와 지자체는 폐기물 발생을 억제하고, 재활용을 촉진하며, 처리 과정의 안전성과 투명성을 확보하기 위해 다양한 제도를 운영하고 있다. 이러한 제도들은 환경 보전과 자원 절약을 실현하기 위한 중요한 수단이다.

Section 9 주택 및 의복위생

1) 주택의 구비 조건

(1) 주택의 대지

- 주택이 위치할 대지는 쾌적하고 안전한 환경을 갖추어야 한다.
- 공해를 유발하는 공장이 근처에 없어야 하며, 주변은 조용하고 교통이 편리해야 한다.
- 지형은 남향, 동남향 또는 동서향으로 10도 이내의 방향이 가장 이상적이다.
  지나치게 높은 고지대나 물이 고이기 쉬운 저지대는 피해야 하며, 언덕의 중턱이 가장 적합하다.
  토양은 물이 잘 빠지고 건조한 성질을 가져야 하며, 유기물로 오염된 매립지가 아닌 곳을 선택해야 한다.
- 지하수위는 지표면으로부터 최소 1.5 m 이상, 평균 3 m 정도가 적당하다.
- 상수도 공급이 원활하고 하수처리가 제대로 이루어지는 지역이어야 한다.

(2) 주택의 구조

주택의 구조는 기후에 적절하게 대응할 수 있어야 하며, 생활에 필요한 편의성과 안전성을 갖추어야 한다.

- 지붕은 햇볕과 추위, 비, 소음에 잘 견딜 수 있도록 설계하며, 천장과 지붕 사이에 충분한 공간을 확보해야 한다.
- 벽은 단열, 방화, 방음이 잘 되어 있어야 하며, 외부의 기후로부터 실내를 보호할 수 있어야한다.
- 천장은 사람이 활동하기에 적절한 높이인 약 2.1 m가 이상적이다.

- 마루는 통기성을 높이기 위해 지면으로부터 약 45 cm 이상 띄워서 시공하는 것이 바람직하다.
- 방의 배치는 햇빛이 잘 드는 남쪽에 거실, 침실, 어린이 방을 두며, 부엌과 화장실은 북쪽에 두는 것이 좋다.

2) 환기

(1) 자연환기

자연환기는 기계장치 없이 공기의 흐름을 이용하여 실내 공기를 바꾸는 방법이다.

- 중력환기는 실내외 온도 차이에 의해 공기의 흐름이 생기는 원리를 이용한 환기 방법이다.
- 풍력환기는 외부의 바람 방향과 압력 차에 따라 실내로 공기가 유입되는 방식이다.
- 자연환기가 잘 이루어지려면 창의 면적은 바닥 면적의 최소 1/20 이상이어야 한다.

(2) 인공환기

인공환기는 기계장치를 이용하여 실내 공기를 강제로 조절하거나 교체하는 방식이다.

공기 조정법은 온도, 습도, 기류 등을 조절하여 쾌적한 환경을 만드는 방법이다.

- 배기식 환기법은 선풍기나 환풍기를 이용하여 실내의 오염된 공기를 외부로 배출하는 방식이다.
- 송기식 환기법은 외부의 신선한 공기를 실내로 유입시키는 방식이다.
- 평형식 환기법은 배기와 송기를 동시에 사용하여 실내외 공기의 균형을 맞추는 방법이다.

3) 채광 및 조명

(1) 자연조명

자연조명은 햇빛을 이용하여 실내를 밝히는 방법이다.

창의 방향은 햇빛이 가장 오래 드는 남향이 이상적이며, 하루 일조 시간이 6시간 이상 확보되어야 한다.

- 창의 면적은 방 바닥 면적의 14~20% 정도가 적당하다.
- 거실의 깊이는 창문 상단의 높이의 1.5배를 넘지 않는 것이 바람직하다.
- 빛이 너무 강할 경우에는 커튼이나 블라인드를 이용하여 적절히 조절한다.

(2) 인공조명

인공조명은 전기나 기타 광원을 사용하여 어두운 실내를 밝히는 방법이다.

- 낮에는 200~1,000럭스, 밤에는 20~200럭스의 조도가 적당하며, 간접 조명을 사용하는 것이 눈의 피로를 줄일 수 있어 이상적이다.
- 조명의 방식에는 직접 조명, 간접 조명, 반간접 조명이 있다.

조명이 불량하면 근시가 유발되거나 눈의 피로로 인해 작업 능률이 저하될 수 있다.

4) 실내 온도 조절

(1) 적정 실내 온·습도

쾌적한 실내 환경을 위해서는 적절한 온도와 습도를 유지해야 한다.

- 성인의 적정 실내 온도는 18~22℃이며, 노인이나 어린이의 경우에는 20~22℃가 적당하다.
- 습도는 40~70% 정도가 쾌적하며 건강에 좋다.

(2) 난방

난방은 주거공간의 온도를 따뜻하게 유지하기 위한 방법이다.

- 국소난방은 연통이 있는 난로나 전열기 등의 기구를 사용하여 부분적으로 따뜻하게 하는 방법이다.
- 중앙난방은 건물 전체를 따뜻하게 하며, 공기난방, 온수난방, 증기난방 등이 있다.
- 지역난방은 대규모 건물이나 지역에서 공통으로 사용하는 난방 방식이다.

(3) 냉방

냉방은 더운 날씨에 실내 온도를 낮추기 위한 방법이다.

- 실내외의 온도차는 5~7℃ 정도가 적당하며, 지나친 차이는 건강에 좋지 않다.
- 국소 냉방은 선풍기나 에어컨과 같은 기구를 사용하는 방식이다.
- 중앙 냉방은 'Carrier System'과 같은 공기 반송 방식을 통해 건물 전체에 냉기를 공급하는 방식이다.

5) 의복위생

(1) 의복의 목적

의복은 체온을 조절하고 신체를 외부 자극으로부터 보호하기 위한 수단이다.
또한 사회생활을 원활하게 하고, 외모를 아름답게 꾸미는 미용적인 목적도 있다.

핵심

*** 열전도율은 함기성과 반비례 관계**

① 함기성: 모피 > 모직 > 면직 > 마직

② 열전도율: 마직 > 면직 > 모직 > 모피

- 털옷과 모피가 따뜻한 이유: 함기성이 크고 열전도율이 낮기 때문

(2) 의복기후

의복은 사람의 체온을 적절히 유지시켜 주는 역할을 하며, 이를 '의복기후'라고 한다.

- 외기온도 10~26℃에서 의복을 통해 체온 조절이 가능하다.
- 쾌적한 의복기후는 온도 32℃, 습도 50%, 기류 0.1 m/sec 이하인 상태를 말한다.

핵심

* **의복기후**

- 의복으로 체온조절이 가능한 외기의 온도범위: 10~26℃(18±8℃)
- 10℃ 이하: 난방
- 26℃ 이상: 냉방

(3) 의복의 재료 및 위생적 성상

의복에 사용되는 재료는 위생적이어야 하며, 그 성능 또한 중요하다.

- 마직과 면직물은 열전도율이 높아 체온을 효과적으로 조절한다.
- 통기성이 뛰어난 재료를 사용하면 땀 배출과 체온 조절이 원활하다.
- 의복의 보온성은 CLO 단위로 측정하며, 4~4.5 CLO가 가장 효율적인 보온 효과를 낼 수 있다.

핵심

* **방한력:** 의복의 단열 수준 차단력을 의미

* **방한력 단위: CLO**

- **보통작업복: 1 CLO**
- **방한 장갑: 2.0 CLO**
- 방한화: 2.5 CLO
- **4 CLO:** 방한력이 가장 좋은것
- 가장 쾌적한 의복기후: **32 ± 1℃**
- 30℃ 이하는 추운 느낌, 34℃ 이상은 더운 느낌

* **기준:** 기온 **21℃(70 ℉),** 기습 50% 이하, 기류 10 cm/sec에서 신진대사율 50 Kcal m^3/hr로 피부 온도가 33.3℃(92℉) 유지될 때를 **1 CLO**라고 함

Section 10 위생해충의 관리

1) 위생해충

(1) 위해해충

위해해충은 인체나 동물에 직접적 또는 간접적으로 해를 입히거나 혐오감을 유발하여 공중보건에 악영향을 미치는 생물이다. 이들은 주로 질병을 매개하거나 일상생활의 위생 상태를 악화시키는 원인이 된다.

(2) 피해

위해해충이 주는 피해는 직접 피해와 간접 피해로 나눌 수 있다.

- 직접 피해는 피부에 상처를 내거나, 기생하는 것, 독성 물질을 주입하는 행위 등으로 나타난다.
- 간접 피해는 질병을 전파하거나 수면을 방해하고, 알레르기를 유발하며, 정신적 불안감이나 경제적 손실을 초래하는 경우를 포함한다.

(3) 매개 질병

위생해충은 다양한 전염병을 매개하는 역할을 하며, 각 해충에 따라 전파하는 질병이 다르다.

- 파리: 장티푸스, 파라티푸스, 이질, 콜레라, 결핵 등을 전파한다.
- 모기: 일본뇌염, 황열, 뎅기열, 말라리아 등을 유발한다.
- 이: 발진티푸스, 재귀열, 참호열 등의 질병을 옮긴다.
- 진드기: 쯔쯔가무시증, 재귀열, 야토병 등을 전파한다.
- 벼룩: 페스트와 발진열을 퍼뜨린다.
- 바퀴: 장티푸스, 살모넬라 등 소화기계 감염병의 매개체이다.
- 쥐: 페스트, 렙토스피라, 유행성출혈열 등 다양한 병원체를 전파한다.

(4) 대처 방안

위생해충의 효과적인 관리를 위해서는 다음과 같은 원칙과 구체적인 구제 방법을 병행해야 한다.

① 일반 원칙

- 위해해충의 발생원과 서식처를 조기에 발견하고 제거한다.
- 해충의 생태적 특성을 고려하여 적절한 방제 방법을 선택한다.
- 전파가 확산되기 전에 신속히 구제 작업을 실시한다.

② 구체적 구제법

- **환경적 방법**: 서식처 제거, 쓰레기 처리, 물 웅덩이 제거 등 청결한 환경을 유지한다.
- **화학적 방법**: 살충제나 살서제를 사용하여 해충을 박멸한다.
- **물리적 방법**: 트랩, 끈끈이 테이프, 포획기 등을 활용한다.
- **생물학적 방법**: 천적을 이용하거나 불임충 방사법을 사용하여 개체 수를 조절한다.

2) 위생해충의 생태

(1) 파리

① **생활사**: 파리는 알 → 유충 → 번데기 → 성충의 과정을 거치는 완전변태 곤충이다.

② **피해**: 파리는 병원성 미생물을 몸에 부착하여 음식물이나 인체에 전파하는 기계적 매개체 역할을 한다.

③ **구제 방법**

- 환경적 방법으로 쓰레기 및 배설물의 적절한 처리가 필요하다.
- 유충 단계에서는 초기부터 살충제를 사용하여 번식을 억제한다.
- 성충은 파리통, 파리채, 살충제 등으로 구제한다.
- 기생벌과 같은 천적을 활용하여 생물학적 방제를 실시한다.

(2) 모기

① **생활사**: 모기는 완전변태를 하며, 알 → 유충 → 번데기 → 성충의 순서로 성장한다.

② **피해**: 모기는 말라리아, 일본뇌염, 뎅기열 등 다양한 전염병을 전파한다.

③ **구제 방법**

- 정체된 물을 제거하고 하수구를 정비하여 서식지를 없애는 것이 효과적이다.
- 유충 단계에서는 석유나 살충제를 수면에 살포하여 번식을 차단한다.
- 성충은 피레트로이드 계열의 살충제를 이용하여 제거한다.
- 모기향, 전자 모기 퇴치기 등을 보조 수단으로 활용한다.

(3) 바퀴

① **특성**: 한국에서 많이 서식하는 독일바퀴, 일본바퀴, 이질바퀴, 먹바퀴 등이 있다.

② **생활사**: 바퀴는 알 → 유충 → 성충의 불완전변태를 한다.

③ **피해**: 병원균을 몸에 지닌 채 이동하여 소화기계 감염병을 퍼뜨리는 기계적 매개 역할을 한다.

④ **구제 방법**

- 유인제나 붕산 등을 사용한 독제를 설치한다.
- 서식지 주변에는 열탕수를 분무하거나 틈새를 봉합하여 접근을 차단한다.

- 필요한 경우 살충제를 분무하여 박멸한다.

(4) 쥐

① **특성**: 시궁쥐, 지붕쥐, 생쥐 등이 대표적이며, 주로 인가 주변에 서식한다.

② **전파 질병**: 페스트, 렙토스피라(와일씨병), 서교열 등 다양한 감염병을 전파한다.

③ **구제 방법**

- 쓰레기 정리 및 주거환경 개선을 통해 서식처를 제거한다.
- 쥐덫이나 끈끈이 등의 포서기를 활용한다.
- 비소화합물, 황인 8% 등 살서제를 사용한다.
- 고양이 등의 천적을 활용하거나 불임약제를 도입하여 개체 수를 조절한다.

3) 농약

(1) 유기염소제

- **예시**: DDT, Lindane, Dieldrin 등이 있으며, 잔류성이 높아 환경에 오래 남는 특징이 있다.
- **중독 증상**: 중추신경계를 흥분시키며, 떨림이나 경련 등을 유발한다.
- **치료**: 특별한 해독제가 없어 대증요법을 시행한다.

(2) 유기인제

- **예시**: Parathion, Malathion 등이 있으며, 체내에서 쉽게 분해되며 살충 효과가 빠르다.
- **중독 증상**: 위화감, 구토, 의식 혼탁, 호흡 마비 등이 나타난다.
- **치료**: Atropine Sulfate를 투여하여 증상을 완화한다.

(3) 카바메이트계

- **예시**: Aldicarb, Carbofuran 등으로 급성 중독을 일으키며 발암성과 돌연변이 유발 가능성이있다.
- **치료**: Atropine을 투여하여 중독 증상을 치료한다.

표 II-5. 농약 분류 및 비교

분류 (대표 농약)	특징	중독 증상	진단 및 치료제
유기염소제 (DDT)	• 잔류 효과가 큼 • 자연계를 통한 경구 투입	불안감, 진전, 경련, 중독성 간장애	보존적 치료 (해독제 없음)
유기인제 (파라티온)	콜린에스테라제(Cholinesterase)의 비가역적 차단 → 콜린에스테라제 활성 저해 → 중추신경, 자율신경 과잉 자극	• 동공 축소(축동) • 오심, 구토, 복통, 설사 • 기관지 분비물 증가	Atropine
카바메이트계	콜리에스테라제의 가역적 차단	• 유기인제와 유사(독성은 적다) • 만성 중독 시 기형 유발, 발암성	–

Section 11 소독

1) 소독의 이해

① 소독(Disinfection)은 병원성 미생물의 생활력을 파괴하여 감염을 일으키는 능력과 증식력을 없애는 과정을 말한다. 소독은 미생물을 완전히 없애는 것이 아니라, 병을 유발할 수 있는 병원성 미생물의 수를 줄여 감염 위험을 낮추는 데 목적이 있다.

② 멸균(Sterilization)은 소독보다 더 강력한 과정으로, 모든 종류의 미생물과 그 포자까지 완전히 제거하는 것을 의미한다. 따라서 소독은 멸균을 포함하지 않으며, 둘은 구분하여 사용해야 한다.

③ 살균은 일정 시간 안에 미생물을 죽이는 방법으로, 소독과 멸균 사이의 개념으로 이해할 수 있다.

④ 방부(Antiseptic)는 병원성 미생물의 활동을 억제하거나 제거하는 것을 의미하며, 인체에 사용할 수 있는 것이 특징이다. 소독제가 방부제로 사용될 수는 있지만, 방부제가 항상 소독제로서의 역할을 하는 것은 아니다.

2) 소독 방법을 결정할 때 고려할 사항

소독 방법을 결정할 때에는 먼저 감염병이 전파되는 방식을 확인해야 한다. 감염병은 직접 전파되거나 간접 전파될 수 있으므로 전염 경로를 파악하는 것이 중요하다.

또한 전염병의 종류에 따라 적절한 소독 방법이 달라질 수 있다. 예를 들어, 소화기계 감염병, 호흡기계 감염병, 곤충 매개 감염병 등은 각각의 특성에 따라 다르게 접근해야 한다.

병원체의 종류 역시 고려해야 할 요소이다. 세균, 바이러스, 포자형성균 등은 각각의 구조와 저항성에 차이가 있으므로 이에 맞는 소독 방법을 선택해야 한다.

소독할 대상물의 특성도 중요하다. 대상물의 재질, 용도, 내열성, 내습성 등을 종합적으로 고려하여 적절한 소독 방법을 선택해야 한다.

3) 소독에 영향을 주는 요소

소독의 효과는 여러 요소에 의해 영향을 받는다. 우선, 오염된 균의 종류와 수에 따라 소독 효과가 달라진다. 또한 사용하는 화학 소독제의 농도와 노출 시간, 처리 시의 온도도 소독 결과에 중요한 영향을 준다.

유기물질의 존재 여부도 소독 효과에 영향을 미친다. 예를 들어, 혈액이나 대변 같은 유기물이 소독약과 반응하여 소독력을 약화시킬 수 있다.

따라서 소독 대상의 상태를 먼저 확인하고, 그에 따라 적절한 소독 방법과 조건을 설정해야 한다.

4) 소독 방법

① 물리적 소독살균법은 열, 자외선, 초음파 등 물리적인 힘을 이용하여 미생물을 제거하는 방법이다.

- 가열살균법은 고온을 이용하여 미생물을 제거하는 방법으로, 화염살균법, 고압증기멸균법(15Lbs, 121℃), 건열살균법(165℃~170℃), 간헐멸균법 등이 있다.
- 무가열처리법은 자외선, 초음파, 방사선 등을 이용하여 소독하는 방법이다.

그 외에도 냉동법, 세균여과법, 무균조작법 등이 이학적 소독법에 포함된다.

② 화학적 소독법은 다양한 화학 약제를 사용하여 미생물을 제거하는 방법이다. 대상물에 따라 적절한 소독약을 선택하고, 그 농도와 접촉 시간을 정확히 맞추는 것이 중요하다.

5) 소독약의 작용 원리와 특성

소독약은 다양한 작용 원리를 통해 병원성 미생물을 제거한다.

- 산화 작용을 하는 약제에는 염소, 과산화수소 등이 있으며, 세포 내 산화 손상을 유도하여 살균한다.
- 균의 단백질을 응고시키는 약제로는 석탄산, 크레졸, 알코올 등이 있다.
- 균체 효소를 불활성화시키는 소독약으로는 알코올, 중금속염 등이 있다.
- 가수분해 작용은 강산이나 강알칼리 같은 물질이 물과 반응하면서 미생물을 파괴한다.
- 탈수 작용은 알코올이나 포르말린이 미생물 세포 내 수분을 제거하여 세포 활동을 저해하는방식이다.
- 중금속염 형성 작용을 통해 살균하는 약제로는 승홍, 질산은 등이 있다.

6) 소독약의 구비 조건

효과적인 소독약은 다음과 같은 조건을 갖추어야 한다.

첫째, 살균력이 강하고 넓은 범위의 병원균에 효과가 있어야 한다.

둘째, 소독 대상물에 대해 부식성이나 표백성이 없어야 하며, 용해성과 안정성이 높아야 한다.
셋째, 가격이 적절하고 경제적이어야 하며, 생체에 무독하여 인체에 사용해도 안전해야 한다.
넷째, 사용 방법이 간편하고 침투력이 강하며, 소독 효과가 일정 시간 지속되는 잔류 효과가 있어야 한다.

7) 소독약의 종류

	소독제	일반 사용농도	특징
1	석탄산(Phenol)	1~5% 수용액	강력한 살균력, 단백질 변성 및 원형질 독작용, 인체 적용 불가, 환경 오염 유발
2	크레졸(Cresol)	1~3% 수용액 또는 비눗물	기구, 변기, 오물 등 소독에 사용
3	과산화수소 (Hydrogen Peroxide)	3% 수용액(상처 소독), 6~30% 수용액(기구 소독)	살균 · 소독 · 표백 작용. 상처 소독이나 구강 소독에 사용되며, 발포작용이 있음.
4	승홍 (Mercuric Chloride)	0.1~0.2% 수용액(과거 사용)	독성이 매우 강하므로 인체 적용 절대 금지, 환경 오염 유발
5	알코올(Alcohol)	70~95% 에탄올 수용액, 70% 아이소프로판올 수용액	손 소독, 피부 소독 등에 사용. 빠른 휘발성으로 기구 소독에도 적합.
6	포르말린(Formalin)	0.5~5% 수용액(소독), 10% 중성 포르말린(조직 고정)	독성 및 자극성 강함, 발암 가능성, 인체 적용 제한적, 환기 필수
7	머큐로크롬(Mercurochrome)	2% 수용액(과거 사용)	살균 효과 약함, 수은 중독 위험성, 현재 사용 권장되지 않음
8	역성비누(Quaternary Ammonium Compound)	0.01~0.1% 수용액	피부와 점막에 안전하며 손 씻기, 기구 소독 등에 사용.
9	붕산(Boric Acid)	2~4% 수용액(세척, 안과 소독), 붕산 연고	약한 살균력과 소염 효과. 눈 세척, 피부염 치료 등에 사용.

* 석탄산계수(Phenol coefficient): 소독약의 효과를 비교하는 표준 방법
* 석탄산계수 = 소독약의 희석 배수 ÷ 석탄산의 희석 배수
* 석탄산계수의 의미

- 석탄산계수가 1보다 크면 해당 소독제가 석탄산보다 강한 살균력을 갖는다는 의미.
- 석탄산계수가 1보다 작으면 해당 소독제가 석탄산보다 약한 살균력을 갖는다는 의미.

예시

- 석탄산계수가 2라는 것은 해당 소독약이 석탄산보다 2배 더 강한 살균력을 가진다는 것
- 석탄산계수는 주로 티푸스균과 같은 특정 세균을 대상으로 실험하여 결정
- 석탄산계수가 높을수록 해당 소독약의 살균력이 강하다는 것.

8) 소독 대상물에 따른 소독 방법

- 배설물과 토사물은 유기물이 풍부하여 감염 가능성이 높으므로, 석탄산수, 크레졸수, 생석회 등을 사용하여 철저히 소독한다.
- 의복과 침구류는 햇빛을 이용한 일광소독, 고온의 증기소독, 또는 크레졸수를 이용하여 소독한다.
- 고무, 피혁, 모피 제품은 열에 약하므로 석탄산수나 크레졸수를 이용한 화학적 소독이 적절하다.
- 병실과 환자 접촉자의 손이나 피부에는 석탄산수, 크레졸수, 알코올 등을 사용하여 개인위생을 유지해야 한다.

이와 같은 소독에 대한 이해와 실천은 감염병의 예방과 확산을 막는 데 매우 중요하다. 각 상황에 맞는 소독 방법을 정확히 알고 적용하는 것이 보건 위생의 기본이라 할 수 있다.

chapter 2 환경보전

Section 1 환경오염

1) 환경오염의 개념과 특성

환경오염이란 인간의 다양한 활동으로 인해 대기, 수질, 토양, 생태계 등 자연환경이 오염되어 사람의 건강과 생명, 재산, 경제 활동 및 생물의 생존에 악영향을 미치는 상태를 말한다. 환경오염은 일시적인 문제가 아니라 지속적으로 누적되는 특성이 있으며, 산업의 발달과 함께 그 피해는 점차 다양화, 광역화, 월경화(국경을 넘어 발생하는 문제)되고 있다.

환경오염의 유형에는 대기오염, 수질오염, 토양오염, 산업 폐기물로 인한 오염, 소음 및 진동, 일조권 침해, 부동산오염 등이 포함된다. 이러한 오염은 단일 요인이 아니라 복합적인 원인에 의해 발생하는 경우가 많으며, 예방과 대응이 매우 중요하다.

2) 환경오염의 발생 요인

환경오염은 다양한 사회적, 경제적, 산업적 요인에 의해 발생한다. 생산 구조가 고도화되면서 공장, 발전소, 자동차 등에서 배출되는 오염 물질이 증가하고, 대량 소비와 자원 낭비는 자연의 자정 능력을 초과하는 환경 부담을 초래한다.

또한 무분별한 도시 개발, 산림 벌채, 토지 개간 등은 생태계를 훼손하며, 환경 보전에 대한 인식 부족은 개인과 사회의 실천을 저해한다. 특정 지역에 산업 시설이 집중되면서 지역 환경의 불균형과 심각한 오염이 발생하는 경우도 있다.

3) 역사 속 환경오염 사례

환경오염은 이미 수십 년 전부터 전 세계적으로 심각한 피해를 일으켜 왔다. 다음은 대표적인 환경오염 사건들이다.

① 뮤즈 계곡 사건(1930년, 벨기에)
석탄 산업 지역에서 아황산가스가 심각하게 누출되어 60여 명이 사망한 사건이다.

② 도노라 사건(1948년, 미국)
기온 역전 현상으로 오염 물질이 대기에 머물러 20명이 사망하고 수천 명이 호흡기 질환을 겪었다.

③ 이타이이타이병(1940년대, 일본)
광산에서 배출된 카드뮴이 강을 오염시켜 지역 주민들에게 신장 기능 저하와 골절을 유발하였다.

④ 로스앤젤레스 스모그(1940년대, 미국)
자동차 배기가스로 인해 대기 중 오존 농도가 증가하면서 만성 호흡기 질환이 확산되었다.

⑤ 런던 스모그(1952년, 영국)
석탄 연료 난방으로 배출된 스모그가 도시를 뒤덮어 약 4,000명 이상의 사망자를 낳았다.

⑥ 미나마타병(1950년대, 일본)
질소비료 공장에서 배출된 수은이 해산물에 축적되어 주민들에게 신경 장애와 태아 기형을 유발하였다.

⑦ 러브커낼 사건(1970년대, 미국)
유해 화학물질이 매립된 부지에 주택이 건설되어 주민 건강에 심각한 영향을 주었다.

⑧ 세베소 사건(1976년, 이탈리아)
다이옥신 계열의 유독성 화학물질이 공장에서 누출되어 지역사회에 심각한 피해를 입혔다.

⑨ 보팔 사건(1984년, 인도)
살충제 공장에서 독성 가스가 유출되어 수천 명이 사망하고 수십만 명이 후유증을 겪은 대형 참사이다.

이러한 사례들은 환경오염이 단순한 지역 문제가 아닌, 인류 전체의 건강과 생존을 위협하는 중대한 문제임을 보여준다.

4) 가습기 살균제 폐 손상 사건

2011년 대한민국 서울에서는 가습기 살균제 사용으로 인해 중증 폐질환과 사망 사례가 다수 발생하였다. 이 사건은 생활용품 속 화학물질이 인체에 어떤 피해를 줄 수 있는지를 보여주는 대표적인 국내 환경보건 재난 사례이다.

역학 조사 결과, 가습기 살균제의 주요 성분이 폐 손상을 유발하는 독성 물질로 확인되었으며, 피해자 다수는 어린이나 임산부 등 취약 계층이었다. 이 사건을 계기로 생활화학제품에 대한 안전관리 기준 강화와 사전 예방적 제도 마련의 필요성이 강조되었다.

5) 환경보전을 위한 국제 협력

환경 문제는 국경을 초월하여 영향을 주기 때문에, 국제적인 협력이 필수적이다. 세계 각국은 다양한 협약과 회의를 통해 환경오염을 예방하고 지구를 보호하기 위한 노력을 계속하고 있다.

① 람사협약(1971년)

습지 보호와 생물 다양성 유지를 위한 협약으로, 철새 보호를 위한 국제적 네트워크를 형성한다.

② 스톡홀름 회의(1972년)

'인간환경선언'을 통해 인류 공동의 환경 보전 책임을 강조하고, 유엔환경계획(UNEP)을 창설하였다.

③ 런던 협약(1972년)

바다에 폐기물을 투기하는 행위를 규제하기 위한 해양 오염 방지 협약이다.

④ 비엔나 협약(1985년)

오존층 보호를 위한 국제적 노력을 약속한 협약이다.

⑤ 몬트리올 의정서(1987년)

프레온가스(CFCs) 등 오존층 파괴물질의 생산과 사용을 규제하기 위한 의정서이다.

⑥ 리우 회의(1992년)

지속 가능한 개발 개념을 국제적으로 공유하고, 기후변화와 생물다양성 보존을 위한 협약을 체결하였다.

⑦ 교토 의정서(1997년)

온실가스 배출량을 줄이기 위한 선진국 중심의 국제 협약이다.

교토의정서는 2012년 만료됨

⑧ 파리기후변화협약(2015년)

교토의정서를 대체할 새로운 기후변화 협정으로 파리협정은 종료시점이 없음

모든 국가가 온실가스 감축을 목표로 자발적으로 설정하고 실천하도록 합의한 협약이다.

21세기 후반에는 온실가스 순배출량을 '0'으로 만드는것(Net−zero)을 목표로 함

이러한 협력은 지구 환경을 보전하고 인류의 지속 가능한 미래를 설계하는 데 중요한 기초가 된다.

6) 기후변화 대응 및 국제 협정

기후변화는 현재 인류가 직면한 가장 심각한 환경 문제 중 하나이다. 지구의 평균 기온 상승은 해수면 상승, 이상기후, 생물 다양성 감소 등의 문제를 유발한다. 이에 따라 국제 사회는 기후변화 대응을 위한 다양한 협정을 체결하고 있다.

- 기후변화협약(UNFCCC)은 지구온난화를 억제하기 위한 국제 협약으로, 모든 당사국이 온실가스 배출량을 줄이기 위한 노력을 약속한다.

- NDC(국가결정기여)는 각국이 자발적으로 설정한 온실가스 감축 목표로, 파리 협정에 따라 모든 국가는 NDC를 제출하고 정기적으로 갱신해야 한다.
- 파리 협정은 모든 국가가 기후변화 대응에 동참하도록 유도하고 있으며, 선진국과 개발도상국모두에게 온실가스 감축과 기후 적응의 책임을 부여한다.

이처럼 국제 사회는 환경보전과 기후 위기 극복을 위해 협력하고 있으며, 개인과 국가 모두의 적극적인 실천이 요구된다.

> 핵심
>
> *** 현대 환경오염의 특성:** ① 다양화 ② 누적화 ③ 다발화 ④ 광역화

Section 2 내분비계 교란물질

1) 내분비계 교란물질

(1) 내분비계

내분비계는 생체의 항상성을 유지하고 생식, 발생, 행동 등 다양한 생명활동을 조절하는 호르몬을 생성하고 방출하는 신체 기관을 말한다.

이 계통은 영양과 대사의 조절, 성장과 발육, 생식, 에너지의 생산과 이용, 저장 등의 기능을 담당한다.

호르몬은 극미량으로도 생체 내에서 강력한 생리적 반응을 일으키며, 특정 기관이나 조직에 신호를 전달하는 화학물질이다.

(2) 내분비계 교란물질

내분비계 교란물질이란 환경 중에 존재하는 인공 또는 자연 유래 화학물질이 생물체에 들어가 정상적인 호르몬 작용을 방해하고 생리적 이상을 유발하는 물질을 의미한다.

- 미국 환경청(US EPA)은 이 물질을 호르몬의 생산, 분비, 이동, 대사, 결합, 배설 과정에 간섭하는 외인성 물질로 정의한다.
- 경제협력개발기구(OECD)에서는 내분비계 작용을 변화시키는 외부의 화학물질로 정의한다.
- 이들 물질은 분해되지 않고 안정적이며, 자연환경에 오랫동안 잔존하는 특징을 가진다.
- 일부 물질은 수년간 생물체와 환경 속에 남아 있으며, 지방조직에 축적되는 성질을 가진다.
- 또한 이들은 체내 호르몬 수용체와 결합하여 정상적인 호르몬의 작용을 방해하거나 왜곡시킨다.

2) 내분비계 교란물질의 종류

(1) 주요 물질

① 비스페놀 A (Bisphenol A, BPA)

플라스틱 용기, 음료 캔의 내부 코팅, 병 마개, 수도관 코팅제, 치과용 수지 등 다양한 제품에 사용된다. 내분비계에 영향을 줄 수 있으며, 특히 어린이와 임산부에게 노출이 우려된다.

② 프탈레이트류(Phthalates)

플라스틱을 부드럽게 만드는 가소제로 사용되며, 접착제, 장난감, 의약품, 페인트 등에 포함된다. 생식 기능 저하, 호르몬 교란 등의 위험성이 보고되고 있다.

③ 알킬페놀(Alkylphenols)

합성세제, 산업용 세정제, 플라스틱 가공 등에 사용되며, 수생 생물의 생식기능에 영향을 미치는 것으로 알려져 있다. 생태계에 미치는 영향이 크다.

④ 스티렌 다이머·트리머(Styrene Dimer/Trimer)

컵라면 용기와 같은 발포 폴리스티렌 용기에서 검출될 수 있다. 체내 축적 시 건강에 부정적인 영향을 줄 수 있다.

⑤ 파라벤(Paraben)

화장품과 식품의 보존제 및 항균제 등으로 사용된다. 호르몬 유사 작용이 있어 유방암 등의 질환과 관련이 있을 수 있다.

⑥ 고불화 화합물(Perfluorinated Compounds, PFCs)

코팅 프라이팬, 방수 의류, 종이 포장지 등에 사용되며, 환경 중에서 잘 분해되지 않아 생물체 내에 축적될 수 있다. 일부는 발암성 가능 물질로 분류된다.

⑦ DDT 및 PCB (Polychlorinated Biphenyls)

과거에 살충제(DDT)나 절연유(PCB)로 사용되었으나, 인체와 환경에 미치는 해로 인해 현재는 대부분 국가에서 사용이 금지되었다. 생물농축 현상으로 인해 생태계에 오랜 영향을 미친다.

⑧ **다이옥신류(Dioxins)**

쓰레기 소각 과정이나 산업 공정에서 발생하는 독성이 매우 강한 물질이다. 극미량으로도 암 발생, 면역 저하, 생식기능 이상 등을 일으킬 수 있다.

⑨ 수은(Mercury)

폐건전지, 산업 폐기물, 수은온도계 등에서 발생하며, 신경계 손상을 초래할 수 있다. 특히 태아와 어린이에게 심각한 영향을 미칠 수 있다.

(2) 세계자연기금(World Wide Fund for Nature, WWF)의 분류

세계자연기금은 내분비계 교란물질을 유기 염소계 화합물, 농약류, 프탈레이트, 중금속(수은 등) 등을 포함한 총 67종으로 분류한다.

표 II-6. WWF 분류 내분비계 교란물질 67종 목록

구분	물질명
유기 염소계 화합물	Aldrin, Dieldrin, Endrin, Heptachlor, Hexachlorobenzene (HCB), Mirex, Chlordane, DDT, DDE, DDD, Lindane, Toxaphene, PCBs (Polychlorinated Biphenyls), Dioxins
농약류	Atrazine, Alachlor, Methoxychlor, Malathion, Parathion, Chlorpyrifos, Endosulfan, Fenitrothion, Diazinon, Dicofol, Trifluralin, Vinclozolin, Maneb, Mancozeb
프탈레이트류	DEHP (Di(2-ethylhexyl) phthalate), DBP (Dibutyl phthalate), BBP (Benzyl butyl phthalate), DMP (Dimethyl phthalate), DIDP, DINP, DEP (Diethyl phthalate)
비스페놀 및 유사물질	Bisphenol A (BPA), Bisphenol S (BPS), Nonylphenol, Octylphenol, 4-tert-octylphenol, Alkylphenols
중금속류	Mercury (Hg), Lead (Pb), Cadmium (Cd), Arsenic (As), Tin (Tributyltin, TBT)
산업용 화학물질	Styrene, Toluene, Benzene, Xylene, Perfluorooctanoic acid (PFOA), Perfluorooctanesulfonic acid (PFOS), Triclosan, Phenol, Formaldehyde, Polybrominated diphenyl ethers (PBDEs)
의약품 및 기타	Diethylstilbestrol (DES), Ethinylestradiol, Ibuprofen, Naproxen, Carbamazepine, Ketoconazole, Clofibrate, Tamoxifen, Fluoxetine

* 이들 물질은 대부분 인공 화학물로 생체 내에서 지속적으로 영향을 미친다.

3) 작용 기전

① 호르몬 유사 작용

교란물질이 체내에 들어와 호르몬처럼 작용하지만, 전달되는 신호가 정상보다 강하거나 약하여 생리적 혼란을 일으킨다.

② 호르몬 봉쇄 작용

정상 호르몬이 수용체에 결합하는 것을 방해하여 호르몬의 작용을 차단한다.

③ 호르몬 촉발 작용

비정상적인 호르몬 반응을 촉진하여 암 발생, 대사 이상 등 건강에 악영향을 미친다.

4) 생태계 및 인체에 미치는 영향

내분비계 교란물질은 생물체의 호르몬 균형을 무너뜨리고, 다양한 생리적 장애를 초래한다.
호르몬 분비의 불균형을 초래한다.

- 생식 기능 저하 및 생식기관의 기형을 유발한다.
- 성장 장애 및 발달 지연을 일으킨다.
- 유방암, 고환암 등 각종 암을 유발할 수 있으며, 면역 기능을 저해한다.
- 생물의 개체 수 감소 및 생태계 불균형을 유발한다.

5) 잔류성 유기오염물질(POPs, Persistent Organic Pollutants)

잔류성 유기오염물질이란 자연환경에서 잘 분해되지 않고 생물체 내에 축적되는 유기 화합물을 의미한다.
이들은 대기, 물, 토양을 통해 이동하며 광범위하게 확산된다.
대표적인 물질로는 DDT, 알드린, PCB, 다이옥신 등이 있으며, 대부분 산업적 또는 농업적 용도로 사용되었다.
이 물질들은 인체의 면역 체계를 교란하고 중추신경계 손상, 생식 장애 등을 유발할 수 있다.
따라서 국제 사회는 이들 물질의 생산과 사용을 규제하고 있다.

6) 생물농축(Biomagnification)

① 정의

생물농축이란 환경에 존재하는 유해물질이 먹이사슬을 통해 상위 생물체로 갈수록 더욱 농축되는 현상을 말한다.
농축비란 생물체 내 농도와 환경 중 농도의 비율을 의미하며, 이를 통해 농축의 정도를 파악한다.
DDT, PCB, 수은, 카드뮴, 납 등은 생물농축이 잘 일어나는 대표적인 물질이다.
반면, 영양염류나 나트륨(Na)과 같이 체내에서 쉽게 대사되거나 배설되는 물질은 생물농축이 일어나지 않는다.

② 특징

물질이 생체 내에서 분해되거나 쉽게 배설되는 경우에는 농축이 일어나지 않는다.
먹이사슬에서 상위 단계로 갈수록 오염물질의 농도가 높아지는 특징을 가진다.
수생 생물에서는 중금속의 농도가 주변 수질보다 수십에서 수백 배 높게 나타날 수 있다.

Section 3 대기오염 의의

1) 대기오염의 정의와 이해

① 대기오염의 정의

대기오염이란 대기 중에 인위적으로 배출된 오염물질이 자연 정화 능력을 초과하여, 사람을 비롯한 생물의 건강을 해치고 생활 환경에 부정적인 영향을 주는 상태를 말한다. 세계보건기구(WHO)는 대기오염을 "불쾌감이나 공중보건상 위해를 초래하는 상태"라고 정의한다.

② 대기오염물질의 특징

- 대기오염물질은 대기 중의 외부 공기에 해당하는 물질이어야 한다.
- 자연적인 발생원이 아닌 인위적인 원인에 의해 생성된 물질이어야 한다.
- 사람, 동물, 식물, 재산 등에 해를 미치는 영향을 가져야 한다.
- 사람의 감각으로 감지할 수 있는 물질이어야 한다.

이러한 특징을 갖춘 물질들이 대기 중에 일정 농도 이상 존재하게 되면 대기오염이 발생한다고 본다.

2) 대기환경보전법

(1) 목적

대기환경보전법은 국민의 건강을 보호하고, 쾌적한 환경을 유지하기 위해 대기오염을 체계적으로 관리하고 보전하는 것을 목적으로 한다.

(2) 주요 용어 정의

① 가스

연소, 합성, 분해 등의 과정에서 발생하는 기체 상태의 물질을 말한다.

② 입자상 물질

기계적 처리나 연소 등에서 생기는 고체 또는 액체 형태의 미세 입자를 말한다.

③ 기타 대기오염물질

매연, 먼지, 검댕, 휘발성 유기화합물(VOCs) 등도 대기환경보전법상 중요한 오염물질로 정의된다.

3) 대기오염 물질

① 입자상 물질(PM)

입자상 물질은 고체나 액체 상태의 미세한 입자로, 대기 중에 떠다니며 다음과 같은 유형이 있다.

- 분진: 입자의 크기가 크거나 미세하여 쉽게 공기 중에 떠다닌다.
- 매연 및 검댕: 연료가 불완전 연소할 때 남는 고체 물질이다.
- 연무: 액체가 응축되어 형성된 입자상 물질이다.
- 흄: 고온의 화학 반응 후 증발된 물질이 냉각되며 응축된 형태이다.

② 가스상 물질

기화된 형태로 대기 중에 존재하는 오염물질로, 대표적인 예는 다음과 같다.
황산화물(SOx), 질소산화물(NOx), 일산화탄소(CO), 탄화수소(HC) 등이 있다.

③ 1차 및 2차 오염물질

- 1차 오염물질은 오염원이 직접 대기 중으로 배출한 물질을 의미한다. (예: NOx, SOx, CO 등)
- 2차 오염물질은 1차 오염물질이 대기 중에서 물리적 또는 화학적 반응을 거쳐 새롭게 생성된 물질이다. (예: 오존, PAN*, 광화학 스모그 등)

  * PAN (Peroxyacetyl Nitrate, 과산화아세틸질산염)

4) 주요 대기오염 물질의 특성

① 황산화물(SOx)

주로 석탄이나 석유 등 화석연료의 연소 시 발생하며, 아황산가스(SO_2) 형태로 대기 중에 존재하고 산성비의 원인이 된다.

② 질소산화물(NOx)

주로 자동차의 배기가스에서 발생하며, 대기 중에서 광화학 반응을 통해 오존과 스모그를 형성한다.

③ 일산화탄소(CO)

연료가 완전히 연소하지 못할 때 발생하며, 무색 · 무취 · 무미의 가스로 체내 산소 공급을 방해한다.

④ 미세먼지(PM^{-10}, $PM^{-2.5}$)

직경이 매우 작은 입자로 폐 깊숙이 침투하여 호흡기 및 심혈관계에 심각한 건강 피해를 유발한다.

5) 미세먼지

① 농도 현황

우리나라의 미세먼지 농도는 예년에 비해 감소 추세를 보이고 있으나, 여전히 WHO 권고 기준을 초과하는 수준을 유지하고 있다.

② 발생원인

대부분 인위적인 원인에 의해 발생하며, 산업시설의 연료 연소, 자동차 배기가스, 발전소 등이 주요 원인이다.

③ 건강 영향

미세먼지는 폐포까지 침투하여 염증 반응을 일으키며, 장기적으로 심혈관계 질환, 호흡기 질환 등을 유발할 수 있다.

6) 미세먼지 경보 및 관리

① 미세먼지 경보 기준

PM^{-10} 또는 $PM^{-2.5}$의 농도가 일정 기준을 초과하면 미세먼지 경보가 발령되며, 단계에 따라 실외 활동 자제, 민감군 주의, 자동차 운행 자제 등의 조치를 취한다.

② 비상저감조치

고농도 미세먼지가 예보되거나 실제 발생했을 경우, 대기질 개선을 위해 차량 운행 제한, 산업시설의 가동 조정, 공사 시간 단축 등의 비상저감조치를 시행한다.

핵심

*** 대기오염이 잘 발생하는 3대조건**

① 기온역전

- 기온역전 현상: 대류권에서 기온은 고도가 증가할수록 낮아지지만 경우에 따라 고도상승과 함께 기온이 상승하여 상층부 기온이 하층부 기온보다 높게 되는 현상. 따라서이곳은 기류가 안정되어 공기의 수직혼합이 억제되기 때문에 대기오염이 발생하기에 좋은 기상조건이 된다.

② 무풍: 0.1 m/sec 이하

③ 지형 조건: 계곡이나 분지 지형

핵심

*** 대기오염이 지구에 미치는 영향**

① 온실효과: 복사열의 방출을 막아 지구가 더워지는 현상

- **주요 원인: 이산화탄소(CO_2), 화석연료의 과다사용과 열대우림의 파괴**

- **지구온난화지수: 이산화탄소(지수1)가 지구온난화에 미치는 영향을 기준으로 온실가스가 지구온난화에 미치는 정도를 수치로 표시**
  * 이산화탄소(1), 메탄(21), 이산화질소(310), 수소불화탄소(1,300)
- **CO_2 : 지구온난화지수 기준이 가장 낮으나 가장 많이 배출함**
- 지구온난화의 영향: 해수면 상승, 엘리뇨 및 라니냐 현상
  - **엘리뇨 현상**: 동태평양(적도부근) 수온이 5개월 이상 0.5℃ 이상 높게 나타내는 현상
  - **라니냐 현상**: 반대로 수온이 0.5 ℃ 이상 낮게 나타내는 현상
    (보통 서태평양 수온이 동태평양 수온보다 높음)

② **오존층 파괴: 염화불화탄소(프레온가스), 질소산화물 등이 원인**
- **성층권의 오존층 파괴로 대기권 자외선 증가: 피부암 발생 증가**
- CFCs (chlorofluorocarbons)에 의한 오존층 파괴가 문제되고 있음

③ **산성비: 황산화물과 질소산화물 등이 원인 – 빗물의 pH 5.6 이하일때**
- 원인: 산업활동으로 배출된 물질이 빗방울에 흡수되어 황산(H_2SO_4), 질산(HNO_3), 염 산(HCL) 및 유기산 등 산성 물질 생성
- 영향
  - 식물 잎의 황갈색화
  - 토양에서 칼슘, 마그네슘 등 광물질 용출, 토양의 산성화로 낙엽 부식
  - 하천에 중금속 용해도 증가하여 어패류에 영향
    건물, 교량, 구조물 — 부식(특히 대리석이나 석회암 건물의 피해가 큼)

④ **열섬현상:** 한여름 밤 도심 상공에 열 덩어리가 배출되지 못하고 머무르는 현상
- 도시의 지면 열발생: 콘크리트, 아스팔트
- 빌딩, 아파트: 바람통로 열방출 억제

⑤ **다이옥신: 병원 폐기물이나 도시에서 나오는 쓰레기 소각 시 대기 환경오염 발생**
- **생물체의 지방조직에 주로 축적되어 독성을 유발**
- **내분비교란물질로 불임, 기형아, 정자 수 감소, 면역계 손상, 발암물질**

핵심

* 자동차 대기오염
- 자동차배출가스에 의한 대기오염 물질(미국): 일산화탄소(CO)의 70%, 질소산화물(NOx)의 39%, 납화합물의 33%, 휘발성 유기화합물(VOCs)의 30%, 입자상 오염물질의 21%
- 가솔린자동차 배출가스: 일산화탄소, 질소산화물, 휘발성 유기화합물
- 경유자동차 배출가스: 검은 매연, 질소산화물, **포름알데하이드나 벤조피렌과 같은 유해물 질**

참고

1. 온실가스
   대기를 구성하는 여러 가지 기체 중 지구온난화를 일으키는 가스로, 제3차 기후변화협약 당사국총회('97)에서 채택된 교토의정서의 6개 온실가스(CO_2, N_2O, CH_4, HFCs, PFCs, SF6)를 감축 대상으로 명문화
2. NF_3 (Nitrogen trifluoride, 삼불화질소)
   - 반도체 및 액정표시장치(LCD) 공정장비 내 체임버를 세정하는 특수가스
3. PFCs (Perfluorocarbons, 과불화탄소)
   - 탄소와 불화의 화합물로, 전자제품과 도금산업 등에서 세정용으로 사용되며 우리나라는 주로 반도체 제조공정에서 사용됨

4. SF_6(Sulphur hexafluoride, 육불화황)
   - 전기제품, 변압기 등의 절연체로 사용되는 가스
5. CH_4(Methane, 메탄)
   - 에너지 연료연소로 배출되거나 유기물(비료, 분뇨, 폐기물, 하수)에 대한 미생물의 혐기성 분해로 발생
6. N_2O(Nitrous Oxide, 아산화질소)
   - 에너지 연료연소로 배출되거나 유기물(비료, 분료, 하수)의 질산화 및 탈질산화로 발생
7. LULUCF
   Land Use, Land Use Change and Forestry, 토지이용, 토지이용 변화 및 임업
8. 온실가스 배출량 통계(인벤토리)
   - 인간의 인위적 활동에 따른 온실가스의 배출원(sources)에 의한 배출량(emissions) 및 흡수원(sinks)에 의한 흡수량(removals)의 목록
9. 기후변화에 대한 정부간 협의체(IPCC)
   - 기후변화에 대처하고자 세계기상기구와 유엔환경프로그램이 공동으로 설립(1988년)한 정부 간 협의체
10. 총배출량
    - 토지이용, 토지이용변화 및 임업(Land-Use, Land Use Change and Forestry, LULUCF) 분야를 제외한 나머지 분야의 배출량을 합산한 값
11. 순배출량
    - 토지, 임업(LULUCF) 분야를 포함하여 합산한 배출량
12. 난방도일
    - 일 평균기온과 기준온도(18도)의 차이를 합산한 것으로, 건물의 난방 수용을 예측하는데 쓰임

참고

6개 온실가스(CO_2, N_2O, CH_4, HFCs, PFCs, SF6)

1. 이산화탄소(CO_2)
- 가장 널리 알려진 온실가스로, 화석 연료의 연소, 산림 파괴, 산업 활동 등에서 발생.

2. 아산화질소(N_2O)
- 농업 활동(특히 비료 사용), 산업 공정 및 연료 연소에서 발생.

3. 메탄(CH_4)
- 농업(가축 사육), 폐기물 분해, 화석 연료 채굴 등에서 배출.

4. 수소불화탄소(HFCs)
- 냉매, 에어컨, 단열재 등에 사용되는 합성 화합물.

5. 퍼플루오르카본(PFCs)
- 전자 제품 제조, 알루미늄 생산 등 산업 공정에서 사용되는 합성 화합물.

6. 육불화황(SF_6)
- 전력 산업에서 전기 스위치 기어와 같은 장비에 사용되는 합성 기체.

Section 4 실내공기 오염

1) 실내공기 오염 물질

실내공기 오염 물질은 다양한 경로로 실내에 유입되어 인체 건강에 부정적인 영향을 미친다. 특히 밀폐된 공간에서는 오염물질이 쉽게 축적되어 더 큰 피해를 일으킬 수 있다.

(1) 포름알데히드(CH_2O: Formaldehyde)

포름알데히드는 휘발성유기화합물(VOC)의 일종으로, 대표적인 새집증후군의 원인 물질이다. 이 물질은 실내 온도와 습도, 건축물의 수명, 그리고 환기율에 따라 농도가 달라진다. 주요 발생원으로는 합판, MDF 같은 건축자재, 가구, 접착제, 담배 연기 등이 있다. 인체에 흡입될 경우 눈과 코, 호흡기를 자극하며, 기억력 감퇴를 유발하고, 세계보건기구(WHO)에서는 발암물질로 분류하고 있다.

(2) 라돈(Rn: Radon)

라돈은 자연적으로 발생하는 방사성 기체로, 공기보다 약 9배 무거운 성질을 가진다. 주로 토양, 암석, 일부 건축자재, 천연가스 등에서 발생한다. 라돈은 실내에 머물며 폐 속에 흡착되었을 때 알파선을 방출하여 폐암을 유발할 수 있다. 무색, 무취이기 때문에 특별한 감지장치 없이는 인지하기 어렵다.

(3) 오존(O_3: Ozone)

오존은 무색무미의 기체로, 특유의 강한 냄새가 있다. 주로 복사기나 레이저프린터 같은 사무기기에서 발생한다. 환기가 부족한 환경에서는 오존 농도가 상승하여 인체에 자극을 줄 수 있다. 특히 눈이나 호흡기에 영향을 주기 때문에 오랜 시간 노출될 경우 건강을 해칠 수 있다.

(4) 석면(Asbestos)

석면은 내열성과 내마모성이 뛰어난 섬유상 광물로 과거에는 건축자재나 가정용품, 전기제품 등에 널리 사용되었다. 하지만 인체에 심각한 영향을 끼치는 것으로 밝혀져 현재는 사용이 금지되었다. 석면 입자가 폐로 들어가면 석면폐증, 폐암, 악성중피종 등의 질병을 유발한다.

2) 실내공기 오염 문제

실내공기 오염은 다양한 증후군이나 건강 문제를 유발할 수 있으며, 환경적 요인과 생활 습관에 따라 심각성이 달라진다.

(1) 군집독(Crowd Poisoning)

군집독은 **다수의 사람이 밀폐된 공간에 장시간 머무를 때 발생하는 현상**이다. 이때 고온과 고습, 이산화탄소(CO_2), 먼지 등의 요인이 복합적으로 작용하여 공기 질이 악화된다. 주요 증상으로는 두통, 구토, 식욕 저하 등이 있으며, 이를 예방하기 위해서는 주기적인 환기를 실시해야 한다.

> 핵심
>
> * 군집독(crowd poison)
> **① 실내에 다수인이 밀집해 있을 때 공기의 이화학적 조성 변화로 발생**
> ② 발한, 불쾌감, 두통, 구토, 현기증, 울혈증 발생
> ③ 원인: 주로 취기, 온도, 습도, 기류, 연소 가스, 공기 이온, 분진
> **④ 예방책: 통풍 및 적절한 환기**
> ⑤ Black hole 사건 : 1756년. 인도 켈커타 형무소

(2) 새집증후군(Sick House Syndrome, SHS)

새집증후군은 새로 지은 건물이나 새로 리모델링한 공간에서 방출되는 **휘발성유기화합물(VOC)에 의해 발생**한다. 대표적인 원인은 포름알데히드, 벤젠, 톨루엔 등이다. 노출 시 두통, 눈과 코의 자극, 현기증 등의 증상이 나타나며, 장기적으로는 만성질환이나 알레르기성 질환으로 이어질 수 있다. 이를 예방하기 위해서는 친환경 자재를 사용하고, 충분한 환기와 공기 정화 장치를 사용하는 것이 바람직하다.

(3) 빌딩증후군(Sick Building Syndrome, SBS)

빌딩증후군은 밀폐된 대형 빌딩에서 주로 발생하는 현상으로, 명확한 원인이 확인되지 않는 경우가 많다. 그러나 실내공기 질의 저하, 과도한 스트레스, 부족한 환기 등이 주요 요인으로 알려져 있다. 증상으로는 두통, 피로감, 피부 자극, 호흡기 문제 등이 있으며, 이를 해결하기 위해서는 환기 시스템의 개선과 실내 환경의 점검이 필요하다.

3) 실내공기질 관리법

실내공기질을 효과적으로 관리하기 위해서는 법적 기준과 자율 기준을 모두 고려한 접근이 필요하다.

(1) 실내공기질 유지기준(법적 규제)

실내공기질 유지기준은 공공시설이나 다중이용시설의 실내공기를 일정 수준 이상으로 유지하기 위해 마련된 법적 규제이다. 관리 항목으로는 미세먼지(PM^{-10}, $PM^{-2.5}$), 이산화탄소(CO_2), 포름알데히드, 총 부유세균, 일산화탄소(CO) 등이 있으며, 기준을 초과할 경우 과태료 부과나 행정 조치가 취해진다.

(2) 실내공기질 권고기준(자율 준수)

실내공기질 권고기준은 법적 강제성은 없으나, 건강 보호를 위해 권장되는 기준이다. 주요 항목으로는 이산화질소(NO_2), 라돈(Rn), 총휘발성유기화합물(TVOC), 곰팡이 등이 있으며, 주로 다중이용시설에서 자율적으로 관리하는 것이 바람직하다. 권고기준을 준수하면 건강한 실내 환경을 유지하는 데 도움이 된다.

실내공기 오염은 일상생활 속에서 쉽게 발생할 수 있는 환경 문제이므로, 이를 인식하고 예방하는 것이 중요하다. 올바른 지식과 습관을 통해 실내공기질을 개선하면 건강한 생활 환경을 유지할 수 있다.

Section 5 대기오염과 기상 상태

1) 대기오염에 영향을 주는 기상조건

대기오염은 다양한 기상 조건에 의해 발생하거나 심화될 수 있다. 특히 기온의 분포, 공기의 흐름, 강수 유무 등은 대기 중 오염물질의 확산 여부에 큰 영향을 미친다.

(1) 기온역전(대기오염이 가장 잘 발생하는 기상 조건)

일반적으로 고도가 높아질수록 기온은 낮아지는 것이 정상적인 대기 상태이다. 그러나 특정한 조건에서는 상층의 기온이 하층보다 높아지는 '기온역전 현상'이 발생하며, 이 경우 대기의 안정도가 증가하여 오염물질이 확산되지 못하고 지표면 부근에 정체하게 된다. 이러한 상황은 대기오염을 심화시키는 주요한 원인이 된다.

기온역전의 주요 유형은 다음과 같다.

① 복사성 역전

야간에 지표면이 복사냉각으로 인해 차가워지면서, 지표면 부근의 공기가 상층보다 차가워지는 현상이다. 주로 겨울철, 맑고 바람이 없는 날 밤에 잘 발생하며, 런던 스모그와 같은 사례가 이에 해당한다.

② 침강성 역전

고기압의 중심에서 공기가 하강하면서 단열압축되어 상층의 기온이 높아지는 현상이다. 대기 전체가 안정되어 있어 오염물질이 위로 확산되지 못하고 지표면에 정체하게 된다. LA 스모그는 이와 같은 침강성 역전 상황에서 발생한 대표적 사례이다.

③ 전선성 역전

한랭전선 또는 온난전선과 같은 전선의 경계 부근에서 발생하며, 전선면을 기준으로 기온이 역전되는 현상이다. 전선이 통과하면서 대기 불안정과 함께 기온이 뒤바뀌는 경우에 해당한다.

④ 지형성 역전

산지나 분지, 해안 등의 지형에서 발생하며, 특히 분지 지역에서는 찬 공기가 고여 오염물질이 잘 빠져나가지 않아 농도가 높아지는 경향이 있다.

(2) 열섬 현상

열섬 현상이란 도시 지역에서 주변 지역보다 기온이 5도 정도 더 높게 나타나는 현상을 말한다. 이는 도시의 콘크리트 건물, 아스팔트 도로 등 인공 구조물에서 열이 저장되거나 반사되며, 자동차나 공장 등에서 배출되는 인공 열이 더해져 발생한다. 이러한 기온 상승은 공기의 흐름을 방해하고, 그로 인해 오염물질이 대기 중에 정체되기 쉬운 환경을 만든다.

(3) 난류

난류는 대기 중에서 불규칙하게 일어나는 소용돌이 현상을 말한다. 이와 같은 소용돌이는 오염물질을 확산시키고 희석하는 데 도움을 준다. 난류가 활발할수록 대기오염은 줄어드는 경향이 있으며, 바람이 강하게 불거나 지표면이 불균일하게 가열될 때 잘 발생한다.

(4) 강수의 정화작용

비나 눈과 같은 강수는 대기 중의 오염물질을 씻어내는 작용을 한다. 빗방울이 떨어지면서 공기 중의 먼지나 유해가스를 흡착하여 지표면으로 끌어내리는 정화 효과가 있다. 이러한 작용은 대기의 질을 일시적으로나마 개선하는 데 기여한다.

2) 대기에 의한 기상변화

대기는 태양 에너지를 흡수하고 저장하며, 그 에너지를 지구 전역에 전달함으로써 기상 현상을 유도한다. 대기오염이 심화됨에 따라 전 세계적인 기상 변화도 일어나고 있으며, 이는 인류의 삶과 생태계에 다양한 영향을 미치고 있다.

(1) 지구온난화(Global Warming) − 온실 효과

지구온난화는 대기 중에 존재하는 온실가스가 지구에서 방출되는 적외선을 흡수하여 대기 온도를 상승시키는 현상이다. 온실가스에는 이산화탄소(CO_2), 메탄(CH_4), 아산화질소(N_2O), 수소불화탄소(HFCs), 과불화탄소(PFCs), 육불화황(SF) 등이 있다. 이 중에서 이산화탄소가 전체 온실가스 배출량의 약 77%를 차지하여 가장 큰 영향을 미친다. 지구온난화의 주요 영향으로는 해수면 상승, 이상 기후 발생, 생태계 파괴, 질병의 확산 등이 있으며, 이는 전 지구적인 환경 문제로 인식되고 있다.

(2) 열대야

열대야는 여름철에 밤 기온이 25도 이상으로 내려가지 않는 현상이다. 이러한 현상은 주로 도시 지역에서 열섬 현상과 기온역전 현상이 동시에 발생할 때 두드러지게 나타난다. 열대야는 수면 장애와 같은 건강 문제를 일으키며, 시민들의 생활의 질을 저하시킨다.

(3) 엘니뇨와 라니냐(El Niño & La Niña)

① **엘니뇨 현상**은 **태평양 동부 해역의 해수면 온도가 평년보다 상승하는 현상**으로, 이로 인해 전 세계적으로 이상기후가 발생한다. 예를 들어, 남미 지역에서는 홍수가, 동남아시아에서는 **가뭄이 발생하는 등 기상 이변**이 나타난다.

- 열대 지방: 인도네시아와 호주 등 서태평양 지역은 가뭄이 들고, 남아메리카 서부 해안은 폭우와 홍수가 발생할 수 있다.
- 북미: 겨울철에 북쪽은 따뜻하고 건조해지는 반면, 남쪽은 습하고 추워질 수 있다.
- 전 세계: 평균 기온 상승, 해양 생태계 변화, 농작물 생산량 감소 등 다양한 영향을 미칠 수있다.

② **라니냐 현상**은 **동일한 지역의 해수면 온도가 평년보다 낮아지는 현상**으로, 엘니뇨와는 반대의 기상 패턴을 유발한다. **라니냐**는 해양 대류를 강하게 만들어 **강수량 증가, 한파 등의 현상**을 유도한다.

- 열대 지방: 인도네시아와 호주 등 서태평양 지역은 평년보다 많은 비가 내리고, 남아메리카 서부 해안은 가뭄이 들 수 있다.
- 북미: 겨울철에 북쪽은 춥고 습해지는 반면, 남쪽은 따뜻하고 건조해질 수 있다.
- 전 세계: 평균 기온 하락, 일부 지역의 홍수 및 가뭄 심화, 해양 생태계 변화 등의 영향을 줄수 있다.

이처럼 대기오염은 다양한 기상 조건과 상호작용하며 복합적인 문제를 유발한다. 기상 조건의 이해는 대기오염을 예측하고 예방하는 데 필수적인 요소이며, 지속 가능한 환경 관리를 위해 매우 중요하다.

표 II-7. 스모그 유형 비교

구분	런던형 스모그	LA형 스모그
발생 조건	• 저온(1~4℃) • 고습도(85% 이상)	• 고온(24~32℃) • 저습도(70% 이하)
역전층 유형	복사성 역전	침강성 역전
풍속	무풍	5m/s 이하
발생 시기	겨울(12~1월)	여름(8~9월)
주요 원인	석탄, 석유 연소	자동차 배기가스
주된 오염물질	SO_2, CO, 입자상 물질	O_3, NO_2, CO, 유기물
인체 영향	호흡기 질환	눈 자극

Section 6 기타 환경오염

1) 황사

(1) 정의

황사란 중국과 몽골 지역의 고비사막과 타클라마칸 사막 등지에서 발생한 미세한 모래먼지가 대기 중으로 부유하여 편서풍을 타고 한국, 일본, 북미 지역까지 광범위하게 이동하는 현상이다.

(2) 특징

황사의 입자 크기는 대체로 1~10마이크로미터(μm)이며, 이 크기는 인체의 호흡기에 직접적인 영향을 미칠 수 있는 크기이다. 황사의 주요 성분은 미세먼지로, 그 안에는 마그네슘, 규소, 알루미늄, 칼슘 등 다양한 무기물질이 포함되어 있다. 황사는 주로 봄철인 3월부터 5월 사이에 자주 발생하며, 특히 전라도 지역에서 많이 관측된다고 알려져 있다.

(3) 피해

황사가 발생하면 하늘이 뿌옇게 흐려지며 시정이 나빠지고, 사람들에게는 천식이나 기관지염 같은 호흡기 질환과 안구 질환 등을 유발할 수 있다. 또한 정밀 기계 장비에 먼지가 쌓여 오작동을 일으킬 수 있으며, 건물 외벽이나 식물 표면을 오염시키는 등 다양한 피해가 발생한다.

(4) 황사 경보 기준

황사로 인한 피해를 예방하기 위해, 먼지 농도가 800마이크로그램/세제곱미터($\mu g/m^3$) 이상으로 2시간 이상 지속될 경우에는 황사 경보를 발령한다.

2) 산성비

(1) 정의

산성비는 공장에서 배출된 아황산가스(SO_2)와 질소산화물(NOx) 등이 대기 중에서 수증기와 화학 반응을 일으켜 황산, 질산, 염산 등 산성 물질을 포함하게 된 강수를 의미한다.

(2) 특징

일반적인 빗물의 pH는 5.6 정도이나, 이보다 낮은 pH를 가진 강수는 산성비로 분류한다. 산성비는 화력발전소,

자동차 배기가스 등에서 발생하는 오염물질이 원인으로 작용한다. 눈이나 이슬, 안개 형태로도 내릴 수 있으나, 대부분 비의 형태로 나타난다.

(3) 영향

산성비는 토양과 수질을 산성화시켜 산림을 황폐하게 만들며, 농작물의 생장을 방해하고 생태계를 교란한다. 또한 대리석, 콘크리트 등의 건축물과 문화재를 부식시키며, 인간에게는 기관지염이나 천식과 같은 호흡기 질환을 유발할 수 있다.

3) 오존층 파괴

(1) 정의

오존층 파괴는 성층권(고도 약 25~30 km)에 위치한 오존층이 인간이 배출한 특정 화학물질에 의해 점차 얇아지거나 구멍이 생기는 현상을 의미한다.

(2) 특징

오존층 파괴의 주요 원인 물질은 프레온가스(CFC), 할론(Halon), 사염화탄소(CCl_4) 등이며, 이들은 냉장고, 에어컨, 스프레이 제품 등에 사용되던 화합물이다. 이러한 물질은 대기 중으로 방출된 뒤 성층권까지 도달하여 오존과 반응함으로써 오존을 파괴한다. 남극에서는 매년 봄철마다 오존층이 얇아지며 오존홀이 발생한다고 알려져 있다. 이에 따라 프레온가스를 대체하기 위한 물질로는 HFC(수소불화탄소), HCFC(염화불화탄소) 등이 개발되고 있다.

(3) 영향

오존층이 파괴되면 태양의 자외선이 지표면에 그대로 도달하게 되어 사람에게는 피부암, 백내장, 피부 노화 등을 유발한다. 또한 농작물의 수확량 감소와 해양 생태계의 파괴 등 다양한 부정적인 영향을 초래한다.

(4) 보호 노력

오존층을 보호하기 위해 국제사회는 1985년에 비엔나 협약을 체결하고, 1989년에는 몬트리올 의정서를 발효하여 프레온가스의 생산과 사용을 감축하기로 하였다. 대한민국은 2010년에 프레온가스 생산을 전면 중단하였으며, 2016년에는 HFC의 감축을 위한 국제적 합의가 이루어졌다.

이처럼 황사, 산성비, 오존층 파괴는 모두 인간의 삶과 자연 환경에 중대한 영향을 미치는 문제이므로, 지속적인 관찰과 관리, 그리고 국제적인 협력이 필요하다. 환경을 보전하기 위한 노력이야말로 우리의 건강과 미래 세대를 위한 필수 조건이라 할 수 있다.

핵심

*** 오존(O_3)**

① 산화력이 강해 탈취, 살균 효과를 갖는 기체성 물질
② 성층권의 오존: 인체, 생물체에 유해한 자외선을 차단
- **90%**이상이 성층권 오존
- 태양광선으로부터 자외선은 흡수하여 지구상의 동·식물 보호

③ 대류권의 오존: 대표적인 광화학 산화물로 기침, 폐렴 등 유발
- **2차** 대기오염 물질로 **0.3** ppm 이상일 때 오존경보 발령

④ **오존층 파괴물질: 프레온(염화불화탄소, CFCs)과 할론가스**
⑤ **오존층 보호를 위한 국제협약: 몬트리올의 정서**

Section 7 대기환경기준

대기환경기준은 사람과 생태계의 건강을 보호하고, 쾌적한 환경을 유지하기 위하여 설정한 기준이다. 이는 오염물질의 허용 수준을 정함으로써, 대기오염을 예방하고 관리하는 데 중요한 역할을 한다.

1) 건강기준치(Criteria)

건강기준치는 인체의 건강을 보호하기 위하여 설정한 기준이다. 이는 특정 대기오염물질이 일정 농도 이상일 경우 인체에 유해한 영향을 줄 수 있음을 고려하여 제시된 수치이다. 이 기준은 과학적 연구와 의학적 자료를 바탕으로 정해지며, 법적인 강제력은 없지만 공중보건 정책의 기초 자료로 활용된다. 전 세계적으로 동일하거나 유사한 기준이 적용되며, 국제기구나 선진국에서 제시하는 건강기준치를 참고하여 각국이 자체적으로 설정하기도 한다.

2) 환경기준치(Standard)

환경기준치는 각국의 정치적, 경제적, 사회적 여건을 반영하여 설정된 행정목표치이다. 이는 대기오염으로부터 국민의 건강과 환경을 보호하기 위한 정책적 지표로 활용되며, 직접적인 법적 구속력은 없으나 국가나 지방자치단체가 환경관리계획을 수립하고 시행하는 데 기준이 된다.

우리나라에서는 「환경정책기본법 시행령(제2조)」에 따라 다음과 같은 항목에 대한 대기환경기준을 정하고 있다.

- 아황산가스(SO_2)
- 일산화탄소(CO)
- 이산화질소(NO_2)
- 미세먼지(PM^{-10})
- 초미세먼지($PM^{-2.5}$)
- 오존(O_3)
- 납(Pb)
- 벤젠(Benzene)

이들 항목은 국민 건강에 영향을 줄 수 있는 주요 대기오염물질이며, 정해진 기준을 초과하지 않도록 지속적으로 감시하고 관리한다.

3) 배출허용기준(Emission Standard)

배출허용기준은 환경기준을 달성하기 위하여 설정된 법적 규제 기준이다. 이는 산업체, 발전소, 자동차 등에서 배출되는 오염물질의 양을 제한함으로써 대기오염을 방지하고, 국민의 건강과 환경을 보호하는 데 목적이 있다. 배출허용기준은 배출량, 배출조건, 배출지역 및 지상 농도 등을 고려하여 설정한다.

배출허용기준에는 가스상 물질과 입자상 물질이 포함된다. 가스상 물질은 암모니아(NH_3), 일산화탄소(CO) 등 16종이 있으며, 입자상 물질에는 먼지, 카드뮴(Cd), 크롬(Cr) 등이 있다. 이들 물질은 각각의 성질과 유해성에 따라 구체적인 기준치가 정해져 있다.

또한, 매연의 경우에는 육안 판별이 가능한 링겔만 농도표를 활용하여 관리한다. 링겔만 농도표 2도는 약 40%의 농도로, 이에 해당하는 매연은 그 이하로 유지되도록 규제한다.

이와 같은 기준은 대기오염을 방지하고, 지속 가능한 환경을 조성하는 데 핵심적인 수단이 된다.

표 II-8. 대기환경 기준 (환경정책기본법 시행령 제2조 관련)

환경기준(제2조 관련)

1. 대기

항목	기준
아황산가스 (SO_2)	연간 평균치: 0.02 ppm 이하
	24시간 평균치: 0.05 ppm 이하
	1시간 평균치: 0.15 ppm 이하
일산화탄소 (CO)	8시간 평균치: 9 ppm 이하
	1시간 평균치: 25 ppm 이하
이산화질소 (NO_2)	연간 평균치: 0.03 ppm 이하
	24시간 평균치: 0.06 ppm 이하
	1시간 평균치: 0.10 ppm 이하
미세먼지 (PM^{-10})	연간 평균치: 50 ㎍/㎥ 이하
	24시간 평균치: 100 ㎍/㎥ 이하
초미세먼지($PM^{-2.5}$)	연간 평균치: 15 ㎍/㎥ 이하
	24시간 평균치: 35 ㎍/㎥ 이하
오존(O_3)	8시간 평균치: 0.06 ppm 이하
	1시간 평균치: 0.1 ppm 이하
납(Pb)	연간 평균치: 0.5 ㎍/㎥ 이하
벤젠	연간 평균치: 5 ㎍/㎥ 이하

4) 링겔만 농도표(Ringelmann Smoke Chart)

링겔만 농도표는 굴뚝에서 나오는 매연의 농도를 시각적으로 측정하기 위한 기준표이다. 이 표는 매연의 짙은 정도에 따라 총 0도에서 5도까지의 6단계로 구분된다. 숫자가 높을수록 매연의 농도가 짙음을 의미한다.

우리나라에서는 대기환경보전법에 따라 굴뚝 매연의 농도를 링겔만 2도(약 40%) 이하로 유지해야 한다. 이는 대기오염을 줄이고 공공의 건강을 보호하기 위한 기준이다.

① 링겔만 농도표의 측정 방법

링겔만 농도표를 이용해 굴뚝의 매연 농도를 측정할 때는 정해진 방법을 따라야 한다.

측정자는 굴뚝으로부터 약 40미터 떨어진 지점에서 연기의 흐름과 직각이 되는 위치에 선다.

이때 굴뚝의 출구에서 30~45센티미터 거리의 연기를 관찰하여 매연의 농도를 판별한다.

연기의 배경은 맑은 하늘이 되어야 하며, 태양 방향을 직접 바라보는 것은 피해야 한다. 이는 광선의 간섭을 줄여 보다 정확한 판별을 돕기 위함이다.

② 링겔만 농도표의 특징

링겔만 농도표는 매연의 색깔 자체가 아닌, 매연이 태양광선을 얼마나 흡수하는지를 기준으로 농도를 판단한다. 즉, 연기의 명암 대비에 따라 농도를 평가한다.

이 방법은 특별한 장비 없이 간편하게 매연 농도를 측정할 수 있다는 장점이 있다. 그러나 사람의 눈에 의존한 관찰이기 때문에 관찰자에 따라 다소 오차가 발생할 수 있다. 따라서 현장에서는 가능한 한 숙련된 관찰자가 측정하는 것이 바람직하다.

링겔만 농도표는 대기오염 감시 및 규제를 위한 중요한 도구이다. 이를 통해 산업시설의 매연 배출을 관리하고, 환경과 국민 건강을 보호할 수 있다. 따라서 올바른 사용법과 기준을 숙지하고 현장에서 정확하게 활용하는 것이 중요하다.

핵심

*** 링겔만 매연 농도표**

① 의의: 굴뚝으로 배출되는 **매연농도 측정**

② 구분: 0~5도(6종)

③ 매연농도: 0%(전백), 20%(1도), 40%(2도), 60%(3도), 80%(4도), 100%(5도)

④ **배출허용기준: 40%(2도) 이하**

Section 8 수질오염

1) 수질오염의 이해

(1) 수질오염의 정의

수질오염이란 자연 상태의 물이 인간의 생활이나 산업 활동으로 인해 오염되는 현상을 말한다. 이러한 오염은 폐수, 하수, 분뇨 등이 하천이나 호수, 해양 등에 유입되면서 물리적, 화학적, 생물학적 변화를 일으켜 수질을 악화시키는 과정을 포함한다.

(2) 수질오염의 원인

수질오염의 원인은 다양하며, 다음과 같이 구분할 수 있다.

① 생활하수는 가정과 도시에서 발생하는 하수로, 주방 오수, 세탁수, 화장실 배출물 등이 포함되며, 무기물, 유기물, 병원성 미생물을 다량 포함한다.

② 산업폐수는 공장에서 배출되는 오염수로, 중금속, 유독 화학물질, 난분해성 유기물질 등을 함유하여 수생태계를 심각하게 위협한다.

③ 축산폐수는 가축 사육 과정에서 나오는 오염물로, 분뇨와 사료 찌꺼기 등이 포함되며 높은 농도의 유기물을 포함한다.

④ 농업하수는 농약과 화학비료의 사용으로 인해 발생하며, 질소와 인의 유출로 부영양화를 유발한다.

(3) 수질오염원의 분류

수질오염원은 발생 양상에 따라 점 오염원과 비점 오염원으로 구분한다.

① **점 오염원**: 오염 물질이 특정 지점에서 집중적으로 배출되는 형태로, 하수 처리장이나 공장의 배출구 등에서 발생한다.

② **비점 오염원**: 넓은 지역에 걸쳐 비산적으로 오염 물질이 유출되는 경우로, 도시 지역, 농촌 지역, 산림 지역 등에서 빗물에 의해 흘러나오는 오염물질이 이에 해당한다.

2) 수질오염 측정 지표

수질오염의 정도를 파악하기 위해 다양한 지표를 사용한다.

① BOD(생물화학적 산소요구량)은 물속의 유기물을 분해하는 데 소비되는 산소량을 의미하며, 유기물 오염 정도를 나타내는 대표적인 지표이다.

② COD(화학적 산소요구량)은 산화제를 이용해 유기물을 화학적으로 분해할 때 소비되는 산소량으로, BOD 보다 빠르게 측정이 가능하다.

③ DO(용존산소량)은 물속에 녹아 있는 산소의 양을 나타내며, 수생 생물의 생존에 필수적인 요소이다. 부족할 경우 혐기성 부패가 발생하여 악취와 독성물질을 생성한다.

④ pH는 수소이온 농도를 나타내며, 수질의 산성도 또는 알칼리성을 파악하는 데 사용한다. pH 7은 중성, 그 이하이면 산성, 그 이상이면 알칼리성이다.

⑤ SS(부유물질)는 물속에 떠 있는 고형 입자의 양을 나타내며, 탁도를 증가시키고 수생 생물의 호흡을 방해한다.

⑥ 미생물 검사는 일반세균 수와 대장균군 등을 측정하여 병원성 오염 여부를 판단한다.

⑦ 알칼리도와 산도는 물속의 산 또는 알칼리 성분의 강도를 나타내며, 수질의 안정성을 평가하는데 사용한다.

⑧ 색도와 탁도는 물의 색상과 혼탁도를 나타내며, 시각적으로 오염 여부를 판단하는 기초 자료로 활용된다.

⑨ 경도는 물속에 용해된 칼슘과 마그네슘 등의 미네랄 농도를 말하며, 생활용수 및 산업용수의 적합성을 평가하는 기준이 된다.

핵심

*** 수질오염 주요지표**

(1) **용존산소(dissolved oxygen, DO)**

① 의의: 수중에 녹아있는 산소(O_2)량
- 20°C 1기압에서 청정한 물의 DO는 9.17 ppm
- **수중의 호기성 미생물의 유기물을 산화분해할 때 DO가 소비**

② **용존산소가 부족하면 물의 오염도가 높음을 의미**

③ **수중생물 물고기 등이 생존에 필요한 DO량: 5 mg/L (5.0 ppm) 이상**
(연어 등의 산란 시 6~7 mg/L 이상)

④ **DO 증가 요인**
- **물의 온도가 낮을수록**
- 염분이 낮을수록
- **유기물(BOD) 농도가 적을수록**
- 기압이 높을수록
- 난류가 클수록
- 유속이 빠를수록

⑤ **DO 감소 요인: 수질상태의 오염도가 높음을 의미**
- **낮은 압력**
- 유량이 적을 때
- **물속에 유기물 증가할 때**
- 염류 농도 높을수록
- **BOD 증가할 때 DO 감소**

핵심

*** 생물화학적 산소요구량(biochemical oxygen demand, BOD)**

① 호기성 미생물이 수중 유기물을 산화·분해하는 데 필요한 산소 소비량
② **하수(물)의 오염도 측정, 공공수역(하천)지표**
③ **측정: 20 ℃에서 5일간 배양**했을 때 소비된 DO 농도를 의미한다(= BOD5)
④ **DO와의 관계**는 역 상관관계(**BOD: 5.0 ppm 이하**)
⑤ **영향 인자:** 가장 중요한 것은 유기물의 량

핵심

*** 화학적 산소요구량(chemical oxygen demand, COD)**

① 산화제를 이용 측정해서 유기물이 산화되는 데 소비한 산소량
② **호수, 해양오염지표, 공장폐수의 수질오염지표 측정에 이용**
③ **산화제: 과망간산칼륨($KMnO_4$) 사용, 중크롬산칼륨($K_2Cr_2O_7$) 사용**
  *** 과망간산칼륨($KMnO_4$) 소비량은 수중의 유기물을 양적으로 추정하는 지표**

핵심

*** 총유기탄소량(total organic carbon, TOC)**

① 수중에 존재하는 유기탄소의 양
② **BOD와 COD**는 물속 유기물질을 분해하는 데 필요한 산소의 양을 토대로 오염정도를 가늠하는 간접지표이나 TOC는 미생물이나 화학물질로 분해되지 않는 난분해성 물질 을 포함한 유기물질의 양을 직접 측정하기 때문에 보다 정확하고 엄격한 수질관리가 가능
③ **BOD와 COD**가 전체 유기물질의 30~50%와 40~70%를 측정할 수 있는 반면, **TOC의** 경우 **95%** 이상 측정 가능
  * **총질소(TN):** 수중에 존재하는 무기성 질소와 유기성 질소의 합, 부영양화의 원인

핵심

* 수질 환경기준

- 하천(1급수): pH 6.5~8.5
- BOD: 1 mg/L 이하
- COD: 2 이하, SS: 25 mg/L 이하
- DO: 7.5 mg/L 이상
- SS: 25 mg/L 이하
- 총 대장균군: 50/100 mL 이하

3) 수질오염의 종류

(1) 부영양화

부영양화는 질소와 인이 수계에 과도하게 유입되어 조류(藻類)가 급속히 증식하면서 용존산소가 감소하는 현상을

말한다. 이로 인해 수중 생물이 폐사하고 악취가 발생하며 수질이 악화된다. 부영양화를 방지하기 위해서는 무린세제를 사용하고, 하수의 고도 처리를 통해 영양염류의 제거를 강화해야 한다.

(2) 적조 현상

적조는 해수에서 식물성 플랑크톤이 이상 증식하여 바닷물의 색이 붉게 변하는 현상이다. 플랑크톤이 생성하는 독소로 인해 어패류가 폐사하고, 양식장에 큰 피해를 준다. 방지대책으로는 육상에서 유입되는 영양염류를 차단하고, 황산동($CuSO_4$) 등을 살포하여 플랑크톤의 성장을 억제한다.

(3) 녹조 현상

녹조는 부영양화된 담수에서 남조류가 급격히 번식하여 물이 녹색으로 변하는 현상이다. 녹조는 수생 생물의 질식을 유발하고, 독성 물질을 방출하여 수돗물 공급에도 영향을 미친다.

(4) 성층 현상

성층 현상은 호수나 저수지에서 수온 차이로 인해 상층수와 하층수가 섞이지 않고 층을 이루는 현상이다. 이로 인해 심층부는 산소가 부족해지고 혐기성 환경이 형성되어 수질이 악화된다.

(5) 전도 현상

전도 현상은 봄과 가을에 수온이 변화하면서 수층 간 수직 순환이 일어나는 자연 현상이다. 이를 통해 심층의 물과 표층의 물이 섞이면서 산소가 공급되고 영양염류가 수면으로 이동한다.

(6) 합성세제 오염

- 합성세제는 생활하수에 포함되어 수질오염을 유발하는 주요 원인이다.
- ABS(알킬벤젠설폰산염)는 초기 중성세제로 생분해가 어려워 환경에 오래 잔류하며 수질오염을 유발한다.
- LAS(선형알킬벤젠설폰산염)는 생분해가 가능하나, 여전히 부영양화를 일으킬 수 있다.
- NTA(나이트릴로삼초산)는 중금속과 결합하여 독성을 증가시킬 수 있으며, 장기적으로 생태계에 악영향을 미친다.

> **핵심**
>
> *** 수질오염의 발생원**
>
> ① 유기물 ② 부영양화 ③ 적조현상 ④ 중금속, 농약 ⑤ 폐유

4) 주요 수질오염 사건

(1) 대구 수돗물 페놀 오염 사건(1991, 대한민국)

두산전자에서 배출된 페놀이 낙동강에 유입되어 대구 지역의 수돗물에서 악취가 발생한 사건이다. 이 사건은 화학물질 관리의 중요성을 환기시켰다.

(2) 이타이이타이병(1920~1946, 일본)

일본 도야마현에서 발생한 공해병으로, 광산에서 배출된 카드뮴이 농업용수를 오염시켜 주민들이 골연화증과 신장 장애를 겪은 사건이다.

(3) 미나마타병(1953~1960, 일본)

일본 구마모토현 미나마타만에서 발생한 수은 중독 사건으로, 공장에서 배출된 메틸수은이 어패류를 오염시켜 중추신경계 손상을 일으킨 사건이다.

(4) 가네미 사건(1968, 일본)

PCB(폴리염화비페닐)가 함유된 오염유를 섭취한 사람들이 중독 증상을 보인 사건으로, 피부질환과 식욕부진 등의 증상이 나타났다.

(5) 비소(As) 중독

산업 폐수에 포함된 비소가 하천에 유출되어 이를 음용한 사람들이 구토, 빈혈, 신장염 등의 건강 피해를 입은 사건이다.

핵심

*** 미나마타병: 일본(1953)**

① 질소비료공장의 폐수 처리미비

② **원인물질: 수은중독, 메틸수은(유기수은)**

③ 피해: 손·발마비, 언어장애, 청력장애, 시야 협착 등

*** 이타이이타이병: 일본(1968)**

① 아연 광산서 카드뮴을 처리하지 않고 강에 폐기로 발생

② **원인물질: 카드뮴**

③ **피해: 골다공증,** 보행 장애, 신장기능 장애 등, 전신통증이 수반되는 괴질

chapter 3 산업보건

Section 1 산업보건의 의의

1) 산업보건의 정의 및 목적

(1) 산업보건의 정의(ILO & WHO, 1950)

산업보건은 근로자의 건강을 보호하고 증진하기 위한 전문적인 활동을 말한다. 국제노동기구(ILO)와 세계보건기구(WHO)는 산업보건을 "근로자의 신체적, 정신적, 사회적 안녕을 유지하고 증진하며, 작업환경으로부터 발생할 수 있는 질병을 예방하고 건강을 보호하는 것"으로 정의한다. 또한, 근로자가 자신의 직무를 효율적으로 수행할 수 있도록 적합한 작업 환경을 조성하는 것도 산업보건의 중요한 요소이다.

(2) 산업보건의 목적(ILO)

산업보건의 궁극적인 목적은 근로자의 건강을 유지하고 노동생산성을 높이는 데 있다. 이를 위해 다음과 같은 세 가지 목적을 설정한다.

첫째, 건강장애를 사전에 예방하고 근로자를 각종 유해요인으로부터 보호한다.

둘째, 근로자가 자신의 작업에 잘 적응할 수 있도록 지원한다.

셋째, 지속적인 건강관리를 통해 근로자의 건강 수준을 향상시킨다.

(3) 산업보건사업의 목표와 기본방향(ILO)

산업보건사업은 예방을 중심으로 한 건강위험 관리에 중점을 둔다.

첫째, 사전에 위험 요인을 파악하고 제거하거나 감소시키는 예방 중심의 건강위험 관리를 수행한다.
둘째, 직장 단위에서 근로자, 관리자, 전문가가 팀을 이루어 작업환경 개선을 위한 활동을 전개한다.
셋째, 지역사회 및 직종의 특성을 고려하여 현실적인 보건계획을 수립하고 이를 효과적으로 추진한다.

(4) 산업보건사업의 기능(ILO)

산업보건사업은 다음과 같은 다양한 기능을 수행한다.
첫째, 작업장에서 발생할 수 있는 건강 유해요인을 확인하고 이를 평가한다.
둘째, 작업환경과 위생시설을 지속적으로 감시한다.
셋째, 작업설계와 장비의 유지관리에 대해 조언을 제공한다.
넷째, 건강 프로그램을 개발하고 그 효과를 평가한다.
다섯째, 직업보건, 직업안전, 산업위생 등에 대한 전문적인 조언을 한다.
여섯째, 근로자의 건강 상태를 정기적으로 점검하고 필요시 재활을 지원한다.
일곱째, 응급상황 발생 시 응급조치와 치료를 제공한다.
여덟째, 산업재해 및 직업성 질환의 원인을 분석하고 대책을 제시한다.

(5) 산업보건의 중요성

산업보건은 국가와 사회 전체의 건강 및 경제에 매우 중요한 역할을 한다. 전 세계 인구의 약 50%가 직간접적으로 노동에 종사하고 있으며, 이들의 건강은 국가의 생산성과 직결된다. 따라서 근로자를 단순한 노동력으로 보지 않고 사회의 자산으로 인식하는 태도가 필요하다. 산업보건은 근로자의 권리와 인간다운 삶을 보장하고, 건강하고 안전한 일터를 만드는 데 핵심적인 역할을 한다.

2) 산업보건의 분야 및 역사

(1) 산업보건의 분야

산업보건은 여러 전문 분야가 협력하여 근로자의 건강을 증진시키는 통합적인 학문이다. 대표적인 산업보건의 분야는 다음과 같다.

- 산업위생학은 유해물질, 소음, 진동, 조명, 환기 등과 같은 작업환경 요인을 조사하고 평가하여개선 방안을 제시하는 분야이다.
- 산업의학은 근로자의 질병을 예방하고 치료하며, 건강을 유지 · 증진시키기 위한 의학적 접근을하는 분야이다.
- 인간공학은 사람과 기계, 환경 간의 상호작용을 연구하여 근로자의 신체적 부담을 줄이고 작업효율을 높이는 방법을 찾는 분야이다.
- 산업간호학은 근로자의 건강 상태를 사정하고, 건강교육 및 상담, 응급조치 등을 수행하는 간호 중심의 실천 분야이다.

(2) 산업보건의 역사

산업보건은 고대부터 현대에 이르기까지 다양한 발전 과정을 거쳐 왔다.

- 고대 그리스의 히포크라테스는 납 중독에 관한 최초의 직업병을 기술하였다.
- 로마의 의사 갈렌은 납중독의 증상을 관찰하고 기록하였다.
- 중세의 아그리콜라는 광부의 질병을 체계적으로 연구하였다.
- 18세기 이탈리아의 라마치니는 직업병의 체계적인 연구를 통해『일하는 사람들의 질병』이라는 저서를 남겼다.
- 영국의 포트는 최초로 직업성 암인 음낭암을 보고하였다.
- 1819년, 영국에서는 공장법을 제정하여 근로자의 작업시간과 환경을 규제하기 시작하였다.
- 독일의 바스마르크는 세계 최초로 사회보장제도를 도입하였다.
- 미국에서는 해밀턴이 최초의 산업보건학자로 활동하였다.
- 1919년, 국제노동기구(ILO)가 설립되어 전 세계적으로 노동자의 권리와 건강을 보호하기 위한활동이 시작되었다.

(3) 우리나라 산업보건의 역사

우리나라의 산업보건은 다음과 같은 주요 사건을 통해 발전하였다.

- 1953년, 「근로기준법」이 제정되어 노동자의 기본 권리가 법적으로 보장되기 시작하였다.
- 1963년, 「산업재해보상보험법」이 제정되어 산업재해에 대한 보상이 체계화되었다.
- 1972년, 특수건강진단 제도가 도입되어 유해 작업에 종사하는 근로자의 건강을 정기적으로 점검하게 되었다.
- 1981년, 「산업안전보건법」이 제정되어 산업현장의 안전과 보건을 위한 종합적인 법적 기반이 마련되었다.
- 1995년, 근로복지공단이 설립되어 산업재해보상 및 복지서비스가 확대되었다.
- 2011년, 산업안전보건기준이 개정되어 보다 체계적이고 전문적인 안전보건 체계가 구축되었다.

3) 산업안전보건법

(1) 목적(제1조)

이 법은 산업 안전 및 보건에 관한 기준을 확립하고 그 책임의 소재를 명확하게 하여 산업재해를 예방하고 쾌적한 작업환경을 조성함으로써 노무를 제공하는 사람의 안전 및 보건을 유지·증진함을 목적으로 한다.

(2) 정부의 책무(제4조)

① 정부는 이 법의 목적을 달성하기 위하여 다음 각 호의 사항을 성실히 이행할 책무를 진다.

1. 산업 안전 및 보건 정책의 수립 및 집행
2. 산업재해 예방 지원 및 지도

3. 「근로기준법」 제76조의2에 따른 직장 내 괴롭힘 예방을 위한 조치기준 마련, 지도 및 지원
4. 사업주의 자율적인 산업 안전 및 보건 경영체제 확립을 위한 지원
5. 산업 안전 및 보건에 관한 의식을 북돋우기 위한 홍보·교육 등 안전문화 확산 추진
6. 산업 안전 및 보건에 관한 기술의 연구·개발 및 시설의 설치·운영
7. 산업재해에 관한 조사 및 통계의 유지·관리
8. 산업 안전 및 보건 관련 단체 등에 대한 지원 및 지도·감독
9. 그 밖에 노무를 제공하는 사람의 안전 및 건강의 보호·증진

(3) 사업주의 의무(제5조)

① 사업주(제77조에 따른 특수형태 근로종사자로부터 노무를 제공받는 자와 제78조에 따른 물건의 수거·배달 등을 중개하는 자를 포함한다. 이하 이 조 및 제6조에서 같다)는 다음 각 호의 사항을 이행함으로써 근로자(제77조에 따른 특수형태근로종사자와 제78조에 따른 물건의 수거·배달 등을 하는 사람을 포함한다. 이하 이 조 및 제6조에서 같다)의 안전 및 건강을 유지·증진시키고 국가의 산업재해 예방정책을 따라야 한다.

1. 이 법과 이 법에 따른 명령으로 정하는 산업재해 예방을 위한 기준
2. 근로자의 신체적 피로와 정신적 스트레스 등을 줄일 수 있는 쾌적한 작업환경의 조성 및 근로조건 개선
3. 해당 사업장의 안전 및 보건에 관한 정보를 근로자에게 제공

(4) 보건관리자(제18조)

① 사업주는 사업장에 제15조제1항 각 호의 사항 중 보건에 관한 기술적인 사항에 관하여 사업주 또는 안전보건관리책임자를 보좌하고 관리감독자에게 지도·조언하는 업무를 수행하는 사람("보건관리자"라 한다)을 두어야 한다.

② 보건관리자를 두어야 하는 사업의 종류와 사업장의 상시근로자 수, 보건관리자의 수·자격·업무·권한·선임방법, 그 밖에 필요한 사항은 대통령령으로 정한다.

③ 대통령령으로 정하는 사업의 종류 및 사업장의 상시근로자 수에 해당하는 사업장의 사업주는 보건관리자에게 그 업무만을 전담하도록 하여야 한다.

④ 고용노동부장관은 산업재해 예방을 위하여 필요한 경우로서 고용노동부령으로 정하는 사유에 해당하는 경우에는 사업주에게 보건관리자를 제2항에 따라 대통령령으로 정하는 수 이상으로 늘리거나 교체할 것을 명할 수 있다.

⑤ 대통령령으로 정하는 사업의 종류 및 사업장의 상시근로자 수에 해당하는 사업장의 사업주는 제21조에 따라 지정받은 보건관리 업무를 전문적으로 수행하는 기관("보건관리전문기관"이라 한다)에 보건관리자의 업무를 위탁할 수 있다.

(5) 보건관리자의 자격(시행령 제21조 별표6)

보건관리자는 산업보건지도사, 의사, 간호사, 산업위생관리산업기사 또는 대기환경산업기사, 인간공학기사 등의 자격을 가진 자가 될 수 있다.

(6) 보건관리자의 업무(시행령 제22조)

① 보건관리자의 업무는 다음 각 호와 같다.

1. 산업안전보건위원회 또는 노사협의체에서 심의·의결한 업무와 안전보건관리규정 및 취업규칙에서 정한 업무
2. 안전인증대상기계등과 자율안전확인대상기계등 중 보건과 관련된 보호구(保護具) 구입 시 적격품 선정에 관한 보좌 및 지도·조언
3. 법 제36조에 따른 위험성평가에 관한 보좌 및 지도·조언
4. 법 제110조에 따라 작성된 물질안전보건자료의 게시 또는 비치에 관한 보좌 및 지도·조언
5. 제31조제1항에 따른 산업보건의의 직무(보건관리자가 별표 6 제2호에 해당하는 사람인 경우로 한정한다)
6. 해당 사업장 보건교육계획의 수립 및 보건교육 실시에 관한 보좌 및 지도·조언
7. 해당 사업장의 근로자를 보호하기 위한 다음 각 목의 조치에 해당하는 의료행위(보건관리자가 별표 6 제2호 또는 제3호에 해당하는 경우로 한정한다)
   가. 자주 발생하는 가벼운 부상에 대한 치료
   나. 응급처치가 필요한 사람에 대한 처치
   다. 부상·질병의 악화를 방지하기 위한 처치
   라. 건강진단 결과 발견된 질병자의 요양 지도 및 관리
   마. 가목부터 라목까지의 의료행위에 따르는 의약품의 투여
8. 작업장 내에서 사용되는 전체 환기장치 및 국소 배기장치 등에 관한 설비의 점검과 작업방법의 공학적 개선에 관한 보좌 및 지도·조언
9. 사업장 순회점검, 지도 및 조치 건의
10. 산업재해 발생의 원인 조사·분석 및 재발 방지를 위한 기술적 보좌 및 지도·조언
11. 산업재해에 관한 통계의 유지·관리·분석을 위한 보좌 및 지도·조언
12. 법 또는 법에 따른 명령으로 정한 보건에 관한 사항의 이행에 관한 보좌 및 지도·조언
13. 업무 수행 내용의 기록·유지
14. 그 밖에 보건과 관련된 작업관리 및 작업환경관리에 관한 사항으로서 고용노동부장관이 정하는 사항

② 보건관리자는 제1항 각 호에 따른 업무를 수행할 때에는 안전관리자와 협력해야 한다.

③ 사업주는 보건관리자가 제1항에 따른 업무를 원활하게 수행할 수 있도록 권한·시설·장비·예산, 그 밖의 업무 수행에 필요한 지원을 해야 한다. 이 경우 보건관리자가 별표 6 제2호 또는 제3호에 해당하는 경우에는 고용노동부령으로 정하는 시설 및 장비를 지원해야 한다.

④ 보건관리자의 배치 및 평가·지도에 관하여는 제18조제2항 및 제3항을 준용한다. 이 경우 "안전관리자"는 "보건관리자"로, "안전관리"는 "보건관리"로 본다.

(7) 근로자에 대한 안전보건교육(제29조)

① 사업주는 소속 근로자에게 고용노동부령으로 정하는 바에 따라 정기적으로 안전보건교육을 하여야 한다.

② 사업주는 근로자를 채용할 때와 작업내용을 변경할 때에는 그 근로자에게 고용노동부령으로 정하는 바에 따라 해당 작업에 필요한 안전보건교육을 하여야 한다. 다만, 제31조제1항에 따른 안전보건교육을 이수한 건설 일용근로자를 채용하는 경우에는 그러하지 아니하다.

③ 사업주는 근로자를 유해하거나 위험한 작업에 채용하거나 그 작업으로 작업내용을 변경할 때에는 제2항에 따른 안전보건교육 외에 고용노동부령으로 정하는 바에 따라 유해하거나 위험한 작업에 필요한 안전보건교육을 추가로 하여야 한다.

④ 사업주는 제1항부터 제3항까지의 규정에 따른 안전보건교육을 제33조에 따라 고용노동부장관에게 등록한 안전보건교육기관에 위탁할 수 있다.

(8) 물질안전보건자료(MSDS) 작성 및 제출(제110조)

① 화학물질 또는 이를 포함한 혼합물로서 제104조에 따른 분류기준에 해당하는 것(대통령령으로 정하는 것은 제외한다. 이하 "물질안전보건자료대상물질"이라 한다)을 제조하거나 수입하려는 자는 다음 각 호의 사항을 적은 자료(이하 "물질안전보건자료"라 한다)를 고용노동부령으로 정하는 바에 따라 작성하여 고용노동부장관에게 제출하여야 한다. 이 경우 고용노동부장관은 고용노동부령으로 물질안전보건자료의 기재 사항이나 작성 방법을 정할 때 「화학물질관리법」 및 「화학물질의 등록 및 평가 등에 관한 법률」과 관련된 사항에 대해서는 환경부장관과 협의하여야 한다.

1. 제품명
2. 물질안전보건자료대상물질을 구성하는 화학물질 중 제104조에 따른 분류기준에 해당하는 화학물질의 명칭 및 함유량
3. 안전 및 보건상의 취급 주의 사항
4. 건강 및 환경에 대한 유해성, 물리적 위험성
5. 물리·화학적 특성 등 고용노동부령으로 정하는 사항

② 물질안전보건자료대상물질을 제조하거나 수입하려는 자는 물질안전보건자료대상물질을 구성하는 화학물질 중 제104조에 따른 분류기준에 해당하지 아니하는 화학물질의 명칭 및 함유량을 고용노동부장관에게 별도로 제출하여야 한다. 다만, 다음 각 호의 어느 하나에 해당하는 경우는 그러하지 아니하다.

1. 제1항에 따라 제출된 물질안전보건자료에 이 항 각 호 외의 부분 본문에 따른 화학물질의 명칭 및 함유량이 전부 포함된 경우

2. 물질안전보건자료대상물질을 수입하려는 자가 물질안전보건자료대상물질을 국외에서 제조하여 우리나라로 수출하려는 자(이하 "국외제조자"라 한다)로부터 물질안전보건자료에 적힌 화학물질 외에는 제104조에 따른 분류기준에 해당하는 화학물질이 없음을 확인하는 내용의 서류를 받아 제출한 경우

③ 물질안전보건자료대상물질을 제조하거나 수입한 자는 제1항 각 호에 따른 사항 중 고용노동부령으로 정하는 사항이 변경된 경우 그 변경 사항을 반영한 물질안전보건자료를 고용노동부장관에게 제출하여야 한다.

④ 제1항부터 제3항까지의 규정에 따른 물질안전보건자료 등의 제출 방법·시기, 그 밖에 필요한 사항은 고용노동부령으로 정한다

(9) 물질안전보건자료 게시 및 교육(제114조)

① 물질안전보건자료대상물질을 취급하려는 사업주는 제110조제1항 또는 제3항에 따라 작성하였거나 제111조제1항부터 제3항까지의 규정에 따라 제공받은 물질안전보건자료를 고용노동부령으로 정하는 방법에 따라 물질안전보건자료대상물질을 취급하는 작업장 내에 이를 취급하는 근로자가 쉽게 볼 수 있는 장소에 게시하거나 갖추어 두어야 한다.

② 제1항에 따른 사업주는 물질안전보건자료대상물질을 취급하는 작업공정별로 고용노동부령으로 정하는 바에 따라 물질안전보건자료대상물질의 관리 요령을 게시하여야 한다.

③ 제1항에 따른 사업주는 물질안전보건자료대상물질을 취급하는 근로자의 안전 및 보건을 위하여 고용노동부령으로 정하는 바에 따라 해당 근로자를 교육하는 등 적절한 조치를 하여야 한다.

Section 2 건강과 근로 작업

1) 근로 시간과 강도

(1) 근로 시간 기준

근로 시간은 노동자의 건강과 생산성을 유지하기 위한 중요한 요소이다. **우리나라의 「근로기준법」에 따르면 법정 근로 시간은 1일 8시간, 1주 40시간으로 규정**되어 있으며, 이는 국제노동기구(ILO) 기준과 동일하다.

(2) 근로시간 규정(근로기준법)

근로기준법에서는 근로자의 권익 보호를 위해 다음과 같은 규정을 두고 있다.

- 근로 시간은 1주 40시간을 초과할 수 없다.
- 1일 8시간을 초과하는 근로는 허용되지 않는다.
- 사용자의 동의와 근로자의 합의가 있을 경우, 1주 최대 12시간까지 연장 근로가 가능하다.

- 근로 시간이 4시간을 초과할 경우 30분 이상의 휴게 시간을 제공해야 한다.
- 근로 시간이 8시간을 초과할 경우 1시간 이상의 휴게 시간을 제공해야 한다.

(3) 근로 강도 및 작업 강도

과도한 작업은 노동자의 건강을 해치고 피로를 유발하며 작업 능률을 저하시킨다. 근로 강도는 에너지 대사율(RMR, Resting Metabolic Rate)을 기준으로 평가한다.

- 경노동: RMR 0~1이며 손작업이 이에 해당한다.
- 중등노동: RMR 1~2이며 지적 작업이 포함된다.
- 강노동: RMR 2~4이며 일반적인 지속 작업이 이에 속한다.
- 중노동: RMR 4~7이며 충분한 휴식이 필요하다.
- 격노동: RMR 7 이상이며 중량물을 다루는 과격한 작업이 이에 해당한다.

핵심

*** 육체적 근로강도지표**

– 비교에너지 대사율(RMR) = $\frac{\text{근로작업대사량}}{\text{기초대사량}}$

1) 경노동: RMR 0~1
2) 중등노동: RMR 1~2(사무직, 여성 근로자)
3) 강노동: RMR 2~4
4) 중노동: RMR 4~7
5) 격노동: RMR 7 이상

2) 여성 및 연소 근로자의 보호

(1) 여성 근로자의 보호

여성 근로자의 건강과 안전을 보장하기 위해 다음과 같은 보호 조치를 시행한다.

① 임산부(임신 중 및 출산 후 1년 이내)는 유해하고 위험한 작업에 종사할 수 없다.

② 주작업의 RMR은 2.0 이하로 유지해야 한다.

③ 여성 근로자의 중량물 운반 제한은 다음과 같다.

16세 이하: 5 kg

16~18세: 8 kg

18세 이상: 20 kg

④ 산전 및 산후휴가는 90일이며, 다태아 출산 시 120일을 보장한다.

생리휴가는 매월 1일 지급된다.

(2) 연소 근로자의 보호

연소 근로자의 건강을 보호하기 위해 다음과 같은 규정을 적용한다.

- **15세 미만의 근로는 원칙적으로 금지**되며, 단 취직인허증이 있는 경우 예외적으로 허용된다.
- 18세 미만의 근로자는 유해하고 위험한 작업을 할 수 없다.
- 15~18세 연소 근로자의 근로 시간은 1일 7시간, 1주 35시간을 초과할 수 없다.
- 연장 근로는 1일 최대 1시간, 1주 최대 5시간까지 허용된다.

(3) 근로기준법 주요 규정

- 18세 미만 및 임산부는 야간과 휴일 근로를 할 수 없다. 단, 예외적 허가가 있을 경우 가능하다.
- 여성과 18세 미만 근로자는 갱내(坑內) 근로를 할 수 없다.
- 출산휴가는 90일이며, 다태아 출산 시 120일을 보장하며 출산 후 최소 45일은 사용해야 한다.
- 임신 중 유산 또는 사산 시 휴가를 제공한다.
- 임신 12주 이내 또는 36주 이후의 근로자는 1일 2시간 근로 시간을 단축할 수 있다.
- 생후 1년 미만의 유아를 둔 여성 근로자는 1일 2회 30분 이상의 유급 수유 시간을 제공받는다.

핵심

*** 연소 근로자의 보호**

① **근로기준법상 근로자로 채용할 수 없는 연령: 15세 미만자**
- **보호 연령: 15~18세**

② 도덕상 또는 보건상 유해, 위험한 사업에 채용할 수 없는 자
- **여자(임산부) 및 18세 미만자**

핵심

*** 여성 근로자 보호**

① 근로강도: **근로에너지대사율(RMR) 2 이하**
② 중량물 취급업무의 경우 중량 제한
③ 서서 하는 작업의 시간 조정, 휴식시간 조정
④ 생리휴가 월 1회, 산전·산후 휴가 3개월
⑤ 작업조건 개선 및 적정 배치, 휴식시간 조정, 휴식횟수 고려
⑥ 공업 중독 우려되는 작업환경 지양

*** 근로기준법상 법정근로시간의 기준**
- **1일 8시간, 1주 40시간**

3) 산업피로

(1) 산업피로 정의

산업 활동으로 인해 발생하는 피로가 휴식이나 수면으로 회복되지 않고 점차 누적되는 상태를 산업피로라 한다. 이는 정신적, 육체적, 신경적 부담에 대한 생체의 경고 반응으로 나타난다.

(2) 산업피로 요인

산업피로의 주요 요인은 다음과 같다.

- 작업적 요인: 장시간 근로, 부족한 휴식 및 휴일, 높은 작업 강도, 열악한 작업 환경이 포함된다.
- 신체적 요인: 체력 저하, 질병, 신체적 결함 등이 원인이 될 수 있다.
- 심리적 요인: 작업 의욕 저하, 과중한 책임감, 대인관계 스트레스 등이 산업피로를 유발한다.

(3) 산업피로 종류

- 정신적 피로: 정밀 작업 등으로 인해 발생하는 피로이다.
- 육체적 피로: 근육 피로로 인해 발생하는 피로이다.
- 국소 피로: 특정 부위에 집중적으로 나타나는 피로이다.
- 전신 피로: 신체 전체에 영향을 미치는 피로이다.
- 보통 피로: 수면을 통해 회복이 가능한 피로이다.
- 과로: 다음 날까지 지속되는 피로이다.
- 곤비: 장기적으로 피로가 축적되어 병적 상태에 이르는 경우이다.

(4) 산업피로 대책

산업피로를 예방하고 관리하기 위한 대책은 다음과 같다.

- 작업 조건 개선: 작업 방법을 합리화하고, 휴식 시간을 조정하며, 환경 위생을 철저히 관리한다.
- 근로자 작업 관리: 신체적, 정신적 특성을 고려하여 작업을 배치하고 피로 회복을 위한 대책을 마련하며 근로 분위기를 조성한다.
- 영양 관리: 근무 환경에 따라 적절한 영양소를 공급한다.
- 고온 작업: 식염, 비타민 A·B1·C를 보충한다.
- 저온 작업: 지방질, 비타민 A·B1·C·D를 섭취한다.
- 소음 작업: 비타민 B1을 공급한다.
- 강노동 작업: 비타민류 및 칼슘 강화 식품을 섭취한다.
- 중노동 작업: 단백질, 탄수화물, 비타민 B1을 충분히 섭취한다.

Section 3 근로자 건강진단

1) 근로자 건강진단의 목적

근로자 건강진단은 근로자의 건강 상태를 지속적으로 관찰하고, 건강 유해요인을 조기에 발견하여 적절한 사후 조치를 취하기 위해 실시한다. 이를 통해 직종 배치 및 작업 적응 여부를 판단할 수 있으며, 위생 및 건강교육을 강화하고 사업장 위생관리를 평가하는 데 활용한다.

2) 근로자 건강진단의 종류

근로자 건강진단은 다양한 상황에 따라 여러 종류로 구분하여 시행한다.

① 채용 시 건강진단

- 신규 채용 근로자의 건강 상태 및 질병 유무를 확인하기 위해 실시한다.

② 일반 건강진단

- 국민건강보험법에 따라 직장가입자를 대상으로 정기적으로 실시한다.
- 사무직 근로자는 2년에 1회, 그 외 근로자는 1년에 1회 건강진단을 받는다.

③ 특수 건강진단

- 유해요인을 취급하는 근로자를 대상으로 실시한다.
- 화학물질을 취급하는 근로자는 6개월에 1회, 기타 유해요인 노출 근로자는 1년에 1회 건강진단을 받는다.

④ 배치 전 건강진단

- 신규 채용 근로자 및 작업 부서를 변경하는 근로자를 대상으로 실시한다.

⑤ 수시 건강진단

- 근로자가 직업성 질환이 의심되는 증상을 보일 경우 즉시 시행한다.

⑥ 임시 건강진단

- 동일한 유해 인자에 노출된 근로자들에게 유사한 질병이 발생할 경우 추가로 실시한다.

⑦ 건강관리카드 제도

- 발암물질에 노출된 근로자의 지속적인 건강 관리를 위해 시행한다.
- 퇴직 후에도 건강진단을 받을 수 있도록 관리한다.

⑧ 사후 관리 조치

- 건강진단 결과에 따라 작업 전환, 보호구 지급, 근로시간 조정 등의 조치를 시행한다.

3) 건강진단 후 판정 기준

① A (정상): 건강 상태가 양호하여 특별한 사후 관리가 필요 없는 경우

② B (정상B): 경미한 이상 소견이 있으나, 건강 관리상 의학적 또는 직업적 사후 관리가 필요하지 않은 경우(생활 습관 개선 등 자기 관리 필요)

③ C1 (직업병 요관찰자): 직업성 질병으로 진행될 우려가 있어 추적 검사 등 관찰이 필요한 경우

④ C2 (일반질병 요관찰자): 일반 질병으로 진행될 우려가 있어 추적 관찰이 필요한 경우

⑤ CN (질병 요관찰자 – 야간작업): 질병으로 진행될 우려가 있어 야간 작업 시 추적 관찰이 필요한 경우

⑥ D1 (직업병 유소견자): 직업성 질병의 소견을 보여 사후 관리가 필요한 경우

⑦ D2 (일반질병 유소견자): 일반 질병의 소견을 보여 사후 관리가 필요한 경우

⑧ DN (질병 유소견자 – 야간작업): 질병의 소견을 보여 야간 작업 시 사후 관리가 필요한 경우

⑨ R (2차 건강진단 대상자): 1차 건강진단 결과 건강 수준 평가가 어렵거나 질병이 의심되어 2차 건강진단이 필요한 경우

⑩ U: 2차 건강진단 대상이나 퇴직 등의 사유로 건강진단을 완료하지 못해 건강관리 구분을 판정할 수 없는 경우

근로자 건강진단은 근로자의 건강을 보호하고, 직장 내에서 발생할 수 있는 건강상의 문제를 예방하는 중요한 역할을 한다. 이를 통해 건강한 작업 환경을 조성하고, 근로자의 복지를 향상시킬 수 있다.

Section 4 직업환경 유해요인 및 관리

1) 작업환경 유해물질

(1) 유해물질 노출 기준

작업환경에서 발생하는 유해물질은 근로자의 건강에 영향을 미칠 수 있기 때문에 일정한 노출 기준을 설정하여 관리해야 한다. 대표적인 노출 기준으로는 미국 정부산업위생학회(ACGIH)에서 제시한 TLV (Threshold Limit Value) 와 대한민국 고용노동부에서 제정한 노출 기준이 있다.

① 고용노동부 노출 기준(2013-38호)

하루 8시간의 작업시간 동안 건강에 영향을 미치지 않도록 설정된 기준이다.

(2) 노출 기준 종류

유해물질의 노출 기준은 시간과 농도에 따라 다음과 같이 구분된다.

① TLV-TWA(8시간 노출 기준)

8시간 동안 평균적으로 노출될 수 있는 농도를 의미한다.

② TLV-STEL(단시간 노출 기준)

15분 동안 허용되는 평균 농도를 의미하며, 단시간 동안 높은 농도에 노출될 경우 적용된다.

③ TLV-C(천정값)

초과해서는 안 되는 최대 허용 농도를 의미한다.

④ 노출상한치

단시간 기준이 없는 물질에 적용되며, 절대 초과해서는 안 되는 농도를 의미한다.

(3) 혼합물의 노출 기준

작업 환경에서 여러 가지 유해물질이 혼합되어 있을 경우, 이들의 독성 작용 방식에 따라 노출 기준을 다르게 적용해야 한다.

① 작용 종류

- 독립작용: 각각 독립적으로 작용하여 단순 합산의 효과를 나타낸다. (예: 2+3=5)
- 상승작용: 개별 독성보다 더 큰 영향을 미친다. (예: 2+3=15)
- 잠재작용: 독성이 없는 물질이 특정 조건에서 독성을 증가시킨다. (예: 2+0=10)
- 길항작용: 서로 독성을 감소시키는 효과가 있다. (예: 2+3=1)
- 상가작용: 단순 합산 효과를 나타낸다. (예: 2+3=5)

(4) 생물학적 노출지수(BEI, Biological Exposure Indices)

유해물질이 체내에 흡수된 정도를 평가하는 지표로 생물학적 노출지수(BEI) 를 활용한다. 이는 공기 중 농도 측정의 보완 역할을 하며, 신체의 체액을 통해 측정한다.

측정 방법: 소변, 혈액, 호기 분석 등을 통해 체내 흡수량을 평가한다.

참고

* TLV-TWA (Threshold Limit Value - Time-Weighted Average)
  - 8시간 동안의 시간 가중 평균 노출 기준

* ACGIH TLV (American Conference of Governmental Industrial Hygienists - ThresholdLimit Value)
  - 근로자가 건강 장해 없이 반복적으로 노출될 수 있는 유해인자의 농도 기준

* 고용노동부고시 제2013-38호: 「화학물질 및 물리적 인자의 노출기준」
  - 시간가중평균노출기준(TLV-TWA)
  - 단시간노출기준(TLV-STEL)
  - 최고노출기준(TLV-C)

*** 화학물질 및 물리적 인자의 노출기준 (국가법령정보센터)**
https://www.law.go.kr/LSW/admRulInfoP.do?admRulSeq=2100000186058

2) 유해요인 작업환경 관리 대책

(1) 관리 대책 종류

* 유해물질의 영향을 최소화하기 위해 다음과 같은 관리 대책을 적용해야 한다.

- 행정적 대책: 근로자 교육, 건강검진, 작업장 정리정돈 등을 시행한다.
- 공학적 대책: 유해물질을 덜 유해한 물질로 대체하거나 격리 및 환기 장치를 설치한다.
- 개인보호구 사용: 마스크, 장갑, 보안경 등의 보호 장비를 착용하도록 한다.

(2) 작업환경 보호 원칙

* 작업환경 보호를 위해 다음과 같은 원칙을 적용한다.

① 대치 (Substitution)

* 유해한 물질을 덜 유해한 물질로 교체하여 노출을 줄인다.

- 예시: 납 페인트 대신 이산화티탄을 사용하거나, 유기용제 대신 물 세척제를 사용한다.

② 격리 (Isolation)

* 유해물질과 작업자를 분리하여 직접적인 노출을 방지한다.

- 예시: 원격 조정 장비를 사용하거나, 콘크리트 방호벽을 설치한다.

③ 개인보호구 사용

* 보호구 착용은 최후의 보호 수단이며, 이를 통해 노출을 최소화할 수 있다.

- 예시: 방독 마스크, 안전모, 보안경 등을 착용한다.

(3) 산업 환기

* 산업현장에서의 환기는 유해물질 농도를 낮추는 중요한 방법이다.

* 환기는 크게 전체환기와 국소배기로 나뉜다.

① 전체 환기 (희석환기)

* 작업장 전체 공기를 정화하는 방식이다.

* 저독성 물질이나 넓게 퍼진 오염물질을 처리할 때 적합하다.

② 국소배기

* 유해물질을 발생원에서 직접 제거하는 방식이다.

* 독성이 강한 물질이나 근로자 근접 작업 시 필수적이다.

* 국소배기는 다음과 같은 구성 요소로 이루어진다.

- 후드: 오염물질을 포집한다.
- 덕트: 포집된 오염물질을 운반한다.
- 공기정화기: 오염물질을 제거한다
- 송풍기: 공기를 이동시키는 역할을 한다.
- 굴뚝: 정화된 공기를 외부로 배출한다.

Section 5 산업재해

1) 산업재해 의의

(1) 정의

산업재해란 근로자가 업무와 관련된 건설물, 설비, 원재료 등의 요인으로 인해 사망하거나 부상을 당하거나 질병에 걸리는 것을 의미한다. 산업재해는 근로자의 건강과 생명을 위협할 수 있으므로 이를 예방하고 적절한 보상을 제공하는 것이 중요하다.

- 중대재해: 고용노동부령에서 규정하는 심각한 재해를 의미한다. 일반적으로 사망자가 1명 이상발생하거나 부상자가 2명 이상 발생하는 경우 중대재해로 분류한다.

(2) 산업재해의 분류

- 업무상 사고: 업무 수행 중 발생한 사고뿐만 아니라 출퇴근 중 또는 휴게 시간 중에 발생한 사고도 포함된다.
- 업무상 질병: 직업병 및 작업 관련 질환이 해당하며, 장기간에 걸쳐 특정한 작업 환경에서 노출된 유해 요인으로 인해 발생하는 질환을 포함한다.

(3) 재해 발생의 요인

- 환경적 요인: 불량한 시설, 부적절한 작업환경, 안전하지 않은 장비 사용, 과도한 노동시간 등이 재해의 원인이 된다.
- 인적 요인: 안전 관리의 부실, 근로자의 생리적 원인(피로, 질병 등), 심리적 원인(불안, 부주의등)이 영향을 미친다.

2) 산업재해의 특성

(1) 하인리히 법칙

재는 경미한 사고가 반복적으로 발생하면서 결국 중대한 사고로 이어진다는 법칙이다. 큰 재해는 작은 재해를 방치할 경우 발생할 가능성이 높다.

(2) 도미노 이론

사고는 원인에 의해 연쇄적으로 발생하며, 불안전한 행동이나 기계적 위험과 같은 제3요인을 관리함으로써 사고를 예방할 수 있다.

(3) 버드의 신도미노 이론

사고의 원인을 4 M(사람, 기계, 작업방법, 관리)으로 구분하며, 경영자의 관리 부족이 주요 원인이라고 설명한다.

(4) 다수 요인 이론

사고는 단일 요인에 의해 발생하는 것이 아니라, 사람, 기계, 매체, 관리 등 다양한 요인의 결합에 의해 발생한다고 설명한다.

(5) 인간 요인 이론

인간의 실수가 사고를 초래하는 주요 원인으로 작용하며, 과부하, 부적절한 행동, 부적절한 반응 등이 영향을 미친다.

3) 산업재해의 지표와 현황

(1) 산업재해 지표

- 건수율: 근로자 1,000명당 산업재해 발생 건수를 의미한다.
- 도수율: 100만 연 작업 시간당 산업재해 발생 건수를 의미한다.
- 강도율: 1,000 연 작업 시간당 손실 일수를 나타내는 지표이다.
- 평균 작업 손실 일수: 재해 건수당 평균 손실 일수를 의미한다.
- 사망 만인율: 근로자 10,000명당 연간 사망자 수를 나타낸다.

(2) 업무상 사고의 특징

- 사고 부위: 손과 발 부위에서 사고가 가장 많이 발생한다.
- 주요시기: 오전 10시, 12시, 오후 2시, 4시에 사고가 빈번하게 발생한다.
- 주요 업종: 건설업과 제조업에서 산업재해가 많이 발생한다.

핵심

*** 건수율**

- $\frac{\text{재해건수}}{\text{평균근로자 수}} \times 1,000$
- **산업체 근로자 1,000명당 발생한 재해건수**
- **산업재해 발생상황의 총괄적 파악에 적합한 지표**
- 작업 시간이 고려되지 않음

*** 도수율**

- $\dfrac{\text{재해건수}}{\text{연 근로자 수}} \times 1{,}000{,}000$
- **재해 발생상황 판단을 위한 표준적인 지표**
- 연 근로시간당 재해 발생 건수, 단위시간은 연간 100만 시간
- **국제노동기구(ILO)**에서 국가 간 상호비교 척도로 이용

*** 강도율**

- $\dfrac{\text{근로손실일수}}{\text{연 근로시간 수}} \times 1{,}000$
- **재해에 의한 손상 정도 파악**
- 연근로시간당 작업(근로)손실 일수로서 **1,000**시간을 단위 시간

4) 산업재해 예방

(1) 예방의 원칙

- 예방 가능의 원칙: 산업재해는 예방할 수 있다.
- 원인 연계의 원칙: 모든 사고는 원인이 있으며 이를 분석하여 제거하면 사고를 예방할 수 있다.
- 손실 우연의 원칙: 사고로 인한 손실은 상황에 따라 다르게 나타날 수 있다.
- 대책 선정의 원칙: 원인을 철저히 분석한 후 효과적인 대책을 마련해야 한다.

(2) 예방 대책

- 재해 방지 계획을 수립하여 체계적으로 관리해야 한다.
- 근로 환경을 개선하여 근로자가 안전하게 일할 수 있도록 해야 한다.
- 정기적인 안전 교육을 실시하여 근로자의 안전 의식을 높여야 한다.

5) 산업재해보상보험법(1963)

(1) 목적

산업재해보상보험법은 근로자의 업무상 재해를 신속하게 보상하고 재해 예방 및 근로자의 복지를 증진하기 위해 제정되었다.

(2) 운영

산업재해보상보험은 고용노동부 장관이 관장하며, 근로복지공단이 실질적으로 운영을 담당한다.

(3) 산업재해보상보험의 특징

- 강제보험으로 운영되며 모든 사업장이 의무적으로 가입해야 한다.
- 보험료는 사용자(사업주)가 부담하며, 근로자는 별도의 비용을 부담하지 않는다.
- 소득 및 의료 보장을 제공하여 근로자의 경제적 안정을 도모한다.

(4) 보험 급여 종류

① **요양급여**: 근로자가 업무상 부상을 입거나 질병에 걸렸을 때 치료비를 지급한다.

② **간병급여**: 지속적인 간병이 필요한 근로자에게 지급한다.

③ **휴업급여**: 근로자가 재해로 인해 일정 기간 동안 근무하지 못할 경우 지급한다.

④ **장해급여**: 산업재해로 인해 신체적 장해가 발생한 경우 지급한다.

⑤ **유족급여**: 근로자가 업무상 사망한 경우 유족에게 지급한다.

⑥ **상병보상연금**: 장기 요양이 필요한 근로자에게 지급한다.

⑦ **장례비**: 업무상 사망한 근로자의 장례비를 지급한다.

⑧ **직업재활급여**: 근로자의 직업훈련과 직장 복귀를 지원하기 위해 지급한다.

chapter 4

직업성 질환

Section 1 직업성 질환의 의의

1) 직업성 질환

(1) 정의

직업성 질환은 직업적인 활동 중 작업환경에 존재하는 유해인자로 인해 발생하는 급성 또는 만성 질환을 의미한다. 일반적으로 건설현장에서 발생하는 사고는 직업성 질환으로 간주되지 않는다. 직업성 질환은 그 원인이 명확하지 않으며, 오랜 잠복기를 거친 후 발병하는 특징이 있다. 또한 유해인자에 대한 개인의 감수성 차이가 존재하기 때문에 동일한 환경에서도 질병 발생 여부가 다를 수 있다.

(2) 직업병의 발생요인

직업병의 발생에는 여러 가지 요인이 작용한다. 주요 발생요인은 다음과 같다.

① **직업환경 요인**: 소음, 온도 변화, 방사선, 유해가스 등의 물리적 · 화학적 요인이 포함된다.

② **작업조건 요인**: 근육을 반복적으로 사용하는 작업, 정밀한 작업 수행, 장시간 노동 등이 포함된다.

③ **대표적인 직업병**: 직업과 관련하여 발생하는 대표적인 직업병으로는 규폐증, 납 중독, 벤젠 중독 등이 있다.

④ **기타 직업성 질환**: 진폐증, 소음성 난청, 금속중독 등의 질환이 있으며, 이는 특정 작업환경에서 유해물질에 지속적으로 노출될 경우 발생할 가능성이 높다.

⑤ **직업관련성 질환**: 작업 요인과 비작업 요인이 복합적으로 작용하여 발생하는 질환으로, 작업환경뿐만 아니라 개인의 생활습관과 건강 상태도 영향을 미친다.

(3) 직업병의 일반적인 특성

직업병은 다음과 같은 특성을 가진다.

① **진단이 어렵다:** 직업병은 장기간의 유해인자 노출 후 발생하는 경우가 많으며, 질병 발현까지의 시간이 길기 때문에 원인과 결과를 명확하게 연결하기 어렵다.

② **증상이 늦게 나타난다:** 노출과 질병 증상 간에 긴 시간 차이가 존재하기 때문에 조기 발견이 쉽지 않다.

③ **임상적 구분이 어렵다:** 직업병의 병리학적 소견은 일반적인 질환과 유사할 수 있어 진단이 어렵다.

④ **비직업적 요인과 상호작용한다:** 흡연, 음주, 유전적 요인 등 비직업적 요인과 복합적으로 작용하여 질병이 나타날 수 있다.

⑤ **의료진의 관심이 부족하다:** 직업병에 대한 인식이 부족할 경우, 의료진이 직업성 질환을 의심하지 않아 진단이 늦어질 수 있다.

2) 직업성 질환의 예방 및 관리

(1) 작업환경 관리

직업성 질환을 예방하기 위해서는 작업환경을 적절하게 관리하는 것이 중요하다. 이를 위해 다음과 같은 조치를 시행한다.

① **기술적 조정:** 덜 위험한 물질로 대체하거나 유해물질이 발생하는 원인을 격리하고 환기 시스템을 개선하는 방법을 활용한다.

② **관리적 조정:** 교대근무를 시행하고, 노출 시간을 줄이며, 작업 중 주기적으로 시원한 환경에서 휴식할 수 있도록 조정한다.

③ **작업조건 조정:** 인간공학적 설계를 통해 불안정한 자세를 예방하고, 근로자의 부담을 최소화한다.

④ **작업 실무 관리:** 작업 매뉴얼을 통해 근로자가 유해물질에 노출되지 않도록 지도하고, 안전한 작업 절차를 준수하도록 한다.

⑤ **개인보호구 착용:** 보호장비를 착용하여 위험요인으로부터 근로자의 건강을 보호한다.

(2) 근로자 건강 관리

근로자의 건강을 유지하고 직업성 질환을 예방하기 위해 건강 관리를 철저히 시행한다.

① **배치 전 건강진단:** 근로자의 직무 적합성을 판단하기 위해 배치 전에 건강진단을 실시한다.

② **정기 건강진단:** 일반 건강진단 및 특수 건강진단을 시행하여 질병을 조기에 발견하고 적절한 조치를 취한다.

(3) 근로자 교육

근로자의 건강 보호를 위해서는 근로자와 관리자의 적극적인 참여가 필요하다. 이를 위해 다음과 같은 교육을 시행한다.

① **유해인자 교육:** 작업장에서 발생할 수 있는 유해인자와 이로 인한 건강 영향을 교육하여 근로자의 경각심을 높인다.

② **응급 상황 대처법 교육:** 작업 중 발생할 수 있는 응급 상황에 대한 대처법을 숙지하도록 교육하여 사고 발생 시 신속하게 대응할 수 있도록 한다.

Section 2 물리적 유해요인에 의한 직업병

산업 현장에서 근로자는 다양한 물리적 유해요인에 노출될 수 있다. 이러한 요인은 작업자의 건강을 위협하고 작업 능률을 저하시킬 수 있으므로 철저한 예방과 관리가 필요하다. 본 장에서는 대표적인 물리적 유해요인과 이에 따른 직업병을 상세히 설명한다.

1) 소음

(1) 소음의 정의

소음은 원하지 않거나 유해한 소리를 의미한다. 사람마다 소음에 대한 민감도가 다르며, 같은 소리라도 개인에 따라 다르게 느껴질 수 있으므로 주관적 요소가 강하다.

(2) 소음의 특징

소음은 작업장에서 발생하는 대표적인 유해요인 중 하나로, 근로자들의 불만과 건강 피해 호소가 많은 요인이다. 지속적인 소음 노출은 신체적, 정신적 건강을 해칠 수 있으며, 작업 능률 저하를 유발한다.

(3) 소음의 측정 방법

소음은 음압(dB), 주파수(Hz), 폰(phon) 등의 단위를 사용하여 측정한다. 일반적으로 소음은 인간의 청각 특성을 고려한 dB(A) 단위를 사용하여 평가한다.

(4) 소음의 허용 기준

근로자의 건강 보호를 위해 작업장 소음 허용 기준이 정해져 있다.

- 85 dB(A) 이상이면 작업장 소음 작업으로 분류된다.
- 90 dB(A)에서는 8시간 이상 노출이 허용되지 않는다.
- 115 dB(A)를 초과하는 환경에서는 작업이 금지된다.

(5) 소음에 의한 건강장애

소음은 청력 손실을 유발할 수 있으며, 신체와 정신 건강에 부정적인 영향을 미친다. 대표적인 건강장애는 다음과 같다.

① **일시적 난청**: 일정 시간 동안 청력이 저하되지만, 일정 시간이 지나면 회복된다.

② **영구적 난청**: 지속적인 소음 노출로 인해 청력이 회복되지 않는 상태가 된다.

③ **불쾌감과 스트레스**: 소음은 작업자의 심리적 불안과 신경 과민을 유발할 수 있다.

④ **수면 장애**: 소음이 수면을 방해하여 피로와 스트레스를 증가시킨다.

⑤ **작업 능률 저하**: 집중력이 떨어지고 작업의 정확성이 저하된다.

(6) 소음성 난청

소음성 난청은 작업장에서 장기간 소음에 노출되었을 때 발생하는 직업병이다. 이 난청은 주로 4,000 Hz의 주파수 영역에서 청력 손실이 심하며, 이를 C5-dip 현상이라고 한다. 고용노동부의 청력 손실 기준을 충족하면 소음성 난청으로 진단된다.

2) 진동

(1) 진동의 정의

진동은 물체가 주기적으로 흔들리는 현상을 의미한다. 진동은 신체에 영향을 미쳐 다양한 건강장애를 유발할 수 있다.

(2) 전신진동 장애

전신진동은 트랙터, 트럭, 중장비 등에 탑승하여 작업할 때 발생한다. 장기간 노출 시 다음과 같은 건강장애가 발생할 수 있다.

- 요통 및 근골격계 질환이 발생한다.
- 혈압이 상승하고 내분비계 기능에 영향을 미친다.
- 진동수에 따라 신체 반응이 달라지며, 특정 주파수에서는 특정 장기에 더 큰 영향을 미친다.

(3) 국소진동 장애

국소진동은 손이나 팔을 통해 전달되는 진동을 의미하며, 주요 건강장애는 다음과 같다.

- 레이노 현상(Dead Finger): 손가락 혈관이 수축하여 창백해지고 감각이 둔해지는 증상이 나타난다.
- 수완진동증후군(HAVS): 말초신경, 혈관, 뼈, 관절 등에 손상을 일으킨다.

(4) 진동 노출 예방

진동에 의한 건강장애를 예방하기 위해 다음과 같은 조치가 필요하다.

① 진동 발생 원인을 제거하거나 감소시킨다.

② 진동의 전파 경로를 차단하는 장치를 사용한다.

③ 작업장에 완충 장치를 설치하여 진동을 줄인다.

④ 작업 시간을 단축하여 진동 노출 시간을 줄인다.

⑤ 근로자에게 보건교육을 실시하여 진동 노출의 위험성을 알린다.

3) 고온 폭로

고온 환경에서 작업하면 체온 조절 기능이 저하되어 다양한 열 관련 질환이 발생할 수 있다.

(1) 주요 열 관련 질환

① **열사병**: 체온 조절 중추 기능이 마비되어 체온이 급격히 상승하며, 피부가 건조하고 뜨거워진다. 의식 장애와 고열이 나타나며, 즉시 냉각 치료가 필요하다. 생리식염수 주사요법 처치를 해야 한다.

② **열허탈증**: 고온환경에 장시간 폭로 시 말초혈관 혈액순환 부전, 심박출량 감소, 탈수, 처치로는 강심제, 포도당, 생리 식염수주사 요법, 시원한 곳에서 안정을 취한다.

③ **열경련**: 땀으로 인해 체내 염분이 소실되어 근육 경련이 발생한다. 생리식염수를 투여하여 치료한다.

④ **열쇠약증**: 만성적인 고온 환경 노출로 체열이 소모되며, 비타민 B1 부족으로 인해 전신 권태와 식욕 부진이 나타난다. 비타민 B1을 투여하여 치료한다.

> **핵심**
>
> *** 열중증의 종류**
>
> ① **열사병: 체온조절 부조화로 뇌의 온도상승에 의한 체온중추신경 기능 장애**
> - **발한기능 정지되면서 체온상승**
> - **처치: 생리식염수 주사 요법,** 두부냉각, 냉수공급
>
> ② **열허탈증**: 고온환경에 장시간 폭로 시 **말초혈관 혈액순환 부전,** 심박출량 감소, 탈수
> - 처치: 강심제, 포도당, 생리 식염수주사 요법, 시원한 곳에서 안정
>
> ③ **열경련**: 체온이나 혈압 상승은 없음
> - **발한에 의한 탈수, 염분 소실로 사지 경련**, 현기증, 고열환경에서 오랜시간 작업
> - 처치: **식염수 투여**
>
> ④ **열쇠약증:** 고온 작업 시 만성적 체력소모, 식욕부진, 빈혈
> - **처치: 비타민 B_1**, 영양공급, 휴양

(2) 고온 순화 과정

고온 환경에 장기간 노출되면 인체는 순응 과정을 거친다.

- 심박 수가 감소하여 체온 조절 능력이 향상된다.
- 땀 분비량이 증가하여 체온을 보다 효과적으로 낮춘다.
- 땀의 염분 농도가 낮아져 체내 염분 손실이 줄어든다.

핵심

*** 고온에 의한 신체장애**
- 정의: 고온 환경에 폭로되면 체온조절 기능의 생리적 변조 또는 장애가 오는 현상
- 직접적인 원인: 체온부 조절, 순환기능의 실조, 수분 염분 소실
- **응급처치: 생리 식염수주사 요법**

4) 저온 폭로

저온 환경에서는 체온 유지가 어려워 다양한 건강장애가 발생할 수 있다.

(1) 주요 저온 관련 질환

① **전신저체온**: 심부 체온이 35℃ 이하로 떨어지며, 심박동이 느려지고 언어 이상 및 의식 저하가 나타난다. 심할 경우 사망 위험이 있다.

② **동상**: 피부와 피하조직이 얼어 감각이 둔해지고, 피부 변색 및 조직 괴사가 발생할 수 있다.

③ **참호족 및 침수족**: 습하고 차가운 환경에 장시간 노출될 경우 발의 혈액 순환 장애가 발생한다.

핵심

*** 동상**
- **1도(발적, 부종)**
- **2도(수포 형성, 삼출성 염증)**
- **3도(국소조직 괴사상태)**
- 4도(괴사 및 조직 손실)

*** 전신 체온 강하**: 장시간 한냉 온도 작업(노출), 진정제나 음주는 체온 강하를 촉진

*** 참호족**: 차고 습한 환경에 장시간 노출시 혈액순환이 저해되어 생기는 질병

(2) 저온 노출 예방

- 난방 시설을 이용하여 작업 환경을 개선한다.
- 작업 전후로 운동을 하여 체온을 유지한다.
- 방한복을 착용하여 체온 저하를 방지한다.
- 충분한 영양 섭취를 통해 저온 환경에 적응할 수 있도록 한다.

Section 3 분진 관련 직업병

1) 분진의 정의 및 종류

(1) 정의

분진은 대기 중에 부유하거나 흩날리는 미세한 고체 입자로, 산업 현장이나 자연환경에서 발생한다. 이들 입자는 크기와 성질에 따라 인체에 미치는 영향이 다르다.

(2) 종류

① **흡입성 분진(1~100 μm)**: 크기가 1~100 μm에 해당하는 입자로, 코와 기도를 통해 폐까지 도달할 수 있으며 호흡기 전반에 영향을 미친다.
② **흉곽성 분진(평균 10 μm)**: 평균 크기가 10 μm 정도로, 주로 상기도와 기관지에 영향을 미친다.
③ **호흡성 분진(평균 4 μm)**: 평균 크기가 4 μm 이하로, 폐포 깊숙이 침투하여 심각한 호흡기 질환을 유발할 수 있다.

2) 진폐증

(1) 정의

진폐증은 분진을 지속적으로 흡입함으로써 폐 내에 분진이 축적되고, 이로 인해 폐 조직이 변화하는 직업성 질환이다.

(2) 주요 특징

진폐증은 분진의 크기에 따라 발병 위험이 다르며, 특히 0.5~5.0 μm 크기의 분진이 폐포에 침착될 확률이 가장 높다. 따라서 이 크기의 분진을 지속적으로 흡입할 경우 진폐증이 발생할 가능성이 크다.

(3) 종류 및 특징

① 규폐증(Silicosis)

- 원인: 유리규산(Silica) 분진을 지속적으로 흡입할 때 발생한다.
- 증상: 호흡곤란, 만성 기침, 흉통 등이 나타나며, 결핵과 같은 합병증이 동반될 수 있다.
- 4대 합병증: 폐결핵, 호흡부전, 폐감염, 폐기종이 대표적인 합병증이다.
- 발생 직업: 규폐증은 주로 채광, 석재 가공, 터널 공사, 주물 작업, 분사 작업, 도기 제조, 도료 생산, 시멘트 산업 종사자들에게서 발생한다.

② 석면폐증(Asbestosis)

- 원인: 석면 섬유를 흡입할 때 발생하는 질환이다.
- 주요 사망 원인: 석면폐증은 폐암과 중피종(늑막에서 발생하는 악성 종양) 등의 중증 질환으로 발전할 가능성이 크다.
- 발생 직업: 주로 석면을 사용하는 직물, 시멘트, 건축, 조선, 자동차 산업 등에서 근무하는 노동자들에게 발생한다.

③ 유기성 분진 폐질환

- 면폐증(Byssinosis): 면 섬유 먼지를 흡입함으로써 발생하는 직업병으로, 초기에는 천식과 유사한 증상이 나타나며, 지속적으로 노출될 경우 만성 호흡곤란과 기침을 유발한다.
- 농부폐증(Farmer's Lung): 곰팡이가 핀 건초에서 발생하는 유기성 먼지를 흡입할 때 나타나는 질환으로, 발열, 기침, 호흡곤란 등의 증상이 나타난다.

분진은 크기와 성분에 따라 인체에 미치는 영향이 다르며, 직업적인 환경에서 지속적으로 노출될 경우 호흡기 질환을 유발할 가능성이 크다. 따라서 작업 현장에서 적절한 보호 장비를 착용하고, 작업 환경을 개선하는 것이 매우 중요하다.

표 II-9. 진폐증 종류별 발생 장소

분진 성분	진폐증	발생 장소
유리규산	규폐증	금속광산, 석공, 주물공장, 규석초지공장, 샌드블라스팅 작업장
규산화합물	활석폐증, 규조토폐증	활석제조, 고무공장, 규조토공장
석면	석면폐증	석면방직, 시멘트공장, 건설업, 보일러제조공장, 자동차 수리업, 조선업
탄소	흑연폐증, 탄소폐증, 탄광부전폐증	흑연전극제조업, 석탄광업, 카본블랙제조업
철 및 철화합물	철폐증, 용접공폐증	철광업, 용접, 조선업
베릴륨 및 베릴륨 화합물	베릴륨폐증	베릴륨제련, 가공공장, 형광등, X-선관, 진공관 제조
알루미늄 및 그 화합물	알루미늄폐증	알루미늄 재생업, 금박제조업, 알루미늄 주물업
기타 무기분진	칼슘폐증, 주석폐증, 바륨폐증	광업
유기분진	면폐증, 설탕폐증, 농부폐증, 목재분진폐증, 연초폐증, 모발분진폐증	면방직공장, 사탕수수업, 곡분제조업, 목공업, 담배생산업

핵심

* **진폐증**

  산업장에서 유해한 분진을 장기간 흡입하여 폐장조직 내에 분진이 침착하여 병적 변화를일으킨 상태 / **폐포에 섬유증식증 (fibrosis) 여부가 가장 중요**

  - **3대 직업병: 납중독, 벤젠중독, 진폐증(규폐증)**

* **규폐증**

  ① 진폐증의 대표적인 질병, **폐에** 만성섬유증식을 일으키는 질환

  ② **원인 물질: 유리 규산**의 분진(암석분말 등)

  ③ 직업력: 유해작업에 폭로된 후 3년 이상에서 발병하며, 이직 후에도 증상 계속

  ④ **폐포 침착률이 가장 큰 먼지: 0.25~5.0 μm**

* **석면폐증**

  ① 호흡곤란, 기침, 흉통, 체중감소, 악성 종양(폐암) 유발

  ② **원인물질: 석면**

  - **중피종 발생, 근로자의 폐질환**
  - **소화 용제, 절연제, 내화 직물 등에 사용**
  - 폐포의 섬유증식을 초래하는 **1급 발암물질**

  ③ 직업력: 석면을 취급하는 작업에 4~5년 종사하면 **폐포**의 간질에 섬유증식이 발생

* 탄폐증: 탄가루에 의한 폐질환
* 면폐증: 폐조직의 섬유화를 초래하지 않음

Section 4 화학적 유해요인 관련 직업병

1) 유해금속

(1) 납 중독(Lead, Pb)

납은 제련 과정, 납축전지 제조, 페인트 제조, 인쇄 산업 등에서 작업하는 근로자들에게 노출될 위험이 크다. 납은 주로 호흡기와 소화기를 통해 체내로 흡수되며, 혈액을 통해 전신으로 이동한 후 적혈구막에 결합한다. 또한 태반을 통과하여 태아에게 영향을 미치며, 일부는 신장을 통해 배설된다.

납 중독의 대표적인 증상으로는 납창백, 잇몸에 나타나는 연선, 소변 중 코프로포르피린 배출, 빈혈, 신경근 마비 등이 있다. 그 외에도 위장장애, 신경 및 근육계 이상, 중추신경계 장애를 유발할 수 있다.

(2) 수은 중독(Mercury, Hg)

수은은 온도계 및 체온계 제조, 농약 생산, 형광등 및 건전지 제조 등의 산업에서 사용된다. 체내로 흡수된 수은은 간, 비장, 신장 등에 축적되며, 특히 유기수은은 뇌와 태반을 통과할 수 있다.

수은 중독의 대표적인 증상으로는 구내염, 근육진전, 정신증상이 있으며, 무기수은 중독 시 급성 및 만성 신경과민증과 신장기능 장애가 발생할 수 있다. 유기수은 중독은 정신장애, 감각 이상, 근육 경직 등의 증상을 일으키며, 미나마타병의 원인이 된다. 또한 임신 중 수은에 노출될 경우 태아의 뇌성마비 및 신경발달 지연을 유발할 수 있다.

(3) 카드뮴 중독(Cadmium, Cd)

카드뮴은 아연 제련, 전기도금, 형광등 및 반도체 제조 과정에서 노출될 위험이 크다. 체내로 흡수된 카드뮴은 호흡기 및 소화기를 통해 유입되며, 주로 신장을 통해 배설된다.

급성 중독 시 인후통, 근육통, 금속성 맛, 급성신부전이 발생하며, 만성 중독 시 폐기종, 신장장애, 골연화증이 나타날 수 있다.

(4) 크롬 중독(Chromium, Cr)

크롬은 크롬 도금, 중크롬산 제조, 화학비료 및 염색 공업에서 사용된다. 크롬 중독은 비중격 천공, 알레르기성 피부염, 폐암, 호흡기 자극을 유발할 수 있다.

(5) 비소 중독(Arsenic, As)

비소는 급성 중독 시 구토, 복통, 혈변, 혼수 상태를 유발한다. 만성 중독의 경우 말초신경염, 피부암, 폐암, 백혈병 등의 질환을 유발할 수 있다.

(6) 망간 중독(Manganese, Mn)

망간은 합금 제조, 용접, 안료 생산 과정에서 노출될 위험이 크다. 급성 중독 시 금속열 증상이 나타나며, 만성 중독 시 파킨슨병 유사 증상, 언어장애, 가면양 얼굴이 발생할 수 있다.

(7) 알루미늄 중독(Aluminium, Al)

알루미늄은 캔 제조, 염료 및 페인트 생산, 알루미늄 제련소에서 주로 사용된다. 알루미늄 중독은 뼈 통증을 유발하며, 뇌에 독성을 미쳐 루게릭병 및 파킨슨양 치매를 유발할 수 있다.

2) 유기용제

(1) 유기용제의 개념

유기용제는 탄소와 수소를 포함하는 화합물로, 화학적으로 안정하며 실온에서 액체 상태이고 휘발성이 높다. 주요 종류로는 지방족 탄화수소, 알코올류, 에스테르/아세테이트류, 케톤류 등이 있다.

(2) 유기용제의 사용

유기용제는 화학제품, 농약, 폭약, 방충제, 세척제 등 다양한 산업 분야에서 사용된다.

(3) 유기용제의 흡수 경로

유기용제는 주로 호흡기, 피부, 소화기를 통해 체내로 흡수된다.

(4) 유기용제의 일반적 독성

급성 중독 시 눈, 피부, 호흡기 자극 및 마취 전구 증상이 나타난다. 만성 중독의 경우 피부염, 중추신경계 장애(피로, 기억력 저하, 불안 등)가 발생할 수 있다.

(5) 유기용제와 건강장애

① 벤젠은 백혈병과 빈혈을 유발한다.
② 톨루엔은 도취감을 유발할 수 있다.
③ 노르말헥산은 말초신경염을 유발한다.
④ 이황화탄소는 중추신경계 장애, 심장혈관계 장애, 생식기능 장애를 유발할 수 있다.
⑤ 트리클로로에틸렌은 졸음, 두통을 유발하며, 신장암과 관련이 있다.

(6) 이황화탄소(CS2) 중독

이황화탄소 중독은 중추신경계 장애, 말초신경병, 심장혈관계 장애, 생식기능 장애 등을 유발할 수 있다. 원진레이온 직업병은 이황화탄소로 인해 발생한 대표적인 직업병이며, 940명의 중독 환자가 보고된 바 있다.

핵심

*** 납(Pb) 중독 4대 증상**
① 빈혈로 인한 피부 창백(연빈혈)
② 연연(치은연의 암자색 착색)
③ 호염기성 과립적혈구수의 증가
④ 소변 중에 **코프로포로피린 검출**
- **납 중독을 유발시키는 직업: 활자공, 인쇄공, 납용접 작업(연관공), 페인트 안료 제조등**

*** 크롬(Cr) 중독: 비중격 천공**, 비염, 인두염, 기관지염, 폐암
- 도금공정, 가죽제도

*** 수은(Hg) 중독:** 홍독성 흥분, 중추신경장애, 보행 장애
- 주로 콩팥에 축적
- **수질오염: 미나마타병**
- 수은광산, 수은정련, 수은 체온기

*** 카드뮴(Cd) 중독: 폐기종, 전립선암, 신장기능장애, 단백뇨, 골연화증**
- **이타이이타이병**
- 도금작업, 도자기안료, 합금제조, 합성수지

*** 벤젠(C_6H_6) 중독: 조혈기능 장애(백혈병), 재생불량성 빈혈,** 신경계 장애, 피부 장애(괴사)
- 방향족탄화수소류 중에서 유일하게 만성 중독 증세를 나타낸다.

3) 유해가스

(1) 유해가스의 개념

유해가스는 질식제, 화학적 질식제, 전신독성물질, 자극제로 분류된다.

(2) 유해가스가 건강에 미치는 영향

① 암모니아 (NH_3)는 눈, 피부, 상기도를 자극한다.
② 질소산화물 (NOx)은 기관지염, 저혈압, 메트헤모글로빈혈증을 유발할 수 있다.
③ 아황산가스 (SO_2)는 점막을 자극하며, 만성 노출 시 인지 능력을 저하시킬 수 있다.
④ 불화수소 (HF)는 신경 기능 장애를 유발할 수 있다.
⑤ 시안화물 (CN)은 질식을 유발할 수 있다.

핵심

*** 작업환경 관련 직업병**

- 열쇠약: 용광로 화부
- 연중독: 축전지 제조
- 석면폐증: 폐건물 공사자
- **납중독: 인쇄공**
- 빈혈: 도료공, 연판제조업, 연용접
- **고산병: 항공기 조종사**(고산병은 **저기압 환경**에서 나타날 수 있는 건강장해)
- **규폐증: 광산관계 종사자(채석공),** 금속광산, 암석분해
- **열사병: 제련공**
- **백내장: 용접공**, 유리공업, 금속절단 근로자, 적외선의 영향
- **잠함병: 잠수부(고압 작업 직업병), 해녀**
- **VDT (visual display terminal) 증후군:** 시력감퇴, 근육계, 정신신경계 증상, **컴퓨터 단말기 증후군**
  컴퓨터 작업 등 사무직 근로자에게서 주로 발생
- 누적외상성질환(cumulative trauma disorders, **CTDs**): 신체의 한 부위를 반복적 사용으로 인한 부적당한 업무자세
- **방사선 관련 장애: 라듐(radium)에 의한 백혈병**, 조혈기관 장애, 백혈구감소, 수명 단축, 암발생, 유전장애 등
  - **방사능에 의한 신체의 민감 부위: 림프조직, 생식기(고환, 난소), 조혈기관(골수), 작은창자**이다.
  - 방사선 대책: 포켓선량계 착용, 작업자는 필름 배지, 차폐물 설치
- 자외선 관련 작업: 피부 장애, 전기안염(용접 시), 백내장
- **진동**에 의한 장애: 국소진동[**레이노드병**: 손가락이 창백해지고(white finger, 백랍병) 청색증과 통증유발]
  - 진동공구 사용자
- 소음: 판금공장근로자
  - 인체영향: 불쾌감, 청력손실, 작업능률 저하, 생리적 기능장해 등
  - 소음장애: 소음성 난청(3,000~6,000 Hz 사이 발생)
  - C5 dip 현상: 4,000 Hz 중심으로 청력손실이 현저함

chapter 5 식품위생

Section 1 식품위생 의의

1) 식품위생의 정의

(1) 식품의 정의

식품위생법 제2조 제1호에 따르면 식품이란 모든 음식물을 의미하며, 단 의약으로 섭취하는 것은 제외한다.

(2) 식품위생의 정의

식품위생이란 식품의 생산, 제조, 유통, 보관, 섭취 등 모든 과정에서 **안전성**과 **건전성**을 확보하기 위한 모든 수단을 의미한다. WHO 환경위생전문위원회(1955)는 식품위생을 식품의 재배, 생산, 제조, 섭취까지의 모든 단계에서 **안전성, 건전성** 및 **완전무결성**을 확보하기 위한 모든 수단이라고 정의한다. 또한, 식품위생법 제2조 제11호에서는 식품, 식품첨가물, 기구, 용기 및 포장의 위생을 관리하는 것을 식품위생이라고 정의한다.

(3) 식품위생의 목적

식품위생법 제1조에 따르면, 식품위생의 주요 목적은 다음과 같다.

- 위생상의 위해를 방지한다.
- 식품의 영양적 가치를 향상한다.
- 올바른 정보 제공을 통해 국민의 건강을 보호하고 증진한다.

(4) 식품위생법에 따른 주요 개념

- 식품: 모든 음식물을 포함하며, 의약품은 제외한다.
- 식품첨가물: 식품의 제조, 가공, 보존 과정에서 사용되는 물질을 의미한다.
- 식품이력추적관리: 식품의 안전성을 확보하기 위해 정보 기록 및 관리를 수행하는 제도를 의미한다.
- 식중독: 유해 미생물 또는 유독물질에 의해 발생하는 감염성 질환을 의미한다.

2) 식품위생 관리 HACCP

(1) HACCP의 정의

HACCP (Hazard Analysis and Critical Control Points)이란 식품의 각 단계에서 발생할 수 있는 위해요소를 규명하고 이를 효과적으로 관리하여 식품의 안전성을 확보하는 과학적 위생 관리체계를 의미한다.

(2) HACCP의 개발 과정

HACCP는 1959년 미국에서 우주식품의 안전성을 확보하기 위해 처음 개발되었다. 이후 여러 나라에서 도입되었으며, 1995년 한국에서도 식품위생법을 개정하여 HACCP 제도의 근거를 신설하였다.

(3) HACCP 도입의 효과

① 식품업체 측면

자율적 위생관리체계를 구축하고 위생적이며 안전한 식품을 생산할 수 있다. 또한, 관리의 집중화 및 효율성이 증대되며, 경제적 이익을 도모하고 기업 이미지가 향상된다.

② 소비자 측면

HACCP 인증을 받은 안전한 식품을 제공받을 수 있으며, HACCP 마크를 통해 신뢰할 수 있는 식품을 선택할 기회를 가진다.

③ 정부 측면

효율적인 식품 감시가 가능하며, 공중보건이 향상되고 국제 식품 교역이 원활하게 이루어진다.

HACCP 제도는 식품의 안전성을 향상시키고 국제 경쟁력을 강화하며, 식품위생의 과학화를 통해 질적 향상을 도모하는 장점이 있다.

(4) HACCP 선행 요건

HACCP를 효과적으로 운영하기 위해서는 다음과 같은 선행 요건을 충족해야 한다.

① **우수 제조 기준(GMP)**: 위생적인 식품 생산을 위한 시설과 설비 기준을 포함한다.
② **표준위생운영절차(SSOP)**: 위생 관리 운영 기준을 설정하여 식품의 오염을 예방한다.
③ **기본적인 위생 관리**: 청소, 살균, 시험 및 측정 장비의 검사, 방역 및 직원 훈련을 철저히 시행한다.

(5) HACCP 7원칙

HACCP 관리체계는 다음과 같은 7가지 원칙을 기반으로 운영된다.
① 위해요소 분석(Hazard Analysis): 식품의 생산과정에서 발생할 수 있는 위해요소를 분석하고 예방책을 식별한다.
② 중요 관리점(CCP) 설정: 위해요소를 효과적으로 관리할 수 있는 중요한 관리점을 설정한다.
③ 허용 한계 기준(CL) 설정: 중요 관리점에서 허용 가능한 기준을 설정한다.
④ 모니터링(Monitoring): CCP가 설정된 기준을 준수하는지 지속적으로 감시한다.
⑤ 개선 조치(Corrective Action): 관리 기준에서 벗어난 경우 이를 시정하기 위한 조치를 시행한다.
⑥ 검증(Verification): HACCP 계획이 정확하고 효과적으로 운영되는지 정기적으로 검증한다.
⑦ 기록 보관 및 문서화: HACCP 운영 과정을 체계적으로 기록하고 보관하여 위생 관리를 강화한다.

핵심

*** 식품위생 관리의 3대 요소**
① **안정성(가장 중요)**
② 건전성
③ 완전무결성
• **식품의 변질과 보존에서 식품의 안전성이 가장 중요함**

*** 미생물 번식요소**
① 온도
② 습도
③ pH
④ 영양분 – 식품의 변질요소로 가장 중요한 것: 미생물, 햇빛은 미생물의 번식에 장애요소

표 II-10. HACCP의 12절차와 7원칙

추진단계	12절차	7원칙
준비 단계	절차 1: HACCP 팀 편성	
	절차 2: 제품설명서 작성	
	절차 3: 사용 용도 확인	
	절차 4: 공정흐름도 작성	
본 단계	본 단계 절차 5: 공정흐름도 현장 확인	원칙 1: 위해요소 분석
	절차 6: 위해요소 분석	원칙 2: 중요 관리점(CCP) 설정
	절차 7: 중요 관리점(CCP) 설정	원칙 3: 허용 한계 기준 설정
	절차 8: CCP 허용 한계 기준 설정	원칙 4: 모니터링 설정
	절차 9: CCP 모니터링 체계 확립	원칙 5: 개선 조치 설정
	절차 10: 개선 조치 방법 수립	원칙 6: 검증 설정
	절차 11: 검증 절차 및 방법 수립	원칙 7: 기록 보관 및 문서화 설정
	절차 12: 문서화, 기록유지방법 설정	

* HACCP(Hazard Analysis and Critical Control Point, 위해요소중점관리기준)은 식품의 안전성을 확보하기 위한 체계적인 예방 관리 시스템

Section 2 식품의 보존

1) 식품과 건강

(1) 식품의 변질

식품은 일정한 조건에서 보관하지 않으면 변질이 일어나며, 변질의 형태는 여러 가지로 나타난다.

① **부패**: 미생물이 번식하면서 **단백질을 분해하여 악취**와 유해 물질을 발생시키는 현상이다.

② **변패**: 당질과 같은 단백질 외의 성분이 미생물에 의해 변질되어 식품의 풍미가 나빠지고 식용이 부적합해지는 현상이다.

③ **산패**: 지방이 산소, 햇빛, 금속 등에 의해 산화되면서 알데히드, 케톤 등의 물질이 생성되어 불쾌한 냄새나 맛이 형성되는 현상이다.

④ **발효**: 미생물의 작용으로 인해 유기산, 알코올 등이 생성되면서 식품이 유용한 물질로 변화되는 현상이다.

⑤ **숙성(자기소화)**: 어류 등의 사후강직 후 근육이 연화되면서 향미가 증가하는 상태이며, 부패의 전 단계로 pH가 중성에 가까워지면서 세균이 번식하여 결국 부패가 일어난다.

(2) 식품의 부패 판정

식품이 부패하였는지 판단하기 위해 여러 가지 방법을 활용한다.

① **관능검사:** 냄새, 맛, 외관, 색, 조직 변화 등을 육안으로 검사하는 방법이다.

② **생물학적 판정:** 병원성 미생물, 세균 수, 대장균군, 기생충 등의 유무를 검사하는 방법이다.

③ **화학적 판정:** 수분 함량, 아미노질소, 당류 등의 성분을 분석하여 부패 여부를 판단하는 방법이다.

④ **물리적 검사:** 온도, 비중, 방사능 등의 물리적 요소를 분석하여 부패 여부를 판단하는 방법이다.

⑤ **독성검사:** 식품 내에 존재하는 유독물질을 검사하여 안전성을 확인하는 방법이다.

⑥ 식품의 부패 여부를 결정하는 중요한 기준 중 하나는 세균 수 측정이다. 안전한 식품의 기준은 생균수가 10 마리/g 이하이며, 초기 부패 단계에서는 생균수가 10 ~10 마리/g 이상이 된다.

(3) 식품 독성 평가

식품의 독성을 평가하기 위해 급성, 아급성, 만성 독성 검사를 실시한다.

- **급성 독성 검사**: 저 농도에서 고농도까지 일정 간격으로 물질을 투여한 후 치사량(LD_{50})을 측정하는 방법이다.
- **아급성 독성 검사**: 치사량 이하의 용량을 단기간 투여한 후 영향을 관찰하는 방법이다.
- **만성 독성 검사**: 소량을 장기간 투여하여 인체에 미치는 영향을 관찰하는 방법이다.

(4) 유해성 물질 독성평가 기준

유해성 물질이 인체에 미치는 영향을 평가하기 위해 다음과 같은 기준을 설정한다.

- **반수치사량(LD50)**: 실험 동물의 절반이 사망하는 물질의 양을 의미한다.
- **최대무작용량(MNEL)**: 실험 동물에 장기간 투여했을 때 중독 증상이 나타나지 않는 최대량을의미한다.
- **1일 섭취 허용량(ADI)**: 사람이 일생 동안 매일 섭취해도 건강에 영향을 미치지 않는 안전한 섭취량을 의미한다.

2) 식품의 위생적인 보관 방법

(1) 물리적 보존법

식품의 위생적인 보관을 위해 물리적인 방법을 활용한다.

① **가열법:** 미생물을 사멸시키고 효소를 파괴하여 변질을 막는 방법이다. 저온살균법(62~65℃,30분), 고온단시간순간살균법(70~75℃, 15초), 초고온순간살균법(130~140℃, 23초) 등이 있다.

② **냉장법:** 0~10℃에서 보관하여 미생물의 증식을 억제하는 방법이다.

③ **냉동법:** 0℃ 이하에서 보관하여 미생물의 활동을 억제하는 방법이다.

④ **건조법:** 식품의 수분을 제거하여 미생물의 생육을 억제하는 방법이다.

⑤ **밀봉법(통조림법):** 식품을 밀봉하여 호기성 세균의 증식을 억제하는 방법이다.

⑥ **움저장법:** 식품을 땅속에 저장하여 온도와 습도를 조절하는 방법이다.

⑦ **자외선 및 방사선 이용법:** 대량 저장 시 식품의 오염을 방지하기 위해 사용하는 방법이다.

(2) 물리 및 화학적 보존법

물리적인 방법과 화학적인 방법을 병행하여 식품을 보존하는 방법이다.

① **훈연법:** 육류나 어류를 연기에 노출시켜 살균 효과를 얻고 건조하는 방법이다.

② **가스저장법:** 이산화탄소(CO_2)나 질소(N_2) 가스를 이용하여 저장하는 방법으로, 주로 과일과 야채 보관에 사용한다.

③ **훈증법:** 곡류 저장 시 유해 생물을 제거하기 위해 사용하는 방법이다.

(3) 화학적 보존법

화학적 성질을 이용하여 식품을 보존하는 방법이다.

① **염장법:** 소금을 이용해 삼투압을 증가시켜 미생물의 생육을 억제하는 방법이다.

② **당장법:** 설탕을 이용해 삼투압을 증가시켜 미생물의 생육을 억제하는 방법이다.

③ **산 저장법:** 초산, 젖산 등을 사용하여 pH를 낮춰 미생물의 생육을 억제하는 방법이다.

④ **보존료 첨가법:** 합성 보존료나 산화방지제를 첨가하여 식품의 부패를 방지하는 방법이다.

⑤ **천연물 이용법:** 마늘, 고추 등의 향신료나 클로브, 로즈마리 등의 천연 물질을 사용하여 항균 및 산화를 방지하는 방법이다.

핵심

*** 식품의 보존방법**

1) 물리적 처리법

① **움저장:** 고구마, 감자, 채소류 등 지하에 온도 약 10℃ 유지 저장

② **냉장저장: 1~4℃, 냉동법: 0℃ 이하 보전**

③ **가열법: 포자 형성하지 않는 미생물: 80℃에서 30분이면 사멸**

- **포자살균: 120℃에서 20분 완전멸균**

④ **자외선 조사법: 파장 260~280 nm, 살균력 강함**

⑤ 방사선 살균법: 감마선(γ)이 가장 살균력이 강함

- 다량의 식품장기보존 시 방사선 처리

⑥ **건조·탈수법: 수분함량이 15% 이하(곰팡이는 13% 이하)가 되어야 미생물 증식 억제**

⑦ 통조림: 식품의 장기보존

2) 화학적 처리법

① **소금염장법(절임법): 10~20%의 식염을 첨가**

② **당장법: 40~50%의 당(설탕) 농도**

③ 산 첨가법: pH 4.7 이하

- **산장(pickling):** 초산, 젖산을 이용하여 식품저장

④ **보존료(방부제) 첨가법:** 벤조산, 소르브산 등

3) 물리적·화학적 처리법(복합처리법): 햄, 베이컨, 조개 등

① **훈증, 훈연법(소독 및 건조 효과): 육류나 어류의 저장과 가공**

4) 생물학적 보존법: 발효유, 치즈 등

5) 가스저장법: CO_2, N_2 가스를 이용

- 호기성 부패세균 번식 억제

6) 식품위생관리

- 식품위생행정: HACCP (hazard analysis critical control points), 위해요소 중점관리기준

Section 3 식중독

1) 식중독의 개념

(1) 정의

식중독은 오염된 식품을 섭취함으로써 발생하는 질병으로, 유해한 미생물이나 독소에 의해 유발된다. 세계보건기구(WHO)와 대한민국의 법에서는 식중독을 감염성 질환 또는 독소형 질환으로 정의하고 있다.

(2) 원인

식중독은 다양한 원인에 의해 발생한다. 주된 원인은 미생물(세균, 바이러스 등)과 이들이 생성한 독소이며, 그 외에도 동식물의 자연독, 화학물질 등에 의해 발생할 수 있다.

(3) 예방 수칙

식중독을 예방하기 위해 다음과 같은 기본적인 수칙을 준수해야 한다.

- 손을 올바르게 씻는다.
- 음식을 충분히 익혀서 섭취한다.
- 물을 반드시 끓여서 마신다.

(4) WHO 권장 10대 원칙

① 신선한 재료를 사용한다.

② 음식을 충분히 가열하여 조리한다.

③ 조리된 음식을 적절한 온도로 보관한다.

④ 교차오염을 방지한다.

⑤ 위생적인 조리 환경을 유지한다.

⑥ 안전한 원수를 사용한다.

⑦ 식품을 안전한 온도에서 보관한다.

⑧ 식품을 오염 가능성이 있는 환경에서 보관하지 않는다.

⑨ 조리 기구를 깨끗하게 관리한다.

⑩ 음식물을 안전하게 취급한다.

2) 식중독의 분류

식중독은 원인에 따라 세 가지로 분류된다.

① 세균성 식중독: 세균 감염 또는 세균이 생성한 독소에 의해 발생한다.

② 자연독 식중독: 동물성 또는 식물성 자연독에 의해 발생한다.

③ 화학적 식중독: 유해 화학물질이 식품에 혼입됨으로써 발생한다.

3) 세균성 식중독

세균성 식중독은 세균의 종류와 작용 방식에 따라 다음과 같이 분류된다.

(1) 감염형 식중독

① **살모넬라(Salmonella)**: 육류, 계란, 우유 등에 존재하며, 고열, 설사, 복통을 유발한다.

② **장염비브리오(Vibrio parahaemolyticus)**: 해산물과 관련이 있으며, 복통, 설사, 구토 등의 증상을 보인다.

③ **병원성 대장균(Escherichia coli)**: 오염된 우유, 햄, 샐러드 등에서 발생하며, 설사, 복통, 출혈성 장염을 일으킨다.

④ **여시니아(Yersinia enterocolitica)**: 돼지고기 및 익히지 않은 식품에서 발생하며, 설사와 복통을 유발한다.

⑤ **캄필로박터(Campylobacter jejuni)**: 닭고기 및 생우유에서 발생하며, 설사, 구토, 근육통 등의 증상을 나타낸다.

⑥ **리스테리아(Listeria monocytogenes)**: 유제품 및 식육가공품에서 발생하며, 특히 임산부에게 위험하다.

⑦ **비브리오패혈증(Vibrio vulnificus)**: 해산물 섭취 또는 피부 상처를 통해 감염되며, 발열, 오한, 쇼크를 유발할 수 있다.

(2) 독소형 식중독

① **황색포도상구균(Staphylococcus aureus):** 식품에서 증식하며 장독소를 생성하는데, 이 독소는 100℃에서도 파괴되지 않는다.

② **보툴리누스균(Clostridium botulinum):** 혐기성 환경에서 독소를 생성하며, 근육 마비 및 호흡 곤란을 유발할 수 있다.

4) 자연독 식중독

자연독 식중독은 동물성, 식물성, 곰팡이 독소에 의해 발생한다.

① **동물성 자연독:** 복어의 테트로도톡신이 대표적이다.

② **식물성 자연독:** 미숙한 매실, 은행, 살구씨 등에 함유한 **아미그달린**, 감자싹의 **솔라닌**, 목이버섯의 **무스카린톡신**, 버섯의 아마니타톡신, 목화씨의 **고시풀** 등이 포함된다.

③ **곰팡이 독소:** 아플라톡신과 같은 독소가 곰팡이에 의해 생성된다.

5) 화학적 식중독

화학적 식중독은 식품에 유해 화학물질이 혼입되었을 때 발생한다. 주요 원인은 다음과 같다.

① **식품첨가물:** 과도한 사용 또는 부적절한 혼합으로 인해 문제가 될 수 있다.

② **잔류농약:** 농산물에 잔류한 농약이 원인이 될 수 있다.

③ **유해 금속화합물:** 납, 수은 등의 중금속이 식품에 포함될 경우 발생한다.

6) 세균성 식중독과 소화기계 감염병의 차이

세균성 식중독은 음식 속에서 증식한 균이나 독소를 섭취함으로써 발생하며, 잠복기가 짧다.
소화기계 감염병은 소량의 병원체가 체내에서 증식하여 질병을 유발하며, 잠복기가 길다.

7) 식중독 예방과 관리

식중독을 예방하고 관리하기 위해 다음과 같은 사항을 준수해야 한다.

① 적절한 온도에서 조리한다. 대부분의 세균은 고온에서 사멸하므로, 음식을 충분히 가열하여 조리한다.

② 교차오염을 방지한다. 날 음식과 익힌 음식을 분리하여 보관하고 조리한다.

③ 청결을 유지한다. 조리 기구와 주방을 항상 깨끗이 세척하고 소독한다.

④ 식중독은 개인의 위생 관리와 식품 취급 방법을 철저히 준수함으로써 예방할 수 있다.

올바른 식습관과 위생 수칙을 지키는 것이 건강한 생활을 유지하는 데 중요한 역할을 한다.

Section 4 식품첨가물

1) 식품첨가물 개요

(1) 정의

식품첨가물이란 식품을 제조, 가공, 조리, 보존하는 과정에서 감미, 착색, 표백, 산화방지 등을 위해 사용되는 물질을 의미한다. 또한 기구나 용기, 포장의 살균 및 소독에 사용되는 물질도 포함된다. 이는 식품위생법 제2조 제2호에 명시되어 있다.

FAO와 WHO에서는 식품첨가물을 식품의 외관, 향미, 조직, 저장성을 향상시키기 위해 소량으로 첨가되는 비영양 물질로 정의한다. 이러한 정의를 통해 식품첨가물은 식품의 품질 유지와 안전성 확보를 위한 중요한 요소임을 알 수 있다.

(2) 식품첨가물의 구비 조건

① 인체에 유해하지 않아야 한다.
② 제조 및 가공 과정에서 필수적으로 사용되어야 한다.
③ 적은 양으로도 효과를 발휘해야 한다.
④ 식품 자체에 나쁜 영향을 미치지 않아야 한다.
⑤ 상품 가치를 향상시켜야 한다.
⑥ 영양가를 유지할 수 있어야 한다.
⑦ 첨가물이 확인 가능해야 한다.
⑧ 소비자에게 이로움을 주어야 한다.

(3) 사용 목적에 따른 분류

① **관능을 만족시키는 첨가물**: 조미료, 감미료, 산미료, 착색료 등이 있다.
② **변질 및 부패 방지 첨가물**: 보존료, 살균료, 산화방지제가 있다.
③ **품질을 개량하는 첨가물**: 품질개량제, 밀가루 개량제, 유화제가 있다.
④ **제조를 돕는 첨가물**: 소포제, 식품 제조용 첨가물이 있다.
⑤ **영양을 강화하는 첨가물**: 강화제가 있다.
⑥ **기타 첨가물**: 팽창제, 껌 기초제, 추출제가 있다.

2) 식품첨가물 종류

(1) 보존료(방부제)

보존료는 미생물에 의한 부패를 방지하고 신선도를 유지하며 영양가를 보호하기 위해 사용한다.

보존료는 미생물 증식을 억제하는 능력을 가져야 하며 독성이 없어야 한다. 또한 공기, 열, 광선에 안정적이어야 하고 효과가 장기간 지속되어야 한다. 보존료는 무미무취해야 하며 식품의 본래 맛을 해치지 않아야 한다. 대표적인 보존료로는 소르빅산, 안식향산, 프로피온산이 있으며, 치즈, 식육가공품, 젓갈류, 과일, 음료, 잼류, 빵, 케이크류 등에 사용된다.

(2) 감미료

감미료는 당을 제외한 감미를 제공하는 역할을 한다. 감미료는 설탕을 대체하여 식품의 당도를 조절하는 데 활용된다. 주요 감미료에는 사카린나트륨, 글리실리친산 나트륨, 아스파탐 등이 있으며, 절임류, 음료류, 된장, 간장, 빵류, 견과류 등에 사용된다.

(3) 착색료

착색료는 식품의 외관을 미화하고 소비자의 기호를 끌기 위해 사용된다. 착색료는 인체에 독성이 없고 체내에 축적되지 않으며 소량으로도 효과를 발휘해야 한다. 대표적인 착색료에는 다양한 식용색소가 있으며, 녹색, 적색, 청색, 황색 등으로 구분된다.

(4) 표백제

표백제는 색소를 파괴하여 식품의 색을 미화하는 역할을 한다. 대표적인 표백제로는 메타중아황산칼륨, 메타중아황산나트륨, 아황산나트륨 등이 있다.

(5) 산화방지제

산화방지제는 산소에 의한 변질과 산패를 방지하기 위해 사용된다. 산화방지제는 수용성과 지용성으로 구분되며, 수용성 산화방지제로는 에리소르빈산, 아스코르빈산이 있으며, 지용성 산화방지제로는 부틸히드록시아니졸(BHA), 디부틸히드로퀴논(BHT)이 있다.

(6) 살균제

살균제는 부패 원인균이나 병균을 제거하기 위해 사용된다. 대표적인 살균제로는 차아염소산나트륨, 표백분, 이염화이소시아누르산나트륨이 있다.

(7) 발색제

발색제는 색소와 반응하여 식품의 색을 보존하는 역할을 한다. 대표적인 발색제로는 아질산나트륨, 질산나트륨, 황산제일철 등이 있다.

(8) 팽창제

팽창제는 가스를 발생시켜 제품을 부풀게 하여 연하고 맛이 좋은 상태로 만들기 위해 사용된다. 대표적인 팽창제로는 효모, 탄산염, 암모늄염 등이 있다.

(9) 강화제

강화제는 영양소 결핍을 보충하여 식품의 영양을 강화하는 역할을 한다. 대표적인 강화제에는 비타민, 미네랄 등의 다양한 영양소가 포함된다.

(10) 기타 첨가물

기타 첨가물에는 점착성을 증가시키고 풍미를 유지하는 역할을 하는 물질이 포함된다. 대표적인 기타 첨가물로는 껌 기초제, 소포제, 호료(점착성제) 등이 있다.

chapter 6 보건영양

Section 1 보건영양의 의의

1) 보건영양의 개념

(1) WHO의 영양(Nutrition) 정의

영양이란 생명체가 생명을 유지하고 성장하며 발육하기 위해 외부로부터 음식물을 섭취하여 건강한 체조직을 형성하고, 이를 통해 에너지를 발생시켜 생명 활동을 유지하는 과정이다.

(2) 보건영양(지역사회영양)의 개념

보건영양이란 지역사회 주민을 대상으로 하여 집단의 영양 문제를 다루고, 이를 해결하기 위한 계획을 수립하고 실행하는 분야이다. 보건영양은 개인의 건강뿐만 아니라 지역사회의 건강 증진을 목표로 하며, 영양 교육과 식생활 개선을 통해 건강한 삶을 유지할 수 있도록 돕는다.

2) 국민영양의 중요성

(1) 국민영양의 중요성

건강한 영양 섭취는 개인의 건강뿐만 아니라 사회 전체의 건강 수준을 결정하는 중요한 요소이다. 균형 잡힌 영양을 통해 신체적, 정신적 건강을 유지할 수 있으며, 이는 궁극적으로 사회의 생산성과 국가 발전에 기여한다.

① 정신적 안정

건전한 영양 섭취는 뇌 기능을 활성화하여 정신적 발달을 촉진하고, 집중력을 높이며 안정감을 제공한다. 이를 통해 학습 능력이 향상되고, 직무 수행 능력이 개선되어 사회 전체의 생산성이 증가한다.

② 건전한 체격 형성

올바른 영양 섭취는 성장기 아동과 청소년의 신체 발달을 돕고, 성인의 신체 기능을 유지하는 데 중요한 역할을 한다. 균형 잡힌 영양은 신체 활동 능력을 향상시키고, 창의적인 사고와 동기 부여를 촉진하여 개인의 역량을 극대화한다.

③ 이환율 감소

적절한 영양 섭취는 면역력을 강화하여 질병에 대한 저항력을 높이고, 감염성 질환 및 만성 질환의 발생을 감소시킨다. 또한, 질병이 발생하더라도 회복 속도를 높여 중증 질환으로 진행되는 것을 예방한다.

④ 사망률 감소

건강한 영양 관리는 영아사망률과 모성사망률을 낮추고, 전반적인 지역사회 건강 수준을 향상시키는 역할을 한다. 영양 불균형으로 인해 발생하는 질병을 예방함으로써 평균 수명을 연장하고 삶의 질을 개선한다.

(2) 국민영양 관리의 목표

국민 영양을 개선하기 위한 목표는 모든 연령층에서 건강한 식생활을 유지하고, 영양 관련 질병을 예방하는 데 있다. 이를 통해 국민 건강을 증진하고 삶의 질을 향상시킬 수 있다.

① 임신부의 영양실조 예방 및 출생아 건강 증진

임신부의 균형 잡힌 영양 섭취를 통해 태아의 건강한 발달을 돕고, 출생아의 신체적, 정신적 건강을 증진한다.

② 조산아 출생 예방 및 조산아 발육 부전 방지

임신 초기부터 적절한 영양 공급을 통해 조산 위험을 줄이고, 출생 후 조산아의 신체적, 정신적 발육 장애를 예방한다.

③ 과다 체중 및 과소 체중 감소

비만과 저체중 문제를 해결하기 위해 균형 잡힌 식단을 유지하고, 신체 활동을 장려하여 적정 체중을 유지하도록 한다.

④ 노인의 영양실조 예방

노년층의 적절한 영양 관리를 통해 노화로 인한 영양 결핍을 예방하고, 건강한 생활을 유지하도록 한다.

⑤ 전 연령층의 치아우식증 예방

올바른 식습관과 적절한 영양 공급을 통해 치아 건강을 유지하고, 치아우식증(충치)의 발생을 예방한다.

⑥ 영양과 관련된 성인 만성 질환 예방

건강한 식생활을 통해 비만, 당뇨병, 심혈관 질환, 고혈압 등과 같은 성인병을 예방하고, 건강한 생활 습관을 정착시키도록 한다.

Section 2 영양과 영양소

1) 영양소의 종류 및 기능

(1) 영양소의 종류

영양소는 생물체의 몸을 구성하거나 에너지원으로 사용되거나 생리 작용을 조절하는 물질이다. 사람에게 필요한 주요 영양소는 다음과 같다.

① **3대 영양소**: 단백질, 탄수화물, 지방
② **5대 영양소**: 단백질, 탄수화물, 지방, 무기질, 비타민
③ **6대 영양소**: 단백질, 탄수화물, 지방, 무기질, 비타민, 물

(2) 영양소의 기능

영양소는 인체에서 다양한 기능을 수행하며, 그 역할에 따라 다음과 같이 구분된다.

① **열량소**: 에너지를 공급하고 몸을 따뜻하게 유지하는 역할을 한다. 해당 영양소에는 탄수화물, 단백질, 지방이 포함된다.
② **구성소**: 신체 조직을 구성하고 소모된 물질을 보충하는 역할을 한다. 단백질, 지질, 무기질 등이 이에 해당한다.
③ **조절소**: 생리 기능 및 대사를 조절하는 역할을 한다. 무기질과 비타민이 포함된다.

2) 주요 영양소

(1) 단백질

- 구성: 탄소(C), 수소(H), 질소(N)로 이루어져 있다.
- 기능: 신체조직의 주요구성물질, 면역체 및 항독물질로 성장과 세포 형성에 관여하며, 효소, 항체, 호르몬의

생성에도 중요한 역할을 한다. 체내 당질이나 지질이 부족할 경우 에너지원으로 사용되기도 한다.

- 필수 아미노산: 신체에서 합성되지 않으므로 반드시 식사를 통해 섭취해야 한다.
- 대표 식품: 육류, 곡류, 계란, 우유, 옥수수 등이 있다.
- 부족 시: 신체발육이 부진되고, 부종이나 빈혈, 신체손모증이 있는 소아에게 필요한 영양소이다.

(2) 탄수화물

- 구성: 탄소(C), 수소(H), 산소(O)로 이루어져 있다.
- 기능: 신체에 필요한 에너지를 공급하며, 단백질이 에너지원으로 사용되는 것을 방지하는 역할을 한다. 또한 피로를 회복시키고 비타민 B군의 대사를 보조한다.
- 대표 식품: 곡류, 빵, 과자, 고구마, 감자 등이 있다.
- 부족 시: 피로가 쉽게 발생하고, 영양 장애가 나타날 수 있다.
- 과잉 시: 체지방이 축적되어 비만이 발생할 수 있다.

(3) 지방

- 구성: 탄소(C), 수소(H), 산소(O)로 이루어져 있으며, 때때로 질소(N)와 인(P)을 포함하기도 한다.
- 기능: 체온을 유지하고 피부를 보호하는 역할을 한다. 또한 세포 및 신경 조직을 구성하며, 지용성 비타민의 흡수를 돕는다.
- **지방산 종류**
  - 포화지방산: 동물성 기름과 버터 등에 포함되어 있으며, 과잉 섭취 시 심장질환을 유발할 수 있다.
  - 불포화지방산: 식물성 기름에 많이 포함되어 있으며, 심장질환의 위험을 줄이는 역할을 한다.
  - 트랜스지방산: 가공식품에 많이 포함되어 있으며, 과다 섭취 시 비만 및 심혈관 질환의 위험이 증가할 수 있다.
  - 부족 시: 피부 문제가 발생하고, 면역력이 저하될 수 있다.
  - 과잉 시: 심혈관 질환과 동맥경화증이 발생할 가능성이 높아진다.

(4) 무기질

- 구성: 칼슘, 인, 나트륨, 철, 셀레늄 등의 다양한 원소로 이루어져 있다.
- 기능: 뼈와 치아를 형성하며, 신경과 근육의 자극을 조절한다. 또한 체내 삼투압을 조절하고혈액 응고에 기여한다.
- 대표 식품: 우유, 육류, 해조류 등이 있다.

(5) 비타민

- 특징: 적은 양으로도 성장과 건강 유지에 필수적이며, 대부분 체내에서 합성되지 않는다.
- **수용성 비타민: 비타민 B군과 C로,** 물에 녹아 체내에서 쉽게 배출된다.
- **지용성 비타민: 비타민 A, D, E, K로,** 지방에 녹아 체내에 저장될 수 있다.
- 결핍 시 증상: 각기병, 구루병, 야맹증 등이 발생할 수 있다.

(6) 수분

- 기능: 물질을 운반하고 화학 반응을 조절하며, 체온을 조절하고 윤활 기능을 수행한다.
- 섭취량: 성인은 하루에 약 2~2.5L의 물을 섭취해야 한다.
- 배설 시 증상
  - 체내 수분이 5% 상실되면 심한 갈증이 발생한다.
  - 10% 상실되면 신체 기능에 이상이 생긴다.
  - 15% 상실되면 생명이 위험할 수 있다.

핵심 5대 영양소

- 5대 영양소: 단백질, 탄수화물, 지방질, 비타민, 무기질
- 열량 영양소: 단백질, 탄수화물, 지방질(3대 영양소)
- 조절 영양소: 무기질, 비타민(조절작용)
- 열량비(kcal): 단백질(4): 탄수화물(4): 지방질(9)
- 신체의 구성 비율
  물(65%) > 단백질(16%) > 지방(14%) > 무기질(5%) > 탄수화물(1%)
  * 5대 영양소 중 신체에 가장 많이 차지: 단백질
- 신체의 기능조절: 무기질, 비타민, 물

① **단백질**
- **인체 구성의 주요성분**, 아미노산 복합체, 효소와 호르몬의 구성성분, **면역체와 항독물질의 주요성분**
- **결핍: 소아발육부진, 신체손모증, 지능발달장애, 부종, 빈혈, 면역결핍**

② 당질(탄수화물)
- 열량의 주요 공급원(96%)으로 이용률이 높음
  * 혈당지수(glycemic index, GI); 당뇨 환자는 GI 낮은 식품 섭취 권장
- 과량섭취: 당뇨, 비만의 원인, 피로회복에 유효
- **혈당지수 높은식품 GI 70 이상: 백미, 흰빵, 감자**
- GI 55 이하: 콩, 우유, 전곡류

③ 지방질(지질)
- 열량발생량이 가장 높음, 열량공급, 체온보호, 피부탄력성 유지, 비타민 D 공급에 필요
- 지용성 비타민(A, D, E, K)의 흡수를 용이하게 함
- 결핍: 허약, 빈혈, 거친 피부, 피부질환에 대한 저항력 감소
- 오메가-3 지방산: 유방암, 전립선암, 대장암 발생 예방

④ 무기질: 신체의 기능조절 역할

- **식염(나트륨, NaCl)**
  - **삼투압의 조절, 근육 및 신경의 자극 전도 및 전달**
  - 결핍: 부족하면 열중증의 원인(고열작업이나 설사환자는 식염 섭취 필요)
  - 과잉: 고혈압 등 심혈관계 질환의 원인
- 칼륨(K)
  - 체내의 수분평형 유지. 나트륨의 배설을 촉진시켜 혈압저하, 삼투압의 유지작용, 골밀도를 높이는 작용
- 칼슘(Ca)
  - 뼈와 치아의 주성분, 혈액응고, 근육수축 및 이완 기능 작용
  - 결핍: 구루병, 골다공증
- 철분(Fe)
  - 헤모글로빈(Hb)의 주성분, 산소 운반 역할 합성
  - 임산부, 수유부, 영·유아 공급 필요
  - 결핍: 빈혈, 어린이 인지능력 저하
- 요오드(I)
  - 갑상선기능 유지, 해조류에 많고 임산부에게 더 많이 공급 필요
  - 결핍: 단순성 갑상선종(갑상선 비대), 크레틴병, 점액수종
- **인(P)**
  - **뼈와 뇌의 주성분, 핵산 구성 성분, 산과 염기의 평형을 조절(완충역할)**
  - 결핍: 골다공증, 저항력 약화
- 마그네슘(Mg)
  - 골격과 치아의 구성, 효소 활성에 기여, 근육 이완, 신경 안정, ATP 합성
  - 결핍: 근육경련, 골다공증, 말더듬이
- **엽산: DNA 합성, 세포분열 과정에서 필수적 요소, 적혈구 생성 등 역할, 임산부, 신생아에 필요한 영양소**

⑤ 비타민과 결핍증

- 수용성 비타민: B, C

  ① 비타민 B_1(Thiamin): 각기병, 소음작업자 섭취 필요
  ② 비타민 B_2(riboflavin): 구순염, 설염, 눈의 충혈, 각막염
  ③ 비타민 B_3(Niacin): 펠라그라(pellagra, 니코틴산 부족증), 설사, 소화기 염증
  ④ 비타민 B_6(pyridoxine): 간성 혼수, 빈혈증, 경련증상
  ⑤ 비타민 B_{12}(cobalamin): 악성 빈혈증, 성장장애
  ⑥ 비타민 C(ascorbic acid): 괴혈병, 피부 색소침착, 황산화제 비타민

- 지용성비타민: A, D, E, K

  ① 비타민 A: 야맹증, 안구건조증
  ② **비타민 D: 구루병, 골연화증, 골다공증**
  ③ 비타민 E: 불임증, 유산
  ④ 비타민 K: 혈액 응고 결함(출혈)

Section 3 에너지대사 및 영양 상태 판정

1) 에너지대사

(1) 열량

열량은 생명 활동을 유지하는 데 필요한 에너지의 단위이다. 칼로리(cal)는 열량의 기본 단위이며, 1 cal는 1 g의 순수한 물을 14.5℃에서 15.5℃로 올리는 데 필요한 열량을 의미한다.

(2) 기초대사량(BMR, Basal Metabolic Rate)

기초대사량은 생명유지를 위해 필요한 최소한의 에너지량을 의미한다. 이는 호흡, 체온 유지, 심장 박동과 같은 생리적 기능을 수행하는 데 필요한 에너지이다. 일반적으로 체중 1 kg당 1 kcal가 1시간 동안 소모된다.

① 기초대사량은 나이, 성별, 체온, 영양 상태, 기후 등의 영향을 받는다. 일반적인 성인의 기초대사량은 성인 여자의 경우 1,200~1,400 kcal, 성인 남자의 경우 1,400~1,800 kcal 정도이다. 기초대사량을 측정할 때는 공복 상태에서 아침에 안정된 상태에서 측정하는 것이 원칙이다.

② 기초대사량은 체표면적, 근육량, 발열 상태 등에 영향을 받는다. 연령이 증가할수록 감소하며, 기온이 낮아질수록 줄어드는 경향이 있다.

(3) 특이동적 대사(SDA, Specific Dynamic Action)

특이동적 대사는 음식물을 섭취한 후 소화 및 흡수 과정에서 소모되는 에너지를 의미한다. 음식 섭취 후 23시간 이내에 최대치에 도달하며, 12~18시간 동안 지속된다. 단백질 섭취 시 20~30%, 탄수화물 섭취 시 49%, 지방 섭취 시 4% 정도의 추가적인 에너지가 소모된다.

2) 한국의 영양 섭취 기준

(1) 배경

영양 섭취 기준은 1941년 미국에서 군인의 급식 관리를 위해 처음 제정되었다. 한국에서는 1962년 최초로 영양 섭취 기준이 제정되었으며, 1995년 이후 5년 주기로 개정되고 있다.

(2) 영양 섭취 기준의 변화

과거에는 영양 결핍을 예방하는 것이 주요 목적이었으나, 현대에는 만성 질환 관리와 영양 과잉 섭취 예방이 중요한 과제로 대두되고 있다.

(3) 영양 섭취 기준의 목적

영양 섭취 기준은 국민 건강 증진과 질병 예방을 목적으로 한다. 초기에는 영양 결핍 예방을 위한 영양권장량이 중심이었으나, 현재는 결핍과 과잉 섭취를 모두 고려하는 기준으로 발전하였다.

(4) 영양 섭취 기준의 종류

평균 필요량(EAR)은 건강한 사람 50%가 충족할 수 있는 일일 필요량이다. 권장 섭취량(RNI)은 97~98%의 건강한 인구가 충족할 수 있는 섭취량이다. 충분 섭취량(AI)은 정확한 필요량을 계산하기 어려울 때 설정되는 기준이며, 영양소 섭취량의 중앙값을 기준으로 한다. 상한 섭취량(UL)은 인체에 유해한 영향을 미치지 않는 최대 섭취량을 의미한다.

(5) 영양 섭취 기준의 특징

영양 섭취 기준은 연령별로 구분되며, 신체 발육 표준치 및 체질량지수(BMI)를 기준으로 설정된다.

3) 영양 상태 판정

(1) 주관적 판정법

영양 상태를 판정하는 방법 중 주관적 판정법은 의사의 시진, 촉진 등을 통해 임상적으로 빈혈, 구각염 등의 증상을 판별하는 방법이다.

(2) 객관적 판정법

객관적 판정법에는 신체계측과 이화학적 검사가 있다. 신체계측은 신장, 체중, 흉위 등을 기준으로 판정하는 방법이며, 이화학적 검사는 혈액 검사와 소변 검사를 통해 영양 상태를 평가하는 방법이다.

(3) 간접적 판정법

간접적 판정법은 특정 연령층의 사망률 및 질병 이환율을 통해 영양 상태를 평가하는 방법이다.

4) 신체계측에 의한 영양 상태 판정법

- 표준체중에 비해 10% 이상을 과체중, 20% 이상을 비만
  - **① 영·유아부터 학령기 이전의 어린이**
    - **카우프(Kaup) 지수:** 22 이상 비만, 15 이하 마른 아이

② **학령기 이후의 소아**

- **뢰러(Rohrer) 지수:** 160 이상 비만, 110 미만 마른 아이

③ **성인의 비만 판정**

- **브로카(Broca) 지수(변법): 표준체중 산출법**
- **표준체중 = [(신장(cm) − 100)] × 0.98(신장에 따라 달리 계산하는 방법)**

  표준체중에 비해 10% 이상은 과체중, 20% 이상은 비만

④ $비만도(\%) = \frac{실측체중-표준체중}{표준체중} \times 100$

- 10% 미만: 저체중
- 10% 이내: 정상
- 10~20%: 과체중
- 20% 이상: 비만

⑤ **BMI 지수(체질량지수)**

- **체중에서 신장의 제곱을 지표로 하는 성인의 비만관리 지표**
- $BMI\ 지수 = \frac{체중(kg)}{[신장(m)]^2}$
- 정상: 18.5~23 미만, 경도비만: 25 이상, 중등도: 30 이상, 고도비만: 40 이상
- **국민건강영양조사의 비만 통계에 이용(보건복지부)**
- **WHO에서도 기준을 제시**
- 보건복지부에서 실시하는 국민건강영양조사의 비만을 통계에서 사용하는 영양상태 판정방법

⑥ 복부비만 측정(WHR, Waist Hip Ratio)

허리둘레(cm) / 엉덩이둘레(cm)로 계산한다. WHO 기준에 따르면, 남자는 0.91 이상, 여자는 0.86 이상일 때 복부비만으로 판정한다.

핵심

- 국민건강영양조사 및 WHO 비만평가 기준: 체질량 지수
- 영아기부터 학령기 이전까지의 판정법: 카우프 지수
- 학령기 이후 소아비만 측정지수: 뢰러 지수

Part Ⅲ
역학 및 질병관리

chapter 1 역학

Section 1 역학 의의

1) 역학의 정의 및 개념

(1) 어원

역학(Epidemiology)은 그리스어에서 유래한 용어이다. 'Epidemia'는 돌림병 또는 유행병을 의미하며, 'Logos'는 학문을 뜻한다. 따라서 역학은 전염병을 비롯한 건강과 관련된 다양한 현상을 연구하는 학문이다.

(2) 정의

역학은 인구 집단을 대상으로 질병 및 건강 관련 사건의 빈도, 분포, 결정 요인을 연구하여 질병 예방과 건강 증진에 활용하는 학문이다. 역학은 단순히 개별 환자의 질병을 다루는 것이 아니라, 특정 집단 내에서 질병이 발생하는 패턴을 분석하고 그 원인을 탐구하는 데 중점을 둔다.

역학의 주요 특징은 다음과 같다.

- 역학의 연구 대상은 개인이 아닌 인구 집단이다.
- 질병뿐만 아니라 건강 상태 전반에 걸친 스펙트럼을 포함한다.
- 기술역학은 질병 발생과 특성을 시간적, 공간적, 인구학적 특성에 따라 설명한다.
- 분석역학 및 실험역학은 질병의 원인과 위험 요인을 규명하여 질병 예방 및 관리에 활용한다.

(3) 역학의 활용 및 기여 분야

역학은 공중보건과 의학뿐만 아니라 다양한 분야에서 중요한 역할을 한다. 역학이 활용되는 주요 분야는 다음과 같다.

① 질병의 원인 및 위험 요인 파악

역학 연구를 통해 특정 질병의 발생 원인과 위험 요인을 규명한다. 예를 들어, 흡연이 폐암의 주요 위험 요인임을 밝혀낸 것이 대표적인 사례이다.

② 지역사회 질병 규모 분석

특정 지역에서 발생하는 질병의 빈도를 분석하여 발생률, 유병률, 사망률 등을 평가한다. 이러한 분석은 질병 관리 및 보건 정책 수립의 기초 자료로 활용된다.

③ 질병의 자연사 및 예후 연구

질병이 자연적으로 진행되는 과정을 연구하여 질병의 진행 속도와 예후를 예측한다. 이를 통해 적절한 치료 시기를 결정하고 환자의 삶의 질을 향상시키는 데 기여한다.

④ 질병 예방 및 치료 방법의 효과 평가

백신, 치료제, 생활습관 개선 등의 예방 및 치료 방법이 실제로 효과가 있는지를 평가하여 보건 정책 수립에 활용한다.

표 III-1. 역학과 임상의학 비교

구분	역학(Epidemiology)	임상의학(Clinical Medicine)
정의	질병의 발생과 분포, 원인을 연구하는 학문	개별 환자의 진단, 치료, 예방을 다루는 의학
연구대상	인구 집단(Population)	개별 환자(Individual patient)
목적	질병 예방 및 건강 증진	질병 진단, 치료 및 관리
접근방식	통계적, 분석적 접근	병력 청취, 신체검사, 영상 및 검사 활용
연구방법	코호트 연구, 사례-대조 연구, 실험 연구 등	임상 시험, 개별 환자 연구, 사례 보고 등
결과해석	질병의 발생률, 위험 요인, 예방 전략 분석	개별 환자의 병리 기전, 치료 효과 분석
예방과 치료	1차 예방(예방접종, 건강증진), 2차 예방(조기 발견) 중심	2차 예방(조기 발견), 3차 예방(재활, 합병증 관리) 중심
주요활동분야	공중보건, 정책 수립, 감염병 관리	병원 진료, 외래 진료, 전문의 치료
대표적연구자	존 스노우(콜레라 연구), 리차드 돌 (흡연과 폐암 연구)	히포크라테스, 플레밍 (페니실린 발견)

⑤ **공중보건 및 환경 정책 수립의 기초 자료 제공**

역학 연구 결과는 정부 및 보건 기관이 공중보건 정책을 수립하는 데 중요한 자료로 사용된다. 예를 들어, 환경오염이 건강에 미치는 영향을 분석하여 규제를 강화하는 근거로 활용된다.

이와 같이 역학은 질병 예방과 건강 증진을 위한 필수적인 학문으로서 공중보건 및 의학 발전에 기여한다.

2) 역학의 영역

역학은 연구 대상이나 연구 방법에 따라 여러 영역으로 구분할 수 있다. 다음은 주요한 분류 방법이다.

(1) 원인별 분류

① **유전역학**: 유전적 요인이 질병 발생에 미치는 영향을 연구하는 분야이다.
② **환경역학**: 대기, 물, 토양 등의 환경 요인이 건강에 미치는 영향을 연구하는 분야이다.
③ **영양역학**: 식생활 및 영양 상태가 질병 발생과 건강 유지에 미치는 영향을 연구하는 분야이다.

(2) 결과별 분류

① **감염병역학**: 감염병의 발생, 전파 및 예방을 연구하는 분야이다.
② **만성병역학**: 고혈압, 당뇨병, 심혈관질환과 같은 만성 질환의 발생과 예방을 연구하는 분야이다.
③ **암역학**: 암 발생의 위험 요인과 예방 및 치료 효과를 연구하는 분야이다.

(3) 연구 특성별 분류

① **임상역학**: 의료 현장에서 질병의 진단, 치료, 예후 등을 연구하는 분야이다.
② **지역사회역학**: 특정 지역 사회에서 질병 발생의 분포와 요인을 연구하는 분야이다.

(4) 방법별 분류

① **기술역학**: 질병 발생의 빈도와 분포를 서술하는 연구 방법이다.

② **분석역학**: 특정 요인이 질병 발생에 미치는 영향을 통계적으로 분석하는 연구 방법이다.

③ **실험역학**: 연구자가 특정 요인을 조작하여 그 영향을 분석하는 연구 방법이다.

3) 역학의 역사

(1) 고대~중세: 역학 개념 성립 이전

역학이 과학적으로 발전하기 전에도 질병의 원인과 전파에 대한 다양한 이론이 존재하였다.

- 히포크라테스: 질병의 원인이 초자연적인 것이 아니라 환경적 요인(공기, 물, 기후 등)과 관련이 있다고 주장하였다.
- 프라카스토로: 전염병이 '전염체(미생물)'를 통해 퍼진다고 설명하였으며, 이는 후대의 미생물학 발전에 중요한 영향을 미쳤다.

(2) 감염병 역학의 발전

역학의 기초는 감염병 연구에서 시작되었다.

18세기 중반까지는 나쁜 공기가 질병을 유발한다는 '독기설(Miasma Theory)'이 지배적이었다. 그러나 19세기 후반부터는 감염병이 특정 전염체에 의해 발생한다는 이론이 받아들여졌다.

- 존 스노(1854년): 런던에서 콜레라가 오염된 물을 통해 전파된다는 사실을 역학적 조사로 밝혀냈다. 감염원을 차단하기 위해 오염된 수도 펌프를 폐쇄하는 방역 조치를 시행하였다.
- 패넘(1846년): 홍역 연구를 통해 잠복기, 전파 경로, 면역 형성 과정을 규명하였다.

(3) 역학 방법론 확립

19세기 후반부터 현대적인 역학 연구 방법이 정립되었다.

① 기술역학의 발전

- 존 그랜트: 생명표를 개발하여 인구의 사망 패턴을 분석하였다.
- 파(Farr): 국제 사망원인 목록을 작성하여 사망 통계를 체계적으로 정리하였다.

② 비교집단 개념의 도입

- 라마치니: 수녀들의 유방암 발생과 독신 생활 간의 연관성을 제시하여 직업과 질병 간의 관계를 연구하였다.
- 포트(Pott): 굴뚝 청소부의 음낭암 발생률을 연구하여 직업적 유해 요인과 질병 발생의 관계를 정량적으로 분석하였다.

③ 연구 설계 발전

- 환자-대조군 연구: 1950년 돌(Doll)과 힐(Hill)은 흡연이 폐암 발생과 관련이 있다는 연구를 발표하였다.
- 코호트 연구: 1948년 프레이밍햄 심장연구와 1951년 영국의사 코호트 연구를 통해 장기간에 걸친 건강 데이터 분석이 시작되었다.

④ 임상시험의 발전

- 린드: 괴혈병 치료를 위해 레몬과 오렌지를 활용한 최초의 임상시험을 수행하였다.
- 제너: 천연두 예방을 위한 백신 접종 실험을 실시하였다.

1954년 미국 소아마비 백신 임상시험: 이중맹검법을 활용하여 백신의 효과를 검증하였으며, 이를 통해 예방접종 프로그램이 확립되었다.

위와 같이 역학은 감염병 연구에서 시작하여 만성질환, 환경 요인, 임상 연구 등 다양한 분야로 발전해 왔다. 현재 역학은 보건학과 의학의 중요한 학문으로 자리 잡고 있으며, 질병 예방과 건강 증진을 위한 필수적인 도구로 활용되고 있다.

핵심

*** 역학(epidemiology)**

1) **정의**

인간집단을 대상으로 질병의 발생 빈도와 분포를 측정하여 원인적 연관성에 근거한 발생 질병원인을 규명하고 질병 발생에 대한 예방 대책을 강구하는 학문

2) **궁극적 목적: 질병발생 및 유행원인을 규명**함으로써 질병을 예방

3) **역학의 고전 사례**

① 기술역학: **Jhon Snow 콜레라 연구**

② 실험역학: **Goldberg의 펠라그라 조사**

③ **Doll** 연구: 담배의 폐암관계연구

Section 2 질병 발생 모형

1) 역학적 삼각형(Epidemiology Triangle)

(1) 정의

역학적 삼각형은 질병 발생을 병인, 숙주, 환경이라는 세 가지 요소의 상호작용으로 설명하는 가장 기본적인 모형이다.

이 세 요소 중 어느 하나라도 변화하면 질병 발생의 빈도나 정도가 달라질 수 있다.

(2) 특징

- 감염병의 발생 과정을 설명하는 데 유용하다.
- 비감염성 질환의 발생을 설명하는 데는 한계가 있다.
- 각 요소 간의 상호작용을 명확하게 보여준다.

(3) 예시

- 말라리아 발생: 말라리아 원충(병인), 인간(숙주), 모기(환경)의 상호작용으로 설명한다.
- 결핵 발생: 결핵균(병인), 면역력이 약해진 사람(숙주), 열악한 위생 환경(환경)의 상호작용으로 설명한다.

2) 거미줄 모형(원인망 모형, Web of Causation)

(1) 정의

거미줄 모형은 질병 발생에 영향을 미치는 다양한 요인들이 거미줄처럼 복잡하게 얽혀 있다고 설명한다.

- 맥마혼(B. MacMahon)이 제시한 모형이다.

(2) 특징

- 병인, 숙주, 환경을 구분하지 않고 모든 요인이 질병 발생에 영향을 미친다고 본다.
- 질병 발생의 복잡한 경로를 시각적으로 보여준다.
- 특정 경로의 일부 요인을 제거함으로써 질병 예방이 가능하다는 점을 강조한다.
- 만성 비감염성 질환의 원인을 표현하는데 적합하다.

(3) 예시

- 심혈관 질환 발생

유전적 요인, 식습관, 스트레스, 흡연 등 다양한 요인들이 복잡하게 얽혀 영향을 미친다.

3) 수레바퀴 모형(Wheel Model)

(1) 정의

수레바퀴 모형은 질병 발생을 숙주 요인과 환경 요인의 상호작용으로 설명한다.
질병 발생에 대한 원인 요소들의 기여 정도에 중점을 두어 표현함으로써 역학적 분석에 도움을 준다.

(2) 특징

숙주(사람)를 중심으로 유전적 소인과 다양한 환경 요인(생물학적, 사회적, 물리 · 화학적)이 상호작용하는 동심원 구조로 표현한다.
질병에 따라 각 요인의 기여도가 다르다는 점을 강조한다.

- 유전성 질환: 유전적 소인의 비중이 크다.

- 감염병: 숙주의 면역 상태와 생물학적 환경이 중요하다.

질병 발생과정에 대한 인간과 환경 간의 상호관계를 설명하기 위한 모형이다.

(3) 예시

- 유전성 질환: 유전적 소인이 질병 발생에 결정적인 영향을 미친다.
- 만성 질환: 유전적 요인 뿐만 아니라 환경적인 요인도 많은 영향을 미친다.

이러한 질병 발생 모형들은 질병의 원인과 발생 과정을 이해하고, 효과적인 예방 및 관리 전략을 수립하는 데 중요한 역할을 한다.

핵심

*** 질병발생 원인의 역학적 개념**

1) 질병발생의 역학적 인자

(1) **삼각형 모형설(질병발생 3대 요인설): 병인, 숙주, 환경(감염병 발생률의 발생을 잘 설명)**

(2) **거미줄 모형설:** 원인망 모형설[(**비감염성(만성)질환 발생을 잘 설명**)]

- **질병발생의 다인설**

(3) **수레바퀴 모형설:** 유전적 요인 + 환경요인= 상호작용에 의해 질병이 발생

- 숙주의 내적 요인: **유전적 요인**
- 숙주의 외적 요인: **환경요인(생물학적, 물리·화학적, 사회적 환경)**

Section 3 원인적 연관성

1) 연관성의 의미 및 종류

(1) 연관성

연관성은 위험요인과 질병 발생 사이의 상관관계를 의미한다. 이는 항상 원인적 연관성을 뜻하는 것은 아니며, 단순히 두 변수 간의 관계를 나타내는 것이다. 예를 들어, 특정 식습관과 질병 발생 간의 연관성이 발견되었을 때, 이는 단순한 상관관계일 수 있으며, 인과관계가 아닐 수도 있다.

(2) 독립적 연관성(비통계적 연관성)

독립적 연관성은 실제로 관련이 없으나 관련이 있는 것처럼 보이는 경우를 의미한다. 이는 통계적 분석이나 연구 결과에 의해 잘못 해석될 수 있는 경우가 많다. 예를 들어, 아이스크림 판매량과 익사 사고의 증가가 동시에 발생할 수 있지만, 이는 두 변수 간의 직접적인 인과관계가 아니라 외부 요인에 의해 발생하는 현상이다.

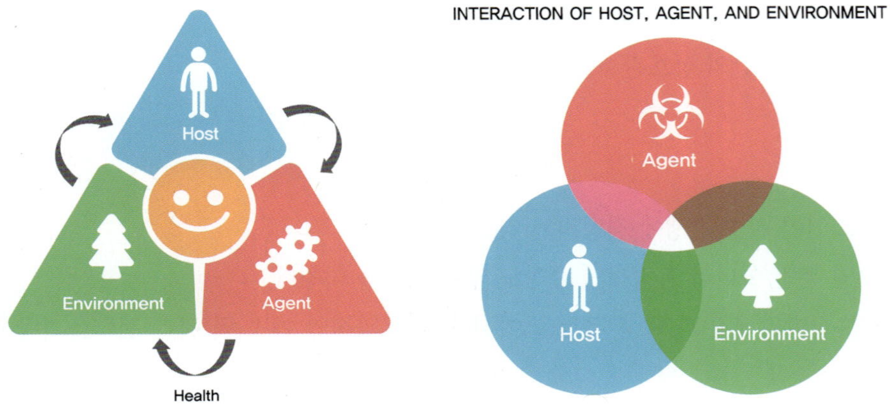

그림 Ⅲ-1 질병발생의 삼각형 모형 & 숙주 · 병인 · 환경의 상호관계

출처: 디자인 제작(ChatGPT)

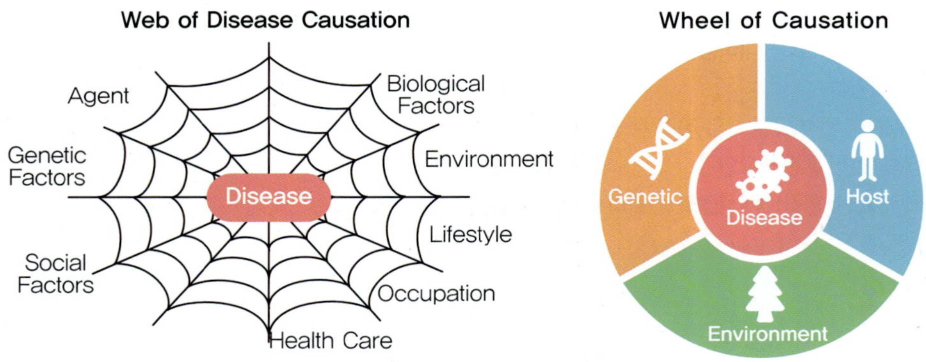

그림 Ⅲ-2. 질병발생의 수레바퀴모형 & 질병발생의 거미줄 모형

출처: 디자인 제작(ChatGPT)

(3) 비독립적 연관성(통계적 연관성)

비독립적 연관성은 두 변수 간의 통계적 관계를 나타내며, 이는 다음과 같이 나뉜다.

① 비원인적 관련성

통계적으로 연관되지만 인과관계를 확정할 수 없는 경우이다. 예를 들어, 국어 성적과 영어 성적 간의 관계는 두 과목의 성적이 서로 영향을 미치지 않지만, 동시에 높은 성적을 받는 학생들이 많기 때문에 나타나는 현상이다.

② 원인적 관련성

한 변수의 변화가 다른 변수의 변화로 이어지는 경우를 의미한다. 예를 들어, 특정 화학물질에 노출된 경우 건강에 부정적인 영향을 미치는 경우가 이에 해당한다.

2) 코흐의 가설(Koch's Postulates)

코흐의 가설은 특정 균과 감염성 질환의 인과 관계를 판단하는 기준으로, 다음과 같은 네 가지 조건을 제시한다.
① 해당 균은 모든 환자에서 발견되어야 한다.
② 균은 분리 및 순수 배양이 가능해야 한다.
③ 감수성 있는 실험동물에 주입 시 같은 질병이 발생해야 한다.
④ 실험동물에서 다시 같은 균이 분리되어야 한다.
이러한 기준은 감염병의 원인을 규명하는 데 중요한 역할을 한다.

3) 브레드포드 힐(Bradford Hill)의 인과 관계 판단 기준

브레드포드 힐은 연구에서 발견된 연관성이 실제 인과관계인지 판단하기 위한 9가지 기준을 제시하였다. 이 기준들은 다음과 같다.

① **시간적 선후 관계**: 노출이 질병 발생보다 앞서야 한다. 이는 인과관계를 입증하는 데 필수적인 요소이다.
② **연관성의 강도**: 연관성이 클수록 인과관계일 가능성이 높다. 강한 연관성은 인과관계를 지지하는 중요한 증거가 된다.
③ **연관성의 일관성**: 다양한 연구에서 비슷한 결과가 나와야 한다. 일관된 결과는 인과관계의 신뢰성을 높인다.
④ **연관성의 특이성**: 특정 요인이 특정 질병과만 연관될수록 인과성이 강하다. 이는 특정 원인과 특정 결과 간의 관계를 명확히 한다.
⑤ **용량-반응 관계**: 노출 강도가 증가할수록 질병 위험이 증가해야 한다. 이는 인과관계를 더욱 확고히 하는 요소이다.
⑥ **생물학적 설명 가능성**: 과학적으로 설명될 수 있어야 한다. 이는 인과관계의 메커니즘을 이해하는 데 도움을 준다.
⑦ **기존 학설과의 일치**: 기존 지식과 일치할수록 인과성이 높다. 이는 새로운 발견이 기존의 과학적 이해와 조화를 이루는지를 평가하는 데 중요하다.
⑧ **실험적 입증**: 실험을 통해 인과관계가 확인되면 신뢰도가 높아진다. 이는 실험적 연구가 인과 관계를 입증하는 데 중요한 역할을 한다.
⑨ **기존 인과 관계와의 유사성**: 기존에 입증된 사례와 유사하면 가능성이 높다. 이는 과거의 연구 결과와의 비교를 통해 인과관계를 강화하는 데 기여한다.

4) 심화 역학적 인과관계 추론

심화 역학적 인과관계 추론은 위험요인에 노출된 집단과 노출되지 않은 집단을 비교하고, 바이어스(편향)를 배제한 후 인과관계를 평가하는 과정이다. 이 과정에서 힐의 기준 중 시간적 선후 관계는 필수 조건이지만, 나머지 조건은 절대적인 것이 아니다. 따라서 다양한 연구 결과를 종합적으로 고려하여 인과관계를 판단해야 한다.

5) 흡연과 폐암의 사례

흡연과 폐암의 관계는 인과관계를 입증하는 대표적인 사례로, 다음과 같은 요소들이 관찰된다.

① **시간적 선후 관계**: 폐암 환자의 과거 흡연 이력이 확인된다. 이는 흡연이 폐암 발생에 선행한다는 것을 보여준다.

② **연관성의 강도**: 흡연자는 비흡연자보다 폐암 발생 위험이 20배 높다. 이는 강한 연관성을 나타낸다.

③ **연관성의 일관성**: 여러 연구에서 동일한 결과가 도출된다. 이는 흡연과 폐암 간의 관계가 일관되게 나타남을 의미한다.

④ **용량-반응 관계**: 흡연량 증가에 따라 폐암 발생 위험이 증가한다. 이는 흡연의 강도가 질병 위험에 미치는 영향을 보여준다.

⑤ **생물학적 설명 가능성**: 동물 실험에서 담배 타르의 발암성이 확인된다. 이는 흡연이 폐암을 유발하는 생물학적 메커니즘을 설명한다.

⑥ **실험적 입증**: 금연한 집단에서 폐암 발생률이 낮아진다. 이는 흡연 중단이 폐암 위험을 감소시킨다는 것을 보여준다.

이와 같은 요소들은 흡연과 폐암 간의 인과관계를 명확히 하는 데 기여하며, 공중보건 정책 및 예방 전략 수립에 중요한 기초 자료가 된다.

Section 4 타당도와 신뢰도

1) 연구의 타당도

타당도(Validity)란 연구에서 실제 모수를 얼마나 정확하게 관찰하는지를 평가하는 개념이다. 연구의 타당도는 크게 내적 타당도와 외적 타당도로 구분된다.

(1) 내적 타당도

내적 타당도는 연구 모집단에서 실제 모수를 표본에서 얼마나 정확하게 관찰하는지를 평가하는 개념이다. 내적 타당도는 연구 대상 선정 과정, 연구 수행 과정(자료 수집 방법), 그리고 자료 분석 과정에 의해 결정된다. 내적 타당도가 낮으면 연구 결과의 신뢰성이 떨어지며, 연구 결론의 정확성이 감소할 수 있다. 내적 타당도를 저해하는 주요 요인은 다음과 같다.

① 선택 바이어스(Selection Bias): 연구 대상자의 선정 과정에서 발생하는 오류로 인해 표본이 모집단을 대표하지 못하는 경우 발생한다.

② 정보 바이어스(Information Bias): 연구 수행 과정에서 자료 수집이나 측정 방법에 오류가 발생하여 연구 결과에 영향을 미치는 경우이다.

③ 교란 바이어스(Confounding Bias): 연구 집단 내 특정 특성과 측정 변수 간의 관련성으로 인해 연구 결과가 왜곡되는 경우 발생한다.

(2) 외적 타당도

외적 타당도는 연구 결과를 연구 대상이 아닌 표적 집단으로 일반화할 수 있는 정도를 의미한다. 즉, 연구 대상에서 관찰된 결과가 전체 모집단에서 동일하게 나타날 가능성을 평가하는 개념이다. 외적 타당도가 높은 연구는 다양한 환경과 조건에서도 일관된 결과를 보일 가능성이 크다.

외적 타당도를 높이기 위해서는 연구 모집단과 표적 집단의 대표성이 높은 표본을 선정해야 한다. 연구의 환경과 조건이 실제 적용될 대상과 유사할수록 외적 타당도가 높아진다.

2) 측정 방법의 타당도

(1) 타당도의 의미

측정 방법의 타당도란 특정 검사법이 연구 대상자의 특성을 얼마나 정확하게 평가하는지를 의미한다. 예를 들어, 의료 분야에서는 특정 질병을 얼마나 정확하게 진단할 수 있는지를 평가하는 것이 타당도와 직결된다. 타당도가 높은 측정 방법은 대상자의 실제 상태와 측정 결과가 일치할 가능성이 높다.

(2) 타당도의 측정 지표

① 민감도(Sensitivity): 질병이 있는 환자 중에서 검사 결과가 양성으로 나올 확률을 의미한다.

② 특이도(Specificity): 질병이 없는 사람 중에서 검사 결과가 음성으로 나올 확률을 의미한다.

③ 위음성률(False Negative Rate): 실제로 질병이 있음에도 불구하고 검사 결과가 음성으로 나올 확률을 의미한다.

④ 위양성률(False Positive Rate): 실제로 질병이 없지만 검사 결과가 양성으로 나올 확률을 의미 한다.

⑤ 양성예측도(Positive Predictive Value, PPV): 검사 결과가 양성일 때 실제로 질병이 있을 확률을 의미한다.

⑥ 음성예측도(Negative Predictive Value, NPV): 검사 결과가 음성일 때 실제로 질병이 없을 확률을 의미한다.

(3) 진단기준 경계 값과 타당도

① 진단 기준을 높이면 민감도는 감소하고, 특이도는 증가한다.
② 진단 기준을 낮추면 민감도는 증가하고, 특이도는 감소한다.
③ 두 가지 검사를 함께 사용하는 경우 다음과 같은 경향을 보인다.
④ 두 검사 모두 양성일 때 '질병 있음'으로 판정하면 민감도는 감소하고 특이도는 증가한다.
⑤ 두 검사 중 하나라도 양성이면 '질병 있음'으로 판정하면 민감도는 증가하고 특이도는 감소한다.

(4) 진단검사의 적용

- 조기 진단이 필요한 경우에는 민감도가 높은 검사를 사용하는 것이 바람직하다.
- 유병률이 낮은 지역에서는 특이도가 높은 검사를 사용하는 것이 효과적이다.

(5) ROC(Receiver Operator Characteristic) 곡선

ROC 곡선은 검사 결과가 연속형 변수일 때 민감도와 특이도를 평가하는 방법이다. ROC 곡선에서 좌상단(왼쪽 위)으로 갈수록 타당도가 높은 검사를 의미한다. ROC 곡선 아래 면적(AUC, Area Under Curve)이 1에 가까울수록 해당 검사법의 타당도가 높은 것으로 해석할 수 있다.

3) 측정 방법의 신뢰도

(1) 신뢰도의 의미

신뢰도(Reliability)란 동일한 검사를 반복했을 때 일관된 결과가 나오는 정도를 의미한다. 신뢰도가 높은 검사는 반복 측정 시 결과의 변동이 적으며, 안정적인 측정 결과를 제공한다. 신뢰도는 타당도의 전제 조건이며, 신뢰도가 낮다면 타당성 또한 확보되기 어렵다.

(2) 신뢰도에 영향을 미치는 요인

① **피검사자의 생물학적 변이**: 검사 시기에 따라 대상자의 상태가 변할 수 있으므로, 검사 조건을 표준화하는 것이 필요하다.
② **검사자 내 변이(Intra-rater Variability)**: 동일한 검사자가 여러 번 검사를 수행할 때 결과가 다르게 나타날 가능성이 있다. 검사자의 숙련도를 높이고 평가 방식을 표준화하는 것이 중요하다.
③ **검사자 간 변이(Inter-rater Variability)**: 서로 다른 검사자가 동일한 검사를 수행할 때 결과가 다르게 나타날 가능성이 있다. 검사자 간 일관성을 확보하기 위해 교육과 훈련이 필요하다.

(3) 신뢰도의 측정 방법

① 일치율(Agreement Percent): 두 검사자의 검사 결과가 일치하는 비율을 의미한다.

② 카파 통계량(Kappa Statistic): 우연한 일치를 보정한 신뢰도 지표로, 1에 가까울수록 신뢰도가 높은 것으로 평가한다.

③ 상관계수(Correlation Coefficient): 연속형 변수 검사법의 신뢰도를 평가하는 지표이다. 값이 1에 가까울수록 신뢰도가 높다고 해석한다.

Section 5 바이어스(Bias)

1) 무작위 오류와 체계적 오류

(1) 무작위 오차(Random Error)

무작위 오차는 측정값과 참값의 차이가 우연에 따라 변하는 오류이다. 이러한 오차는 일정한 방향 없이 발생하며, 반복 측정을 통해 줄일 수 있다.

① 무작위 오차의 종류

- 표본오차(Sampling Error): 모집단에서 표본을 선정하는 과정에서 발생하는 오차이다. 표본수가 많아질수록 표본오차는 감소한다.
- 생물학적 변이(Biological Variation): 정상 범위 내에서도 혈당, 혈압, 체중 등의 생물학적 측정치는 다르게 나타날 수 있다.
- 측정 오차(Measurement Error): 측정 과정에서 관찰자나 측정기기 등의 요인으로 인해 발생하는 오차이다.

② 무작위 오차 감소 전략

- 측정 방법을 표준화한다.
- 관찰자를 훈련하고 자격을 부여한다.
- 측정기기를 정교화하고 자동화한다.
- 동일한 대상을 여러 번 측정한다.

(2) 계통 오차(체계적 오차, Systematic Error)

계통 오차는 바이어스(Bias)라고도 하며, 일정한 방향으로 참값과 차이가 발생하는 오류이다. 이는 연구 결과의 정확성을 저해할 수 있다.

① 계통 오차의 종류

- 선택 바이어스(Selection Bias): 연구 대상의 선정 과정에서 특정 대상이 선택적으로 뽑혀 발생하는 오류이다.
- 정보 바이어스(Information Bias): 연구 대상자로부터 정보를 수집하는 과정에서 발생하는 오류이다.
- 교란 바이어스(Confounding Bias): 연구에서 평가하는 위험요인과 관련이 있는 변수에 의해 발생하는 오류이다.

② 계통 오차 해결 방법

- 대표성 있는 표본을 무작위로 선정한다.
- 측정 대상자가 연구의 목적을 모르게 한다.
- 맹검법(Blinding)을 적용한다.
- 측정 기구를 정밀하게 보정한다.

2) 선택 바이어스(Selection Bias)

선택 바이어스는 연구 대상 선정 과정에서 특정 대상이 선택적으로 포함되거나 제외되어 발생하는 오류이다.

(1) 무응답 바이어스(Non-response Bias)

일부 연구 대상자가 연구 참여 후 응답하지 않아 최종 분석 집단에서 제외되는 경우 발생한다. 응답자와 비응답자의 특성 차이로 인해 연구 결과가 왜곡될 수 있다.

(2) 버크슨 바이어스(Berkson's Bias)

병원 환자를 대상으로 연구할 때 발생하는 바이어스이다. 특정 병원에 한정된 연구는 입원율 차이로 인해 모집단을 대표하지 못할 수 있다. 이를 해결하기 위해 다기관 연구를 수행한다.

(3) 선택적 생존 바이어스(Selective Survival Bias)

치명적인 질병을 연구할 때 생존한 대상자만 포함되어 발생하는 오류이다.

(4) 자발적 참여자 바이어스(Volunteer Bias)

건강하거나 특정 문제가 있는 사람들이 연구에 자발적으로 참여하면서 발생하는 오류이다.

(5) 탈락 바이어스(Follow-up Loss Bias)

추적 관찰 연구에서 중도 탈락자가 발생하여 최종 분석 대상이 변하면서 오류가 발생하는 경우이다.

(6) 기간차이 바이어스(Length Bias)

선별검사가 진행 속도가 느린 질병을 주로 발견하면서 조기 진단 효과를 과대평가하는 경우 발생한다.

3) 정보 바이어스(Information Bias)

정보 바이어스는 연구 대상자로부터 정보를 수집하는 과정에서 발생하는 오류이다.

(1) 면담자 바이어스(Interviewer Bias)

설문조사자의 편견이나 유도 질문으로 인해 정보의 질이 다르게 나타날 수 있다.

(2) 측정 바이어스(Measurement Bias)

부적절한 조사 방법으로 인해 요인 노출이 잘못 측정될 때 발생한다.

(3) 기억소실 바이어스(Memory Decay Bias) 및 회상 바이어스(Recall Bias)

연구 대상자가 기억에 의존하여 정보를 제공하면서 정보의 정확성이 저하되는 경우이다. 특정 질병과 관련된 요인은 더 잘 기억하는 경향이 있어 발생할 수 있다.

(4) 호손 효과(Hawthorne Effect)

연구에 참여하는 것 자체가 연구 대상자의 행동 변화를 유발하는 경우 발생한다.

(5) 확인 바이어스(Ascertainment Bias)

특정 요인에 노출된 대상자가 질병 발생을 과대 보고하는 경우 발생한다.

(6) 시간 바이어스(Time Bias)

시간 흐름에 따라 요인 측정 방법이나 진단 기준이 변화하면서 오류가 발생하는 경우이다.

(7) 출판 바이어스(Publication Bias)

연구 결과가 유의미할 경우에만 출판되는 경향이 있어 연구 결과가 왜곡되는 경우 발생한다.

(8) 인지 바이어스(Detection Bias, 검출 바이어스)

위험요인이 있는 대상자가 진단검사를 더 자주 받아 선택 및 정보 바이어스가 혼합되어 발생하는 오류이다.

4) 교란 바이어스(Confounding Bias)

교란 바이어스는 결과변수(질병)와 관련이 있으며 연구에서 평가하는 위험요인과도 연관성이 있지만, 중간 매개 변수는 아닌 변수에 의해 발생하는 오류이다.

(1) 교란 바이어스 해결 방법

- 연구계획 단계: 제한(Restriction), 짝짓기(Matching), 무작위 배정(Randomization)을 활용한다.
- 연구분석 단계: 다변량 분석이나 특정 집단 한정 분석을 수행한다.

Section 6 역학연구방법론 기술역학

1) 역학 연구 방법 개요

역학 연구는 연구 대상이 특정 요인에 노출되었는지 여부에 따라 관찰연구와 실험연구로 구분한다.

(1) 관찰연구

관찰연구는 연구자가 특정 요인의 노출과 질병 발생 양상을 그대로 관찰하여 인과관계를 밝히는 연구이다. 관찰연구는 다시 기술역학연구와 분석역학연구로 나뉜다.

- **기술역학연구**: 질병 발생의 양상을 인적, 지역적, 시간적 특성별로 분석하여 가설을 설정하는 연구이다. 사례연구, 사례군 연구, 생태학적 연구, 단면 연구 등이 이에 포함된다.
- **분석역학연구**: 비교군을 설정하여 질병 빈도의 차이를 분석하는 연구이다. **단면조사 연구, 환자 대조군 연구, 코호트 연구** 등이 이에 해당한다.

(2) 실험연구

실험연구는 연구자가 연구 조건을 직접 통제하여 연구를 수행하는 방법이다. 실험연구는 바이어스를 최소화할 수 있으며, 무작위 임상시험과 지역사회시험을 포함한다.

(3) 역학조사의 환(Epidemiologic Study Cycle)

역학조사는 연구 가설을 설정하고 이를 검증하기 위해 상세한 분석을 수행하는 과정이다. 이를 통해 질병의 발생 요인을 규명하고 예방 전략을 수립한다.

2) 기술역학(Descriptive Epidemiology)의 주요 변수

기술역학은 질병 발생의 빈도 차이를 분석하여 건강과 질병의 요인을 파악하는 연구이다. 기술역학에서 중요한 변수는 인구학적 특성, 시간적 변수, 지역적 변수이다.

(1) 인구학적 특성

인구학적 특성은 질병 발생에 영향을 미치는 개인의 속성을 의미한다. 연령, 성별, 결혼 상태, 가족 관계, 인종, 사회 · 경제적 상태(직업, 교육, 수입 등) 등이 이에 포함된다.

(2) 시간적 변수

시간적 변수는 질병 발생이 시간에 따라 어떻게 변하는지를 분석하는 요소이다. 시간적 변수에는 장기 추세 변화, 주기 변화, 계절 변화, 단기 변화, 불규칙 변화, 유행곡선 등이 포함된다.

① **장기 추세 변화**: 수십 년간의 질병 변동을 분석하는 것으로, 예를 들어 폐암 발생률이 증가하고 위암 발생률이 감소하는 경향이 이에 해당한다.

② **순환(주기) 변화**: 수년의 주기로 반복되는 감염병의 발생 패턴을 의미한다. **홍역**이나 **백일해**와 같은질병이 대표적인 예이다.

③ **계절 변화**: 특정 계절에 집중적으로 발생하는 질병을 의미한다. 식중독, 인플루엔자와 신증후군출혈열이 이에 해당한다.

④ **단기 변화**: 급성 감염병이 집단 발생할 때 나타나는 발생 양상의 변화를 의미한다.

⑤ **불규칙 변화**: 특정 시기에 돌발적으로 발생하는 감염병을 의미하며, 콜레라, SARS, MERS 등이 이에 해당한다.

(3) 지역적 변수

지역적 변수는 질병이 특정 지역에서 어떻게 발생하는지를 분석하는 요소이다.

① **범발적(Pandemic)**: 광범위한 지역에서 발생하는 질병을 의미한다. 신종인플루엔자가 대표적인 예이다.

② **유행병적(Epidemic)**: 특정 지역에서 급격히 증가하는 질병을 의미한다. 콜레라가 이에 해당한다.

③ **토착병적(Endemic)**: 특정 지역에서 지속적으로 발생하는 질병을 의미한다. 간디스토마가 대표적인 예이다.

④ **산발적(Sporadic)**: 불규칙적으로 발생하는 질병을 의미한다. 렙토스피라증이 이에 해당한다.

(4) 가설 유도의 원칙

역학 연구에서 연구 가설을 유도하는 원칙은 다음과 같다.

① **공통점 분석**: 질병에 걸린 환자들이 공통적으로 노출된 요인을 분석하는 방법이다.

② **차이점 분석**: 질병이 발생한 집단과 발생하지 않은 집단 간의 차이점을 분석하는 방법이다.

③ **동반 변화 분석**: 특정 요인의 변화에 따라 질병 발생이 어떻게 변화하는지를 분석하는 방법이다.

④ **유사성 분석**: 기존에 밝혀진 질병과의 유사성을 분석하여 원인을 유추하는 방법이다.

3) 기술역학의 연구 방법

기술역학에서 사용되는 연구 방법에는 생태학적 연구, 사례 연구, 사례군 연구, 단면 연구 등이 있다.

(1) 생태학적 연구(Ecological Study)

생태학적 연구는 인구 집단의 통계자료를 이용하여 상관 분석을 수행하는 연구 방법이다. 이 연구는 경제적이며 신속하게 수행할 수 있는 장점이 있지만, 시간적 선후관계가 불명확하고 생태학적 오류가 발생할 가능성이 있다.

(2) 사례 연구(Case Study)

사례 연구는 단일 환자의 특이한 질병 양상을 기술하는 연구 방법이다. 이 연구는 새로운 질병이나 희귀 질병의 특성을 이해하는 데 유용하다.

(3) 사례군 연구(Case Series Study)

사례군 연구는 여러 사례의 공통점을 분석하여 가설을 제기하는 연구 방법이다. 그러나 비교군이 없기 때문에 인과성을 입증하기 어려운 한계가 있다.

(4) 단면 연구(Cross-sectional Study)

단면 연구는 특정 시점에서의 유병률을 산출하는 연구 방법이다. 이 연구는 위험 요인을 파악할 경우 분석역학적 성격을 가지기도 한다. 기술역학과 분석역학의 중간적 연구 방법으로 활용된다.

예를 들어, 휴대폰 사용 증가와 대장암 발생 증가 간의 관계를 직접적인 인과관계로 해석하는 것은 생태학적 오류의 대표적인 사례이다.

역학연구

- **관찰연구(Observational Study)**
  - 기술역학(Descriptive Epidemiology)
    - 사례연구(Case Report / Case Series)
    - 사례군연구(Case Group Study)
    - 생태학적연구(Ecologic Study)
  - 분석역학(Analytical Epidemiology)
    - 단면연구(Cross-sectional Study)
    - 환자-대조군연구(Case-Control Study)
    - 코호트연구(Cohort Study)
- **실험연구(Experimental Study)**
  - 준실험연구(Quasi-experimental Study)
  - (진)실험연구(True Experimental Study)

그림 Ⅲ-3. 역학적 연구방법의 분류와 인과적 연관성

출처: 디자인 제작(ChatGPT)

핵심

*** 기술역학(1단계 역학)**: 인구집단을 대상으로 질병의 발생분포 및 유행경향을 파악

- 건강수준 파악: 시간, **지역, 사람의 특성에 따라 질병 발생을 기록**
- 인적 특성: 연령, 성별, 결혼상태, 직업, 인종, 영양상태
- 지역적 특성
  ① **범세계적**(pandemic, 전세계적): **인플루엔자**(독감), **AIDS** 등
  ② 전국적(epidemic, 유행적): 장티푸스 등
  ③ 지방적(endemic, 편재적: 토착성, 풍토병): 간디스토마(대동강 근처), 폐흡충증 등
  ④ **산발적**(sporadic): **렙토스피라증** 등
- **시간적 특성**
  ① **추세변화(장기변화)**: **수십 년(10년 이상)** 간격으로 질병발생이 반복
    - **장티푸스**(30~40년), **디프테리아**(10~24년), 인플루엔자(30년), 성홍열(10년)
  ② **주기변화(순환변화): 수년(10년 미만)**의 간격으로 질병발생이 반복
    - **백일해, 홍역, 일본뇌염, 인플루엔자 A, B**
  ③ 계절변화: 계절에 따라 유행, 소화기계(여름), 호흡기계(겨울)
    - 신증후군 유행성 출혈열(가을철에 많음, 11월)
  ④ 단기변화: 시간별, 날짜별, 주 단위로 급성 감염병의 집단 발생 시 양상이 변화
  ⑤ 불규칙변화: 콜레라, 페스트와 같은 외래 감염병이 국내에서 돌발적으로 유행

Section 7 역학연구방법론 분석역학

1) 단면조사 연구(Cross-sectional Study)

(1) 특성

단면조사 연구는 특정 시점에서 연구 대상자들의 질병과 요인 노출 정보를 얻는 연구이다. 이 연구는 특정 시점에서 유병률과 노출률을 파악하는 것을 목적으로 한다. 이를 통해 질병의 위험요인을 분석하는 것이 가능하다. 또한, 질병의 자연사나 규모가 불분명한 경우에 연구하기 적합하다.

(2) 장점

단면조사 연구는 비교적 간단하고 경제적으로 수행할 수 있는 연구이다. 다양한 질병과 요인을 동시에 조사할 수 있어 효율적이다. 또한, 연구 결과로부터 유병률을 산출할 수 있으며 일반화가 가능하다.

(3) 단점

단면조사 연구는 특정 시점에서 자료를 수집하기 때문에 시간적 선후 관계가 불분명하여 인과관계를 명확히 규명하기 어렵다. 또한, 발생 빈도가 낮거나 이환 기간이 짧은 질병을 연구하는 데 부적합하다. 선택적 생존 바이어스가 발생할 수 있으며, 발생률을 직접 산출하는 것이 불가능하다.

(4) 분석

단면조사 연구에서는 유병률을 측정하여 전체 연구 대상 중 환자의 비율을 확인한다. 또한, 유병비교위험도(PRR)와 유병교차비(POR)를 사용하여 연관성을 측정한다.

핵심

* **분석역학(2단계 역학)** 조사방법: 질병 발생에 대한 가설을 검증하고 이를 입증하여 **질병발생과 위험요인**과의 **인과관계를 규명하고 상호 관련성을 정량화**

단면조사연구(cross section study)

- 일정한 인구집단을 대상으로 **특정 시점이나 기간 내**에 조사하는 방법(유병률 조사)
- 원인요소와 **질병을 동시에 조사하기 위하여** 서로 간의 관련성을 보는 방법으로 상관관계 연구
- **장점**: ① **비교적 단시간 내 결론을 얻을 수 있음**
  ② **시점 조사이므로 단시간에 적은 시간과 경비가 절약**
  ③ 연구결과의 모집단 적용 가능
  ④ **상대위험도의 추정이 가능**
  ⑤ **동시에 여러 요인을 조사하기 위하여 서로 관련성을 비교조사 가능**
- **단점**: ① 유행기간 짧을 때 조사의미의 상실

② 상관관계를 알 수 있으나 인과관계를 규명하기 어려움
③ 유병률이 낮은 질환이나 이환기간이 짧은 질병연구에 부적합함
④ 조사대상 인구가 많아야 함

2) 환자-대조군 연구(Case-control Study)

(1) 특성

환자-대조군 연구는 특정 질병이 있는 환자군과 질병이 없는 대조군을 선정한 후, 이들의 위험요인 노출 비율을 비교하는 연구이다.

(2) 연구 수행

연구를 수행하기 위해 환자군은 명확한 기준을 통해 선정하며, 대조군은 해당 질병이 없는 상태로 유지한다. 연구의 정확성을 높이기 위해 짝짓기(matching) 기법을 사용하여 교란요인을 통제할 수 있도록 한다.

(3) 장점

이 연구는 비교적 수행이 용이하고 비용이 적게 든다. 또한, 적은 연구 대상자로도 연구를 진행할 수 있으며, 발생이 드문 질병이나 잠복기가 긴 질병을 연구하는 데 적합하다. 연구 결과를 단기간 내에 얻을 수 있어 신속한 분석이 가능하다.

(4) 단점

대조군을 적절히 선정하는 것이 어렵기 때문에 선택 바이어스가 발생할 가능성이 있다. 또한, 과거 행위에 대한 정보를 기반으로 연구를 진행하기 때문에 정보 편견이 발생할 위험이 크다. 정보 수집 과정에서 불확실성이 존재할 수 있다.

(5) 바이어스

환자-대조군 연구에서 발생할 수 있는 바이어스는 다음과 같다. 선택 바이어스에는 오분류 바이어스와 버크슨 바이어스가 포함된다. 정보 바이어스로는 기억소실 바이어스와 회상 바이어스가 있다.

(6) 분석

환자-대조군 연구에서는 교차비(비차비, OR)를 사용하여 질병군과 대조군에서 위험요인 노출 비율을 비교한다. 질병 발생률이 낮은 경우, 교차비는 비교위험도(RR)와 유사하게 해석될 수 있다.

핵심

*** 환자-대조군 연구**(case-control study): 환자군과 대조군(건강한 사람군)이 대상

- 질병에 이환된 환자군과 질병이 없는 대조군을 선정하여 질병 발생의 위험요인에 대한 폭로 정도를 조사하여 상호관련성 및 인과관계 규명(정량화)
- 후향성 연구 또는 기왕력 연구
- 장점: ① **희귀질병 및 잠복기간이 긴 질병의 조사에 적합(만성 질환에 적합)**
  ② **비교적 시간, 노력, 비용이 절약됨**
  ③ 기존자료 활용 가능함, 환자의 의무기록을 활용하는 경우가 많음
  ④ 조사 대상자의 수가 적어도 가능
- 단점: ① 적절한 대조군 선정이 곤란함
  ② 기억력에 의존, 주관적, 각종 편견이 발생할 수 있음
  ③ 정보수집이 불확실함
  ④ 비교위험도 산출이 어렵고 교차비에 의한 간접 비교만 할 수 있음
- 환자-대조군 연구 결과
  - 질병 발생과 위험요인의 상호관련성은 교차비(odds ratio, OR)로 정량화
  - 교차비(OR) = 환자군의 위험요인 폭로비 / 대조군의 위험요인 폭로비

3) 코호트 연구(Cohort Study)

(1) 특성

코호트 연구는 연구 대상자를 위험요인 노출 여부에 따라 분류한 후 장기간 추적하여 질병 발생률을 비교하는 연구이다.

(2) 연구 설계

코호트 연구는 연구 설계 방식에 따라 전향적 코호트 연구와 후향적 코호트 연구로 구분된다. 전향적 코호트 연구는 연구 시작 시점에서 노출 여부를 확인한 후 미래까지 관찰하는 방식이다. 반면, 후향적 코호트 연구는 과거 데이터를 기반으로 질병 발생을 분석하는 방식이다.

(3) 장점

코호트 연구는 질병 발생의 전체 과정을 관찰할 수 있다는 점에서 장점이 있다. 또한, 노출 수준을 여러 번 측정할 수 있으며 시간적 선후 관계를 명확하게 규명할 수 있다. 발생률과 비교위험도(RR)를 직접 산출할 수 있어 연구 결과의 신뢰도가 높다.

(4) 단점

코호트 연구는 수행하는 데 많은 비용과 시간이 소요된다. 연구를 장기간 지속적으로 관찰해야 하므로 연구 대상

자의 이탈이 발생할 가능성이 크며, 이는 연구 결과에 영향을 미칠 수 있다. 또한, 질병 발생률이 낮은 경우 연구를 수행하는 것이 어려울 수 있다.

(5) 바이어스

코호트 연구에서 발생할 수 있는 바이어스는 정보 바이어스와 응답 및 추적 실패로 인한 바이어스가 있다.

(6) 분석

코호트 연구에서는 비교위험도(RR, Relative Risk)를 사용하여 노출군과 비노출군의 질병 발생률을 비교한다. 비교위험도가 1보다 크면 위험요인과 질병 간에 양의 연관성이 있음을 의미하며, 1보다 작으면 위험요인이 질병 예방 효과를 가짐을 나타낸다. 또한, 기여위험도(AR, Attributable Risk)를 통해 특정 위험요인이 질병 발생에 기여하는 정도를 평가할 수 있다. 기여위험분율(AF, Attributable Fraction)은 노출군에서 위험요인이 질병 발생에 기여하는 비율을 나타내는 지표이다.

핵심

*** 코호트 연구(cohort study): 질병 발생 전의 건강한 사람 대상**

- 코호트: 동일한 특성을 갖는 인구집단
- 현재의 원인을 가지고 미래의 결과를 알고자 하는 연구
- 질병에 이환되지 않은 집단을 대상으로 질병의 요인과 관련된 집단과 관련이 없는 집단을 비교 관찰하여 질병발생률 비교 분석
- **위험에 노출된군과 비노출군에서 비교위험도 연구방법**
- **군인이나 보험가입자 등 과거 기록이 확실한 사람들을 대상으로 질병 발생률의 차이를 연구하는 방법**
- **전향성 조사**(질병 발생 전 건강한 사람 대상 조사) 또는 **계획연구**
- **장점:** ① **두 종류의 질병을 동시에 조사가능**
  ② **연구결과 모집단 적용가능**
  ③ 인과관계의 질을 확인 가능
  ④ **질병발생의 비교위험도 및 발병 확률의 산출 가능**
- **단점:** ① **조사에 많은 시간, 노력, 비용이 소요**
  ② 많은 대상자가 필요함으로 발생률이 낮은 희귀질환에는 부적합
  ③ 연구대상자가 그 사실을 알게 되어 조사에 영향을 줄 수 있음
  ④ 연구대상자가 탈락될 수 있음
  ⑤ 희귀한 질병이나 잠복기간이 긴 질병조사에 부적합

※ 코호트 연구 결과

① **비교위험도(상대위험도): 위험요인에 노출된 코호트와 노출되지 않은 코호트 에 대한 질병 발생율의 비**

② 귀속위험도(기여위험도): 위험요인으로부터 초래되는 질병발생의 기여 정도
위험요인에 노출된 집단에서의 질병에서 비노출된 집단에서의 질병 발생률을 뺀 것임

*** 이론역학(3단계 역학) 조사방법**

- 질병 발생과 유행이 갖는 특성을 이론적으로 수식화 또는 모형화하는 3단계 역학
- 질병 발생이나 유행의 예측에 활용

표 Ⅲ-2. 전향성 연구와 후향성 연구의 비교

구분	전향성 연구(Prospective Study)	후향성 연구(Retrospective Study)
정의	연구자가 연구를 시작한 시점 이후에 대상자를 추적하며 데이터를 수집하는 연구 방법	연구자가 과거의 데이터를 활용하여 분석하는 연구 방법
연구방향	현재 → 미래(앞으로 진행됨)	과거 → 현재(이미 존재하는 데이터 이용)
데이터수집	연구 시작 후 데이터를 새롭게 수집	기존에 기록된 데이터를 분석
소요시간	상대적으로 길다	상대적으로 짧다
비용	높은 비용 소요	낮은 비용 소요
정확성	데이터 수집을 직접 관리하여 정확성이 높음	기존 데이터의 품질에 의존하여 정확성이 낮을 가능성 있음
연구의 예	코호트 연구(cohort study), 임상시험(clinical trial)	환자-대조군 연구(case-control study), 후향적 코호트 연구(retrospective cohort study)
장점	• 원인과 결과 간의 관계를 명확히 규명 가능 • 바이어스(편향)가 적음	• 연구 기간이 짧고 비용이 저렴함 • 대규모 데이터를 빠르게 분석 가능
단점	• 연구 기간이 길고 비용이 많이 듦 • 연구 중 참여자 탈락 가능성	• 기존 데이터의 한계(누락, 부정확성) 존재 • 바이어스(편향) 발생 가능

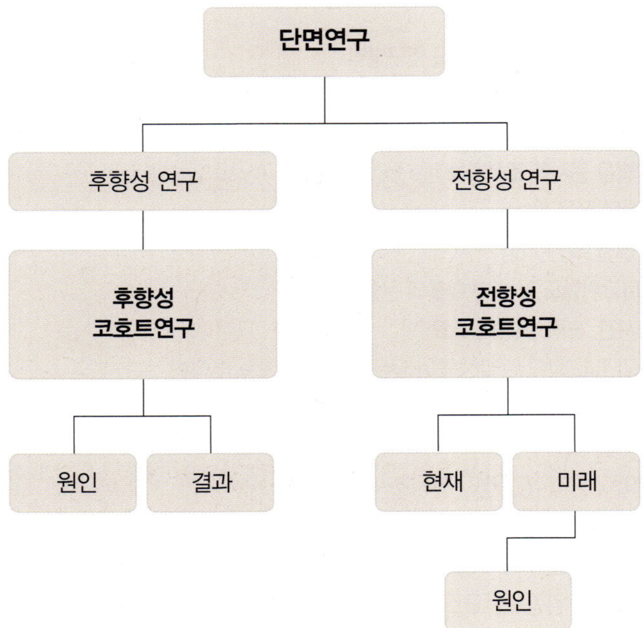

그림 Ⅲ-4. 전향성 연구와 후향성 연구의 관계

출처: 디자인 제작(ChatGPT)

표 Ⅲ-3. 코호트연구의 폐암과 흡연과의 발생관계

구분	폐암 유무		
	폐암 발생자 수	폐암 미발생자 수	계
흡연군	a	b	a + b
비흡연군	c	d	c + d
계	a + b	c + d	·

예시

구분	폐암 발생자 수	폐암 미발생자 수	전체 인원
흡연군	20명	1,980명	2,000명
비흡연군	6명	2,994명	3,000명

1. 비교위험도(RR, Relative Risk)

RR = 흡연군 폐암 발생률 ÷ 비흡연군 폐암 발생률 =(20/2000) ÷(6/3000)

RR= 0.01 ÷ 0.002 = 5

해석: 흡연자는 비흡연자보다 폐암 발생 위험이 5배 높다.

2. 기여위험도(AR, Attributable Risk)

AR = 흡연군 폐암 발생률 − 비흡연군 폐암 발생률 = 0.01 − 0.002 = 0.008

해석 : 흡연으로 인해 1,000명당 8명의 추가 폐암 환자가 발생한다.(또는 8건/1,000명(년))

3. 기여위험분율(ARR, Attributable Risk Rate)

공식 : ARR = AR ÷ 흡연군 폐암 발생률 × 100 = 0.008 ÷ 0.01 × 100 = 80%

해석: 흡연자 중 폐암 발생자의 80%는 흡연이 원인이다.

종합

RR: 흡연자는 폐암 발생 위험이 5배 높다.

AR: 흡연으로 인해 1,000명당 8명 추가 발생.

ARR: 흡연자의 폐암 중 80%는 흡연이 원인.

표 Ⅲ-4. 코호트연구의 폐암과 흡연과의 관계 결과

구분	폐암 발생자 수	폐암 미발생자 수	전체 인원	폐암 발생률
흡연군	a = 20명	b = 1,980명	a + b = 2,000명	20 / 2,000 = 0.01(1%)
비흡연군	c = 6명	d = 2,994명	c + d = 3,000명	6 / 3,000 = 0.002(0.2%)

표 Ⅲ-5. 분석 결과

항목	공식	계산 결과	해석
비교위험도(RR)	(a /(a + b)) ÷(c /(c + d)) =(20 / 2000) ÷(6 / 3000)	5.0	흡연자는 비흡연자보다 폐암 발생 위험이 5배 높음
기여위험도(AR)	(a /(a + b)) −(c /(c + d)) = 0.01 − 0.002	0.008 (8건/1,000명)	흡연으로 인해 1,000명당 8명의 폐암 환자 추가 발생
기여위험분율(ARR)	[(a/(a+b) − c/(c+d)) ÷(a/(a+b))] × 100 =(0.008 ÷ 0.01) × 100	80%	흡연자의 폐암 중 80%는 흡연이 원인

표 Ⅲ-6. 연구 설계별 비교

연구 방법	장점	단점
생태학적 연구	기존 자료 활용 가능, 단시간 내 결과 도출, 비용 절감	시간적 선후관계 불명확, 생태학적 오류 발생 가능
단면 연구	질병의 유병률 산출 가능, 다양한 질병 및 요인 연구 가능, 경제적	원인 분석 어려움, 유병률 낮은 질병 연구 부적합, 생존 바이어스 문제
환자–대조군 연구	적은 대상자 활용 가능, 경제적, 희귀 질병 연구 가능	대조군 선정 어려움, 과거 정보 수집 불확실, 위험도 직접 산출 불가능
코호트 연구	질병 진행 전체 과정 관찰 가능, 비교위험도(RR) 산출 가능, 인과관계 명확	비용 및 시간 소요, 대상자 추적 어려움, 낮은 발생률 질병 연구 어려움

Section 8 기타 연구 방법론

1) 실험역학 연구

실험역학연구는 연구자가 특정 개입을 직접 적용하여 그 효과를 분석하는 연구 방법이다. 이 방법은 질병의 치료와 예방에 대한 과학적 근거를 마련하는 데 중요한 역할을 한다.

(1) 실험역학의 종류

① **임상시험:** 임상시험은 새로운 치료법이나 의약품의 효과 및 안전성을 평가하는 연구 방법이다. 무작위 배정을 통해 연구 대상자를 실험군과 대조군으로 나누며, 연구의 신뢰성을 높이기 위해 맹검법을 적용한다.

② **지역사회시험:** 지역사회시험은 공중보건 및 예방사업의 효과를 평가하는 연구 방법이다. 대규모 인구집단을 대상으로 하며, 연구 기간이 장기적인 경우가 많다.

③ **치료시험**: 치료시험은 특정 치료법이 질병 치료에 미치는 효과를 평가하는 연구 방법이다. 임상환경에서 치료 효과를 객관적으로 검증하는 데 초점을 둔다.

④ **예방시험**: 예방시험은 백신, 보건 정책, 생활 습관 변화 등의 예방적 개입이 질병 예방에 미치는 효과를 분석하는 연구 방법이다.

(2) 연구 수행 과정

① **대상자 모집**: 연구에 참여할 대상자를 선정하는 과정이다. 대상자는 연구 목적에 따라 선정 기준과 제외 기준을 설정하여 모집한다.

② **기초조사**: 연구 시작 전 대상자의 건강 상태, 생활 습관, 질병 이력 등의 기초 정보를 수집하는 과정이다.

③ **무작위 배정**: 연구 대상자를 무작위로 실험군과 대조군에 배정하는 과정이다. 이를 통해 편향을 최소화하고 연구의 객관성을 확보한다.

④ **조작(맹검법 적용)**: 연구의 신뢰성을 높이기 위해 맹검법을 적용한다.

⑤ **단순맹검**: 피험자만 본인이 어느 군에 속하는지 모른다.

⑥ **이중맹검**: 피험자와 연구 수행 의료진 모두 실험군과 대조군 정보를 모른다.

⑦ **삼중맹검**: 이중맹검에 추가로 연구 결과를 분석하는 통계학자도 연구군 정보를 모른다.

(3) 임상시험 설계

① **평행설계**: 연구 대상자가 한 그룹에서만 치료를 받는 방식이다. 실험군과 대조군이 별도로 존재하며, 연구 기간 동안 동일한 그룹에서 연구가 진행된다.

② **교차설계**: 동일한 연구 대상자가 일정 기간이 지난 후 치료군과 대조군을 교차하는 방식이다. 연구 중간에 일정 기간 휴약기간을 두어 전후 실험의 영향을 최소화한다.

2) 이론역학

이론역학은 감염병 발생 모델과 질병의 유행 현상을 수리적으로 분석하는 연구 방법이다. 수학적 모형을 활용하여 질병의 전파 경로를 예측하고, 다양한 요인이 질병 발생에 미치는 영향을 분석한다. 이를 통해 공중보건 정책 수립과 감염병 관리 전략을 수립하는 데 활용한다.

3) 메타분석

메타분석은 기존에 수행된 여러 연구의 정량적 결과를 통합하여 분석하는 연구 방법이다. 다양한 연구 결과를 종합하여 보다 신뢰할 수 있는 결론을 도출하는 것이 목적이다. 이를 통해 연구 간의 일관성을 평가하고, 희귀한 질병이나 특정 인구집단에서 발생하는 질병을 분석하는 데 활용한다. 또한 통계적 정밀도를 향상시켜 개별 연구에서는 발견하기 어려운 패턴을 도출할 수 있다.

4) 작전역학(보건사업 평가 연구)

작전역학은 지역사회 보건 서비스의 효과를 평가하는 연구 방법이다. 보건사업의 운영 과정과 결과를 분석하여 사업의 개선 방안을 제시하는 것이 목적이다. 대표적인 방법으로 KAP(Knowledge, Attitude, Practice) 조사가 있으며, 이는 특정 건강 문제에 대한 지식, 태도, 실천 수준을 평가하는 방식이다. 또한 사업의 효과성과 비용 대비 효과를 분석하여 보다 효율적인 보건정책을 수립하는 데 기여한다.

5) 이민자 연구

이민자 연구는 환경 요인과 유전 요인이 질병 발생에 미치는 영향을 비교하는 연구 방법이다. 이를 위해 이민 1세대와 2세대 간의 질병 발생률을 비교 분석한다. 이 연구를 통해 환경적 요인의 변화가 건강에 미치는 영향을 평가하고, 특정 질병의 위험 요인을 파악할 수 있다. 또한 이민자 연구는 공중보건 정책 수립 시 문화적 배경과 생활 습관을 고려한 맞춤형 보건 대책을 마련하는 데 기여한다.

핵심

*** 실험역학(임상역학): 가장 확실성이 높은 역학적 연구방법**

- **윤리적인 측면 고려, 인간을 대상으로 하는 임상시험**
- **연구대상에 어떤 자극이나 실험조작을 가해 반응이나 결과를 보는 방법으로 가장 확실성이 높아 질병예방 및 진단 또는 치료효과 판정에 효과적**
- 방법론적 전략
  - ① 무작위추출 할당: 실험군과 대조군을 정할 때 무작위추출
  - ② **이중맹검법: 실험역학**에서 연구자나 실험대상자가 어느 군에 속하는지를 모르게 하는 방법
    - 목적: **연구자와 피검자의 편견을 제거**하기 위함
  - ③ **위약투여법**: 이중맹검법을 정확하게 수행하기 위해 위약투여법을 사용. 위약(placebo) 은 약리작용이 없으며 진짜약과 비슷한 형태의 약을 투여하여 **심리적 작용으로 인한 편견제거**

Section 9 감염병의 유행과 유행조사

1) 집단 면역(Herd Immunity)

(1) 개념

집단 면역이란 특정 감염병에 대한 집단의 저항 수준을 나타내는 면역력자의 비율을 의미한다. 이는 감수성자(면역이 없는 사람)의 비율에 따라 감염병의 유행 여부가 결정되는 중요한 개념이다. 특정 질병에 대한 면역을 획득한 사람이 많을수록, 감수성자가 감염될 가능성이 낮아진다. 따라서 일정 수준 이상의 인구가 면역을 획득하면 감염병의 확산이 저지되며, 이는 지역사회 전체의 보호 효과를 가져온다.

(2) 특성

집단 면역은 면역 인구의 비율이 증가할수록 감염자와 감수성자 간의 접촉 기회가 감소하는 특성을 가진다. 일정 수준 이상의 면역 획득이 이루어지면 지역사회 내에서 감염병이 더 이상 확산되지 않으며, 이를 통해 감염병의 유행이 차단된다. 이러한 현상을 결정하는 중요한 개념 중 하나가 한계밀도이다. 한계밀도란 감염병이 유행하기 위해 필요한 최소한의 감수성자 비율을 의미하며, 이 비율이 낮아질수록 유행의 가능성이 줄어든다.

(3) 집단 면역의 조건

집단 면역이 효과적으로 작용하기 위해서는 몇 가지 조건이 충족되어야 한다. 첫째, 해당 질병은 특정 종(species) 내에서만 전파되어야 한다. 둘째, 질병의 전파 방식이 직접 전파여야 하며, 만약 중간숙주(reservoir)가 존재한다면 집단 면역의 효과가 감소할 수 있다. 셋째, 감염 후 완전한 면역을 획득할 수 있어야 한다. 마지막으로, 무작위 접촉(random mixing)이 이루어질 때 집단 면역이 효과적으로 작용한다.

2) 감염재생산수(Reproductive Number)

(1) 기초감염재생산수(R0)

기초감염재생산수(R0)는 모든 인구가 감수성자일 때 감염자 1명이 평균적으로 몇 명에게 질병을 전파하는지를 나타내는 값이다. 이 값은 감염병의 전파력을 평가하는 중요한 지표이며, R0 값이 높을수록 감염병의 확산 속도가 빠르다.

(2) 감염재생산수(R)

감염재생산수(R)는 집단 면역률(p)에 따라 변하는 감염자의 평균 전파 수를 의미한다. 이는 다음의 공식으로 계산된다.

* R = R0 − p × R0

즉, 집단 면역률이 증가할수록 R 값이 감소하며, 특정 수준 이하로 낮아지면 감염병의 유행이 억제된다.

(3) R 값에 따른 질병 유행

R 값에 따라 질병의 유행 여부가 결정된다. R이 1보다 작으면 감염병은 점차 소멸하게 된다. R이 1과 같으면 감염병이 풍토병 형태로 유지된다. R이 1보다 크면 감염병이 유행할 가능성이 높아진다.

(4) 감염재생산수의 결정 요인

감염재생산수(R)는 다음의 요인에 의해 결정된다.

* R = β × κ × D

여기서 β는 감염원이 감수성자와 접촉할 때 감염이 일어날 확률을 의미한다. κ는 단위 시간당 접촉 횟수를 나타낸다. D는 감염자가 감염을 전파할 수 있는 기간을 의미한다. 이러한 요소를 줄이면 R 값이 감소하며 감염병의 확산을 억제할 수 있다.

(5) 관리 목표

감염병의 확산을 방지하기 위해서는 β, κ, D 값을 감소시켜 R을 1 이하로 유지해야 한다. 이를 위해 백신 접종, 사회적 거리두기, 감염자의 조기 격리 등의 전략이 활용된다.

3) 감염병 유행조사

(1) 질병 유행의 정의(미국보건협회)

감염병 유행이란 특정 지역사회에서 짧은 기간 동안 비슷한 증상군이 예상보다 높은 발생률을 보이는 현상을 의미한다.

(2) 유행조사의 목적

유행조사의 주요 목적은 감염병의 유행 규모와 원인을 파악하는 것이다. 이를 바탕으로 유행을 종식하고 재발을 방지하기 위한 대책을 수립하는 것이 필요하다.

4) 유행조사의 기본 단계

(1) 유행 확인 및 크기 측정

유행이 발생했는지를 확인하기 위해 사례 정의(case definition)를 설정하고, 발생률을 분석하여 유행 여부를 판단한다.

(2) 유행 질환의 기술역학적 분석

유행 질환의 특성을 분석하기 위해 감염병 신고서, 병원 기록 등의 자료를 수집한다. 시간적 특성을 분석하기 위해 유행곡선(Epidemic Curve)을 작성하고, 공간적 특성을 파악하기 위해 점지도를 활용한다. 또한, 인적 특성을 분석하여 성별, 연령별, 직업별 발생률을 비교한다.

(3) 유행 원인에 대한 가설 설정

수집된 자료를 바탕으로 병원체, 감염원, 전파 경로 등에 대한 가설을 수립한다.

(4) 가설 검증(분석역학적 연구)

가설을 검증하기 위해 후향적 코호트 연구나 환자-대조군 연구를 수행한다.

(5) 예방 대책 수립 및 보고서 작성

조사 결과를 바탕으로 방역 조치 및 예방 전략을 마련하고, 유행조사 결과를 보고서로 작성하여 공유한다.

chapter 2 보건통계

Section 1 보건통계의 의의

1) 보건통계의 개념

(1) 보건통계의 정의

보건통계란 인간 집단의 출생, 사망, 질병, 혼인, 이혼 등의 생물학적 현상과 이에 영향을 미치는 다양한 요인을 연구하는 학문이다. 보건통계는 수집된 자료를 체계적으로 분석하고 해석하여 보건의료 정책 수립 및 건강 관리에 활용하는 데 목적이 있다. 이를 통해 인구 집단의 건강 상태를 평가하고, 보건 문제를 파악하며, 보건 사업의 효과를 검토할 수 있다.

(2) 보건통계의 목적

보건통계는 공공보건과 보건정책 수립을 위한 중요한 기초 자료로 활용된다. 보건통계의 주요 목적은 다음과 같다.

① 보건사업의 결과를 평가하고 건강지수를 결정하는 데 활용한다.

② 보건사업의 우선순위를 결정하고 보건행정 자료를 제공한다.

③ 보건사업의 필요성을 강조하고 성패를 평가하는 기준을 제시한다.

④ 보건사업의 입법을 촉구하는 데 필요한 근거 자료를 제공한다.

⑤ 질병 예방과 건강 증진을 위한 전략을 수립하는 데 기여한다.

⑥ 의료 서비스의 질 향상을 위한 정책을 수립하는 데 도움을 준다.

(3) 보건통계의 자료원

보건통계는 다양한 출처에서 수집된 자료를 활용하여 분석한다. 주요 자료원은 다음과 같다.

① 인구주택총조사: 인구 구성, 가구 형태, 거주 지역 등의 정보를 제공한다.
② 출생, 사망, 결혼, 이혼 등의 법적 신고 자료: 인구 변동을 파악하는 데 사용된다.
③ 법정 전염병 신고 및 조사 자료: 감염병 발생 현황을 분석하는 데 이용된다.
④ 병원, 보건소, 학교, 사업체 등의 의무 기록 및 신체검사 기록: 질병 발생 및 건강 상태를 평가하는 데 활용된다.
⑤ 건강조사, 영양조사, 의료기관 이용 실태 조사 등 연구 자료: 국민 건강 수준 및 의료 이용 행태를 파악하는 데 활용된다.
⑥ 환경 요인 관련 자료: 대기오염, 수질오염, 식품위생 등의 자료를 포함하여 건강에 영향을 미치는 외부 요인을 분석하는 데 사용된다.

2) 보건통계의 조건 및 이용 범위

(1) 보건통계의 조건

보건통계는 신뢰할 수 있고 유용하게 활용될 수 있어야 한다. 이를 위해 보건통계는 다음과 같은 조건을 갖추어야 한다.

① 이용가능성: 수집된 통계 자료는 누구나 쉽게 접근하고 활용할 수 있어야 한다.
② 일반화: 특정 집단에만 국한되지 않고 모든 인구 집단에 적용될 수 있어야 한다.
③ 수용성: 통계를 분석하는 방법과 해석이 명확하고 이해하기 쉬워야 한다.
④ 재현성: 동일한 방법을 사용했을 때 동일한 결과를 얻을 수 있어야 한다.
⑤ 특이성: 특정 보건 문제나 현상을 정확히 반영해야 한다.
⑥ 민감성: 건강 상태 변화나 질병 발생의 변화를 민감하게 반영해야 한다.
⑦ 정확성: 측정 대상이 명확하고 신뢰할 수 있는 데이터를 기반으로 해야 한다.

(2) 보건통계의 이용

보건통계는 다양한 분야에서 활용되며, 건강 수준을 평가하고 정책을 수립하는 데 중요한 역할을 한다. 보건통계의 주요 이용 범위는 다음과 같다.

① 지역사회 건강 수준을 파악하는 데 이용한다.
② 지역 주민의 질병 양상을 분석하는 데 활용한다.
③ 특정 보건 문제를 확인하는 데 사용한다.
④ 보건사업의 우선순위를 설정하는 근거 자료로 활용한다.
⑤ 보건사업의 방향을 설정하고 조정하는 데 활용한다.

⑥ 보건 법규를 제정하는 데 필요한 근거 자료를 제공한다.
⑦ 보건행정의 기준을 설정하는 데 사용한다.
⑧ 의료 요구도를 판단하여 의료서비스 공급의 적절성을 평가하는 데 활용한다.
⑨ 보건사업의 효과를 평가하는 기준으로 사용한다.
⑩ 지역사회의 협조를 유도하고 보건정책을 홍보하는 데 활용한다.

보건통계는 공중보건의 기초 자료로서 국가 및 지역사회의 건강 정책을 수립하고 개선하는 데 필수적인 역할을 한다.

Section 2 보건통계 조사방법

1) 보건통계 조사 방법

(1) 모집단과 변수

모집단은 관심 대상이 되는 모든 개체의 집합이다. 모집단의 특성을 연구하기 위해서는 전수조사를 실시하거나 모집단에서 일부를 추출하여 조사하는 표본조사를 시행한다. 모집단 전체를 조사하는 것은 많은 비용과 시간이 소요되므로 현실적으로 어려움이 따르므로, 대부분 표본조사를 이용한다. 표본은 모집단에서 선정한 일부를 의미하며, 표본을 통해 모집단의 특성을 추정할 수 있다. 모집단의 특성을 이해하기 위해 조사하는 항목을 변수라고 하며, 변수는 정량적 변수와 정성적 변수로 나눌 수 있다. 모수는 모집단의 평균, 분산, 표준편차 등 모집단의 특성을 나타내는 값이다.

(2) 전수조사

전수조사는 모집단 전체를 조사하는 방식이다. 대표적인 예시로 인구 및 주택 센서스, 농업 총조사, 사업체 총조사가 있다. 전수조사는 정책 결정을 위한 기초 자료로 활용되며, 표본조사의 기초 자료로도 사용된다. 그러나 전수조사는 많은 비용과 시간이 소요되며, 많은 숙련된 조사원이 필요하다. 또한, 조사 자료의 중복, 누락, 소실로 인해 비표본오차가 발생할 가능성이 높다. 이러한 문제로 인해 전수조사는 제한적으로 활용되며, 특정한 경우에만 시행된다.

(3) 표본조사

표본조사는 모집단에서 일부를 과학적으로 추출하여 조사한 후 모집단의 특성을 추정하는 방법이다. 적절한 표본을 선정하면 모집단을 대표할 수 있으며, 표본오차를 수학적으로 추정할 수 있다. 표본조사는 경제적이며, 비교적 짧은 시간 내에 조사 결과를 얻을 수 있다. 또한, 표본조사를 통해 심층적인 조사가 가능하며, 조사 과정에서 비표본오차를 줄일 수 있다. 표본조사는 전수조사가 불가능한 경우, 예를 들어 제품을 파괴하여 검사해야 하는 경우 등에 필수적으로 활용된다.

(4) 표본오차와 비표본오차

표본오차는 표본을 이용하여 모집단의 특성을 추정하는 과정에서 발생하는 오차이다. 표본의 크기가 작거나 대표성이 부족할 경우 표본오차가 증가할 수 있다. 비표본오차는 조사 및 집계 과정에서 발생하는 오차이다. 조사자의 실수, 조사 대상자의 응답 오류, 자료 입력 과정에서의 오류 등이 비표본오차의 원인이 된다. 표본오차와 비표본오차를 최소화하는 것이 보건통계 조사의 정확성을 높이는 중요한 요소이다.

2) 표본추출 방법

표본추출 방법은 확률표본추출과 비확률표본추출로 나뉘며, 확률표본추출은 무작위 방법으로 표본을 추출하는 방식이다.

(1) 단순무작위추출(Simple Random Sampling)

단순무작위추출은 모집단의 모든 구성원이 동일한 확률로 표본이 될 수 있도록 추출하는 방법이다. 이를 위해 난수표나 컴퓨터를 이용하여 무작위로 표본을 선정한다. 단순무작위추출은 소규모 조사나 예비 조사에서 활용된다. 그러나 모집단의 크기가 클 경우 단순무작위추출을 시행하는 것이 어렵기 때문에 실무에서는 다른 표본추출 방법을 주로 활용한다.

(2) 층화무작위추출(Stratified Random Sampling)

층화무작위추출은 모집단을 성별, 연령 등 조사 결과에 영향을 미치는 변수 기준으로 층화한 후 각 층에서 표본을 추출하는 방법이다. 층화무작위추출에는 비례층화추출과 비비례층화추출이 있다. 비례층화추출은 각 층의 크기에 비례하여 표본을 추출하는 방법이며, 모집단의 분포를 반영할 수 있는 장점이 있다. 반면, 비비례층화추출은 층의 크기와 관계없이 일정한 수의 표본을 추출하는 방식이다. 층화무작위추출은 모집단 내의 특정 특성을 반영하여 보다 대표성 있는 표본을 선정할 수 있는 장점이 있다.

(3) 계통추출법(Systematic Sampling)

계통추출법은 모집단 목록이 정리된 경우 일정한 간격으로 표본을 추출하는 방법이다. 먼저 첫 번째 표본을 무작위로 선정한 후, 일정한 간격(K)을 더해 표본을 추출한다. 예를 들어, 모집단이 1,000명이고 표본 크기가 100명이라면, 10명 간격으로 표본을 추출하는 방식이다. 계통추출법은 단순한 방식으로 표본을 추출할 수 있지만, 모집단이 특정한 경향성을 가질 경우 대표성이 훼손될 가능성이 있다.

(4) 집락표본추출(Cluster Sampling)

집락표본추출은 개인이 아닌 집락(군집)을 표본 단위로 선정하는 방식이다. 모집단을 하부 집락으로 나눈 후 무작위로 일부 집락을 선택하여 조사한다. 예를 들어 국민건강영양조사는 지역, 주택 유형 등을 고려하여 층화한 후 조사하는 방식으로 이루어진다. 집락표본추출은 대상자가 넓은 지역에 분포할 때 비용 절감 효과가 크다. 그러나 집락 간 동질성이 낮을 경우 표본의 대표성이 떨어질 가능성이 있어 신중한 설계가 필요하다.

보건통계 조사는 모집단과 변수의 개념을 명확히 이해하고, 조사 목적에 맞는 표본추출 방법을 적절하게 선택하여 시행해야 한다. 전수조사와 표본조사의 장단점을 비교하여 상황에 맞는 조사 방법을 결정해야 하며, 표본오차와 비표본오차를 최소화하여 신뢰도 높은 통계 자료를 확보하는 것이 중요하다.

Section 3 보건통계 자료

1) 측정척도

측정척도는 변수의 값을 수량적으로 표현하는 방법으로, 보건통계에서 자료를 정리하고 분석할 때 중요한 개념이다. 측정척도는 네 가지 유형으로 구분된다.

(1) 명목척도(Nominal Scale)

명목척도는 특성을 상호 배타적인 범주로 나누는 척도이다. 이 척도에서는 대소 관계나 순서가 존재하지 않고, 단순히 범주를 구별하는 역할을 한다. 예를 들어, 성별(남성, 여성), 혈액형(A형, B형, AB형, O형), 종교(기독교, 불교, 이슬람교 등) 등이 명목척도의 예시이다.

(2) 서열척도(Ordinal Scale)

서열척도는 특성의 상대적 크기에 따라 순서를 부여하는 척도이다. 서열은 존재하지만, 순서 간 간격이 일정하지 않을 수 있다. 예를 들어, 만족도 조사(매우 만족, 만족, 보통, 불만족, 매우 불만족), 암의 병기(1기, 2기, 3기, 4기), 반 석차(1등, 2등, 3등) 등이 서열척도의 예이다.

(3) 간격척도(Interval Scale)

간격척도는 변수 간의 대소 관계뿐만 아니라 간격을 설명할 수 있는 척도이다. 그러나 절대 영점이 존재하지 않으므로, 비율 계산이 불가능하다. 예를 들어, 섭씨 온도(0도는 온도의 부재를 의미하지 않음), 지능지수(IQ) 등이 간격척도의 예이다. 간격척도에서는 덧셈과 뺄셈이 가능하지만, 곱셈과 나눗셈은 불가능하다.

(4) 비율척도(Ratio Scale)

비율척도는 절대 영점이 존재하여 비율 계산이 가능한 척도이다. 키, 체중, 연령, 혈압 등은 비율척도의 예이다. 비율척도에서는 덧셈, 뺄셈, 곱셈, 나눗셈이 모두 가능하다.

2) 대표값(Central Tendency)

대표값은 자료의 중심을 나타내는 값으로, 자료의 경향성을 파악하는 데 유용하다.

(1) 평균(Mean)

평균은 자료의 합을 개수로 나눈 값이다. 평균에는 산술평균, 기하평균, 조화평균이 포함된다. 평균은 자료의 대표값을 제공하지만, 극단값(이상치)에 영향을 받을 수 있다.

(2) 중앙값(Median)

중앙값은 자료를 순서대로 정렬했을 때 중앙에 위치한 값이다. 중앙값은 극단값의 영향을 덜 받기 때문에 비대칭적인 분포에서 유용하게 사용된다.

(3) 최빈값(Mode)

최빈값은 자료에서 가장 자주 등장하는 값이다. 데이터셋에 최빈값이 없거나 여러 개가 존재할 수도 있다.

(4) 백분위수(Percentile) 및 사분위수(Quartile)

백분위수는 자료를 100등분하여 특정 위치에 있는 값을 나타낸다. 사분위수는 데이터를 4등분하여 Q1(25%), Q2(50%, 중앙값), Q3(75%)로 표현한다.

3) 산포도(Dispersion)

산포도는 자료가 퍼져 있는 정도를 나타내는 값이다.

① **범위(Range)**: 최대값에서 최소값을 뺀 값이다.

② **편차(Deviation)**: 각 측정값에서 평균을 뺀 값이다. 편차의 합은 항상 0이 된다.

③ **분산(Variance)**: 편차의 제곱의 평균이다.

④ **표준편차(Standard Deviation)**: 분산의 제곱근으로, 자료의 퍼짐 정도를 나타낸다.

⑤ **평균편차(Mean Deviation)**: 편차의 절대값의 평균이다.

⑥ **사분위수범위(Interquartile Range, IQR)**: Q3에서 Q1을 뺀 값이다.

⑦ **변이계수**(Coefficient of Variance, CV): 표준편차를 평균으로 나눈 후 100을 곱한 값으로, 단위가 다른 자료를 비교할 때 유용하다.

4) 자료의 표현(Data Representation)

자료를 효과적으로 정리하고 분석하기 위해 다양한 방법으로 표현할 수 있다

① **도수분포표**: 계급 구간을 설정하고 빈도를 정리한 표이다.

② **점선도표**: 데이터를 점으로 표시하고 이를 선으로 연결하여 경향을 나타낸다.

③ **막대도표**: 막대그래프를 이용하여 범주형 변수의 빈도를 나타낸다.

④ **원도표**(Pie Chart): 비율을 원의 각도로 표현하는 그래프이다.

⑤ **히스토그램**: 연속형 변수를 시각적으로 표현하는 막대그래프이다.

5) 정규분포(Normal Distribution)

정규분포는 평균을 중심으로 좌우 대칭을 이루는 분포이다.

① 평균, 중앙값, 최빈값이 동일한 값을 가진다.

② 표준편차를 기준으로 데이터가 특정 범위 내에 분포하는 비율이 정해져 있다.

* ±1표준편차: 약 68.26%
* ±2표준편차: 약 95.44%
* ±3표준편차: 약 99.73%

6) 상관관계 및 회귀분석

(1) 상관분석(Correlation Analysis)

상관분석은 두 변수 간의 관계 강도를 측정하는 방법이다. 상관계수(r)는 −1부터 1 사이의 값을 가지며, 값이 1에 가까울수록 강한 양의 상관관계를, −1에 가까울수록 강한 음의 상관관계를 의미한다.

① $r > 0$: 양의 상관관계가 존재한다.

② $r < 0$: 음의 상관관계가 존재한다.

③ $r = 0$: 두 변수 간의 상관관계가 없다.

(2) 회귀분석(Regression Analysis)

회귀분석은 변수 간의 관계를 수식화하여 예측하는 기법이다.

① 단순회귀분석: 하나의 독립변수와 종속변수 간의 관계를 분석하는 방법이다.
② 다중회귀분석: 여러 개의 독립변수와 종속변수 간의 관계를 분석하는 방법이다.
회귀분석은 보건학 연구에서 변수 간의 인과관계를 탐색하고 예측 모델을 구축하는 데 중요한 도구로 활용된다.

Section 4 보건통계 자료원

1) 자료의 형태

보건통계 자료는 연구자가 직접 수집한 1차 자료와 기존에 수집된 정보를 활용하는 2차 자료로 구분된다.

① 1차 자료

연구자가 특정 연구 목적을 위해 직접 수집한 자료이다. 예를 들어, 설문조사, 신체 계측, 생체 시료 검사 등이 이에 해당한다. 연구자는 대상자의 건강 상태를 직접 측정하거나 응답을 통해 건강 행태를 파악한다.

② 2차 자료

연구자가 직접 수집하지 않았으나 연구에 활용할 수 있는 기존의 자료이다. 이는 연구 외의 목적으로 수집된 정보를 연구자가 분석하여 보건학적 의미를 도출하는 데 활용한다. 대표적인 예로 인구자료, 사망자료, 건강보험자료 등이 있다.

2) 자료원

보건통계를 산출하는 데 활용되는 다양한 자료원이 존재한다. 각 자료원은 특정 목적에 따라 수집되며, 이를 활용하여 보건 수준을 평가하고 정책을 수립한다.

(1) 인구자료

인구자료는 보건지표 산출의 기초가 되는 정보로, 특정 연령군 간 비교를 위해 연령 표준화율을 산출하는 데 필요하다. 대표적인 자료원으로는 다음과 같다.

① 통계청 인구주택총조사

5년마다 실시되며, 전국 인구 규모와 구조를 파악하는 데 활용된다.

② 행정안전부 주민등록인구통계

매월 갱신되며, 주민등록을 기반으로 인구 변화를 실시간으로 반영한다.

(2) 사망자료

사망자료는 국가의 보건 수준을 평가하고, 보건사업의 성과를 비교하는 데 활용된다. 주요 자료원은 다음과 같다.

- 사망신고자료: 사망 발생 시 신고된 정보를 기반으로 한다.
- 통계청 사망원인통계보고서: 매년 발간되며, 사망의 원인과 패턴을 분석하는 데 활용된다.

(3) 상병자료

상병자료는 질병 이환율과 의료 이용 정보를 제공하여 질병 관리 정책을 수립하는 데 중요한 역할을 한다. 주요 자료원은 다음과 같다.

- 건강보험자료: 국민건강보험공단이 수집하며, 의료 이용 실태와 질병 발생 현황을 파악하는 데 활용된다.
- 병원자료: 병원이 자체적으로 보유한 환자 진료 기록과 의료 행위 데이터를 포함한다.
- 건강조사 자료: 특정 지역이나 집단을 대상으로 수행되는 건강 관련 조사에서 수집된다.

(4) 국민건강 영양조사

국민건강 영양조사는 국민의 건강 및 영양 상태를 파악하고 보건정책을 평가하는 데 활용된다. 또한, WHO 및 OECD에 통계를 제공하는 역할을 한다. 주요 조사항목은 다음과 같다.

① 건강조사: 가구 구성, 건강 상태, 건강 행태 등을 포함한다.

② 영양조사: 식품 섭취 패턴과 식생활 실태를 조사한다.

3) 우리나라 국가 건강조사

우리나라에서는 다양한 국가건강조사가 실시되고 있으며, 이를 통해 국민의 건강 수준을 평가하고 보건정책의 방향을 설정한다.

① 국민건강 영양조사: 매년 1만 명을 대상으로 실시되며, 대표적인 건강조사이다.

② 청소년 건강행태 온라인조사: 중 · 고등학생을 대상으로 하며, 흡연, 음주, 신체활동 등 15개 영역을 조사한다.

③ 지역사회 건강조사: 전국 17개 시 · 도 및 258개 시 · 군 · 구를 대상으로 지역별 건강 통계를 산출한다.

④ 국민 구강건강 실태조사: 구강 건강 지표를 확보하기 위해 3년마다 실시된다.

참고

*** 대한민국(2025년)**
- 17개의 시도와 258개의 시군구(75개 시 + 82개 군 + 101개 구)

*** 광역자치단체**
- 특별시: 1개(서울특별시)
- 광역시: 6개(부산광역시, 대구광역시, 인천광역시, 광주광역시, 대전광역시, 울산광역시)
- 특별자치시: 1개(세종특별자치시)
- 도: 6개(경기도, 충청북도, 충청남도, 전라남도, 경상북도, 경상남도)
- 특별자치도: 3개(강원특별자치도, 전북특별자치도, 제주특별자치도)

*** 기초자치단체**
- 시(자치시): 75개(특별자치도 내 행정시 2개 포함)
- 군: 82개
- 구(자치구): 101개

4) 주관적 건강지표 및 정신질환·인지능력 측정도구

건강 상태를 평가하는 데 있어 주관적 건강지표와 정신건강 평가 도구를 활용한다.

(1) 삶의 질 지표

삶의 질 지표는 개인이 인식하는 건강 상태를 평가하는 도구로 사용된다.
① EQ-5D: 건강 관련 삶의 질을 측정하며, 국제적으로 비교가 가능하다.
② SF-36/SF-12: 개인의 건강 수준을 평가하고 보건정책 수립에 활용된다.
③ WHOQOL-BREF: 세계보건기구에서 개발한 삶의 질 평가 도구이다.
④ PW-SF: 직장인 및 지역사회를 대상으로 사회심리적 스트레스를 측정한다.

(2) 정신질환·인지능력 측정 도구

정신질환과 인지능력을 평가하는 다양한 도구가 존재한다.
① MMPI: 다면적 인성검사로, 심리학적 상담 및 치료에 활용된다.
② CES-D-K: 역학 연구에서 우울증을 선별하는 데 적합한 도구이다.
③ MMSE: 인지기능 평가를 위한 치매 선별 검사이다.
④ GDS: 치매의 단계별 평가를 수행하는 도구로, 7단계로 분류된다.

참고

1. 삶의 질 지표

① **EQ-5D**

EQ-5D는 유럽의 EuroQol 그룹에서 개발한 건강 관련 삶의 질 측정 도구로, 5가지 차원(이동성, 자기관리, 일상 활동, 통증/불편함, 불안/우울)과 시각 상사 척도(VAS)로 구성되어 있다. 다양한 문화권에서 사용되고 번역되어 국제적인 비교 연구에 널리 활용된다.

② **SF-36/SF-12**

SF-36은 Medical Outcomes Study에서 개발한 포괄적인 건강 설문 도구이며, SF-12는 SF-36의 단축형이다. 이 도구들은 신체적 기능, 역할 제한(신체적/정신적), 통증, 활력, 사회적 기능, 정신 건강, 정서적 역할 제한, 일반적인 건강 인식을 측정하여 개인의 건강 수준을 다각적으로 평가하고, 인구 집단의 건강 상태를 파악하여 보건 정책 수립 및 효과 평가에 활용된다.

③ **WHO QOL-BREF**

세계보건기구(WHO)에서 개발한 삶의 질 평가 도구로, 광범위한 삶의 질 영역(신체적 건강, 심리적 건강, 사회적 관계, 환경)을 간결하게 측정할 수 있도록 구성되어 있다. 다양한 문화와 언어로 번역되어 국제적인 삶의 질 비교 연구에 활용된다.

④ **PW-SF**

PW-SF(Psychological Well-being Scale - Short Form)는 Ryff의 심리적 안녕감 척도(Psychological Well-being Scales)를 단축한 형태로, 직장인뿐만 아니라 지역사회 구성원의 심리적 안녕감과 스트레스를 측정하는 데 사용된다. 특히 사회심리적 스트레스와 관련된 요인을 평가하는 데 유용하다.

2. 정신질환·인지능력 측정 도구

① **MMPI**

MMPI(Minnesota Multiphasic Personality Inventory)는 Hathaway와 McKinley가 개발한 다면적 인성 검사로, 개인의 성격 특성과 정신병리적 경향을 평가하는 데 널리 사용된다. 임상 및 상담 장면에서 심리적 문제 진단 및 치료 계획 수립에 중요한 정보를 제공한다.

② **CES-D-K**

CES-D(Center for Epidemiologic Studies Depression Scale)는 역학 연구에서 우울 증상을 선별하고 그 정도를 측정하는 데 유용한 도구이며, CES-D-K는 한국어판이다. 자기 보고식 설문으로, 일반 인구 집단에서 우울증 유병률을 조사하거나 임상 집단에서 우울 증상의 변화를 추적하는 데 활용된다.

③ **MMSE**

MMSE(Mini-Mental State Examination)는 Folstein 등이 개발한 간이 정신 상태 검사로, 인지 기능(지남력, 기억력, 주의 집중력, 계산 능력, 언어 능력, 시공간 구성 능력)을 빠르게 평가하여 치매 및 기타 인지 장애를 선별하는 데 널리 사용된다.

④ **GDS**

GDS(Global Deterioration Scale)는 Reisberg 등이 개발한 치매 진행 단계를 평가하는 도구로, 정상 노화부터 심각한 치매까지 7단계로 구분하여 환자의 인지 및 기능 수준을 평가한다. 임상 현장에서 치매 환자의 상태를 파악하고 관리 계획을 수립하는 데 도움을 준다.

5) 질병 및 사망원인 분류

질병과 사망의 원인을 체계적으로 분류하는 것은 보건통계의 핵심적인 과정이다.

(1) 국제질병분류 체계

국제적으로 통용되는 질병 및 사망 원인 분류 체계는 다음과 같다.

① ICD(International Classification of Diseases): 세계보건기구(WHO)에서 개발한 질병 및 사망 원인 분류 체계이다.

② ICF(International Classification of Functioning, Disability and Health): 건강 상태와 기능 장애를 분류하는 체계이다.

(2) 사망신고서

사망자는 사망일로부터 1개월 이내에 신고해야 한다. 사망신고서에는 사망자의 기본 정보와 사망 원인이 기재되며, 이는 국가 보건통계의 기초 자료로 활용된다.

Section 5 병원 운영에 필요한 통계

병원 통계는 행정통계(인사, 행정, 재정)와 진료통계(환자, 진료 서비스, 진료 결과)로 구분된다.

1) 입원율(Admission Rate)

- 대상 인구 중 입원한 환자의 비율

$$입원율 = \frac{대상\ 인구\ 중\ 입원환자\ 수}{대상\ 인구} \times 1{,}000$$

2) 평균 재원일수(Average Length of Stay)

- 입원 환자 1명당 평균 입원 기간

$$평균\ 재원일수 = \frac{기간\ 중\ 퇴원환자의\ 중\ 재원일수}{일정\ 기간\ 중\ 총\ 퇴원환자\ 수}$$

3) 병상이용률(Bed Occupancy Rate)

- 병상이 실제로 이용된 비율
- 병상이용률 = $\dfrac{\text{1일 평균재원환자 수}}{\text{병상 수}} \times 100$
- 연간 병상이용률 = $\dfrac{\text{연간 총누적 재원환자 수}}{365 \times \text{병상 수}} \times 100$

4) 병상회전율(Turnover Ratio)

- 일정 기간 동안 병상이 몇 명의 환자에게 사용되었는지 나타내는 지표
- 평균 재원일수가 짧으면 병상회전율이 높고, 길면 낮다.
- 병원의 수익성을 평가하는 데 활용됨

병상회전율 = $\dfrac{\text{해당 기간 중 총 퇴원환자 수}}{\text{기간중 사용가능한 평균 가능병상 수}}$

chapter 3 감염병의 관리

Section 1 감염병의 개념

1) 용어 정의

감염병은 우리 생활과 밀접한 관련이 있으며, 그 개념을 정확히 이해하는 것이 예방과 관리를 위해 중요하다. 아래는 감염병과 관련된 주요 용어들의 정의이다.

(1) 감염병(Infectious Disease)

감염병이란 병원체가 사람 또는 동물의 몸속에 침입하여 증식하면서 다양한 증상을 유발하는 질병을 말한다. 이는 병원체의 감염에 의해 발생하며, 일반적으로 바이러스, 세균, 곰팡이, 기생충 등이 병원체가 된다. 감염병은 전염성이 있는 질병뿐만 아니라, 전염성이 약하거나 없는 경우도 포함하므로 전염병보다 넓은 개념이다.

(2) 전염병(Communicable Disease)

전염병이란 감염병 중에서도 전염성을 지닌 것으로, 병원체가 사람이나 동물 사이에 직접 또는 간접적으로 전파되는 질병을 말한다. 예를 들어 호흡기 비말, 체액, 오염된 물이나 음식 등을 통해 퍼질 수 있다. 따라서 전염병은 감염병의 하위 개념이며, 사회적 파급력이 크기 때문에 조기 발견과 격리가 중요하다.

(3) 풍토병(Endemic Disease)

풍토병이란 특정 지역에서 일정 기간 지속적으로 높은 발생률을 보이는 감염병을 의미한다. 풍토병은 해당 지역의 기후, 위생 상태, 생활 환경 등과 밀접하게 관련되어 있으며, 해당 지역 주민에게는 면역이 형성된 경우도 많다. 대표적으로 말라리아, 콜레라 등이 특정 지역에서 풍토병으로 나타난다.

(4) 유행병(Epidemic Disease)

유행병이란 특정한 지역이나 집단에서 일시적으로 감염병이 평소보다 훨씬 높은 빈도로 급격하게 확산되는 현상을 말한다. 이는 병원체가 새로운 숙주 집단에 침입하거나 전염력이 강한 경우 발생하며, 공공보건의 심각한 위협이 된다. 유행병은 예방 접종이나 방역 활동으로 확산을 차단해야 한다.

2) 새로운 전염병의 유행 사례

현대 사회에서도 새로운 전염병은 끊임없이 등장하며 세계적인 보건 문제로 대두되고 있다. 이러한 전염병은 국제 여행, 도시화, 동물과의 접촉 증가 등 다양한 요인에 의해 전 세계로 퍼질 수 있다. 대표적인 전염병의 유행 사례는 다음과 같다.

(1) AIDS(후천성면역결핍증)

AIDS는 인간 면역결핍 바이러스(HIV)에 의해 발생하는 전염병으로, 인체의 면역 체계를 파괴하여 각종 감염에 취약하게 만든다. 1980년대 초 아프리카에서 처음 보고되었으며, 이후 전 세계적으로 확산하였다.

(2) 광우병(BSE, Bovine Spongiform Encephalopathy)

광우병은 소의 뇌에 구멍이 생겨 스펀지처럼 되는 치명적인 질병으로, 1980년대 후반 영국에서 발생하였다. 인간에게는 변종 크로이츠펠트-야코프병(vCJD)으로 전염될 수 있다.

(3) 에볼라열(Ebola Fever)

에볼라열은 중앙아프리카에서 처음 발생한 바이러스성 출혈열로, 감염 시 치사율이 매우 높다. 감염자는 고열, 출혈, 다발성 장기부전 등의 증상을 겪으며, 주로 체액을 통해 전파된다.

(4) MERS(중동호흡기증후군)

MERS는 2012년 사우디아라비아에서 처음 발생한 호흡기 감염병으로, 중동 지역을 중심으로 퍼졌다. 낙타와 접촉 또는 감염자의 비말을 통해 전파되며, 2015년에는 한국에서도 집단 감염 사례가 발생하였다.

(5) COVID-19(코로나바이러스감염증-19)

COVID-19는 2019년 중국 우한에서 처음 발생한 호흡기 감염병으로, 전 세계로 빠르게 확산되어 팬데믹을 초래하였다. 이는 사스코로나바이러스-2(SARS-CoV-2)에 의해 발생하며, 고열, 기침, 폐렴 등의 증상을 유발한다.

3) 전염병 발생설의 변천

전염병의 원인을 설명하는 이론은 역사적으로 다양하게 변천해 왔다. 아래는 시대에 따라 변화해 온 전염병 발생설이다.

(1) 종교설

고대 사회에서는 전염병을 신의 벌로 해석하였다. 이는 도덕적 타락이나 신에 대한 불경으로 인해 인간이 벌을 받는 것으로 여겼다.

(2) 점성설

중세 유럽에서는 별자리의 이동이나 천체의 배열이 전염병을 일으킨다고 믿었다. 이는 당시 점성술이 과학보다 우위에 있었던 시대상을 반영한다.

(3) 장기설

장기설은 나쁜 공기(미아스마)나 유독한 기체가 질병의 원인이라고 보는 이론이다. 이는 공기 중의 악취나 오염이 건강을 해친다는 관점에서 출발하였다.

(4) 전염설

16세기경에는 사람과 사람 사이의 접촉이나 오염된 물건을 통해 질병이 전염된다는 인식이 생겨났다. 이는 전염병 예방에 있어 격리와 청결이 중요하다는 인식을 확산시켰다.

(5) 세균설(미생물병인론)

19세기 프랑스의 루이 파스퇴르(Louis Pasteur) 등에 의해 세균이 질병의 원인임이 밝혀졌다. 이는 질병 예방을 위한 백신 개발과 살균 개념을 확립하는 데 기여하였다.

(6) 다요인설

현대의학에서는 질병이 병원체, 숙주, 환경이라는 세 가지 요인이 상호작용하여 발생한다고 본다. 이 다요인설은 전염병 예방 및 관리를 위한 종합적 접근법을 가능하게 한다.

4) 감염병의 유행

감염병은 일정 조건이 갖추어질 때 지역사회에서 빠르게 퍼질 수 있다. 감염병의 유행은 아래와 같은 요인과 조건을 통해 설명할 수 있다.

(1) 감염병 유행의 3대 요인

① 감염원

병원체를 보유하고 있으며, 이를 외부로 전파할 수 있는 근원을 의미한다. 이는 감염된 사람, 동물, 오염된 물이나 음식 등이 될 수 있다.

② 감염경로

병원체가 숙주에게 전달되는 경로로, 공기, 물, 음식, 체액, 곤충 등을 통해 전파된다.

③ 감수성 숙주

면역력이 낮거나 항체가 없어 병원체에 쉽게 감염될 수 있는 대상을 의미한다.어린이, 노인, 만성질환자 등이 이에 해당한다.

(2) 감염병 유행의 3대 조건

① 충분한 병원체의 존재

유행을 일으킬 만큼 많은 병원체가 존재해야 한다.

② 효과적인 전파 경로

병원체가 빠르게 많은 사람에게 퍼질 수 있는 전파 경로가 확보되어야한다.

③ 감수성 높은 숙주 집단

전염에 취약한 사람들이 집단을 이루고 있어야 한다. 면역력이 부족한 집단이 존재할수록 유행 가능성이 커진다.

Section 2 감염병의 발생 과정

1) 감염병의 6단계 연쇄 과정

(1) 병원체(Pathogen): 감염을 일으키는 미생물
(2) 병원소(Reservoir): 병원체가 서식하는 곳
(3) 병원소로부터 병원체 탈출
(4) 전파(Transmission): 직접 접촉, 공기, 동물매개 등
(5) 새로운 숙주로의 침입
(6) 감수성 숙주의 감염

핵심

*** 감염성 질환의 생성과정(6단계)**

1) 감염병의 생성과정(병인, 환경, 숙주 3대 요인의 상호작용)

- **병인**: ① 병원체 → ② 병원소 →
- **환경**: ③ 병원소로부터 병원체의 탈출 → ④ 전파 → ⑤ 새로운 숙주로의 침입 →
- **숙주**: ⑥ 숙주의 감수성

2) 병원체의 종류

(1) 세균(Bacteria): 콜레라, 장티푸스, 결핵
(2) 바이러스(Virus): 홍역, 폴리오, 에이즈
(3) 리케차(Rickettsia): 발진티푸스, 쯔쯔가무시증
(4) 기생충(Parasite): 말라리아, 회충증
(5) 진균(Fungi): 무좀, 칸디다증
(6) 프리온(Prion): 크로이츠펠트-야콥병(CJD)

핵심

*** 병원체**

(1) **세균: 콜레라, 장티푸스,** 성홍열, **디프테리아, 결핵, 한센병,** 백일해, 페스트 등
(2) **바이러스: 홍역, 폴리오, 유행성이하선염, 일본뇌염,** 공수병, 간염, AIDS, 두창, 풍진 등
(3) **리케차: 발진열, 발진티푸스,** 쯔쯔가무시병, 록키산홍반열 등
(4) **기생충:** 회충, 구충, **간흡충, 말라리아,** 사상충, 아메바성 이질, 간디스토마, 트리코모나 스 등
(5) **변형단백질(프리온):** 크로이츠펠트-야콥병(CJD)
(6) 진균, 사상균: 무좀, 칸디다 증 등

3) 병원체의 감염성 지표

(1) 감염성(Infectivity): 병원체가 숙주에 감염될 확률

$$\text{감염력(\%)} = \frac{\text{감염자 수}}{\text{감수성 있는 대상자 총 수}} = \frac{A + B + C + D + E}{N} \times 100$$

$$\text{2차 발병률(\%)} = \frac{\text{최초 환자와 접촉한 감수성자 중 발병자 수}}{\text{최초환자와 접촉한 감수성자 수}} \times 100$$

(2) 병원성(Pathogenicity): 감염된 숙주가 질병 증상을 보일 확률

$$\text{병원력(\%)} = \frac{\text{환자수}}{\text{감염자수}} = \frac{B + C + D + E}{A + B + C + D + E} \times 100$$

(3) 독성(Virulence): 감염 후 심각한 증상이나 사망에 이를 확률

$$\text{독력(\%)} = \frac{\text{중환자 수} + \text{사망자 수}}{\text{환자 수}} \times 100$$

- 치명률(Case Fatality Rate) =(사망자수 / 환자수) × 100

$$\text{치명률(\%)} = \frac{\text{사망자 수}}{\text{환자 수}} = \frac{E}{B + C + D + E} \times 100$$

핵심

*** 감염병의 개념**

1) 급성 감염병: 발생률이 높고, 유병률이 낮음

2) 만성 감염병: 발생률이 낮고 유병률이 높음

3) 발생률과 유병률의 관계

- **발생률: 일정 기간**에 인구 중 새롭게 발생한 특정질병의 발생건수(환자수)
- 유병률: 일정 시점에 인구 중 어떤 질병의 환자수(현재의 총 환자수)
- 발병률: 감염에 폭로된 사람 중에서 발병한 사람의 수
- 질병이환기간 짧을 때(사망이 거의 없을 때) 발생률과 유병률이 거의 같음

〈용어 정의〉

- 잠복기: 병원체가 숙주에 칩입하여 증상이 발현되기까지의 기간
- 전염기: 병원체의 배출 시점부터 전염력이 종료되기까지의 기간
  만성 보균자의 경우 전염 기간이 길게 됨
- **세대기:** 감염시작 시점부터 **병원체의 배출이 가장 많아 감염력이 가장 높은 시점까지의 기간,** 감염병 전파관리에 중요함

4) 병원체의 숙주감염 특성과 감염병 관리

감염병은 병원체가 숙주에 침입하여 증식을 거쳐 다른 숙주로 전파되는 일련의 과정 속에서 발생한다. 이 과정에서 병원체의 활동과 숙주의 반응, 그리고 전파 경로에 따라 감염병의 양상은 다양하게 나타난다. 이에 따라 감염병의 예방과 관리를 위해서는 감염 특성과 전파 메커니즘을 정확히 이해하는 것이 중요하다.

(1) 감염 특성에 따른 시간적 구분

감염병의 진행 과정은 시간적 흐름에 따라 몇 가지 시기로 나눌 수 있으며, 각 시기마다 특징적인 병리적 변화와 전염 가능성이 존재한다. 주요 시간적 구분은 다음과 같다.

① 잠복기(Incubation period)

잠복기란 병원체가 숙주에 침입한 후부터 임상적인 증상이 처음으로 나타날 때까지의 기간을 의미한다. 이 시기에는 일반적으로 환자가 감염 사실을 인지하지 못하므로 감염병의 은밀한 전파가 발생할 수 있다. 병원체가 체내에 존재하더라도 외부로 검출되지 않는 경우 이를 '잠재기간(latent period)'이라 한다. 잠복기의 길이와 특징은 병원체의 종류, 침입 경로, 감염 형태, 숙주의 병리반응, 면역상태 등에 의해 결정된다.

② 전염기간(Communicable period)

전염기간이란 병원체가 숙주의 체내에서 증식하여 외부로 배출되기 시작한 시점부터 그 배출이 종료되는 시점까지의 기간을 말한다. 이 시기 동안 숙주는 병원체를 다른 사람에게 전파시킬 수 있다. 숙주의 면역 반응이나 치료에 의해 저항력이 증가하면 병원체의 배출이 감소하거나 멈추게 된다. 특히 만성 보균자의 경우 병원체의 배출이 장기간 지속되므로 전염기간이 길어지는 특성을 가진다.

③ 세대기(Generation time)

세대기란 병원체가 숙주에 침입한 후부터 외부로 가장 활발히 배출되는 시점까지의 기간을 의미한다. 이 시기는 병원체의 감염력과 전염력이 최고조에 이르는 시기로, 감염병의 전파를 차단하고 효율적으로 관리하기 위한 핵심적 시기이다. 세대기의 정확한 파악은 방역 정책 수립 및 격리 시점 결정에 중요한 역할을 한다.

(2) 감염병 관리(잠복기·세대기 기준)

감염병의 관리 전략은 병원체의 특성과 감염 경로, 그리고 감염 시기의 특성에 따라 달라진다. 잠복기와 세대기는 감염병 관리에 있어 중요한 기준이 되며, 감염병의 종류에 따라 다음과 같이 구분하여 접근한다.

① 호흡기계 감염병의 관리

호흡기계 감염병은 공기를 통해 전파되므로 빠르게 확산되는 경향이 있다. 이들 감염병은 대개 잠복기 말기에서 전구기(증상이 나타나기 전 단계)까지 감염력이 가장 강하다. 기침, 재채기, 콧물, 객담 등을 통해 병원체가 다량 배출되기 때문이다. 특히 백일해와 홍역은 잠복기 중에도 감염력이 강하여 조기 차단이 어렵다. 이로 인해 환자 발견 후의 격리만으로는 효과적인 전파 차단이 어렵기 때문에 예방접종이 가장 효과적인 관리 방법이 된다.

② 소화기계 감염병의 관리

소화기계를 통해 전파되는 감염병은 대개 증상이 나타난 이후 병원체의 배출이 활발히 일어난다. 이러한 특성으로 인해 환자를 발견한 후 격리하거나 위생 관리를 철저히 하는 것이 효과적인 감염병 차단 방법이 된다. 그러나 일부 감염병은 증상이 사라진 이후에도 병원체가 체외로 배출될 수 있기 때문에 격리 해제 후에도 일정 기간 동안 지속적인 관리가 필요하다. 이 경우 배설물, 식품, 손 위생 등의 관리가 감염 확산을 막는 데 매우 중요하다.

표 III-7. 침입경로에 따른 감염병의 종류

호흡기		소화기		성기점막		점막, 피부	
감염병	병원체	감염병	병원체	감염병	병원체	감염병	병원체
한센병	세균	이질	세균, 아메바	매독	세균	트라코마	클라미디아
디프테리아	세균	장티푸스	세균	임질	세균	파상풍	세균
성홍열	세균	파라티푸스	세균	연성하감	세균	페스트	세균
수막구균성 수막염	세균	식중독	세균	AIDS	바이러스	발진티푸스	리케차
백일해	세균	살모넬라	세균			일본뇌염	**바이러스**
폐렴	세균	콜레라	세균			렙토스피라증	스피로헤타
결핵	세균	블루셀라증	세균				
인플루엔자	바이러스	폴리오	**바이러스**				
풍진	**바이러스**	A형간염	바이러스				
두창(천연두)	바이러스	전염성설사	바이러스				
홍역	**바이러스**						
유행성이하선염	**바이러스**						

(3) 병원소(Reservoir)와 감염원

병원소란 병원체가 생존하고 증식하면서 감염을 유발할 수 있는 다른 숙주로 전파되기까지 존재하는 자연적 장소를 말한다. 병원소는 감염병의 발생과 전파의 근원이 되므로, 이를 정확히 파악하고 관리하는 것이 감염병 예방의 핵심이 된다. 병원소는 크게 인간, 동물, 토양으로 구분된다.

① 인간 병원소

- 인간은 가장 일반적인 병원소로, 감염된 환자뿐만 아니라 증상이 없는 사람도 병원체를 보유하여 전파시킬 수 있다.

- 환자는 감염 증상이 명확하게 나타나기 때문에 비교적 쉽게 발견되고, 격리 및 치료를 통해 관리가 용이하다.
- 보균자는 감염 사실을 인지하지 못한 채 병원체를 보유하고 있으며, 외부로 배출할 수 있기 때문에 감염병 전파에 있어 매우 중요한 존재이다.감염된 사람은 그 상태에 따라 다음과 같이 분류할 수 있다.
- **현성감염**
  임상 증상이 명확하게 나타나는 감염 상태를 말한다.
- 불현성감염
  병원체에 감염되었으나 임상 증상이 나타나지 않는 상태를 말한다. 전염성이 있으므로 감염병 확산에 영향을 미친다.
- **혼합감염**
  두 가지 이상의 병원체에 동시에 감염된 상태를 말한다. 치료와 관리가 복잡해진다.
- **중감염**
  기존의 감염 상태에 동일한 병원체가 다시 감염된 상태를 말한다. 면역 저하 시 발생하기 쉽다.
- **자가감염**
  자신의 체내 또는 체표에 존재하는 병원체에 의해 다시 감염되는 경우를 말한다. 주로 위생 관리가 미흡할 때 발생한다.

핵심

*** 질병의 감염상태**

(1) 현성 감염: 임상적인 증세가 있는 감염상태(유증상자)

(2) **불현성 감염: 임상 증세가 없는 감염상태(무증상자), 감염병 관리상 매우 중요함**

- **일본뇌염, 폴리오, 콜레라, 장티푸스,** 세균성 이질, 성홍열 등

(3) 혼합감염: 2종 이상의 병원균이 함께 침입되어 있는 경우

(4) **중감염:** 감염상태에서 동일병원균이 다시 침입한 경우

(5) 자가감염: 자신이 가지고 있는 병원균에 의해 자기 자신이 다시 감염되는 경우

* 급성감염병: 발생율이 높고 유병률이 낮다.

② 보균자

보균자는 감염병의 병원체를 몸속에 가지고 있으면서도 증상이 없거나 이미 회복된 상태로, 다른 사람에게 병원체를 전파할 수 있는 사람을 말한다.

이들은 겉으로 보기에는 건강해 보이지만 실제로는 전염력을 가지고 있어 감염병의 은밀한 전파원이 되기도 한다.

보균자는 병의 진행 경과나 병원체 보유 시점에 따라 건강 보균자, 회복기 보균자, 만성 보균자, 잠복기 보균자, 무증상 보균자 등으로 구분한다.

- **건강 보균자:** 병에 감염된 적이 있지만 전혀 증상이 나타나지 않은 상태로 병원체를 지닌 사람이다.
- **회복기 보균자:** 질병을 앓은 후 회복 중이지만 병원체가 체내에 남아 있어 여전히 전염력이있는 사람이다.

- **만성 보균자:** 병이 완전히 회복된 후에도 오랫동안 병원체를 몸속에 보유하고 있는 사람이다.
- **잠복기 보균자:** 아직 병의 증상이 나타나기 전의 단계이지만 이미 병원체를 가지고 있어 전염이 가능한 상태이다.
- **무증상 보균자:** 감염된 동안 전혀 증상이 나타나지 않지만 병원체를 지니고 있어 타인에게병을 옮길 수 있는 사람이다.

이처럼 보균자는 감염병의 확산을 막기 위해 반드시 주의 깊게 관리해야 할 대상이다.

보균자의 존재를 알기 어렵기 때문에, 감염병 예방을 위해 손 씻기, 개인위생 관리, 예방접종 등을 철저히 실천해야 한다.

또한 감염병 발생 시에는 보균자를 신속히 발견하고 격리하거나 치료함으로써 지역사회 내 감염 확산을 줄일 수 있다.

표 III-8. 보균자 유형

유형	설명	특징	관련 질병 예시
건강보균자	증상은 없지만 병원체를 보유하고 있어 타인에게 전파 가능	본인은 병에 걸리지 않지만 병원체를 보유하고 전파할 수 있음	장티푸스, B형 간염, 디프테리아 성병 등
회복기 보균자	질병에서 회복 중이지만 여전히 병원체를 체내에 가지고 있음	증상은 사라졌지만 일정 기간 전염력 있으며, 격리 필요로 함	콜레라, 백일해, 디프테리아 등
만성 보균자	병이 완전히 회복된 후에도 오랜 시간 동안 병원체를 몸에 지니고 있음	장기간에 걸쳐 병원체 보유, 무증상으로 전파 가능	장티푸스, B형/C형 간염, 결핵 등
잠복기 보균자	증상이 나타나기 전 병원체에 감염되어 있지만 타인에게 전파 가능	증상발현 전단계로 타인에게 전염시킬 수 있음	HIV/AIDS, B형 간염, 코로나19(초기), 독감 등
무증상 보균자	질병 증상이 전혀 나타나지 않으며 전파 가능	증상 발현이 없어 발견이 어렵고, 집단 감염의 원인이 될 수 있음	코로나19, 인플루엔자, B형 간염 등

③ 전염병 관리 측면

전염병을 효과적으로 예방하고 통제하기 위해서는 환자뿐 아니라 보균자 관리가 매우 중요하다.

보균자란 병원체에 감염되었으나 특별한 증상이 나타나지 않는 사람을 말하며, 이 중에서도 건강해 보이는 건강보균자는 자신도 모르게 병원체를 전파시킬 수 있기 때문에 특히 주의가 필요하다.

예를 들어, 홍역은 환자 자신이 주요한 전염원으로 작용하므로 환자 격리와 접촉자 관리가 중심이 된다.

반면, 디프테리아의 경우는 보균자가 전체 감염자의 약 95% 이상을 차지하므로, 겉으로 증상이 없더라도 병원체를 가진 사람을 조기에 발견하여 격리하고 치료하는 것이 중요하다.

따라서, 전염병 관리는 단순한 치료를 넘어 조기 진단, 보균자 발견, 격리 및 추적 관리를 포함하는 종합적인 접근이 필요하다.

④ 동물 병원소

동물 병원소는 동물이 병원체를 지니고 있으면서 사람에게 전염병을 전파할 수 있는 경우를 말한다.

이러한 감염병은 인수공통감염병(Zoonosis)이라고 하며, 사람과 동물 간의 접촉, 동물의 분비물이나 배설물, 또는 이를 매개로 하는 곤충을 통해 전파된다.

사람은 이러한 감염병에 감염될 경우 심각한 질병을 앓거나 때로는 치명적인 결과를 초래할 수 있다.

동물 종류에 따라 주요한 인수공통감염병은 다음과 같다.

- **소**: 사람에게 결핵, 탄저, 파상열 등을 전파할 수 있다. 결핵은 호흡기 전파가 가능하며, 탄저는 피부를 통해 감염되기도 한다. 파상열은 오염된 물이나 동물의 소변을 통해 전파된다.
- **돼지**: 일본뇌염과 탄저를 전파할 수 있다. 일본뇌염은 모기를 통해 사람에게 감염되며, 주로 여름철에 발생률이 높다.
- **개**: 사람에게 광견병과 톡소플라즈마증을 일으킬 수 있다. 광견병은 물림을 통해 전파되며 예방접종이 중요하다. 톡소플라즈마증은 기생충 감염병으로 특히 면역력이 약한 사람에게 위험하다.
- **쥐**: 대표적으로 페스트와 살모넬라증을 전파한다. 페스트는 벼룩을 매개로 전파되며 과거에 큰 유행을 일으킨 바 있다. 살모넬라증은 오염된 음식물이나 배설물로 인해 감염된다.

따라서 동물과의 접촉이나 사육 환경 위생 관리가 인수공통감염병의 예방에서 매우 중요한 요소가 된다.

⑤ 토양 병원소

토양 병원소란 병원체가 토양 속에서 생존하며 사람에게 질병을 유발하는 경우를 말한다.

토양에는 여러 미생물과 병원체가 존재하며, 이들은 상처나 호흡기, 음식 등을 통해 인체로 들어와 질병을 일으킨다.

대표적인 토양 병원체는 파상풍균과 진균류이다.

- **파상풍**: 파상풍균이 상처를 통해 인체 내로 들어와 신경계에 영향을 주어 근육 경련을 일으키는 질병이다. 이는 주로 흙이나 녹슨 못 등에 있는 파상풍균에 노출될 때 발생한다.
- **진균류 감염병**: 곰팡이류에 의한 감염을 말하며, 피부, 손톱, 폐 등에 다양한 감염을 일으킨다. 특히 면역력이 약한 사람에게서 심각한 질환으로 발전할 수 있다.

따라서 토양에 의한 감염을 예방하기 위해서는 야외 활동 시 상처 보호, 손 씻기, 위생적인 생활 습관을 실천하는 것이 중요하다.

핵심

*** 인간 병원소: 환자(현성 감염·불현성 감염)·보균자(회복기·잠복기·건강보균자)**

① 세균

- 렙토스피라증: 들쥐
- 결핵, 브루셀라증: 소
- 탄저(anthrax): 소, 말, 양, 돼지

② **바이러스**
- 공수병: 개
- 일본뇌염: 돼지, 말

③ **기생충**
- 톡소플라스마증: 개, 고양이

④ **프리온(Prion)**
- 인간광우병(변종 크로이츠펠트: 야콥병): 소

* 토양: 파상풍, 진균류
오염식품·우유 등은 병원소가 아님

표 III-9. 동물 병원소: 인축공통감염병

종	질병명
소	**결핵, 탄저**, 파상열(brucellosis), 살모넬라증
돼지	파상열, 일본뇌염, 탄저, 살모넬라증,
개	**공수병, 톡소프라즈마증**
말	탄저, 일본뇌염, 살모넬라증
양	탄저, 파상열
쥐	페스트, **발진열**, 렙토스피라증, 쯔쯔가무시증, 살모넬라증
고양이	톡소플라즈마증, 살모넬라증

표 III-10. 병원체의 탈출 경로

탈출 경로	방식	주요 감염병
호흡기계	기침 · 재채기 · 대화	폐결핵, 홍역, 수두
장관계	대변 · 구토물	콜레라, 장티푸스, 폴리오
비뇨생식기	소변 · 성분비물	임질, 매독
상처(개방병소)	체표 농양 · 피부 병변	한센병, 화농성 질환
기계적	곤충 흡혈 · 주사	말라리아, B형 간염

핵심

*** 병원소로부터 병원체의 탈출**

(1) **호흡기계 탈출**
- 입, 코, 인두, 기관지, 폐
- 기침, 재채기, 대화 등을 통해 감염
- **디프테리아, 성홍열, 백일해, 인플루엔자, 홍역, 풍진, 두창 등**

(2) **소화기계 탈출**
- 장관탈출
- 소화기계 감염병 감염

- 분변이나 토사물로 탈출
- **이질, 콜레라, 장티푸스, 폴리오**

(3) 비뇨생식기계 탈출
- 소변이나 성기 분비물(성병), 임질, 매독

(4) 개방병소 탈출
- 화농성 질병(한센병)은 피부의 농양 등 상처부위를 직접 탈출
- 점막, 피부로 전파: 페스트, 파상풍

(5) **기계적 탈출: 흡혈성 곤충 및 주사기 등에 의한 탈출**
- 주사기: AIDS, B형·C형 간염바이러스
- 흡혈성 곤충 : 발진열, 발진티푸스, 말라리아, 일본뇌염 등
- 병원체가 병원소로부터 탈출할 때 스스로 탈출하지 못하고 제3자에 의해 간접적으로 감염

5) 전파

감염병은 병원체가 한 숙주에서 다른 숙주로 옮겨가는 과정을 통해 전파된다. 전파 방식은 크게 직접전파와 간접전파로 구분되며, 이와 관련된 매개체의 종류에 따라 더욱 세분화된다.

(1) 직접전파

직접전파란 병원체가 어떠한 중간 매개체 없이 병원소에서 새로운 숙주로 바로 전달되는 전파 방식을 말한다. 이러한 전파는 사람과 사람 간의 직접적인 접촉이나 체액의 교환 등을 통해 이루어진다.

대표적인 예로는 감염자의 피부와의 접촉, 기침이나 재채기를 통한 비말 전파, 성 접촉, 그리고 임산부에서 태아로의 태반을 통한 수직전파 등이 있다. 수직전파의 예로는 풍진, 매독, AIDS 등이 있다.

(2) 간접전파

간접전파란 병원체가 공기, 물, 음식물, 물건 등의 매개체를 통해 숙주에게 전파되는 방식을 말한다. 간접전파는 병원체가 환경 속의 무생물체나 생물체를 통해 간접적으로 전달되므로, 일상생활 속 위생 관리가 매우 중요하다.

간접전파는 매개체의 성격에 따라 비활성전파체와 활성전파체로 나눌 수 있다. 비활성전파체란 공기, 물, 음식물과 같이 생명체가 아닌 물질을 통해 전파되는 경우를 말한다. 반면, 활성전파체란 모기, 파리, 벼룩, 이 등과 같은 절지동물과 같은 생물체를 통해 병원체가 전파되는 경우를 의미한다.

(3) 전파체의 종류

① 비활성전파체는 병원체가 무생물 매개체를 통해 옮겨가는 방식이다. 공기, 오염된 물, 오염된 식품, 감염자의 체액이 묻은 개달물(침구, 의복, 장난감 등)을 통해 감염이 이루어진다. 이러한 전파는 주변 환경의 청결 상태와 밀접한 관련이 있다.

② 활성전파체는 병원체가 절지동물 등 생물 매개체를 통해 옮겨가는 방식이다. 이에는 두 가지 유형이 있다.

첫째, 기계적 전파는 병원체가 곤충의 외부에 부착되어 단순히 전달되는 경우이다.

둘째, 생물학적 전파는 병원체가 곤충 체내에서 증식한 후 숙주에게 전파되는 경우이다. 대표적으로 말라리아를 옮기는 모기와 같은 예가 이에 해당한다.

핵심

*** 전파의 유형:** 직접전파와 간접전파
- 직접전파: 직접접촉전염, 비말(droplet), 수직전파
- 간접전파: 공기전파, 비활성 매개전파, 활성 매개전파
- 비활성 매개전파: 식품·물, **개달물**(침구, 손수건, 완구, 의복, 책)
- 활성 매개전파: 절족동물, 중간숙주

(1) 직접전파

① **직접접촉감염: 성병, 나병, 피부질환**(중간 매개체 없이 직접 전파)

② **비말(dropet)전파: 결핵, 홍역, 인플루엔자, 디프테리아,** 군집상태에서 잘 감염

③ 수직전파: 풍진, 매독, AIDS 등

(2) 간접전파: 공기전파(비말전파), 비활성전파, 활성전파
- 간접전파 성립요건: 전파체가 존재하고 병원체가 병원소 탈출 후 일정기간 생존 능력이 있을 것

① 공기전파(비말전파): 대화, 재채기, 기침할 때 감염원인 환자에게서 배출된 물질이 공기 중에 부유하다가 이를 흡입하면 감염

② 비활성 전파: 식품, 물, 의복, 생활용구, 완구, 침구, 수술기구 등
- 개달물(매개물): 비활성 전파체가 숙주 내부로 들어가지 않고 병원체를 운반하는 수단으로만 작용
- **개달물: 손수건, 침구, 완구, 헌책, 의복, 수술기구** 등
- 개달물에 의한 감염병: 트라코마, 안질, 피부병 등

③ **활성전파(절지동물 전파): 매개 곤충에 의한 전파**

(i) 기계적 전파: 매개곤충이 단순히 기계적으로 병원체를 운반

(ii) 생물학적 전파: 병원체가 매개곤충 내에서 성장 또는 증식한 뒤 전파되는 경우

표 III-11. 활성 전파체의 생물학적 전파

종류	생물학적 과정과 매개곤충(감염병)
증식형	• 병원체가 수적으로만 증식한 후 전파 • **페스트(쥐벼룩), 황열·일본뇌염·뎅기열(모기)**
발육형	• 수적 증식 없이 발육 후 전파 • **사상충증(모기), 로아사상충증(흡혈성 침파리)**
발육·증식형	• 병원체가 발육과 증식이 동시에 일어난 후 전파 • **말라리아(모기), 수면병(체체파리)**
증식형	• 위장관 내에서 병원체가 증식한 후 배설을 통해 전파 • **발진티푸스(이), 발진열(벼룩)**
경란형	• 곤충의 **난자를 통해 병원체의 전파가 이루어짐(난소 전이형)** • **록키산홍반열** · 재귀열(진드기), **쯔쯔가무시증(털진드기)**

표 Ⅲ-12. 절지동물이 전파하는 주요 감염병

매개생물	대상 감염병
모기	**말라리아, 사상충증, 일본뇌염**, 황열, 뎅기열
파리	장티푸스, 파라티푸스, 이질, 폴리오, 리슈마니아증, 아프리카수면병, 로아사상충증
진드기	**재귀열**, 신증후군출혈열, 라임병, **쯔쯔가무시증(양충병, 털진드기)**
이	**발진티푸스, 재귀열**, 참호열
쥐벼룩	페스트(흑사병), **발진열**
체체파리	**수면병**
바퀴벌레	장티푸스

6) 감염경로에 따른 감염병

감염병은 병원체가 인체 내에 침입하는 경로에 따라 여러 유형으로 분류된다. 대표적인 감염경로는 호흡기계, 소화기계, 성기계, 그리고 피부 등을 통한 경로이다.

(1) 호흡기계 감염병은 공기를 통해 전파되며 폐나 기관지 등을 침범하는 병이다. 대표적으로 결핵, 디프테리아, 인플루엔자 등이 이에 해당한다.

(2) 소화기계 감염병은 오염된 음식물이나 물을 통해 전파되어 위장관을 침범하는 병이다. 장티푸스, 콜레라, A형 간염 등이 이에 해당한다.

(3) 생식기계 감염병은 성접촉을 통해 전파되며, 매독, 임질, AIDS 등이 대표적이다.

(4) 피부 감염병은 상처나 피부 접촉을 통해 병원체가 침입하여 발생하는 감염병으로, 트라코마와 파상풍 등이 있다.

7) 감수성 숙주

감수성 숙주란 병원체에 감염될 가능성이 있는 생물을 말한다. 숙주가 병원체에 노출되었을 때, 감염이 일어날 수 있는 상태를 감수성이라고 한다. 즉, 감수성은 숙주의 면역력 상태, 영양 상태, 나이, 기저질환 유무 등에 따라 달라진다.

감수성 지수는 하나의 감염자가 주변 사람에게 감염을 전파시킬 수 있는 확률을 나타낸다. 감수성 지수가 높을수록 감염병의 전파 가능성이 크다. 예를 들어, 두창과 홍역은 감수성 지수가 약 95%로 매우 높은 편이며, 디프테리아는 약 10%로 상대적으로 낮다.

8) 숙주의 감수성과 면역성

(1) 감수성

병원체에 대항하여 감염을 저지할 수 없는 상태

- **감수성 지수(Rudder 지수, 접촉감염지수)가 높은 것: 급성 호흡기계 감염병의 특징**
- 급성 호흡기계 감염병에서는 감수성 보유자가 감염되어 발생하는 율이 대체로 일정
- **홍역 및 두창(95%)**, 백일해(60～80%), 성홍열(40%), 디프테리아(10%), **폴리오(0.1%)**
- **홍역 및 두창이 가장 높고, 폴리오가 가장 낮음**
- **감염병 관리 방법 중 감수성이 높은 숙주에 대한 대책: 예방접종(면역증강)**
- 두창과 홍역의 경우 감수성 지수가 환자의 접촉 시 95% 감염
  - 감수성 지수가 높은 경우: 현성 감염이 이루어진 반면
  - 감수성 지수가 낮은 경우: 불현성 감염

9) 면역

면역이란 병원체의 침입에 대해 인체가 저항하거나 방어할 수 있는 능력을 말한다. 면역은 인체의 생존에 있어 매우 중요한 방어 기전이며, 크게 선천면역과 후천면역으로 구분된다.

(1) 면역의 종류

선천면역은 태어날 때부터 가지고 있는 면역 능력으로, 특정 병원체에 관계없이 인체를 방어한다.

후천면역은 병원체에 노출되거나 백신을 통해 형성되는 면역으로, 특정 병원체에 대해 기억하고 저항한다.

후천면역은 다시 능동면역과 수동면역으로 구분된다.

① 능동면역: 인체가 병원체에 직접 노출되어 항체를 스스로 생성함으로써 면역력을 획득하는 방식이다. 자연적인 감염 후 얻는 자연능동면역과, 예방접종을 통해 얻는 인공능동면역이 있다.

② 수동면역: 다른 숙주에서 생성된 항체를 주입받아 면역력을 얻는 방식이다. 모체로부터 태아에게 전달되는 항체를 통한 자연수동면역, 혈청 주사를 통한 인공수동면역이 이에 해당한다.

(2) 면역

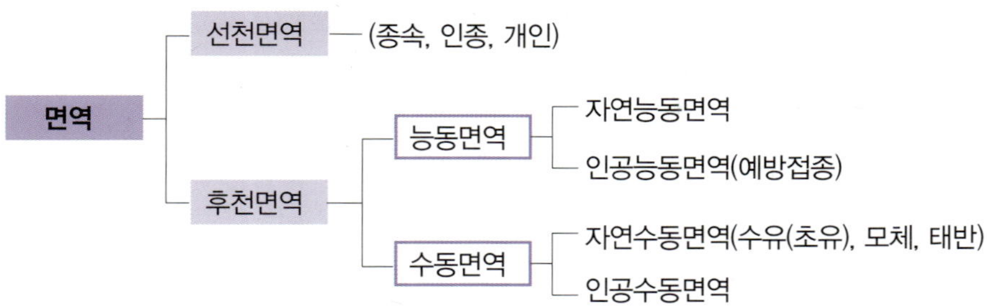

① 능동면역

- 항원 자극에 의하여 **숙주 스스로가 면역항체를 형성하여 면역력을 가지는 것**
- **수동면역에 비하여 효력이 늦게 나타나 효력이 늦게 소실됨**

  a. **자연능동면역: 감염병을 앓고 난 후 형성**, 병원체 종류에 따라 면역지속기간 다름
- 영구면역(자연능동면역이 잘 되는 질병, 현성 감염): **두창·홍역·수두** · 유행성이하선염 · 장티푸스 · 백일해 등
- 영구면역(불현성 감염)에 의한 영구면역: 일본뇌염 · 폴리오
- **감염면역: 병원체 소실하면 면역력 소실(매독, 임질, 말라리아)**

표 Ⅲ-13. 자연능동면역이 되는 감염병

항목		감염병
영구면역	**현성**	두창, 홍역, 수두, 유행성이하선염, 콜레라, 백일해, 성홍열, 발진티푸스, 장티푸스, 페스트
	불현성	일본뇌염, 폴리오
약한면역		디프테리아, 인플루엔자, 수막구균성 수막염, 세균성 이질, 폐렴
감염면역		매독, 임질, 말라리아

  b. **인공능동면역**: 약독화 생균 또는 사균백신, 순화독소 등의 **예방접종**에 의해 형성
- **생균백신**: 두창, 탄저, 광견병, 결핵(BCG), **홍역, 폴리오(sabin)** 등
- **사균백신: 장티푸스, 파라티푸스, 백일해, 일본뇌염, 콜레라, 폴리오(salk), B형간염**, 페스트 등
- **순화독소(toxoid): 디프테리아, 파상풍**

② 수동면역

  a. **자연수동면역: 모체로부터 태반이나 모유수유를 통하여 얻는 면역(지속시간 3~6개월)**

  b. **인공수동면역: 회복기혈청이나 면역항체 포함 감마글로불린 항독소 등을 주사해 얻는 면역**
- 인공수동면역과 인공능동면역과의 차이: **인공능동면역은 면역형성의 기간과 지속시간이 길고(늦게 나타나서 늦게 소실)** 반면에 인공수동면역은 면역성의 지속시간이 짧음

표 Ⅲ-14. 능동면역과 수동면역에 따른 면역기전과 해당 감염병

종류	면역기전 또는 접종제제		해당 감염병
능동면역	자연능동면역	현성 감염 후 질병 이환 후	두창, 홍역, 수두, 유행성이하선염, 백일해, 성홍열, 발진티푸스, 장티푸스, 콜레라, 페스트
	인공능동면역	생균백신	두창, 탄저, 광견병, 결핵, 황열, 폴리오(Sabin) 홍역, 유행성이하선염, 풍진, 일본뇌염
		사균백신	장티푸스, 파라티푸스, 콜레라, 백일해, 일본뇌염, 폴리오(Salk), B형간염, 페스트
		순화독소	디프테리아, 파상풍
수동면역	자연수동면역	모유 · 태반	홍역, 폴리오, 디프테리아
	인공수동면역	항독소 · 면역혈청	파상풍 · 디프테리아(항독소) 홍역 · B형간염(γ글로불린제제)

(2) 집단면역

집단면역이란 어떤 감염병에 대해 일정 비율 이상의 인구가 면역을 가지면, 면역력이 없는 사람도 감염병으로 부터 보호받는 현상을 말한다. 이는 감염병의 전파 고리를 차단하여 지역사회 내에서 감염이 확산되는 것을 막아준다.

예를 들어, 홍역의 경우 인구의 94% 이상이 면역을 가질 때 집단면역 효과가 나타난다.

9) 면역과 관련된 감염병

각 면역 유형에 따라 예방 가능한 감염병은 다음과 같다.

① 자연능동면역을 통해 형성되는 감염병에는 두창, 홍역, 수두, 유행성이하선염 등이 있다.

② 인공능동면역은 예방접종을 통해 면역이 형성되며, 두창, 결핵, 황열, 폴리오, 홍역 등이 대표적이다.

③ 수동면역은 항체 주입을 통해 면역을 형성하며, 파상풍, 디프테리아, 홍역 등에 사용된다.

10) 집단면역의 수학적 모델

감염병의 확산 여부를 수학적으로 예측하기 위해 사용되는 지표로는 기초감염재생산수(R_0)와 실제감염재생산수(R)가 있다.

- 기초감염재생산수(R_0)는 인구 전체가 감수성일 때, 한 명의 감염자가 평균적으로 몇 명에게 병을 옮길 수 있는지를 나타내는 수치이다. R_0 값이 높을수록 감염병의 전파력이 강하다는 것을 의미한다.
- 실제감염재생산수(R)는 실제 상황에서 면역을 가진 인구를 고려하여 감염자가 평균 몇 명에게 전파하는지를 나타낸다.

- 집단면역수준이란 감염병의 확산을 막기 위해 필요한 최소한의 면역 인구 비율을 의미한다. 이는 다음 공식으로 계산할 수 있다

$$* \text{ 집단면역 임계값} = 1 - (1/R_0)$$

즉, R_0가 클수록 더 많은 인구가 면역을 가져야 집단면역이 가능하다.

이와 같이 감염병의 전파 경로와 면역에 대한 이해는 질병 예방과 보건 정책 수립에 있어 매우 중요하다. 개인의 위생관리와 함께 집단적인 예방접종은 감염병으로부터 사회 전체를 보호하는 핵심 전략이 된다.

핵심

*** 능동면역**

- 항원 자극에 의하여 **숙주 스스로가 면역항체를 형성하여 면역력을 가지는 것**
- **수동면역에 비하여 효력이 늦게 나타나 효력이 늦게 소실됨**

a. **자연능동면역: 감염병을 앓고 난 후 형성**, 병원체 종류에 따라 면역지속기간 다름

- 영구면역(자연능동면역이 잘 되는 질병, 현성 감염): 두창·**홍역**·수두·유행성이하선염·장티푸스·백일해 등
- 홍역은 자연능동면역으로 영구면역성을 갖는다.
- 영구면역(불현성 감염)에 의한 영구면역: 일본뇌염·폴리오
- **감염면역: 병원체 소실하면 면역력 소실(매독, 임질, 말라리아)**

b. **인공능동면역:** 약독화 생균 또는 사균백신, 순화독소 등의 예방접종에 의해 형성

- **생균백신**: 두창, 탄저, 광견병, 결핵(BCG), **홍역, 폴리오(sabin)** 등
- **사균백신: 장티푸스, 파라티푸스, 백일해, 일본뇌염, 콜레라, 폴리오(salk), B형간염,** 페스트 등
- **순화독소(toxoid): 디프테리아, 파상풍**

*** 수동면역**

a. **자연수동면역: 모체로부터 태반이나 수유를 통하여 얻는 면역**(지속시간 **3~6개월)**

b. **인공수동면역: 회복기혈청이나 면역항체 포함 감마글로불린 항독소 등을 주사해 얻는 면역**

- 인공수동면역과 인공능동면역과의 차이: **인공능동면역은 면역형성의 기간과 지속시간이 길고(늦게 나타나서 늦게 소실)** 반면에 인공수동면역은 면역성의 지속시간이 짧음

핵심

*** 감염병의 유행**

① 감염병 유행의 3대 요인 : 병인, 환경, 숙주

② 감염병 유행의 3대 조건 : 감염원, 감염경로, 감수성 숙주

- **집단면역(herd immunity)**: 감염이나 예방접종을 통해 집단의 상당 부분이 감염병에대한 면역을 가진 상태가 되어 감염병으로부터 간접적인 보호를 받는 상태를 말한다. 즉, 감염병의 발생이나 전파에 대해 나타내는 저항력을 의미한다. 집단면역이 어느 정도 수준에 도달하면, 질병이 그 집단으로부터 점차 사라지게 된다. 이 방법으로 1977년에 종결된 천연두(두창)의 박멸에 실제 사용. 집단면역은 감염병의 전파 양상이나유행의 주기성에 중요한 요인으로 작용한다.

Section 3 감염병 유행 감시 및 역학조사

1) 감염병 감시체계 운영

(1) 목적

감염병 감시체계는 감염병의 발생 상황을 신속하고 정확하게 파악하기 위한 제도적 장치이다. 이 체계는 감염병 발생과 유행 양상을 체계적으로 수집 · 분석 · 제공하여, 국가 차원의 감염병 예방과 효율적인 관리를 가능하게 한다.

(2) 감시 체계의 종류

감염병 감시는 크게 전수감시와 표본감시로 구분한다.

① **전수감시**: 모든 의료기관에서 법정 감염병 환자가 발생한 경우, 즉시 또는 24시간 이내에 의무적으로 신고하는 체계이다. 이는 감염병의 전국적인 발생 현황을 신속히 파악하고 초동 대응을 가능하게 한다.

② **표본감시**: 지정된 일부 표본 기관이 특정 감염병의 발생을 7일 이내에 정기적으로 신고하는 체계이다. 이는 감염병의 발생 추세나 유행 정도를 장기적으로 감시하는 데 유용하다.

(3) 신고 및 보고 절차

감염병이 발생하면 의사 또는 의료기관의 장은 감염병 웹신고시스템이나 팩스를 통해 관할 보건소에 이를 신고한다. 이후 보건소는 시 · 도 보건과를 거쳐 질병관리청에 해당 내용을 보고한다. 이는 감염병 정보의 수직적 흐름을 통해 체계적이고 정확한 대응을 가능하게 한다.

(4) 법정감염병의 신고 체계

법정감염병의 신고 및 보고 체계는 다음과 같은 단계로 이루어진다: 의료기관 → 관할 보건소 → 시 · 도 보건과 → 질병관리청이다. 이와 같은 구조는 감염병의 발생 사실이 신속하게 상위 기관으로 전달되어, 대응과 대책 수립이 신속하게 이루어지도록 한다.

2) 감염병 위기대응

(1) 목표

감염병 위기대응의 주요 목표는 감염병 재난을 사전에 예방하고 대비하며, 감염병 발생 시 신속하고 체계적인 대응을 통해 피해를 최소화하고 위기를 조기에 종식하는 데 있다.

(2) 주요 대응 체계

① 종합상황실 설치 및 운영

질병관리청은 감염병 발생 시 종합상황실을 설치하여 감염병 관련정보를 수집하고 전파하며, 발생 상황을 관리하고 초동 조치를 취한다.

② 감염병전문콜센터 운영

'1339' 감염병전문콜센터를 통해 일반 국민에게 감염병 신고를 접수하고, 예방 방법 및 대응 절차에 대해 안내한다.

③ 감염병 위기 경보체계

감염병의 심각도에 따라 위기 경보 수준을 '관심', '주의', '경계', '심각' 등으로 구분하고, 이에 따라 단계별로 적절한 대응을 시행한다.

3) 신종감염병 관리

(1) 목표

신종감염병 관리는 기존에 없던 새로운 감염병이나 해외에서 유입된 감염병, 또는 생물테러로 사용될 가능성이 있는 고위험 감염병을 조기에 인지하고, 신속히 대응하여 국내 유입과 확산을 차단하는 것을 목표로 한다.

(2) 관리 대상

관리 대상은 치명률이 높고 전파 가능성이 큰 제1급 감염병이다. 예로는 중동호흡기증후군(MERS), 중증급성호흡기증후군(SARS), 에볼라바이러스병 등이 있다. 이러한 감염병은 사회적 혼란과 보건 위기를 유발할 가능성이 높기 때문에 철저한 감시와 대응이 필요하다.

(3) WHO의 감염병 유행 경보 체계

세계보건기구(WHO)는 신종감염병의 유행 위험도에 따라 총 6단계의 경보 체계를 운영한다.

팬데믹(Pandemic)은 전 세계 인구가 면역력을 갖고 있지 않아, 질병이 대륙 간으로 급속히 전파되는 상태를 의미한다. 팬데믹은 보통 새로운 바이러스가 출현하고, 사람 간 전파가 효율적으로 이루어지며, 세계적으로 유행할 경우 선언한다.

4) 감염병 유행의 역학조사

(1) 목적

역학조사는 감염병이 어느 정도로 확산되었는지를 파악하고, 감염원과 전파 경로를 규명하여 추가 확산을 방지하기 위한 조사 활동이다. 이는 과학적 근거에 기반하여 감염병 대응 대책을 수립하는 데 필수적이다.

(2) 주요 유행 사례

역학조사는 식중독, 수인성 질환, 결핵, 신종플루, 코로나19와 같은 다양한 감염병 유행 상황에서 수행되며, 이를 통해 국가 보건 대응 체계를 효과적으로 운영할 수 있도록 한다.

5) 유행조사 순서

(1) 기술역학적 조사

기술역학적 조사는 감염병 유행이 실제로 발생했는지를 확인하고, 환자 수, 발생 시기, 지역적 분포, 환자의 인적 특성을 분석하는 것을 말한다.

(2) 분석역학적 조사

분석역학적 조사는 감염병 발생의 원인을 규명하기 위해 가설을 설정하고, 이를 통계적 방법을 통해 입증하는 과정이다. 질병과 관련된 위험 요인 사이의 인과관계를 파악하여 원인을 규명한다.

(3) 이론역학적 조사

이론역학적 조사는 감염병의 유행 현상과 특성을 수식화하여 수학적 또는 통계적 모델로 설명하는 과정이다. 이 과정은 유행의 예측과 대책 수립에 활용된다.

(4) 대책 수립

모든 조사가 완료되면 그 결과를 종합하여 감염병 확산을 방지하고 재발을 예방하기 위한 관리 및 예방 대책을 수립한다.

6) 감염병 유행 유형

(1) 공동매개체전파

공동매개체전파는 하나의 오염된 물질이나 물품 등을 통해 다수에게 감염병이 전파되는 유형이다.

- 수인성 감염병: 오염된 상수도를 통해 집단으로 발병하며, 잠복기가 짧고 2차 감염자가 적은 특징을 가진다. 보통 급수 구역 내에서 국한되어 발생한다.(세균성 이질, 장티푸스, 파라티푸스, 콜레라, 비브리오 패혈증, 캄필로박터 식중독, 병원성 대장균 감염증 등)
- 우유를 매개로 발생할 수 있는 감염병: 오염된 유제품을 통해 감염되며, 유통 경로와 발병 지역이 일치하고, 발병률과 치명률이 높은 특징이 있다.(브루셀라증, 결핵, 살모넬라증, 캄필로박터 감염증, 리스테리아증, 병원성 대장균 감염증 등)

(2) 연쇄전파

연쇄전파는 감염된 환자로부터 다른 사람에게 감염이 전파되면서 유행이 확산되는 유형이다. 일반적으로 초기에는 감염자가 급증하다가 이후 점차 감소하는 양상을 보인다. 이는 대표적인 사람 간 접촉을 통한 전파 방식이다.

Section 4 감염병의 일반적인 관리

감염병의 관리란 질병의 발생과 확산을 예방하고, 건강한 사회를 유지하기 위해 감염병의 원인과 전파 과정을 차단하는 모든 활동을 의미한다. 감염병은 병원체, 병원소, 탈출 경로, 전파 경로, 침입 경로, 감수성 있는 숙주라는 6가지 요소가 상호작용하여 발생하며, 이 중 하나 이상을 관리함으로써 감염병의 전파를 효과적으로 막을 수 있다. 감염병의 종류에 따라 관리 대상과 방법은 달라지며, 특히 외래 감염병의 경우에는 국내로의 유입을 사전에 차단하는 것이 매우 중요하다.

1) 일반적인 관리 방법

감염병의 일반적인 관리는 전파 예방, 숙주의 면역 증강, 환자 관리의 세 가지 방향으로 나눌 수 있다.

(1) 전파 예방

전파 예방은 감염원이 외부 환경으로 빠져나가거나 다른 사람에게 전파되는 것을 차단하는 데 초점을 맞춘다.

- **감염원 관리**: 감염병의 원인이 되는 병원소를 제거하거나 관리하는 것을 의미한다. 사람의 경우 환자를 격리하고 치료하며, 필요시 접촉자를 건강 격리한다. 동물의 경우 감염된 가축을 도살하거나 치료함으로써 병원소로서의 역할을 차단한다.
- **감염 경로 관리**: 병원체가 외부로부터 숙주에게 침입하는 경로를 차단하기 위해 환경 위생을철저히 한다. 구충과 구서, 생활환경 소독, 식품의 위생적 취급 등을 통해 전파 가능성을 낮춘다.
- **행정적 관리**: 감염병 관리에 관한 법률과 지침을 기반으로 한 행정적 대응을 포함한다. 감염병예방법에 따라 감염병 발생 시 즉각적인 보고, 대응, 격리, 예방접종 등의 절차를 진행한다.

(2) 숙주 면역 증강

감염병을 예방하기 위해서는 병원체에 대한 저항력을 키우는 것이 중요하다. 이를 숙주의 면역 증강이라고 한다.

- **예방 접종**: 특정 감염병에 대한 면역력을 획득하게 하여 발병을 막는다. 국가 예방접종 사업을 통해 대상 질병에 대한 백신을 무료로 제공하기도 한다.
- **건강 증진 활동**: 균형 잡힌 영양 섭취, 규칙적인 운동, 적절한 휴식, 충분한 수면은 면역 체계강화에 도움을 준다. 이러한 일상적인 건강관리도 감염병 예방에 중요한 역할을 한다.

(3) 환자 관리

환자가 발생한 경우 신속하고 적절한 대응이 필요하다. 이를 통해 감염의 확산을 줄이고, 환자의 상태가 악화되는 것을 막는다.

- **격리 및 치료 시설 확충**: 감염 환자를 별도로 격리하고 치료할 수 있는 병상과 의료 인프라를 확보한다.
- **조기 진단과 조기 치료**: 증상이 나타난 초기에 진단하고 치료를 시작함으로써 질병의 중증화를 방지한다.
- **보건 교육**: 환자와 가족, 지역사회에 감염병 예방과 관리에 대한 지식을 제공하고, 자가 관리능력을 키우도록 교육한다.

2) 세부 관리 내용

감염병의 예방과 확산 방지를 위해서는 다음과 같은 세부 관리 전략을 병행해야 한다.

(1) 병원소의 제거 및 관리

병원소란 병원체가 증식하거나 생존하는 장소를 말한다. 이를 제거하거나 통제함으로써 감염병의 발생을 줄일 수 있다.

- **동물 병원소**: 감염된 가축이나 야생동물은 병원체의 매개체가 될 수 있다. 감염이 확인된 경우에는 도살 처분하거나 이동을 제한한다.
- **인간 병원소**: 증상을 보이거나 병원체를 보유한 사람은 치료 또는 격리를 통해 전염성을 줄인다. 필요한 경우 수술이나 약물 치료가 병행되기도 한다.

(2) 병원소 격리

병원소로부터 병원체가 외부로 전파되지 않도록 격리 조치를 시행한다.

① 환자 격리(isolation)

감염력이 있는 환자를 일정 기간 격리하여 전파를 막는다. 격리 기간은 감염병의 종류와 전염력이 사라지는 시점까지 지속한다. 대상 질병으로는 제1급 감염병(예: 에볼라, 사스), 일부 제2급 및 제3급 감염병, 세계보건기구(WHO)의 감시 대상 감염병 등이 있다.

② 건강 격리(quarantine, 검역)

아직 증상이 없으나 감염 가능성이 있는 사람을 대상으로 최대 잠복기 동안 격리한다. 외래 감염병의 국내 유입을 차단하기 위한 조치로, 대표적으로 콜레라는 5일, 메르스는 14일, 에볼라는 21일 동안 격리한다.

(3) 환경 위생 관리

감염병의 전파 경로를 차단하기 위해 환경을 위생적으로 관리한다. 이는 특히 소화기계, 호흡기계, 곤충 매개 감염병 등에 효과적이다.

- **소화기계 감염병**: 오염된 식수나 음식으로 전파되므로 식수 위생, 음식물 조리 및 보관, 손씻기 등의 관리가 중요하다.
- **호흡기계 감염병**: 마스크 착용, 기침 예절 준수, 손 위생 실천 등 보균자 관리와 함께 예방 접종도 강조해야 한다.
- **곤충 매개 감염병**: 모기, 진드기 등 매개체를 통해 전파되므로 해충 구제와 서식지 제거가 필요하다.

(4) 행정적 관리

국가 및 지방자치단체 차원에서 감염병을 체계적으로 관리하는 제도적 장치를 말한다.

감염병예방법에 근거하여 감염병 발생 시 보고, 역학조사, 격리, 예방접종 등의 절차를 따른다.

감염병 분류 체계 개편은 2020년 1월 1일부터 시행되었으며, 기존의 군별 분류 방식에서 감염병의 전파력, 심각도, 격리 수준 등을 고려한 '급' 중심의 체계로 전환하였다.

2023년 8월 기준, 질병관리청장이 지정하는 감염병을 제4급 감염병으로 포함시키고 매독을 4급에서 3급으로 상향 조정, 코로나바이러스감염증-19는 2급에서 4급으로 하향 조정되었다.

이와 같이 감염병의 관리는 전파 경로 차단, 숙주의 면역력 증강, 환자에 대한 신속한 대응, 그리고 법적 · 행정적 체계의 확립을 통해 종합적으로 이루어진다. 감염병은 인간 사회의 건강과 안전을 위협하는 중요한 공중보건 문제이므로, 과학적이고 체계적인 접근을 바탕으로 철저히 관리해야 한다.

핵심

*** 감염병의 일반적인 관리**

(1) 전파 예방(병원소 제거 및 관리, 병원소 격리)

- 검역: 외래 감염병의 예방 대책으로 가장 중요함
  유행지역 입국자에 대해 강제 격리하는 것
- 격리: 현재 이환 중인 개방성 환자를 감염병 관리 시설에 입원 치료, 격리 수용
  * 격리가 불필요한 감염병: 파상풍, 일본뇌염, 발진티푸스, 파상열, 쯔쯔가무시증 등
- **검역감염병 환자와 의사 환자의 격리기간: 감염력이 없어질 때까지로 함**

- **검역감염병에 접촉된 사람들의 건강격리 기간**: 해당 질병의 최대잠복기 동안
- **검역 감염병(8종)**

콜레라, 페스트, 황열, 중증급성호흡기증후군(SARS), 동물인플루엔자감염증, 신종인플루 엔자, 중동호흡기증후군, 에볼라바이러스병 등 8종류와 보건복지부장관이 고시하는 검 역 감염병

- **검역감염병의 격리 기간**
  ① **콜레라: 5일**
  ② **페스트, 황열: 6일**
  ③ **중증급성호흡기증후군(SARS), 동물인플루엔자인체감염증: 10일**
  ④ 신종인플루엔자, 중동호흡기증후군, 보건복지부장관이 고시하는 검역감염병은 **최대잠복기까지**

(2) 감수성 숙주의 대책: 면역증강

- **면역증강에 대한 감염병 관리대책: 예방접종을 통해서 함**

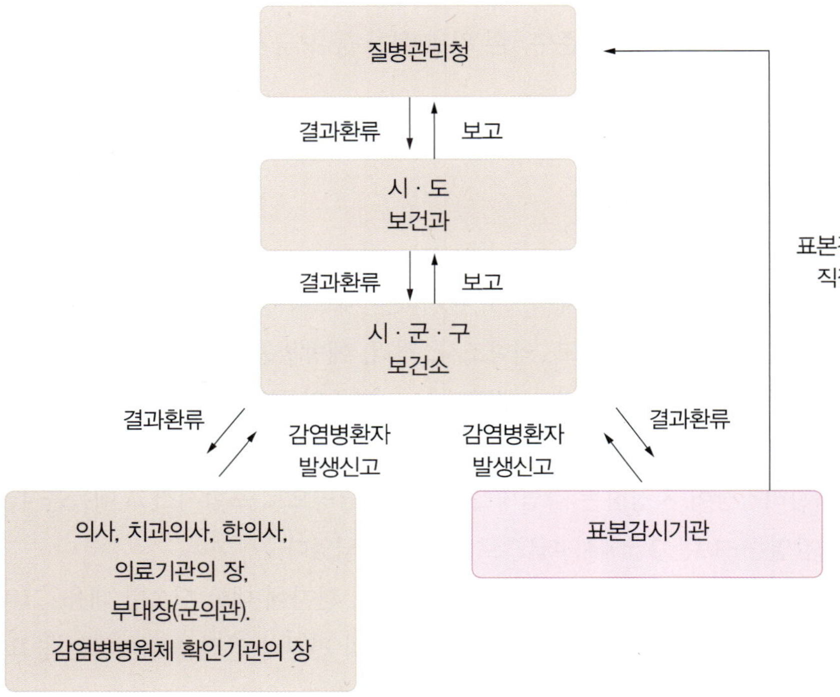

그림 III-5. 신고 · 보고체계 흐름도

출처: 감염병포털:(2023 감염병신고 현황 연보)

표 III-15. 법정 감염병의 종류와 신고주기

구분	제1급감염병	제2급감염병	제3급감염병	제4급감염병
특성	생물테러감염병 또는 치명률이 높거나 집단 발생의 우려가 커서 발생 또는 유행 즉시 신고, 음압격리와 같은 높은 수준의 격리가 필요한 감염병 (17종)	전파가능성을 고려하여 발생 또는 유행 시 24시간 이내에 신고, 격리가 필요한 감염병 (21종)	발생을 계속 감시할 필요가 있어 발생 또는 유행 시 24시간 이내 신고하여야 하는 감염병 (28종)	유행 여부를 조사하기 위하여 표본감시 활동이 필요한 감염병 (23종)
종류	가. 에볼라바이러스병 나. 마버그열 다. 라싸열 라. 크리미안콩고출혈열 마. 남아메리카출혈열 바. 리프트밸리열 사. 두창 아. 페스트 자. 탄저 차. 보툴리눔독소증 카. 야토병 타. 신종감염병증후군 파. 중증급성호흡기증후군(SARS) 하. 중동호흡기증후군(MERS) 거. 동물인플루엔자 인체감염증 너. 신종인플루엔자 더. 디프테리아	가. 결핵 나. 수두 다. 홍역 라. 콜레라 마. 장티푸스 바. 파라티푸스 사. 세균성이질 아. 장출혈성대장균감염증 자. A형간염 차. 백일해 카. 유행성이하선염 타. 폴리오 파. 수막구균 감염증 하. b형헤모필루스 인플루엔자 거. 폐렴구균 감염증 너. 한센병 더. 성홍열 러. 반코마이신내성 황색포도알균(VRSA) 감염증 머. 카바페넴성장 내세균목(CRE)감염증 버. E형간염 서. 풍진(선천성) 풍진(후천성)	가. 파상풍 나. B형간염 다. 일본뇌염 라. C형간염 마. 말라리아 바. 레지오넬라증 사. 비브리오패혈증 아. 발진티푸스 자. 발진열 차. 쯔쯔가무시증 카. 렙토스피라증 타. 브루셀라증 파. 공수병 하. 신증후군출혈열 거. 후천성면역결핍증(AIDS) 너. 크로이츠펠트-야콥병(CJD) 및 변종크로이츠펠트-야콥병(vCJD) 더. 황열 러. 뎅기열 머. 큐열 버. 웨스트나일열 서. 라임병 어. 진드기매개뇌염 저. 유비저 처. 치쿤구니야열 커. 중증열성혈소판감소증후군(SFTS) 터. 지카바이러스감염증 퍼. 엠폭스 허. 매독	가. 코로나바이러스 감염증-19 나. 회충증 다. 편충증 라. 요충증 마. 간흡충증 바. 폐흡충증 사. 장흡충증 아. 수족구병 자. 임질 차. 클라미디아감염증 카. 연성하감 타. 성기단순포진 파. 첨규콘딜롬 하. 사람유두종바이러스 감염증 거. 반코마이신내성장알균(VRE)감염증 너. 메티실린내성황색포도알균(MRSA) 감염증 더. 다제내성녹농균(MRPA) 감염증 러. 다제내성아시네토박터 바우마니균(MRAB) 감염증 머. **(장관감염증)/(20종)**[1)] 버. **(급성호흡기감염증)/(9종)**[2)] 서. 인플루엔자 어. **(해외유입기생충감염증)/(11종)**[3)] 저. 엔테로바이러스 감염증
감시방법	전수감시	전수감시	전수감시	표본감시
신고	즉시	24시간 이내	24시간 이내	7일 이내
보고	즉시	24시간 이내	24시간 이내	7일 이내

1)(장관감염증)/(20종) : 살모넬라감염증, 장염비브리오감염증, 장독소대장균(ETEC)감염증, 장침습성대장균(EIEC)감염증, 장병원성(EPEC)감염증, 캄필로박터균감염증, 클로스트리듐퍼프린젠스감염증, 황색포도알균감염증, 바실루스세레우스균감염증, 예르시니아엔테로콜리티카감염증, 리스테리아모노사이토제네스감염증, 그룹A형로타바이러스감염증, 아스트로바이러스감염증, 장내아데노바이러스감염증, 노로바이러스감염증, 사포바이러스감염증, 이질아메바감염증, 람블편모충감염증, 작은와포자충감염증, 원포자충감염증

2)(급성호흡기감염증)/(9종): 아데노바이러스감염증, 사람보카바이러스감염증, 파라인플루엔자바이러스 감염증, 호흡기세포융합바이러스 감염증, 리노바이러스 감염증, 사람 메타뉴모바이러스 감염증, 사람 코로나바이러스 감염증, 마이코플라스마균 감염증, 클라미디아균 감염증

3)(해외유입기생충감염증)/(11종): 리슈만편모충증, 바베스열원충증, 아프리카수면병, 주혈흡충증, 샤가스병, 광동주혈선충증, 악구충증, 사상충증, 포충증, 톡소포자충증, 메디나충증

출처: 질병관리청/감염병 포털

표 III-16. 법정감염병 발생 현황

		2020	2021	2022	2023
제1급	**1급 소계**	**60,723**	**569,943**	**0**	**1**
	에볼라바이러스병	0	0	0	0
	마버그열	0	0	0	0
	라싸열	0	0	0	0
	크리미안콩고출혈열	0	0	0	0
	남아메리카출혈열	0	0	0	0
	리프트밸리열	0	0	0	0
	두창	0	0	0	0
	페스트	0	0	0	0
	탄저	0	0	0	0
	보툴리눔독소증	1	0	0	1
	야토병	0	0	0	0
	신종감염병증후군	60,722	569,943	0	0
	중증급성호흡기증후군(SARS)	0	0	0	0
	중동호흡기증후군(MERS)	0	0	0	0
	동물인플루엔자 인체감염증	0	0	0	0
	신종인플루엔자	0	0	0	0
	디프테리아	0	0	0	0
제2급	**2급 소계**	**86,768**	**80,612**	**28,499,681**	**5,610,190**
	결핵	19,933	18,335	16,264	15,640
	수두	31,430	20,929	18,547	26,964
	홍역	6	0	0	8
	콜레라	0	0	0	0
	장티푸스	39	61	38	19
	파라티푸스	58	29	31	22
	세균성이질	29	18	31	37
	장출혈성대장균감염증	270	165	211	216
	A형간염	3,989	6,583	1,890	1,324
	백일해	123	21	31	292
	유행성이하선염	9,922	9,708	6,358	7,737
	풍진	2	0	0	0
	폴리오	0	0	0	0
	수막구균감염증	5	2	3	11
	b형헤모필루스인플루엔자	1	1	1	1
	폐렴구균 감염증	345	269	339	431
	한센병	3	5	2	3
	성홍열	2,300	678	505	815
	반코마이신내성황색포도알균(VRSA) 감염증	9	3	1	2
	카바페넴내성장내세균속균종(CRE) 감염증	18,113	23,311	30,548	38,405

	E형간염	191	494	528	572
	코로나19	•	•	28,424,349	5,517,540
	엠폭스	•	•	4	151
제3급	**3급 소계**	**19,220**	**18,794**	**17,499**	**16,436**
	파상풍	30	21	23	24
	B형간염	382	453	332	315
	일본뇌염	7	23	11	17
	C형간염	11,850	10,116	8,308	7,249
	말라리아	385	294	420	747
	레지오넬라증	368	383	415	476
	비브리오패혈증	70	52	46	69
	발진티푸스	0	0	0	0
	발진열	1	9	4	21
	쯔쯔가무시증	4,479	5,915	6,235	5,663
	렙토스피라증	114	144	125	59
	브루셀라증	8	4	5	5
	공수병	0	0	0	0
	신증후군출혈열(유행성출혈열)	270	310	302	452
	후천성면역결핍증(AIDS)	816	771	825	749
	크로이츠펠트-야콥병 및 변종 크로이츠펠트-야콥병	64	68	61	67
	황열	0	0	0	0
	뎅기열	43	3	103	206
	큐열	69	46	56	57
	웨스트나일열	0	0	0	0
	라임병	18	8	22	45
	진드기매개뇌염	0	0	0	0
	유비저	1	2	2	2
	치쿤구니야열	1	0	8	13
	중증열성혈소판 감소증후군(SFTS)	243	172	193	198
	지카바이러스감염증	1	0	3	2

통계공표시기: 작성기준년도 익년 7월

1) 표본감시체계를 통하여 보고된 자료는 제외

2) 각 질병별로 규정된 신고 범위(환자, 의사환자, 병원체보유자)의 모든 보고건을 포함. 단, 코로나19는 환자 수만 포함

3) 2020, 2021년 신종감염병증후군은 코로나19(COVID-19)로 신고 · 보고된 건수이며 2022년 2급 코로나바이러스감염증-19로 신고하도록 변경, 2023년 통계는 8월 30일까지 신고 보고 된 자료임

* 2023년 8월 기준, 질병관리청장이 지정하는 감염병을 제4급 감염병으로 포함시키고 매독을 4급에서 3급으로 상향 조정. 코로나바이러스감염증-19는 2급에서 4급으로 하향 조정

* 출처: 질병보건통합관리시스템 / 지표누리 e-나라지표

표 III-17. 2023년도 법정감염병 신고 현황

급	감염병	2023		
		발생(건)	사망(명)	발생률(인구 십만 명 당)
제1급	**소계**	**1**	**0**	·
	에볼라바이러스병	0	0	0
	마버그열	0	0	0
	라싸열	0	0	0
	크리미안콩고출혈열	0	0	0
	남아메리카출혈열	0	0	0
	리프트밸리열	0	0	0
	두창	0	0	0
	페스트	0	0	0
	탄저	0	0	0
	보툴리눔독소증	1	0	1
	야토병	0	0	0
	신종감염병증후군	0	0	0
	중증급성호흡기증후군(SARS)	0	0	0
	중동호흡기증후군(MERS)	0	0	0
	동물인플루엔자 인체감염증	0	0	0
	신종인플루엔자	0	0	0
	디프테리아	0	0	0
제2급	**소계**	**5,594,550**	**4,330**	·
	수두	26,964	1	52.48
	홍역	8	0	0.02
	콜레라	0	0	0
	장티푸스	19	0	0.04
	파라티푸스	22	0	0.04
	세균성이질	37	0	0.07
	장출혈성대장균감염증	216	2	0.42
	A형간염	1,324	4	2.58
	백일해	292	0	0.57
	유행성이하선염	7,737	0	15.06
	풍진	0	0	0
	폴리오	0	0	0
	수막구균감염증	11	1	0.02
	b형헤모필루스인플루엔자	1	0	0
	폐렴구균 감염증	431	80	0.84
	한센병	3	0	0.01
	성홍열	815	1	1.59
	반코마이신내성황색포도알균(VRSA) 감염증	2	0	0
	카바페넴내성장내세균속균종(CRE) 감염증	38,405	663	74.74

	E형간염	572	1	1.11
	코로나바이러스감염증-19	5,517,540	3,577	10,738.24
	엠폭스	151	0	0.29
제3급	**소계**	**15,687**	**137**	·
	파상풍	24	1	0.05
	급성B형간염	315	1	0.61
	일본뇌염	17	2	0.03
	C형간염	7,249	14	14.11
	말라리아	747	0	1.45
	레지오넬라증	476	28	0.93
	비브리오패혈증	69	27	0.13
	발진티푸스	0	0	0
	발진열	21	0	0.04
	쯔쯔가무시증	5,663	19	11.02
	렙토스피라증	59	0	0.11
	브루셀라증	5	0	0.01
	공수병	0	0	0
	신증후군출혈열(유행성출혈열)	452	0	0.88
	크로이츠펠트-야콥병 및 변종 크로이츠펠트-야콥병	67	7	0.13
	황열	0	0	0
	뎅기열	206	0	0.4
	큐열	57	0	0.11
	웨스트나일열	0	0	0
	라임병	45	0	0.09
	진드기매개뇌염	0	0	0
	유비저	2	0	0
	치쿤구니야열	13	0	0.03
	중증열성혈소판 감소증후군(SFTS)	198	38	0.39
	지카바이러스감염증	2	0	0

출처: KOSIS(국가통계포털)

참고

1. 본 연보에 수록된 자료는 질병관리청 홈페이지(https://www.kdca.go.kr/)누리집에서도 제공
2. 「기생충질환 예방법」과 「전염병예방법」을 통합하여 법 제명을 「감염병의 예방 및 관리에 관한 법률」(2010.12.30.)로 변경하고, **"전염병"을 "감염병"으로 용어 정비**함
3. **전수감시**
   감염병의 예방 및 관리에 관한 법률 제11조에 의하여 모든 의사, 치과의사, 한의사, 의료기관의 장, 부대장(군의관), 감염병 병원체 확인기관의 장이 신고 의무를 갖는 감시체계로 본 연보에서는 **제1급감염병, 제2급감염병, 제3급감염병**이 해당함
4. **표본감시**
   감염병의 예방 및 관리에 관한 법률 제16조 및 제11조제5항에 의하여 표본감시기관을 지정하고 지정된 기관에 한하여 신고를 받아 운영하는 감시체계로 본 연보에서는 **제4급감염병**이 해당함

가. 표본감시체계

* 일부 표본감시기관을 중심으로 감염병 발생 상황을 지속적으로 감시 분석하여, 국민 의료인에게 필요한 정보를 제공함으로써 건강증진과 감염병 예방 활동을 지원하는 감염병 감시 방법임
* 감염병의 전수(全數)보고가 현실적으로 불가능하거나(인플루엔자, 성매개감염병) 감염병 관리에 조기 발견이 필요한 질환(인플루엔자, 지정감염병)에 대해 표본감시를 운영함.

표 III-18. 표본감시 감염병 종류 및 신고범위

법정감염병 분류	표본감시 감염병		신고범위		
제4급	인플루엔자		환자	의사환자	병원체보유자
	기생충감염병	회충증	○	○	×
		편충증	○	×	×
		요충증	○	×	×
		간흡충증	○	×	×
		폐흡충증	○	×	×
		장흡충증	○	×	×
	수족구병		○	○	×
	성매개감염병	매독	○	×	×
		임질	○	○	×
		클라미디아감염증	○	×	×
		연성하감	○	×	×
		성기단순포진	○	○	×
		첨규콘딜롬	○	○	×
		사람유두종바이러스 감염증	×	×	○
	의료관련 감염병	반코마이신내성장알균(VRE)감염증	○	×	○
		메티실린내성황색포도알균(MRSA) 감염증	○	×	○
		다제내성녹농균(MRPA) 감염증	○	×	○
		다제내성아시네토박터바우마니균(MRAB)감염증	○	×	○
		장관감염증	○	×	×
		급성호흡기감염증	○	×	×
		해외유입기생충감염증	○	×	×
		엔테로바이러스감염증	○	×	×

출처: 감염병포털(2023 감염병 신고 현황 연보)

표 Ⅲ-19. 표본감시 감염병별 표본감시기관 지정기준(2023년 기준)

보건소 신고대상 표본감시 감염병

표본감시 감염병	표본감시기관 지정기준
합병증을 동반한 수족구병	• 상급종합병원 • 200병상 이상 병원급 의료기관 • 공공병원
성매개감염병	• 보건소 • 비뇨기과, 산부인과, 진료과목이 있는 의원 또는 병원급 의료기관(단, 상급병원은 제외) ※ 시, 군, 구 인구 10만명당 1개소, 인구 10만 미만일 경우 보건소만 지정 • 공공병원
해외유입기생충감염증	• 상급종합병원 • 종합병원
의료관련감염병	• 감염관리실 설치된 상급종합병원 종합병원 100병상 이상 병원 공공병원

질병관리청 직접 신고대상 표본감시 감염병

표본감시 감염병	표본감시기관 지정기준
인플루엔자	• 소아과, 내과, 가정의학과 진료과목이 있는 의원급 의료기관 • 실험실감시: 임상감시 기관 중 참여의사가 있는 의료기관 • 공공병원
기생충감염병	• 보건소 • 한국건강관리협회 • 공공병원
수족구병	• 소아과 진료과목이 있는 의원급 의료기관 • 공공병원
급성호흡기감염증	• 상급종합병원 • 200병상 이상 병원급 의료기관 • 공공병원
엔테로바이러스감염증	• 상급종합병원 • 200병상 이상 병원급 의료기관 • 공공병원

출처: 감염병포털(2023 감염병 신고 현황 연보)

표 III-20. 2023년 해외 유입 감염병 유입대륙 현황

유입대륙	아시아	아메리카	유럽	이외 대륙
신고수 (%)	5,444 (76.4%)	499 (7.0)	842 (11.8)	337 (4.7)

- 해외유입 감염병은 지속적으로 증가하여 2010년 이후 매년 400~700명 내외로 신고되고 있었으나, 2020년 이후 코로나바이러스감염증-19의 전 세계적 유행에 따라 2020년 5,495명, 2021년 11,992명, 2022년 56,037명으로 대폭 증가하는 추세를 보이다 2023년 국내외 방역상황이 안정화되고 코로나바이러스-19가 제4급 감염병으로 조정되며 7,122명으로 감소(87.3% 감소)함.
- 2023년에 신고된 주요 해외유입 감염병은 "코로나바이러스감염증(94.5%), 뎅기열(2.9%), 말라리아(1.0%), 세균성이질(0.2%) 등"의 순이며
- 주요 유입대륙은 아시아(중국, 일본, 베트남, 태국, 필리핀 등)이 전체의 약 76.4%를차지하였고, 다음으로는 유럽(스페인, 프랑스 등), 아메리카가 각각 11.8%, 7.0%로 나타남

출처: 감염병포털(2023 감염병 신고 현황 연보)

3) 숙주 면역 증강을 위한 예방접종

(1) 예방접종의 중요성

예방접종은 감염병에 대한 면역력을 강화하여 숙주가 감염에 저항할 수 있도록 돕는 가장 효과적인 수단이다. 백신을 통해 인체는 특정 병원체에 대한 항체를 형성하게 되며, 이를 통해 실제 병원체에 노출되었을 때 신속하게 대응할 수 있는 면역 반응을 유도한다.

우리나라에서는 1882년 지석영 선생이 종두법을 도입하며 예방접종의 역사가 시작되었다. 이후 1960년대에는 종두(천연두)의 유행이 종식되면서 예방접종의 효과가 입증되었다. 이처럼 예방접종은 전염병으로부터 사회 전체를 보호하는 공중보건 수단으로 자리 잡았다.

또한 감염병의 예방뿐만 아니라 치료 목적으로 단기 면역을 형성하기 위한 면역혈청이나 감마글로불린의 투여도 사용한다. 이는 급성 감염 상황에서 빠르게 항체를 공급하여 중증을 막는 데 도움을 준다.

예방접종 외에도 면역력을 높이기 위해서는 영양이 균형 잡힌 식사, 규칙적인 운동, 충분한 휴식, 올바른 수면 습관 등의 건강한 생활양식을 유지해야 한다.

(2) 예방접종의 종류 및 방법

예방접종은 크게 기초접종과 추가접종으로 구분한다.

- 기초접종은 단기간 내에 질병에 대한 방어 면역을 획득하는 것을 목적으로 한다. 대부분의 백신은 생후 일정 시기에 기초접종을 실시하며, 이 시기는 백신의 종류와 아동의 발달 상태에 따라 결정된다.
- 추가접종은 기초접종 이후 시간이 지나면서 감소하는 면역 효과를 다시 높이기 위해 실시한다.추가접종은 일반적으로 기초접종보다 더 강력한 면역 반응을 유도하며, 이와 같은 면역 반응을 '회복반응'이라 한다.

정확한 시기와 방법으로 접종을 실시하는 것이 예방 효과를 극대화하는 데 중요하다.

(3) 예방접종 시 주의사항

예방접종을 실시할 때에는 다음과 같은 사항을 반드시 준수해야 한다.

첫째, 접종 대상자의 연령과 체중에 따라 정확한 용량과 접종 방법을 사용해야 한다.

둘째, 백신은 효능을 유지하기 위해 2~4℃의 저온에서 보관하고 운반해야 한다.

셋째, 접종 전에는 백신의 유효기간을 확인하고, 사용 금기 사항이 있는지 반드시 검토해야 한다.

이 외에도 접종 전 대상자의 건강 상태를 평가하여 일시적인 건강 이상이 있을 경우 접종을 연기하거나 의료인의 판단을 따르는 것이 바람직하다.

(4) 필수 예방접종 대상 감염병

국가에서는 감염병 예방과 공공의 건강을 위해 필수 예방접종을 지정하고 있으며, 해당 예방접종은 시장, 군수, 구청장의 책임 하에 실시한다.

필수 예방접종 대상 감염병에는 디프테리아, 백일해, 파상풍, 폴리오, 홍역, B형간염, 유행성이하선염, 풍진, 결핵, 수두, 일본뇌염, b형헤모필루스인플루엔자, 폐렴구균, 인플루엔자, A형간염, 사람유두종바이러스감염증, 로타바이러스감염증이 포함된다.

이 외에도 보건복지부장관이 지정한 기타 감염병으로는 장티푸스, 신증후군출혈열 등이 있으며, 이에 대해서도 필요한 경우 예방접종을 실시한다.

(5) 표준 예방접종 일정표

국가는 백신 접종의 시기와 종류를 안내하기 위해 '표준 예방접종 일정표'를 제공한다. 이는 생후부터 성인까지의 연령별 접종 계획을 명확히 안내하여 예방접종의 누락을 방지하고, 효율적인 면역 획득을 유도하는 데 목적이 있다.

표준 예방접종 일정표는 국가가 권장하고 무상으로 지원하는 국가예방접종과, 민간 의료기관에서 유료로 접종할 수 있는 기타예방접종으로 구성되어 있다.

일정표를 참고하여 정해진 시기에 적절한 백신을 접종하는 것이 가장 효과적인 예방 수단이 된다.

(6) 일반적인 금기사항

모든 사람이 예방접종을 받을 수 있는 것은 아니며, 특정 상황에서는 접종이 금기되거나 주의가 요구된다.

가장 일반적인 금기사항은 이전 백신 접종 또는 백신 성분에 대해 심한 알레르기 반응(아나필락시스 등)이 있었던 경우이다.

또한, 백신의 종류에 따라 개별적으로 금기사항이 다르기 때문에 백신별 안내사항을 꼼꼼히 확인해야 한다.

예를 들어, 임신 중에는 생백신 접종이 금기되며, 대표적으로 MMR(홍역 · 유행성이하선염 · 풍진), 수두, 일본뇌염(생백신)의 접종은 피해야 한다.

접종 전 반드시 병력 확인과 의료인의 상담을 통해 안전성을 확보해야 한다.

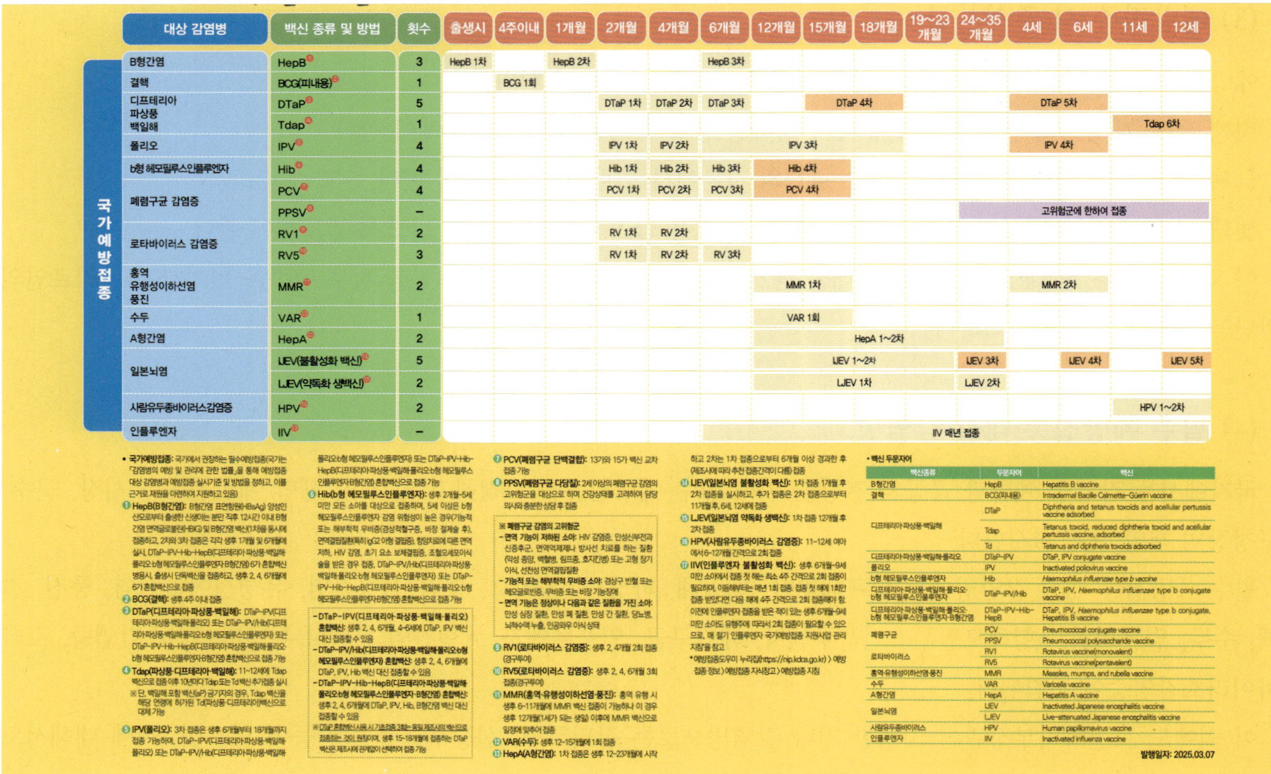

그림 Ⅲ-9. 표준예방접종일정표(2025)

(7) 백신의 종류

우리나라에서 사용되는 백신은 질병의 종류에 따라 다양하게 분류되며, 대표적인 백신은 다음과 같다.

- B형간염 백신(HepB)
- 결핵 백신(BCG)
- 디프테리아 · 파상풍 · 백일해 백신(DTaP, Td, Tdap)
- 폴리오 백신(IPV)
- b형헤모필루스인플루엔자 백신(Hib)
- 폐렴구균 백신(PCV, PPSV)
- 로타바이러스 백신(RV1, RV5)
- 홍역 · 유행성이하선염 · 풍진 백신(MMR)
- 수두 백신(VAR)
- A형간염 백신(HepA)
- 일본뇌염 백신(IJEV, LJEV)
- 사람유두종바이러스 백신(HPV)
- 인플루엔자 백신(IIV)

이러한 백신은 각기 다른 감염병을 예방하며, 백신의 종류에 따라 접종 시기, 횟수, 접종 간격이 다르므로 표준 접종 일정표에 따라 접종해야 한다.

대상감염병	백신종류	만 19~29세	만 30~39세	만 40~49세	만 50~59세	만 60~64세	만 65세 이상
인플루엔자[1]	Flu	위험군에 대해 매년 1회			매년 1회		
파상풍/디프테리아/백일해	Tdap/Td	Tdap으로 1회 접종, 이후 매 10년 마다 Td 1회					
폐렴구균[2]	PPSV23	위험군에 대해 1회 또는 2회					1회
	PCV13	위험군 중 면역저하자, 무비증, 뇌척수액누출, 인공와우 이식 환자에 대해 1회					
A형간염[3]	HepA	2회		항체검사 후 2회	위험군에 대해 항체검사 후 2회 접종		
B형간염[4]	HepB	위험군 또는 3회 접종/감염력이 없을 경우 항체 검사 후 3회 접종					
수두[5]	Var	위험군 또는 접종력/감염력이 없을 경우 항체검사 후 2회 접종					
홍역/유행성 이하선염/풍진[6]	MMR	위험군 또는 접종력/감염력이 없을 경우 1회 또는 2회 접종 ; 가임 여성은 풍진 항체 검사 후 접종					
사람유두종 바이러스 감염증	HPV	만 25~26세 이하 여성 총 3회					
대상포진	HZV					1회	
수막구균[7]	MCV4	위험군에 대해 1회 또는 2회					
B형 헤모필루스 인플루엔자[8]	Hib	위험군에 대해 1회 또는 3회					

연령 권장 : 면역의 증거가 없는(과거 감염력이 없고 예방접종력이 없거나 불확실) 대상 연령의 성인에게 권장됨
※ 연령권장의 경우에도 해당 질병의 위험군(각주 참고)에게는 접종을 더욱 권장함
위험군 권장 : 특정 기저질환, 상황 등에 따라 해당 질병의 위험군에게 권장
국가예방접종사업으로 무료접종 (인플루엔자 및 PPSV23 만 65세 이상)

그림 Ⅲ-10. 성인 예방접종 일정

(8) 성인 예방접종 대상 감염병

성인도 면역력이 약화되거나 특정 감염병의 위험이 증가함에 따라 예방접종이 필요하다.

특히 만성질환자, 고령자, 임신부, 의료인, 해외 여행자 등은 대상 감염병에 따라 별도의 접종이 권장된다.

성인 예방접종에는 인플루엔자, 파상풍 · 디프테리아 · 백일해(Tdap), 폐렴구균, A형간염, B형간염, 사람유두종 바이러스, 대상포진, 일본뇌염 등이 있으며, 이에 대한 접종은 그림 Ⅲ-10의 성인 예방접종 일정표를 참고하여 진행한다.

각 연령과 건강 상태에 따른 접종 권장사항을 의료기관에서 안내받는 것이 바람직하다.

Section 5 급성 감염병 관리

1) 역학적 특성

감염병은 병원체에 의해 사람 또는 동물에게 발생하는 질병을 의미하며, 그 양상에 따라 급성과 만성으로 나눌 수 있다.

급성 감염병은 병원체가 체내에 침입한 후 짧은 시간 안에 증상이 나타나고, 비교적 단기간에 회복되거나 악화되는 경과를 보이는 감염병이다.

급성 감염병은 일반적으로 발생률은 높으나 유병률은 낮다. 이는 감염자의 수가 단기간에 급격히 증가하지만, 대부분 비교적 짧은 시간 안에 회복되거나 사망하여 환자로 존재하는 기간이 짧기 때문이다.

반면, 만성 감염병은 증상이 서서히 나타나고, 오랜 시간에 걸쳐 진행되는 특성을 지닌다. 만성 감염병은 발생률은 낮으나 유병률은 높다. 이는 발병하는 사람의 수는 적지만, 질병이 장기화되어 오랜 시간 동안 환자 상태로 남아 있기 때문이다. 따라서 감염병의 효과적인 관리를 위해서는 이와 같은 역학적 특성을 이해하는 것이 중요하다.

2) 급성 감염병의 분류

급성 감염병은 병원체가 인체에 침입하는 경로와 병원체가 사람 간에 전파되는 수단에 따라 분류할 수 있다.

(1) 병원체의 인체 침입 경로에 따른 분류

① 소화기계 감염병: 병원체가 오염된 음식물이나 물을 통해 입으로 들어가 위장관을 통해 감염되는 질환이다. 대표적으로 콜레라, 장티푸스, 세균성이질, A형 간염 등이 있다. 이들 질환은 주로 위생 상태가 불량하거나 안전하지 않은 음식을 섭취할 경우 발생한다.

한편, 환자 보균자의 분변으로부터의 배설된 병원체가 음식물이나 물에 오염을 막기위한 절차예방법은 **환경위생개선**을 통한 방법이 **제일 효과적**이다.

② 호흡기계 감염병: 병원체가 코나 입을 통해 공기 중으로 흡입되어 감염되는 질환이다. 대표적으로 인플루엔자, 결핵, 홍역, 수두, 코로나바이러스감염증 등이 있다. 이러한 질환은 밀폐된 공간에서 쉽게 전파되기 때문에 환기와 개인위생이 중요하다.

③ 피부 및 점막 감염병: 병원체가 피부의 상처나 점막을 통해 체내로 침입하여 감염을 일으키는 경우이다. 광견병, 파상풍, 탄저 등이 이에 속하며, 피부 접촉이나 상처를 통해 병원체가 유입될 수 있다.

(2) 병원체 전파 수단에 따른 분류

① 곤충 매개 감염병: 모기, 진드기, 벼룩 등 곤충이 병원체를 옮기는 경우이다. 말라리아, 뎅기열, 쯔쯔가무시병

등이 이에 속한다. 이는 매개 곤충의 활동성과 계절에 따라 유행 시기가 결정되며, 예방을 위해서는 매개 곤충의 서식 환경을 차단하는 것이 중요하다.

② 동물 매개 감염병: 감염된 동물로부터 직접 전파되는 질병이다. 대표적으로 광견병, 렙토스피라증, 브루셀라증 등이 있으며, 감염된 동물의 체액, 분변, 혹은 직접적인 접촉을 통해 전파된다.

③ 공기 매개 감염병: 병원체가 비말이나 공기 중 미세입자를 통해 사람 간에 전파되는 경우이다. 결핵, 홍역, 인플루엔자, 코로나바이러스감염증 등이 있으며, 밀접 접촉이나 밀폐된 공간에서 감염 위험이 높아진다.

④ **수인성 감염병**: 오염된 물을 통해 전파되는 질환이다. 주로 식수 위생이 확보되지 않은 지역에서 발생하며, **콜레라, 장티푸스, A형 간염** 등이 이에 속한다. 안전한 음용수 확보와 정기적인 수질 관리가 필수적이다. **수인성 감염병은 환경개선 시 개선되는 질병이다.**

급성 감염병은 전파 속도가 빠르고 단기간에 많은 사람에게 영향을 미치므로, 감염 경로를 이해하고 예방 수단을 철저히 마련하는 것이 무엇보다 중요하다. 이를 위해서는 개인 위생 수칙 준수, 예방접종, 안전한 식수 및 식품 섭취, 적절한 격리 조치 등이 포함된 종합적인 관리가 필요하다.

표 Ⅲ-21. 급성 감염병 종류

분류	종류
소화기계 감염병	**장티푸스, 콜레라, 세균성 이질, 아메바성 이질, 장출혈성 대장균 감염증, 폴리오, 파라티푸스, A형 간염, E형 간염, 로타바이러스 등**
호흡기계 감염병	**디프테리아, 백일해, 홍역, 유행성 이하선염, 두창, 풍진, 수두, 인플루엔자, 성홍열, 레지오넬라증, SARS, MERS, COVID-19, 수막구균 감염증, 수족구병 등**
절지동물 매개 감염병	페스트, 발진열, 발진티푸스, 일본뇌염, 말라리아, 사상충증, 황열, 쯔쯔가무시증, 신증후군출혈열
동물 매개 감염병	공수병, 탄저, 렙토스피라증, 브루셀라증, 동물 인플루엔자 인체 감염증

핵심

급성 감염병

(1) 소화기계 감염병

- **수인성 감염병의 원인: 병원체가 음식물이나 물에 오염되어 경구를 통해 칩입**
- 병원소: 환자나 보균자의 분변
- **예방: 환경위생 개선, 식수오염 관리 중요함**
- **종류: 장티푸스, 콜레라, 세균성 이질, 폴리오, 유행성 간염, 파라티푸스** 등

① **장티푸스**: 여름철의 대표적인 수인성 감염병, 제2급감염병
- 병원체: Salmonella typhi
- 잠복기: 1~3주, 한 번 감염 후 영구 면역획득
- 진단: **혈청검사(widal test)**
- 특성: 병원소는 환자와 보균자로서 **오염된 음식물을 섭취**함으로 감염
- 발생부위: 장의 임파 조직, 담낭, 신장
- 예방: **환자의 격리** 및 치료 철저, **환경위생의 소독 철저, 예방접종(사균 vaccine)**

② **콜레라:** 검역 감염병, 제2급감염병, 해외유입 감염병

- 병원체: Vibrio cholerae
- 잠복기: 12~18시간(최장 5일까지 지속)
- 진단: **대변, 직장도말검사에서 병원체 확인**
- 특성: 병원소는 환자, 감염원은 **환자의 배설물**(대변, 구토물 등)
- 예방: **검역 철저, 환자의 신속한 보고처리**, 환경위생의 강화, 식품 가열 후 섭취
  인공능동면역은 **사균 vaccine 사용,** 예방접종 효과가 낮음(50%)

③ 세균성 이질: 제2급감염병
- 병원체: Shigella dysenteriae 등(병인체에 따라 세균성, 아메바성, 바이러스성)
- 잠복기: 2~7일
- 특성: 환자의 배설물이 파리나 손을 통해서 경구감염
  세균성 이질은 대장점막에 궤양성 병변, 발열, 복통, 점액성 혈변 일으키며 D 아군은 점액성 혈변이 없음
- 예방: 예방접종은 실시하지 않음

④ **폴리오:** 제2급감염병, WHO 감시대상 감염병
- 병원체: polio virus
- 잠복기: 1~3주 전후
- 특성: **중추신경계에 손상을 일으켜 마비를 일으키는 질병**
  병원소는 환자나 불현성 감염자와 직접접촉, 비말감염 전파, 오염음식물 통해 경구 감 염
- 예방: **예방접종이 가장 좋은 방법(경구: 생균 sabin 백신: 사균 salk 백신)**

⑤ 파라티푸스: 제2급감염병
- 병원체: Salmonella paratyphi A, B, C
- 장티푸스와 비슷한 증상, 기간이 짧고 증세가 미약
- 잠복기: 1~2주 전후

⑥ **유행성 간염**(Infection hepatitis)
- 병원체: **A형간염 바이러스**
- 어린 연령층에서 감수성이 높으며 급성 간염이 발생하며 대부분 회복
- 급성 감염병인 유행성 간염은 A형간염에 의해서 발생
  (제2급감염병: A형간염, E형간염, 제3급감염병: B형간염, C형간염)

⑦ 장출혈성 대장균 감염증(enterohemorrhagic E.coli O157): 제2급감염병
- 병원체: E.coli O157
- 잠복기: 4~8일
- 특성: 설사 및 출혈성 장염, 베로톡신(vero toxin) 독소 분비
  용혈성 요독증후군(HUS) 동반

3) 주요 급성 감염병

급성 감염병은 병원체가 인체에 침입한 후 짧은 시간 안에 증상이 나타나는 감염병을 말한다. 이러한 질병은 주로 전파력이 높고 빠르게 확산되기 때문에 조기 발견과 예방이 중요하다. 급성 감염병은 감염 부위에 따라 소화기계 감염병과 호흡기계 감염병 등으로 구분할 수 있다.

(1) 소화기계 감염병

소화기계 감염병은 병원체가 주로 입을 통해 체내로 들어가 위장관에 감염을 일으키는 질병이다. 대부분 오염된 물이나 음식물을 통해 전파되며, 위장관 증상과 함께 전신적인 이상을 동반하기도 한다.

① 장티푸스는 Salmonella Typhi균에 의해 발생하며, 오염된 물이나 음식을 섭취함으로써 감염된다. 고열, 두통, 식욕부진, 변비, 발진 등의 증상을 나타낸다.

② 콜레라는 콜레라균(Vibrio cholerae)의 감염에 의해 발생하며, 주로 오염된 물이나 해산물을 통해 전파된다. 대량의 수양성 설사와 구토로 인해 탈수가 빠르게 진행되며, 적절한 수분 공급이 이루어지지 않으면 생명이 위태로울 수 있다.

- **장염비브리오균**: 바닷물, 개벌, 어패류에서 주로 검출되며 해상어류를 먹고 감염된 식중독 원인균이다.

③ 세균성 이질은 Shigella균에 의해 발생하며, 감염된 음식물이나 물을 통해 전파된다. 고열, 복통, 설사, 혈변 등이 주요 증상이며, 심한 경우 탈수와 경련을 동반하기도 한다.

④ 장출혈성 대장균 감염증은 주로 Escherichia coli O157:H7 균에 의해 발생하며, 덜 익힌 육류나 오염된 식품을 통해 감염된다. 복통, 혈성 설사, 발열 등의 증상이 나타나며, 어린이나 노약자에게는 용혈성 요독 증후군(HUS)으로 진행될 수 있다.

⑤ 폴리오(소아마비)는 폴리오바이러스에 의해 발생하며, 경구 감염으로 체내에 들어간다. 주로 5세 이하 어린이에게 발생하며, 감염 후에는 급성 이완성 마비가 나타나기도 한다.

⑥ 파라티푸스는 Salmonella Paratyphi균에 의해 발생하며, 장티푸스와 유사한 경과를 보이나 일반적으로 증상이 덜 심한 편이다. 고열, 권태감, 식욕부진 등이 주요 증상이다.

⑦ A형 간염은 A형 간염 바이러스에 의해 발생하며, 오염된 음식이나 물을 통해 경구로 감염된다. 발열, 피로감, 식욕 부진, 황달 등의 증상이 나타나며, 대부분 자연적으로 회복된다.

(2) 호흡기계 감염병

호흡기계 감염병은 병원체가 호흡기를 통해 체내에 침입하여 감염을 일으키는 질병이다. 공기 중의 비말이나 직접 접촉을 통해 전파되는 경우가 많으며, 빠른 확산 속도를 보인다.

① 디프테리아는 디프테리아균(Corynebacterium diphtheriae)에 의해 발생하며, 감염자의 비말이나 피부 접촉을 통해 전파된다. 주로 인후에 회색막이 형성되며, 심할 경우 독소에 의해 심장과 신경계에 치명적인 장애를 유발한다.

② 백일해는 백일해균(Bordetella pertussis)에 의해 발생하며, 감염자의 기침이나 재채기를 통해 공기 중으로 전파된다. 발작적인 기침이 수 주간 지속되며, 기침 후 구토가 동반되기도 한다.

③ 홍역은 홍역 바이러스에 의해 발생하며, 매우 전염력이 강하다. 비말 감염을 통해 전파되며, 고열, 기침, 결막염, 콧물 등의 증상이 나타난 후 온몸에 발진이 생긴다.

④ 유행성 이하선염(볼거리)은 이하선염 바이러스(Mumps virus)에 의해 발생하며, 비말 감염으로 전파된다. 귀 밑 침샘(이하선)이 부어오르고, 발열과 통증을 동반한다.

⑤ 두창(천연두)은 두창 바이러스에 의해 발생하는 심각한 전염병으로, 비말이나 오염된 물건을 통해 전파된다. 고열과 함께 온몸에 발진과 농포가 생기며, 과거에는 치명률이 높았으나 현재는 세계적으로 박멸되었다.

⑥ 풍진은 풍진 바이러스에 의해 발생하며, 비말 감염으로 전파된다. 발열, 발진, 임파선염이 주요 증상이며, 임신 초기 여성의 경우 태아 기형을 유발할 수 있어 특히 주의가 필요하다.

⑦ 수두는 수두-대상포진 바이러스에 의해 발생하며, 공기나 직접 접촉을 통해 전파된다. 온몸에 수포성 발진이 생기며, 심한 가려움증이 동반된다.

⑧ 인플루엔자(독감)는 인플루엔자 바이러스에 의해 발생하며, 계절성 유행을 보인다. 비말을 통해 전파되며, 갑작스러운 고열, 근육통, 오한, 기침, 인후통 등 전신 증상이 나타난다.

⑨ 성홍열은 베타용혈성 연쇄구균에 의해 발생하며, 감염자의 비말을 통해 전파된다. 고열과 인후통, 전신에 붉은 발진이 나타나며, 혀는 딸기 모양처럼 붉게 부어오른다.

⑩ 레지오넬라증은 레지오넬라균에 의해 발생하며, 오염된 냉각탑수나 샤워기 등에서 발생한 미세한 물비말을 흡입하여 감염된다. 독감과 유사한 증상이나 심한 경우 폐렴으로 진행한다.

⑪ 변종 코로나바이러스 감염증에는 SARS, MERS, COVID-19 등이 있으며, 모두 코로나바이러스 계열의 병원체에 의해 발생한다. 주로 비말을 통해 전파되며, 발열, 기침, 호흡곤란 등의 호흡기 증상이 나타나고, 일부는 폐렴으로 악화되기도 한다.

표 III-22. 변종 코로나바이러스 비교

구분	SARS(중증급성호흡기증후군)	MERS(중동호흡기증후군)	COVID-19(코로나19)
발생 연도	2002.11월~2003년	2012년 4월	2019년 12월
병원체	SARS-CoV	MERS-CoV	SARS-CoV-2
초기 발생 지역	중국 광동성	중동 사우디아라비아	중국 우한
잠복기(일)	2~10(평균 3~7)	2~14(평균 5~7)	2~14(평균 5~7)
자연 보균동물	박쥐(특히 관박쥐)	박쥐	박쥐
중간 숙주	사향고양이	단봉낙타	천산갑, 너구리개 등 중간 숙주의심
치명률(%)	9.5	34.4	초기 ~ 수 % (전반적으로 SARS, MERS보다 낮음)

출처: 구글, 학술검색

핵심

- MERS의 사망률이 가장 높다.
- SARS는 MERS보다 사망률이 낮지만, 특정 연령대에서는 여전히 높다.
- COVID-19의 전체 사망률은 백신 접종과 치료제 도입 이후 크게 낮아졌으나, 고령층에게는 여전히 위험하다.

핵심

호흡기계 감염병

- 비말에 의한 직접전파, 비말핵이나 먼지에 의한 공기 전파

- **예방: 예방접종, 감염원 및 감수성 보균관리자 관리가 중요함**
- 종류: **디프테리아·백일해·홍역·성홍렬·유행성이하선염·인플루엔자·풍진 등**

① 디프테리아: 제1급감염병
- 인후 등에 상피조직에 국소적 염증을 일으킴
- 전파 : 비말, 호흡기, 피부상처 등 전파
- 4세 미만 60% 차지
- **감수성 여부(Schick test), DPT 혼합백신**

② **백일해**: 제2급감염병
- 전 세계적으로 유행하는 질병으로 겨울에서 봄까지 유행
- 전파 : 직접접촉, 비말, 오염된 물품 등
- 기관지와 모세기관에 주 병변이 생겨 심한 경련성의 기침
- 9세 이하까지 발병이 높고 특히 5세 이하 다발, **DPT 혼합백신**

③ **홍역**: 제2급감염병
- 제2급감염병 중 가장 많이 발생
- **세대기보다 잠복기가 짧고 감염력이 강함**
- 주기적으로 1~5년 간격으로 유행
- **이완된 후 영구면역 획득**
- 약독화된 생균 백신 접종 **MMR 혼합백신**, 감마글로불린 사용
- **예방효과가 좋음**

④ **성홍열:** 제2급감염병
- 피부발진을 일으키는 용혈성 사슬알균 질환
- 특징: 발열, 두통, 구토, 복통, 인후염, 편도선염, 경부림프선 통증
- 온대지방에 많이 유행
- 진단: **Dick test**

⑤ 유행성 이하선염(볼거리): 제2급감염병
- **귀밑샘을 침범**하여 종창, 오한, 미열이 계속되다 이하선이나 고환, 난소 등에 감염
- **생식선(고환, 난소) 감염에 주의(불임원인)**
- **MMR 혼합백신**

⑥ 인플루엔자: 제4급감염병
- **범세계적 유행**(pandemic): 이유는 바이러스의 돌연변이
- 잠복기 24~72시간, 갑작스런 발열, 오한, 두통, 근육통
- 전염력이 매우 강하며 합병증이 있음
- 열대지역은 계절에 영향을 받지 않음, 온대지역은 겨울에 유행

(제1급감염병: 신종인플루엔자, 제2급감염병: b형헤모필루스인플루엔자)

⑦ **풍진**: 제2급감염병
- **임신 초기에 이환되면 태아에 영향: 기형아 출산 우려**
- 잠복기: 14~21일
- 전파: 비말이나 비말핵이 공기로 전파
- **이환 후 영구 면역을 획득**
- 예방접종 실시 MMR 혼합백신
- 임산부에는 예방접종을 금함
- **임신초기에 이환되었을 때 감마글로불린 주사**
- 태반감염

4) 감염병의 예방 및 관리

감염병은 병원체가 인체에 침입하여 일으키는 질병으로, 개인과 사회의 건강을 위협하는 중요한 보건 문제이다. 감염병을 예방하고 확산을 막기 위해서는 개인위생의 실천과 함께 환경 관리, 백신 접종, 검역 및 방역 조치 등 다양한 예방 전략이 필요하다.

(1) 예방 및 관리의 기본 원칙

감염병 예방 및 관리는 병원체의 전파 경로를 차단하고, 숙주에 대한 저항력을 증강시키며, 감염원을 신속하게 발견하고 제거하는 것을 원칙으로 한다. 주요 예방 및 관리 방법은 다음과 같다.

① 개인위생 철저

개인위생은 감염병 예방의 가장 기본적인 수단이다. 손을 자주 씻고, 기침 예절을 지키며, 마스크를 착용하는 등 일상 속 위생 습관을 생활화해야 한다. 손 씻기는 외출 후, 식사 전, 화장실 사용 후 등 손이 오염될 수 있는 모든 상황에서 실천해야 한다.

② 환경위생 관리

감염병은 종종 오염된 환경을 통해 확산되므로, 식수, 음식물, 생활 주변 환경의 위생 상태를 철저히 관리해야 한다. 특히 오염된 물이나 식품으로 인한 수인성 감염병 예방을 위해 정수 처리와 식품 위생이 중요하다. 냉각탑 등에서 발생할 수 있는 레지오넬라균 감염을 방지하기 위해 정기적인 소독을 실시해야 한다.

③ 예방접종 실시

예방접종은 병원체에 대한 면역을 미리 형성하여 감염을 예방하는 매우 효과적인 방법이다. 디프테리아, 백일해, 홍역, 유행성이하선염(볼거리), 풍진, 수두, 인플루엔자, 폴리오(소아마비) 등은 국가예방접종사업을 통해 접종을 권장하고 있다. 특히 어린이와 노약자 등 고위험군은 정기적으로 예방접종을 받아야 한다.

④ 환자 격리 및 치료

감염된 환자는 타인에게 병원체를 전파할 수 있으므로, 감염병 종류에 따라 일정 기간 격리 조치를 실시한다. 디프테리아, 성홍열 등은 사람 간 전염이 쉽게 이루어질 수 있어 조기 발견과 격리가 필수적이다. 치료는 증상에 따라 항생제, 항바이러스제, 해열제 등의 약물을 통해 이루어진다.

⑤ 검역 관리

해외로부터 유입될 수 있는 감염병을 방지하기 위해 검역 제도를 철저히 시행해야 한다. 콜레라, 황열, 페스트 등의 병원체가 유입되는 것을 막기 위해 공항, 항만 등에서 입국자의 건강 상태를 확인하고 필요 시 격리한다.

⑥ 백신 개발 및 접종 확대

신종 감염병이 발생할 경우, 백신 개발과 접종이 방역의 핵심이 된다. COVID-19와 같은 새로운 감염병에 대응하기 위해 신속한 백신 개발과 국민 대상 접종 계획이 필요하다. 이를 통해 집단 면역을 형성하고 감염 확산을 억제할 수 있다.

(3) 절지동물매개 감염병

절지동물매개 감염병은 모기, 진드기, 벼룩, 이 등 절지동물이 병원체를 옮기며 발생하는 감염병이다. 이러한 감염병은 지역적 특성과 계절에 따라 발생 빈도가 달라지며, 예방을 위해 매개체의 서식지를 제거하고 접촉을 차단하는 것이 중요하다.

① 벼룩 매개 감염병

페스트(흑사병)는 페스트균(Yersinia pestis)에 의한 급성 열성 전염병이다. 쥐벼룩을 통해 인간에게 전파되며, 대표적인 형태로는 임프절 페스트, 패혈증 페스트, 폐 페스트가 있다. 예방을 위해 감염자 격리, 검역(6일), 백신 접종, 쥐 및 벼룩 구제가 필요하다.

발진열은 발진열 리케차에 감염되어 발생하며, 두통, 발열, 근육통, 피부 발진 등의 증상을 보인다. 감염은 쥐벼룩의 배설물에 오염된 환경을 통해 일어난다. 예방을 위해 쥐와 벼룩의 서식지 제거가 중요하다.

② 이 매개 감염병

발진티푸스는 리케차 프로와제키에 감염되어 발생하는 질병으로, 고열과 발진이 동반된다. 감염된 이의 배설물을 흡입하거나 상처 부위를 통해 감염된다. 예방을 위해 철저한 위생 관리와 이를 제거하는 조치가 필요하다.

③ 모기 매개 감염병

일본뇌염은 일본뇌염바이러스에 감염되어 중추신경계에 이상을 일으킨다. 작은빨간집모기가 주요 매개체이다. 예방을 위해 백신 접종과 모기 서식지 제거를 실시한다.

말라리아는 플라스모디움이라는 기생충에 의해 발생하며, 주기적인 고열이 특징이다. 중국얼룩날개모기를 통해 전파되며, 삼일열, 열대열, 사일열 말라리아가 있다. 예방을 위해 모기 회피와 감염자의 치료가 중요하다.

사상충증은 모기를 통해 전파되며, 림프부종이나 코끼리피부병 등의 증상을 유발한다. 예방을 위해 모기 방제와 위생적인 생활환경 조성이 필요하다.

황열은 황열바이러스 감염으로 고열, 황달, 출혈 등의 증상이 나타난다. Aedes aegypti 모기를 통해 전파되며, 예방을 위해 백신 접종과 검역(6일)을 시행한다.

핵심

*** 모기의 종류에 따른 매개 전염병**

- **말라리아 : 중국얼룩날개모기**

- 뎅기열 : 흰줄숲모기
- 황열 : 열대숲모기
- 사상충 : 토코숲모기
- **일본뇌염 : 작은빨간집모기**

핵심 모기 매개 감염병

- 일본뇌염: 일본뇌염바이러스 감염, 중추신경계 손상
  전파: 작은빨간집모기
  예방: 백신 접종, 모기 서식지 제거
- 말라리아: 플라스모디움 기생충 감염, 주기적 발열
  전파: 중국얼룩날개모기
  종류: 삼일열, 열대열, 사일열 말라리아
  예방: 모기 회피, 감염자 치료
- 사상충증: 림프부종(코끼리피부병) 유발
  전파: 모기(반크롭트·말레이사상충)
  예방: 모기 구제
- 황열: 황열바이러스 감염, 황달·출혈증상
  전파: 모기(Aedes aegypti)
  예방: 백신 접종, 검역(6일)

④ 진드기 매개 감염병

쯔쯔가무시증은 Orientia tsutsugamushi 감염에 의해 발생하며, 가피(검은 딱지)가 특징이다. 감염된 털진드기 유충이 매개하며, 피부 노출을 차단하여 예방한다.

신증후군출혈열은 한탄바이러스에 의해 발생하며, 발열, 출혈, 신장 기능 장애가 특징이다. 들쥐의 배설물이나 진드기를 통해 전파되며, 예방접종과 들쥐 제거를 통해 예방한다.

핵심

진드기 매개 감염병

- 쯔쯔가무시증: Orientia tsutsugamushi 감염, 가피(검은 딱지) 특징
  전파: 감염된 털진드기 유충
  예방: 피부 노출 차단
- 신증후군출혈열: 한탄바이러스 감염, 발열·출혈·신장기능 장애
  전파: 감염된 들쥐 배설물·진드기
  예방: 예방접종, 들쥐 제거

핵심

절족동물 매개 감염병

① 페스트: 제1급감염병, 검역감염병
- **병원소: 쥐, 선 페스트는 쥐벼룩에 의해 전파**
- 폐 페스트의 경우 **비말감염**으로 사람에게서 사람 감염
- 이환 후 일시 면역되나 예방접종은 사균 백신
- **검역이 중요(검역격리기간: 6일)**

② **발진티푸스:** 제3급감염병
- 이환 후 영구면역 획득
- 이의 구제 및 예방접종 필요

③ **말라리아:** 제3급감염병
- 병원체: 원충 중 포자충류(말라리아 원충)
- **매개체: 중국얼룩날개모기**
- 3일열 말라리아 등 4종이 있음
- **우리나라에서는 3일열 말라리아(plasmodium vivax)만 유행했음**
- 모기가 매개전파, 모기(유성 생식)가 종말숙주이고 사람(무성 생식)이 중간숙주
- 증상: 주기적으로 열 발작과 오한, 두통, 전신권태 등

④ **유행성 일본뇌염**: 제3급감염병
- **매개체: 작은 빨간집모기**
- **병원소: 돼지(중간숙주)**
- **불현성 감염이 매우 높음**
- 진단가검물: 혈액
- **어린이는 예방접종 효과가 매우 좋음**

⑤ 신증후군출혈열(유행성출혈열): 제3급감염병
- **병원체: 한탄바이러스**
- 우리나라의 경우 늦봄(5~6월)과 늦가을(10~11월)에 발생
- 등 들쥐에 기생하는 좀진드기가 전파

⑥ **양충병(쯔쯔가무시증):** 제3급감염병
- 병원체: 리케차
- **병원소: 들쥐 및 양충(털진드기)**
- **감염된 들쥐에서 털진드기가 매개**하며 사람에게 전파
- 잠복기 약 10일 정도
- 산림지역에서나 목초지에서 피부노출 주의

(4) 동물매개 감염병

동물매개 감염병은 동물과의 접촉을 통해 사람에게 전파되는 감염병으로, 가축이나 야생동물이 병원소가 되는 경우가 많다. 다음은 주요 동물매개 감염병이다.

① 공수병(Rabies)

공수병바이러스에 감염된 동물(개, 고양이, 박쥐 등)의 타액이 피부를 통해 전파되는 감염병이다. 증상은 발열과

두통, 불안, 환청, 물 공포 등이 있으며 대부분 수일 내 사망에 이른다. 예방을 위해 개 등 반려동물의 예방접종을 실시하고 광견은 도살한다.

> 핵심
>
> **공수병(Rabies)**
> - 병원체: 공수병바이러스
> - 병원소: 개, 고양이, 박쥐 등
> - 전파: 감염 동물의 타액을 통해 전파(주로 개에 물릴 때)
> - 잠복기: 1~3개월
> - 증상: 초기 발열·두통 → 후기 불안, 환청, 연하곤란, 물 공포 → 수일 내 사망
> - 예방: 개 예방접종, 광견 도살, 철저한 검역

② 탄저(Anthrax)

탄저균에 감염되어 발생하는 감염병으로, 주로 초식동물과 접촉하거나 오염된 육류 섭취 시 발생한다. 피부, 호흡기, 소화기 등 다양한 경로로 감염되며, 증상에 따라 피부탄저, 흡입탄저, 소화기 탄저로 구분된다. 예방을 위해 가축 예방접종과 고위험군 예방접종을 실시하며, 의심 가축은 소각한다.

> 핵심
>
> **탄저(Anthrax)**
> - 병원체: 탄저균(Bacillus anthracis)
> - 병원소: 소, 양, 산양, 말 등 초식동물
> - 전파: 오염된 동물·육류 접촉, 흡입, 경구 감염
> - 잠복기: 160일(보통 17일)
> - 증상: 피부탄저, 흡입탄저, 소화기 탄저
> - 예방: 가축 예방접종, 탄저 의심 가축 소각, 고위험군 예방접종

③ 렙토스피라증

렙토스피라균에 의해 발생하며, 감염된 동물의 소변에 오염된 물이나 토양을 통해 전파된다. 발열, 근육통, 황달, 폐출혈 등이 나타나며 심할 경우 생명을 위협할 수 있다. 예방을 위해 들쥐 구제와 작업 시 피부 보호가 필요하다.

> 핵심
>
> **렙토스피라증(Leptospirosis)**
> - 병원체: 렙토스피라균(Leptospira species)
> - 병원소: 들쥐, 소, 돼지, 개 등
> - 전파: 감염된 동물의 소변에 오염된 환경을 통해 감염
> - 잠복기: 2일~4주
> - 증상: 발열, 근육통, 심할 경우 황달·폐출혈(웨일씨병)
> - 예방: 들쥐 구제, 피부 보호

④ 브루셀라증

브루셀라균에 의해 발생하며, 감염 동물과의 접촉 또는 멸균되지 않은 유제품 섭취를 통해 전파된다. 발열, 피로감, 장기 침범 시 다양한 증상이 나타난다. 예방을 위해 가축 예방접종과 유제품 살균이 필수적이며, 작업 시 보호장비를 착용한다.

핵심

브루셀라증(Brucellosis)
- 병원체: 브루셀라균(B. melitensis 등)
- 병원소: 소, 돼지, 염소, 개 등
- 전파: 감염 동물 접촉, 멸균되지 않은 유제품 섭취
- 잠복기: 2~4주
- 증상: 발열, 피로, 장기 침범 시 다양한 증상
- 예방: 가축 예방접종, 유제품 살균, 보호장비 착용

⑤ 동물인플루엔자 인체감염증

조류인플루엔자 바이러스(H5N1)에 감염된 가금류와의 접촉 또는 배설물을 통해 전파되는 감염병이다. 발열, 기침, 폐렴, 급성호흡기부전 등을 유발하며, 치명률이 높다. 예방을 위해 가금류와의 접촉을 피하고, 검역 및 건강격리를 10일간 실시한다.

핵심

동물인플루엔자 인체감염증(Avian Influenza)
- 병원체: 조류인플루엔자바이러스(H5N1)
- 병원소: 감염된 가금류(닭, 오리 등)
- 전파: 감염된 조류와의 접촉, 배설물 오염
- 잠복기: 약 7일
- 증상: 발열, 기침, 인후통, 폐렴, 급성호흡기부전
- 예방: 가금류 접촉 주의, 검역 및 건강격리(10일)

(5) 인수공통감염병(Zoonotic Diseases)

인수공통감염병은 동물과 사람 사이에서 전파되는 감염병으로, 사람에게 전염되거나 사람으로부터 동물에게 전염되는 경우도 포함한다. 주요 병원소는 가축, 야생동물, 반려동물 등이 있다.

① 주요 특징

인수공통감염병은 병원체에 따라 잠복기가 다양하며, 전파 경로도 체액, 배설물, 공기, 피부 상처 등 매우 다양하다. 예방을 위해 동물과 사람 모두를 대상으로 한 방역 조치가 필요하다.

핵심

인수공통감염병(Zoonotic Diseases)

- 병원소: 주로 동물(가축, 야생동물 등)
- 전파경로: 동물과의 접촉, 동물의 배설물, 물리적 상처를 통한 감염, 또는 감염된 동물의분비물로 인한 전염
- 잠복기: 감염 후 증상이 나타나는 기간은 병원체에 따라 다르며, 몇 일에서 몇 주, 심한 경우 몇 달까지 이어질 수 있음
- 예방대책: 예방접종, 위생적 관리, 방역 조치, 동물 접촉 시 보호장비 착용, 감염된 동물의사살 또는 격리 등

② 대표 감염병과 예방

- 공수병: 동물 예방접종과 광견 도살을 통해 예방한다.
- 탄저: 가축 예방접종과 고위험 직업군 대상 예방접종으로 예방한다.
- 렙토스피라증: 들쥐 구제와 작업자 보호장비 착용으로 예방한다.
- 브루셀라증: 유제품 살균과 동물 예방접종으로 예방한다.
- 동물인플루엔자: 조류와의 접촉을 피하고, 감염 조류를 즉시 처리하여 예방한다.

핵심

공수병(Rabies)

- 병원체: 공수병바이러스
- 전파: 감염된 동물의 물린 상처를 통해 전파
- 예방: 동물 예방접종 및 광견 퇴치

탄저(Anthrax)

- 병원체: 탄저균(Bacillus anthracis)
- 전파: 감염된 동물과의 접촉, 오염된 육류 섭취
- 예방: 가축 예방접종, 고위험군 작업자 예방접종

렙토스피라증(Leptospirosis)

- 병원체: 렙토스피라균(Leptospira species)
- 전파: 감염된 동물의 소변이나 배설물이 오염된 환경에서 사람으로 전파
- 예방: 농업 종사자 보호장비 착용, 들쥐 구제

브루셀라증(Brucellosis)

- 병원체: 브루셀라균
- 전파: 감염된 동물의 체액, 유제품 등을 통해 감염
- 예방: 유제품 살균, 동물 예방접종

동물인플루엔자(Avian Influenza)

- 병원체: H5N1형 조류인플루엔자 바이러스
- 전파: 감염된 조류와의 접촉, 배설물 오염
- 예방: 조류와의 접촉 회피, 검역 및 감염된 동물 처리

핵심

동물매개 감염병

① **공수병**(광견병): 제3급감염병
- 근육마비, 혼수상태 거의 100% 사망
- 공수병에 감염된 개, 고양이, 늑대 등의 침
- 잠복기 2~8주

② **렙토스피라증**: 제3급감염병
- **들쥐의 소변이 배출되어** 피부 상처를 통해 감염되는 **감염**
- 벼농사 지역에 주로 발생
- **가을철 풍토병**으로 우리나라 주로 **9~10월 발생**

③ **탄저**: 인수공통감염병, 제1급감염병
- **소, 말, 양, 산양 등 가축에 급성 패혈증**
- 오염된 사료에 의해 경구감염
- **사람의 경우 피부감염**과 기도로 감염

③ 인수공통감염병 예방을 위한 일반 수칙

인수공통감염병을 예방하기 위해 동물의 건강상태를 수시로 확인하고, 위생적인 사육 환경을 유지하며, 보호장비 착용과 손 씻기를 철저히 해야 한다. 감염이 의심되는 동물은 즉시 격리하거나 사살하고, 해당 지역에 대한 방역 조치를 실시한다.

Section 6 만성감염병의 관리

만성감염병은 병원체에 감염된 후 오랜 시간 동안 인체에 머물며 증상이 천천히 나타나거나 지속되는 감염병을 의미한다. 이러한 감염병은 개인의 건강뿐만 아니라 사회 전반의 보건에도 큰 영향을 미치므로 적절한 예방과 관리가 중요하다.

1) 결핵(Tuberculosis)

결핵은 Mycobacterium tuberculosis에 의해 발생하는 만성 감염병이다. 인류 역사상 가장 오래된 질병 중 하나로, 1882년 독일의 세균학자 로베르트 코흐(Robert Koch)가 처음으로 결핵균의 존재를 밝혔다. 대한민국에서는 1965년부터 결핵실태조사를 통해 국가 차원의 관리가 이루어졌으며, 1995년까지 발생률을 점차 감소시켰다. 그러나 최근에는 20대 청년층과 노인층에서 다시 증가 추세를 보이고 있어 지속적인 관심과 관리가 필요하다.

- 병원체: 결핵균(Mycobacterium tuberculosis)이다.
- 병원소: 감염된 사람과 소이다.

- 전파 경로: 폐결핵은 감염자의 기침, 재채기 등에 포함된 비말을 통해 공기 중으로 전파된다. 신장결핵은 소변으로, 장결핵은 분변을 통해 전파되며, 감염된 우유나 오염된 식품을 통해서도 감염될 수 있다.
- 임상 증상: 미열, 체중 감소, 피로감, 기침, 가래, 흉통 등이 대표적인 증상이다. 폐 외의 장기로 전이된 경우에는 해당 기관에 따라 다양한 증상이 나타난다.
- 결핵 발생 및 사망 현황: 결핵으로 인한 사망자 수는 지속적으로 감소하고 있으나, 여전히 감염병 중 주요한 사망 원인이다.
- 진단 및 관리: 조기 발견을 위해 X-선 촬영, 객담검사, 투베르쿨린 피부반응검사 등을 실시한다. 예방을 위해 BCG 예방접종을 시행하며, 이는 결핵 발병률을 약 1/5로 줄일 수 있다.

표 Ⅲ-23. 국내결핵환자 발생 주요현황

구분	2011년	2023년	2024년
전체 결핵환자	50,491	19,540	17,944
65세 이상 환자 수	15,232	11,309	10,534
65세 이상 환자 비율	30.2	57.9	58.7
외국인 환자 수	1,213	1,107	1,077
외국인 환자 비율	2.4	5.7	6.0

출처: 질병관리청/전자정부누리집 〈국내 결핵환자 발생 주요 현황〉

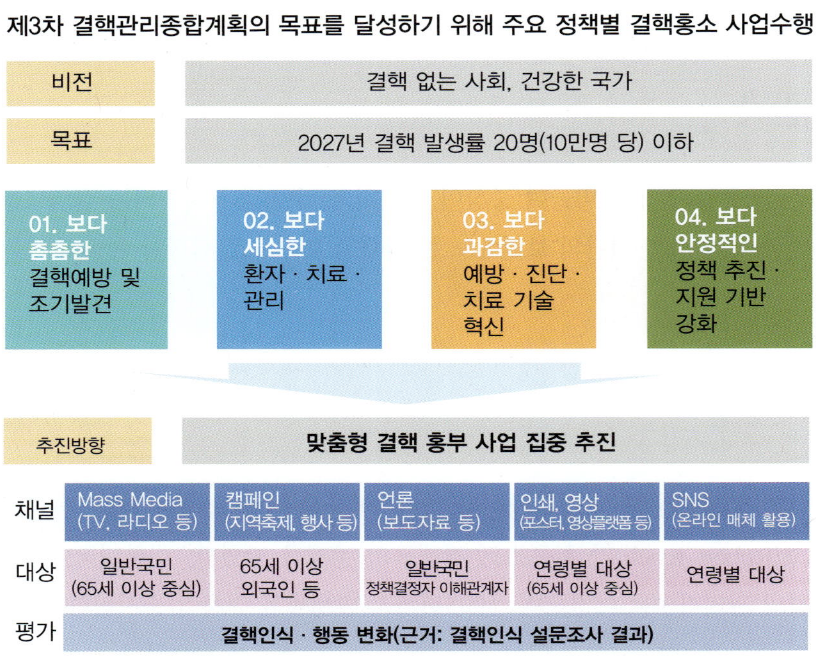

결핵예방 홍보사업 〈비전-목적-목표-추진전략 도식도〉

그림 Ⅲ-9. 제3차 결핵관리종합계획

출처: 질병관리청: 2025 국가결핵관리지침

제3차 결핵관리종합계획(2023~2027)
* 비전: "결핵 없는 사회, 건강한 국가"
* 목표: 2027년까지 결핵발생률 인구 10만 명당 20명 이하
* 추진방향
  - 보다 촘촘한 결핵 예방 및 조기발견.
  - 보다 세심한 환자 치료·관리.
  - 보다 과감한 예방·진단·치료 기술 혁신.
  - 보다 안정적인 정책 추진·지원 기반 강화와 4개의 전략을 기반으로, 14개 중점과제 추 진.

2) 한센병(Leprosy)

한센병은 Mycobacterium leprae에 의해 발생하는 만성 감염병으로, 피부와 말초신경, 비강 점막 등에 병변을 일으킨다. 1873년 노르웨이의 한센(Gerhard Armauer Hansen)이 병원체를 발견하여 그 이름을 따서 명명되었다. 한센병은 전염력이 낮고 치료가 가능한 질병이지만, 사회적 편견과 차별로 인해 조기 진단과 치료가 어려운 경우가 많다.

- 병원체: 한센간균(Mycobacterium leprae)이다.
- 병원소: 감염된 환자이다.
- 전파 경로: 명확히 밝혀지지 않았지만, 상기도 감염과 장기간 밀접 접촉이 중요한 전파 요인으로 추정된다.
- 잠복기: 평균 5~7년이며, 일부에서는 40년 이상으로도 보고된다.
- 증상: 피부에 반점, 결절이 생기고 말초신경이 손상되어 감각저하, 근력저하 등이 나타난다. 형태에 따라 나종형과 결핵형으로 나뉘며, 나종형은 음성 반응을, 결핵형은 양성 반응을 보인다.
- 관리: 나종형 환자는 전염성이 있으므로 격리 치료가 필요하고, 결핵형은 격리하지 않아도 된다. 치료는 답손(dapsone), 클로파지민(clofazimine), 리팜핀(rifampin) 등의 약물을 복합적으로 사용한다.

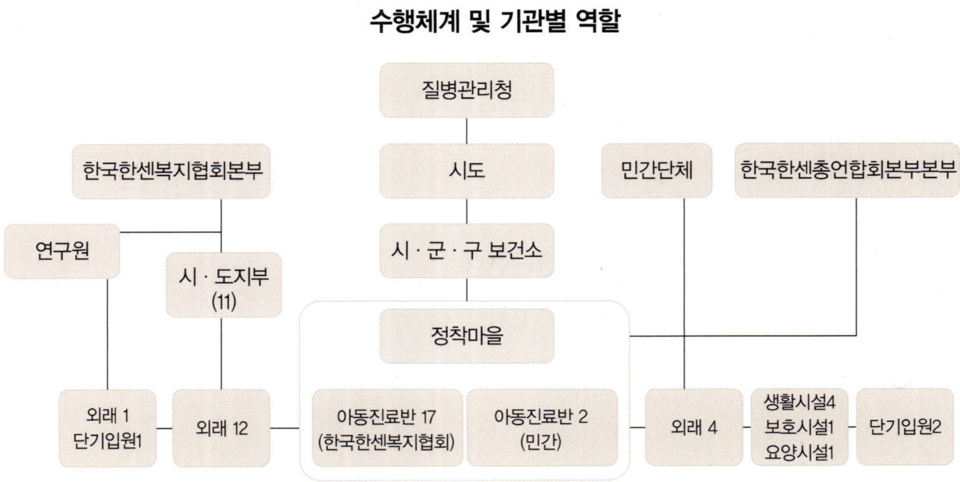

그림 Ⅲ-10. 수행체계 및 기관별 역할

출처: 질병관리청: 2025 한센병사업관리지침

3) 성병(Sexually Transmitted Diseases, STD)

성병은 주로 성적 접촉을 통해 전파되는 감염병이다. 대표적으로 매독, 임질, 클라미디아 감염증, 성기단순포진, 첨규콘딜롬 등이 있으며, 은밀한 전파 특성으로 인해 은닉환자가 많은 것이 특징이다. 성병은 개인 건강뿐 아니라 사회적 보건에도 영향을 미치므로 체계적인 관리가 필요하다.

- **세균성 성병**: 매독, 임질, 연성하감, 클라미디아 감염증 등이 있다.
- **바이러스성 성병**: 후천성면역결핍증(AIDS), 성기단순포진, 첨규콘딜롬 등이 있다.
- **곰팡이성 성병**: 칸디다증이 있다.
- **원충성 성병**: 트리코모나스증이 있다.

① 관리 방법

- 정기적인 건강검진을 실시한다.
- 위생업소 종사자에게 보건교육을 실시한다.
- 윤락여성에 대한 철저한 관리와 치료를 시행한다.

4) 후천성면역결핍증(AIDS)

AIDS는 인간면역결핍바이러스(HIV)에 의해 발생하는 만성 감염병이다. HIV는 인체 면역 시스템을 파괴하여 감염병이나 암에 쉽게 노출되도록 하며, 치료하지 않으면 사망에 이를 수 있다.

① 전파 경로

- 감염된 사람과의 성접촉이 가장 흔한 경로이다.
- 감염된 혈액이나 혈액제제의 수혈, 오염된 주사기의 공동 사용을 통해 전파된다.
- 감염된 산모에서 태아로의 수직감염이 있다.

② 예방 및 관리

- 보건 교육을 통해 건전한 성생활을 유도한다.
- HIV 항체 검사를 통해 감염 여부를 조기에 진단한다.
- 감염자에 대한 전파 방지 조치를 철저히 시행한다.

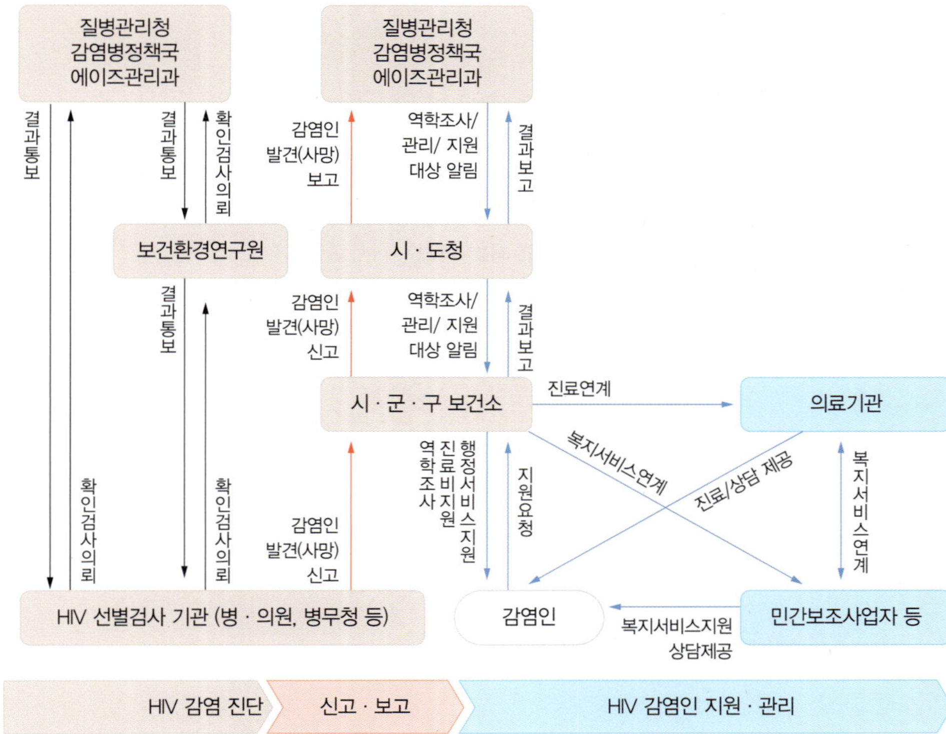

※ HIV 선별검사기관에서 질병관리청 바이러스분석과에 확인검사 의뢰 가능한 경우
1. HIV 감염 여성으로부터 태어난 신생아
2. 미결정 통보된 경우의 추적검사

그림 Ⅲ-11. HIV/AIDS 관리사업 체계도

출처: 감염병포털(2025년HIV/AIDS관리지침)

5) 트라코마(Trachoma)

트라코마는 클라미디아 트라코마티스(Chlamydia trachomatis)에 의해 발생하는 눈의 감염병이다. 결막과 각막에 염증을 일으켜 시력저하나 실명으로 이어질 수 있으며, 특히 위생 환경이 열악한 지역에서 흔하게 발생한다.

- 전파 경로: 감염자의 눈곱이 묻은 수건, 침구 등을 통해 전파된다.
- 예방 방법: 감염자가 사용한 물건을 공동으로 사용하지 않도록 하며, 개인 위생을 철저히 한다.

6) 간염(Hepatitis)

간염은 간세포에 염증을 유발하는 질환으로, 바이러스 간염이 가장 흔하다. 바이러스성 간염은 A형부터 E형까지 있으며, 감염 경로와 증상, 예방 방법이 각각 다르다.

① A형 간염

- 오염된 물이나 음식물을 통해 전파된다.
- 예방을 위해 위생적인 식습관을 유지하고, 물을 끓여 마신다.

② B형 간염

- 감염된 혈액, 주사기, 성접촉, 수직감염을 통해 전파된다.
- 예방접종이 가장 효과적인 예방법이다.

③ C형 간염

- 주사기 공동 사용, 수혈, 성접촉을 통해 전파된다.
- 고위험행태를 줄이는 것이 예방에 중요하다.

④ D형 간염

- B형 간염 바이러스와 함께 감염될 때만 발생한다.

⑤ E형 간염

- A형 간염과 유사하게 오염된 물과 식품을 통해 전파된다.

이와 같은 만성감염병은 증상이 늦게 나타나고 완치까지 오랜 시간이 소요되는 경우가 많기 때문에 예방이 무엇보다 중요하다. 조기 진단과 정기적인 검진, 그리고 올바른 생활습관을 통해 감염병을 효과적으로 예방하고 관리해야 한다.

핵심

*** 만성 감염병**

① **결핵**: 인축공통감염병
- 병원소: 소(우유, 분변)나 **환자**로서 폐결핵의 경우에는 비말감염이 됨
- 예방대책: ① **결핵감염검사: 투페르클린(tuberculin) 반응검사**

② **예방접종: BCG 접종(생후 4주 이내)**

③ 집단검진
- 감수성: 개방성 환자에 폭로된 후 3주일 이내에 tuberculin에 민감
- BCG 접종 후 면역획득 여부를 알기 위하여 다시 tuberculin 반응검사를 할 시기: **6개월**

◉ 폐결핵의 검진 순서
- **예방접종: 생후 4주에 BCG(결핵예방접종) 접종(면역획득시기는 6개월 소요)**
- 어린이(유아, 소아, 초등 1~6학년): Tuberculin test(pulified protein derivates, PPD)
- PPD 반응검사 양성 여부 72시간 후 판독: 음성(10 mm 미만)은 BCG 접종 대상자
  양성: 10 mm 이상(결핵균 보유자)

- 검진순서(어린이) : ① PPD(투베르쿨린)검사(5 mm 이상) → ② X선 간접촬영 → ③ X선 직접촬영 → ④ 객담검사(염색, PCR, 배양)
- 검진순서(성인): X선 간접촬영→ X선 직접촬영→ 객담검사
- 객담검사: 감수성 낮고 특이성 높음
- X선 검사: 감수성 높고 특이성 낮음

② **한센병(나병)**

- **Lepromin 반응검사: 나병 감염 유무 판정 및 예방관리**
- 특성: 피부 말초신경의 손상이 특징인 만성 감염병
- 병원소: 환자와 직접 접촉에 의해 감염
- 미감아: 부모나 가족의 한센병 환자와 장기간 접촉한 어린이 발병 관찰은 평균잠복기간 을 5년으로 보고 관찰함

③ **후천성 면역결핍증(AIDS)**

- 인간면역결핍바이러스(HIV)가 백혈구에 침입하여 질병을 일으킴
- 면역세포 **CD4+ T**세포 파괴하여 면역기능 저하
- 전파경로: 혈액, 정액, 질 분비물, 타액, 눈물 등
- 예방: 보건교육, 건전한 성생활 등
- WHO: 12.1(AIDS의 날)

④ **성병: STD**

- **면역형성이 없고 반복 감염(감염면역)**
- 매독, 임질: 환자로부터 직접 감염(임질: 남녀 불임 원인)
- 클라미디아 감염증, 성기단순포진, 첨규콘딜롬 등
- **태반감염이 가능한 질환: 매독, 풍진**

⑤ 트라코마

- **개달물 감염**
- 눈의 장애발생, **각막과 결막의 손상**
- 병원체는 Virus 환자의류나 오염된 기물을 사용할 때 감염됨

⑥ **B형 간염**: 태반감염

- **A형 간염**: 주로 식품
- **B, C형 간염: 수혈,** 주사기, 성접촉, 모자 간 수직감염

chapter 4 기생충질환의 관리

Section 1 기생충질환의 개념

1) 기생충(Parasite)의 정의

기생충이란 스스로 생명을 유지하거나 생활사를 완성할 수 없고, 반드시 다른 생물체인 숙주(host)에 의존하여 살아가는 생물을 의미한다. 이러한 기생 생물은 숙주의 체내나 체표에 기생하면서 영양분을 흡수하거나 생활에 필요한 환경을 제공받으며 생존한다. '기생충(parasite)'이라는 단어는 그리스어의 'para(곁에)'와 'sitos(먹는 것)'에서 유래하였으며, 이는 숙주의 곁에서 영양을 얻는 생물이라는 의미를 담고 있다.

2) 기생충질환의 발생원인

기생충질환은 다양한 요인에 의해 발생하며, 그 중 가장 중요한 요인은 환경 위생의 불량이다. 오염된 물이나 토양, 위생적인 처리가 이루어지지 않은 음식물은 기생충의 알이나 유충이 서식하기에 적합한 환경을 제공한다.

또한 비과학적이고 전통적인 식습관은 기생충 감염을 더욱 유발한다. 예를 들어, 생선이나 육류를 충분히 익히지 않고 날것으로 섭취하는 식문화는 간흡충이나 고래회충(아니사키스) 등의 감염 위험을 높인다.

분변의 비료화, 즉 인분을 제대로 처리하지 않고 농작물 재배에 사용하는 관행은 토양 매개 기생충의 감염 경로가 되며, 손 씻기 등 기본적인 위생 관리의 부족 역시 주요한 원인이 된다.

기생충질환은 전염성이 있으며, 한 사람의 감염이 가족, 지역 사회로 확산될 수 있기 때문에 예방과 관리가 매우 중요하다.

3) 우리나라 기생충질환의 발생 특성

우리나라는 온대 기후에 속하며, 비옥한 토양과 전통적인 농경 생활 방식으로 인해 과거에는 기생충 감염이 광범위하게 나타나는 특징을 지닌다. 특히 농촌 지역에서는 분변을 퇴비로 사용하는 문화와 함께 맨발로 밭일을 하거나 위생 개념이 부족했던 상황이 기생충의 감염을 유발하였다.

과거에는 국민 대부분이 기생충에 감염된 경험이 있을 정도로 기생충질환이 풍토병화되어 있었으며, 대표적으로 회충, 편충, 구충과 같은 토양 매개성 장내 기생충이 흔하게 나타났다. 또한 민물고기 섭취를 통해 감염되는 간흡충, 폐흡충과 같은 식품 매개성 기생충도 유행하였다.

오늘날에는 보건교육의 확산과 위생수준의 향상, 정기적인 구충약 복용 등의 노력으로 토양 매개 기생충은 크게 감소하였다. 하지만 민물고기 섭취가 여전히 일부 지역에서 지속되면서 간흡충 감염률은 여전히 높은 수준을 유지하고 있다.

전반적으로 도시보다 농촌 지역에서 기생충 감염률이 높은 편이며, 이는 농업 활동과 식생활 습관이 큰 영향을 미친다.

4) 기생충질환의 인체 감염 경로

기생충이 인체에 침입하는 경로는 매우 다양하다.

가장 대표적인 감염 경로는 입(경구 감염)을 통한 것으로, 회충, 요충, 편충 등은 충란(기생충의 알)이 입을 통해 체내에 들어가면서 감염된다.

두 번째로는 피부(경피 감염)를 통한 경로가 있으며, 십이지장충의 유충이나 주혈흡충의 세르카리아(유미유충)가 피부를 뚫고 체내로 들어온다. 이들은 주로 오염된 물에서 맨발로 작업할 때 감염된다.

세 번째는 혈액 감염으로, 말라리아나 사상충 등은 모기, 파리 등 매개곤충을 통해 사람의 혈액으로 침입한다.

또한 모체 감염도 존재하며, 임신한 여성이 감염되면 태반을 통해 태아에게도 감염이 전파될 수 있다. 말라리아나 톡소포자충 등이 이에 해당한다.

이외에도 호흡기, 비뇨생식기, 결막 등을 통해 기생충이 침입할 수 있다. 감염 경로를 정확히 이해하고 이에 대한 예방 조치를 취하는 것이 매우 중요하다.

5) 기생충질환의 진단

기생충질환을 진단하기 위해서는 감염된 부위와 기생충의 종류에 따라 다양한 방법이 활용된다.

먼저 가장 일반적인 방법은 분변 검사로, 회충, 구충, 유구조충 등의 알이나 성충을 검출하는 데 사용한다.

객담 검사는 기침을 통해 나오는 가래 속에서 폐흡충의 충란이나 유충을 검출하는 방법이다.

스카치테이프법은 항문 주위에 붙인 테이프에서 요충의 알을 확인하는 방법으로, 주로 소아에게 활용된다.

혈액 검사는 말라리아, 사상충증과 같은 혈액 기생충의 진단에 활용되며, 혈액 내의 원충을 현미경으로 관찰하거나 항체 검사를 시행한다.

정확한 진단을 통해 감염 여부를 판단하고, 적절한 치료 방법을 적용하는 것이 매우 중요하다.

6) 기생충의 분류

기생충은 크게 단세포 생물인 원충류(Protozoa)와 다세포 생물인 윤충류(Metazoan)로 나누어진다.

(1) 원충류(Protozoa)

원충류는 단세포 구조를 가지며, 대부분 현미경으로만 관찰이 가능하다. 증식 속도가 빠르고 혈액이나 장기 내부에서 감염을 일으킨다.

① **근족충류**: 위족을 이용하여 움직이며, 대표적으로 병원성 이질아메바와 비병원성 대장아메바가 있다.
② **포자충류**: 세포 내 기생을 하며, 말라리아, 톡소포자충, 폐포자충, 콕시디아 등이 있다.
③ **편모충류**: 편모를 이용하여 이동하며, 람블편모충, 트리코모나스, 트리파노소마, 리슈마니아, 지아디아 등이 포함된다.
④ **섬모충류**: 섬모를 이용해 운동하며, 대장바란티디움이 대표적이다.

(2) 윤충류(Metazoan)

윤충류는 다세포 구조를 가지며, 주로 체외에서 성충의 형태로 관찰된다. 인간과 동물에 기생하며 생활사 단계가 비교적 복잡하다.

① **선충류(Nematodes)**: 원형의 몸을 가지며, 회충, 구충, 요충, 편충, 말레이사상충, 동양모양선충, 분선충, 선모충, 아니사키스 등이 있다.
② **흡충류(Trematodes)**: 납작한 형태이며, 간흡충, 폐흡충, 요꼬가와흡충 등으로 대표된다.
③ **조충류(Cestodes)**: 길고 편평한 몸체를 가지며, 무구조충, 유구조충, 광절열두조충, 만선열두조충 등이 포함된다.

Section 2 기생충질환의 종류

기생충질환은 인체 내에 기생충이 침입하여 증식하거나 생존하면서 발생하는 다양한 질병을 의미한다. 기생충은 생물학적 특성과 감염 경로에 따라 선충류, 흡충류, 조충류, 원충류로 구분할 수 있으며, 각 기생충은 고유한 병리와 예방 방법을 가진다.

1) 선충류

선충류는 몸이 원통형이며 좌우 대칭의 형태를 가지고 있고, 일반적으로 몸의 양끝이 뾰족하며 자웅이 분리되어 있다. 이들은 대부분 토양을 통한 경구 또는 경피 감염을 유발하며, 인간의 장관이나 기타 기관에 기생하여 다양한 증상을 일으킨다.

(1) 회충증(Ascaris lumbricoides, Roundworm)

회충은 대표적인 장내 기생 선충으로, 인간의 소장에 기생한다.

- **감염경로**: 회충의 알은 인간의 대변을 통해 외부 환경으로 배출된 후 일정 기간을 거쳐 감염력이 생긴다. 이 알이 오염된 채소나 과일, 손, 파리 등을 통해 인체에 경구로 침입하여 감염된다.
- **증상**: 초기에는 특별한 증상이 없을 수 있으나, 미열, 복통, 소화불량, 두통, 구토, 식욕부진 등의 소화기 증상이 나타나기도 한다. 유충이 폐를 침범하면 유충성 폐렴을 일으킬 수 있으며, 심할 경우 장폐쇄나 간농양 등의 합병증이 발생하기도 한다.
- **예방**: 인분의 위생적 처리와 환경위생의 개선, 파리의 구제, 채소나 과일의 철저한 세척과 같은 개인위생 관리가 중요하다.

(2) 구충증(Hookworm disease)

구충은 인간의 소장에 기생하며, 흡혈을 통해 빈혈을 유발한다.

- **종류**: 십이지장충(Ancylostoma duodenale)과 아메리카구충(Necator americanus)이 있다.
- **감염경로**: 주로 유충이 피부를 통해 침입하여 감염된다. 또한 드물게는 경구감염도 가능하다.
- **증상**: 초기에는 발적, 가려움증 등의 피부 증상이 나타나며, 유충이 폐를 지나면 기침이나 흉통을 유발한다. 장내에서 흡혈을 지속하면 빈혈, 피로, 소화불량 등의 증상이 동반된다.
- **예방**: 인분의 비위생적 사용을 피하고, 맨발로 토양을 밟지 않으며, 전반적인 환경위생을 철저히 관리해야 한다.

(3) 요충증(Enterobiasis)

요충은 주로 아동에게서 흔히 나타나는 기생충 질환이다.

- **감염경로**: 요충의 알은 경구로 침입하며, 소장에서 부화한 후 대장의 맹장에 기생한다. 손톱 밑이나 침구류를 통한 자가감염 및 집단감염이 쉽게 일어난다.
- **증상**: 가장 특징적인 증상은 항문 주위의 심한 가려움증이며, 긁는 과정에서 2차 세균감염이 발생하기도 한다.
- **예방**: 집단 생활 시 정기적인 구충과 손 씻기, 침구류의 청결한 관리가 필요하다.

(4) 편충증(Whipworm)

편충은 대장에 기생하는 선충으로, 회충과 마찬가지로 토양을 통해 감염된다.

- **감염경로**: 충란이 오염된 손이나 음식물을 통해 경구로 침입하며, 소장에서 부화 후 대장의 맹장, 충수돌기, 결장에서 기생한다.
- **증상**: 복통, 구토, 설사, 복부 팽만, 혈변, 체중 감소 등의 증상을 보이며, 어린이의 경우 성장 지연이 나타나기도 한다.
- **예방**: 개인위생 철저, 분변의 위생적 처리, 손 씻기 습관 형성이 필요하다.

(5) 말레이사상충증(Filariasis)

말레이사상충은 림프계를 침범하는 기생충이다.

- **감염경로**: 말레이사상충은 모기(Aedes togoi, Anopheles sinensis, Mansonia 속 모기)에 의해 인간에게 전파되며, 림프관에 기생한다.
- **증상**: 팔다리나 음낭 부위에 림프관염 및 상피증이 발생하며, 심하면 사지의 심한 부종을 유발하는 '코끼리다리병'으로 진행한다.
- **예방**: 모기에 물리지 않도록 모기장이나 방충제를 사용하고, 유행지역에서는 감염자 조기 발견 및 치료가 중요하다.

(6) 동양모양선충증(Trichostrongyliasis)

동양모양선충은 주로 동아시아 지역에서 발견되는 기생충이다.

- **감염경로**: 충란이 오염된 야채나 손을 통해 경구로 침입한다.
- **증상**: 감염 초기에 소화불량, 복부 불편감, 철결핍성 빈혈 등이 나타난다.
- **예방**: 채소류의 철저한 세척, 개인위생 관리가 필요하다.

(7) 선모충증(Trichinosis)

선모충은 근육조직에 기생하는 선충이다.

- **감염경로**: 조리되지 않은 돼지고기나 야생 동물의 고기를 생식함으로써 감염된다.
- **증상**: 초기에는 발열, 복통, 설사 등의 위장관 증상이 나타나며, 이후 근육통, 안면 부종, 고열, 심한 경우 사망에 이를 수 있다.
- **예방**: 고기의 충분한 가열 조리와 야생동물 고기의 생식 금지가 필요하다.

(8) 아니사키스증(Anisakiasis)

아니사키스는 해산 어류를 통해 전파되는 선충이다.

- **감염경로**: 해양 포유류에서 배출된 유충이 해산 어류에 침입하며, 이를 생식한 사람에게 감염된다.
- **증상**: 섭취 후 수 시간 이내에 격심한 복통, 구토, 메스꺼움 등의 급성 위장관 증상이 나타난다.
- **예방**: 생선의 생식 시 신선도 확인, 냉동 처리 및 완전한 조리가 필요하다.

2) 흡충류

흡충류는 납작하고 잎 모양의 형태를 가지며, 대부분의 생활사를 물 속에서 보내는 것이 특징이다. 대개는 중간숙주인 조개, 물고기 등을 통해 인간에게 감염된다.

(1) 간흡충증(Liver fluke)

간흡충은 간에 기생하는 대표적인 흡충이다.

- **감염경로**: 감염된 민물고기나 오염된 조리기구를 통해 감염되며, 주로 익히지 않은 회 섭취를 통해 발생한다.
- **증상**: 간 기능 저하, 황달, 복부 불쾌감, 간경변, 장기적으로는 간암으로 발전할 수 있다.
- **예방**: 민물고기의 생식을 피하고, 조리기구의 위생을 철저히 관리해야 한다.

(2) 폐흡충증(Paragonimiasis)

폐흡충은 폐를 주요 기생 부위로 삼는 기생충이다.

- **감염경로**: 민물게나 가재의 생식으로 감염되며, 유충이 장을 뚫고 횡격막을 지나 폐에 정착한다.
- **증상**: 기침, 객혈, 흉통 등의 폐질환 증상이 나타나며, 폐결핵과 유사한 양상을 보이기도 한다.
- **예방**: 민물게나 가재는 반드시 충분히 가열한 후 섭취해야 하며, 생식은 삼가야 한다.
- 중간숙주: **다슬기, 가재**

(3) 장흡충증(Metagonimiasis yokogawai)

장흡충은 소장에서 기생하는 흡충이다.

- **감염경로**: 은어, 붕어, 피라미 등의 민물고기를 생식함으로써 감염된다.
- **증상**: 복통, 설사, 혈변 등의 장 증상이 나타난다. 다량 감염 시 장에 궤양이 발생하기도 한다.

- **예방**: 민물고기의 생식을 피하고, 물고기를 완전히 익혀 먹는 습관을 가져야 한다.

3) 조충류

조충류는 납작하고 긴 리본 형태를 가진 기생충으로, 대부분의 종이 사람의 소장에 기생한다.

(1) 무구조충증(Taenia saginata, Beef tapeworm)

- **감염경로**: 감염된 쇠고기를 덜 익혀 섭취함으로써 감염된다.
- **증상**: 복통, 소화불량, 식욕 부진, 불쾌감이 나타나며, 분변과 함께 체절이 배출되기도 한다. 감염은 대부분 고기를 생식함으로써 발생한다.
- **예방**: 쇠고기는 반드시 충분히 익혀서 섭취해야 한다.

(2) 유구조충증(Taenia solium, Pork tapeworm)

- **감염경로**: 감염된 돼지고기의 생식으로 감염되며, 드물게 자가감염을 통해 뇌로 유충이 이동하면 뇌낭충증을 유발한다.
- **증상**: 위장관 증상 외에도 중추신경계 증상, 발작, 의식 저하 등 심각한 후유증이 발생한다.
- **예방**: 돼지고기의 생식은 금하고, 손 씻기 및 조리 도구의 청결 유지가 중요하다.

(3) 광절열두조충증(Diphyllobothrium, Fish tapeworm)

- **감염경로**: 송어, 연어 등 담수어의 생식으로 감염된다.
- **증상**: 복통, 설사, 체중 감소, 비타민 B_{12} 결핍으로 인한 악성빈혈이 나타난다.
- **예방**: 담수어는 반드시 익혀 먹으며, 날생선은 위생적으로 관리된 것을 섭취해야 한다.

(4) 스파르가눔증(Sparganosis)

- **감염경로**: 중간숙주인 개구리나 뱀, 또는 오염된 물을 통해 감염된다.
- **증상**: 피부나 근육 내에 결절이 생기며, 염증, 부종, 통증, 심한 경우 뇌나 눈에 침범해 심각한 합병증을 유발한다.
- **예방**: 민간요법으로 개구리 생식을 피하고, 의심되는 물은 반드시 끓여 마셔야 한다.

4) 원충류

원충류는 단세포 생물로 현미경으로만 관찰이 가능하며, 체내의 다양한 기관에 감염되어 질병을 유발한다.

(1) 아메바성 이질(Amebiasis)

- **감염경로**: 오염된 음식물이나 물을 통해 경구로 감염되며, 주로 열악한 위생 환경에서 발생한다.
- **증상**: 혈변을 동반한 설사, 복통, 발열, 심할 경우 간농양 등 전신 합병증이 동반되기도 한다.
- **예방**: 안전한 식수와 철저한 손 씻기, 식품 위생 관리가 중요하다.

Section 3 기생충질환의 관리 및 추이

1) 행정적인 관리

기생충질환은 국민 건강에 직 · 간접적인 영향을 미치는 질환으로, 국가 차원의 체계적인 관리가 중요하다. 우리나라는 1960년대 이후 급격한 산업화와 도시화 과정 속에서 기생충 감염률이 높은 상황을 개선하기 위하여 다양한 법률과 제도를 마련하여 관리해왔다.

(1) 「기생충질환 예방법」의 제정과 시행(1966)

1966년에 제정된 「기생충질환 예방법」은 당시 높은 기생충 감염률을 감소시키기 위한 목적으로 제정된 법률이다. 이 법은 기생충 감염의 주요 원인을 차단하고 국민 건강을 보호하는 데 중점을 두었다.

주요 내용은 다음과 같다.

① 인분비료의 사용 금지

인분은 토양을 오염시키고 장내기생충의 알을 퍼뜨리는 원인이 되므로, 이를 비료로 사용하는 것을 전면적으로 금지한다.

② 중간숙주의 관리 및 판매 금지

간흡충, 폐흡충 등은 민물고기와 같이 중간숙주를 통해 전파되므로, 이러한 생물의 관리와 판매를 제한하여 감염 경로를 차단한다.

③ 진단검진과 집단치료 시행

학교나 마을 단위로 집단적인 기생충 감염 조사를 실시하고, 감염 자는 일괄적으로 치료하는 방식의 보건사업을 실시한다.

이러한 조치는 국민의 위생 수준을 향상시키고, 기생충 감염을 조기에 발견하고 치료하는 데 기여하였다.

(2) 「감염병의 예방 및 관리에 관한 법률」의 통합 및 개정(2010)

2010년에는 「기생충질환 예방법」과 「전염병예방법」을 통합하여 보다 포괄적이고 통합적인 관리체계를 구축하고자 「감염병의 예방 및 관리에 관한 법률」이 제정되었다. 이 법률은 감염병 전반에 대한 관리뿐만 아니라, 특정 기생충질환에 대한 지속적인 감시와 대응체계를 포함하고 있다.

주요 내용은 다음과 같다.

- 제5군 감염병 지정 및 감시 관리: 회충증, 편충증, 요충증, 간흡충증, 폐흡충증, 장흡충증 등과 같이 정기적인 감시와 관리가 필요한 기생충질환을 제5군 감염병으로 지정하고 국가 주도의 감시체계를 유지한다.
- 법정 감염병 등급 조정: 최근 법률 개정으로 해당 기생충질환들은 제4급 법정감염병으로 조정되어 관리되고 있으며, 이는 보다 철저한 감시와 통계 수집을 가능하게 한다.
- 표본감시체계 운영: 특정 지역을 중심으로 표본집단을 설정하여 정기적인 기생충 감염 조사를 수행하고, 이를 통해 전국적 감염 현황을 추정하고 대책을 수립한다.

이러한 행정적 조치들은 기생충 감염병의 체계적인 예방, 진단, 치료 및 추적관리에 필수적인 기반이 된다.

2) 기생충감염의 추이 변화

우리나라의 기생충감염률은 20세기 중반 이후 꾸준히 감소해왔다. 이는 법률 제정뿐 아니라 국민 생활환경의 변화, 교육, 위생개선 등이 복합적으로 작용한 결과이다.

1971년 이후 국가 주도 조사 실시: 1971년부터 「기생충질환 예방법」에 따라 5년 간격으로 전국적인 기생충 감염 실태 조사가 실시되었다. 이 조사는 국민 건강 실태를 파악하고, 보건정책 수립에 중요한 기초자료로 활용되었다.

- 토양매개성 장내기생충 감염의 감소: 과거에는 회충, 편충, 구충 등 토양을 통해 전파되는 장내기생충이 주요 감염원이었으나, 상하수도 보급, 화장실 개선, 인분 비료 사용 금지 등의 생활환경 변화로 이러한 감염은 급격히 감소하였다.
- 국민 위생의식과 생활수준 향상: 국민들의 위생에 대한 인식이 향상되고, 구충제의 보급과 정기적인 건강검진을 통해 감염 가능성이 줄어들었다.
- 현대에도 남아있는 기생충 감염: 대부분의 기생충질환은 줄어들었지만, 여전히 일부 질환은 꾸준히 발생하고 있다. 특히 요충증은 어린이집, 유치원 등에서 집단 감염의 가능성이 높고, 간흡충증은 민물고기를 익히지 않고 먹는 식습관과 관련이 깊어 주요 감염원으로 남아 있다.

2011년 표본감시 결과 감염률 순위는 다음과 같다.

간흡충증 > 요충증 > 편충증 > 장흡충증 > 회충증 > 폐흡충증의 순으로 확인되었으며, 이는 간흡충과 요충의 관리 필요성을 보여준다.

기생충감염의 추이 분석은 과거와 현재를 비교하며, 감염병 예방정책의 효과를 점검하고 향후 대응전략을 수립하는 데 중요한 근거가 된다.

chapter 5 만성질환의 관리

Section 1 만성질환의 개념

1) 만성질환의 특성

만성질환은 일반적으로 비전염성(non-communicable disease, NCD)이며, 질환의 경과가 길고, 치료에 오랜 시간이 소요되는 건강 문제를 의미한다.

보통 증상이 3개월 이상 지속되는 질환을 만성질환으로 분류하며, 시간이 지남에 따라 점진적으로 악화될 수 있다는 특징을 가진다. 이러한 질환은 급성질환과 달리 명확한 회복 시점을 예측하기 어렵고, 완치보다는 장기적인 관리와 통제가 중심이 된다.

만성질환은 일반적으로 노화와 관련하여 유병률이 증가하는 경향이 있으며, 고령화 사회로 진입한 현대 사회에서는 국민 건강에 큰 영향을 미치는 주요 질병군으로 간주된다.

미국의 만성질환전문위원회(U.S. National Commission on Chronic Illness)는 만성질환을 다음과 같은 특성을 지닌 질환으로 정의한다.

첫째, 만성질환은 대개 영구적이고 불가역적인 병적 변화를 동반한다.

둘째, 질환의 경과 중 또는 후유증으로 인해 불구 또는 무능력 상태를 초래할 수 있다.

셋째, 이러한 질환은 장기적인 보호, 감시 및 치료가 요구되며, 의료적 자원과 지속적인 건강 관리가 필요하다.

과거에는 이와 같은 질환을 주로 "성인병"이라 불렀다. 이는 고혈압, 당뇨병, 심혈관질환 등 중장년층 이후에 주로 나타나는 질환이라는 인식 때문이었다. 그러나 이후 연구 결과, 이러한 질환의 대부분이 생활습관과 밀접한 관련이 있음이 밝혀지면서, 단순히 연령에 따라 나타나는 질병이 아님을 인식하게 되었다. 이에 따라 "성인병"이라는 용어 대신 "생활습관병"이라는 용어가 사용되기 시작하였다.

1988년, 미국 스탠포드 대학교의 리븐 교수(G.M. Reaven)는 고혈압, 당뇨병, 고지혈증, 비만 등을 포괄하는 신드롬 X(Syndrome X)라는 개념을 제안하였다. 이는 서로 다른 만성질환들이 하나의 대사적 이상 상태로 연결되어 있음을 강조한 개념이다. 이후 1998년 세계보건기구(WHO)는 이와 같은 통합적 개념을 "대사증후군(Metabolic Syndrome)"이라 명명하였고, 이는 만성질환의 발병을 예측하고 예방하는 중요한 지표로 활용되고 있다.

따라서 만성질환은 단일 질병이 아닌, 다양한 건강 문제들이 복합적으로 작용하여 나타나는 복합 질환군으로 이해하는 것이 바람직하다.

2) 만성질환의 역학적 특성

만성질환은 감염병과는 달리 명확한 병원체나 단일 원인으로 발생하지 않으며, 다요인적 원인(multifactorial causes)에 의해 발생한다. 즉, 유전적 요인, 환경적 요인, 사회경제적 요인, 심리적 요인, 식생활 및 운동습관 등 다양한 요소들이 복합적으로 작용하여 질환을 유발한다.

이러한 질환은 발병까지의 잠재 기간(latent period)이 길다는 특성을 가진다. 이는 질병이 오랜 시간에 걸쳐 서서히 진행되며, 초기에는 자각 증상이 거의 없거나 매우 미미하여 본인이 질병을 인지하지 못하는 경우가 많다. 따라서 만성질환은 조기 진단이 어려운 질병군으로 분류된다.

또한, 만성질환은 정확한 발병 시점을 특정하기 어려운 경우가 많다. 급성 감염병과 달리 어느 날 갑자기 발병하는 것이 아니라, 점진적으로 건강이 나빠지는 과정 중 하나로 인식되는 경우가 많기 때문이다. 이로 인해 정확한 발생률을 산출하는 데 제한이 따른다. 하지만 이러한 질환들은 적절한 예방 조치와 조기 치료를 통해 상당 부분 예방하거나 그 피해를 최소화할 수 있다. 예를 들어, 정기적인 건강검진을 통해 고혈압이나 고혈당 등의 이상 소견을 조기에 발견하면, 식습관 개선과 운동, 약물 치료 등을 통해 질환의 악화를 방지할 수 있다. 결국 만성질환은 예방 중심의 건강 관리 전략이 매우 중요한 질병군이며, 국민 건강 증진과 보건 정책의 핵심 영역이 되어야 한다.

핵심

비감염성 주요 만성 질환의 특성 및 관리

① 고혈압: 심장혈관 질환(구미: 관상동맥질환, 동양: 뇌출혈)
- 보통 혈압: 상완동맥의 혈압
- 본태성 고혈압(1차성 고혈압): 원인이 불명확한 고혈압
- 속발성 고혈압(2차성 고혈압): 원인이 알려져 있는 고혈압
- 예방법: ① 정상 체중유지 ② 저염식 ③ 금연 ④ 규칙적 생활습관 ⑤ 과다한 지방질 섭취 제한
- 고혈압의 위험요인 : 동맥경화, 고염식, 혈압 항진증, 뇌졸중, 비만 등
- 혈압의 기준: 정상혈압은 수축기 혈압 120 mmHg 미만, 이완기 혈압 80 mmHg 미만
- 조용한 살인자(Silent Killer)

② 당뇨병: 갈증, 다뇨, 다식, 피로감, 체중감소
- 당뇨병(diabetes mellitus)은 혈당의 일부가 소변으로 배설되는 경우를 말하며 이자(췌장, pancreas)에서 인슐린(insulin) 분비가 낮아지든지 또는 정지되면서 발생
- 랑거르한스(Langerhans)섬의 알파(α)세포에서 glucagon이, 베타(β)세포에서 insulin이 분비되고, 델타(δ)세포에서 somatostatin이 분비

- **당뇨병 특징**
  - 이자의 인슐린 부족이나 기능저하로 발생
  - 부모의 유전이나 연령, 비만과 관련
  - 다식·다갈·다뇨(고비중뇨)가 3대 증상
  - 대사장애와 합병증이 수반

당뇨병의 종류

a. 1형 당뇨병(인슐린 의존성/선천성 당뇨)
- Langerhans island의 β세포 파괴로 insulin 분비가 감소되는 자가면역 질환
- 발병은 소아에서 많이 발견되며, 유년기, 청년기인 30세 이전 발병률이 높음
- 몸이 마르고 저체중 환자가 많으며 비만과는 관계가 없음
- insulin 주사 등으로 조절

b. 2형 당뇨병(비인슐린 의존성)
- Langerhans island의 β세포에서의 인슐린 생산 저하: 인슐린 저항성
- 인슐린의 저항은 대응조절 호르몬(Glucagon, Cortisol, GH)의 불균형의 원인
- 인슐린 수용체에 대한 항체 생산, 혹은 수용체의 결함과 관련
- 비만과 관련이 있으며, 40세 이후 발병이 높고 식사 조절로 개선 가능

c. 임신성 당뇨병
- 태반 융합세포 영양막에서 생성하는 사람 태반 락토겐의 분비 증가가 원인
- 락토겐의 증가로 인슐린 저항성이 발생
- 임신성 당뇨가 심각해지면 기형아 출산 및 2형 당뇨로 진행될 가능성 있음

③ **동맥경화증**
- 원인: 고지혈증, 고혈압, 흡연, 비만
- 동맥의 내벽에 콜레스테롤 같은 지방이 침착되어 비후 또는 경화 상태

④ **뇌졸중**
- 뇌출혈: 뇌혈관의 파열로 뇌조직을 압박하여 발생
- 뇌경색: 뇌혈전, 뇌전색
- **뇌졸중 원인: 고혈압, 심장병, 당뇨병, 흡연, 음주, 비만 등**

⑤ 비만
- 만성질환과 관련이 있음
- **비만증의 5D**
  ① 용모손상(disfigurement)
  ② 불편(discomfort)
  ③ 활동불편(disabiliy)
  ④ 질병(disease)
  ⑤ 사망(death)

⑥ 만성질환의 예방대책
① 식생활개선
② 규칙적인 운동
③ 충분한 수면과 휴식
④ 절주와 금연

Section 2 만성질환의 종류

1) 악성신생물(암) 개요

(1) 암의 정의

암은 정상적인 세포가 유전적 변화나 환경적 요인에 의해 비정상적으로 증식하면서 주변 조직을 파괴하고, 다른 장기로 퍼져나가는 질환을 말한다. 이러한 퍼짐을 전이라고 하며, 이는 암세포가 원래 발생한 부위를 벗어나 혈관이나 림프관을 따라 이동하고 증식하는 과정을 의미한다. 암은 초기에 특별한 증상이 없을 수 있어 조기 발견이 어렵고, 진행될수록 생명을 위협할 수 있는 심각한 질병이다.

(2) 암의 발생현황

① 조발생률(2021년 기준)

2021년 기준으로 전체 암 조발생률은 갑상선암, 대장암, 폐암, 위암, 유방암 순으로 나타난다.

성별로 구분하면, 남성은 폐암, 위암, 대장암, 전립선암, 간암 순이며, 여성은 유방암, 갑상선암, 대장암, 폐암, 위암 순으로 발생률이 높다.

② 암 발생률 추이

1999년부터 2012년까지 암 발생률은 연평균 3.5% 증가하는 추세를 보였으나, 2012년부터 2015년까지는 연평균 5.4% 감소하였다. 이후로는 유의미한 증가나 감소 없이 비교적 안정적인 수준을 유지하고 있다.

남성의 경우, 위암, 간암, 대장암, 폐암의 발생률은 감소하고 있으나, 갑상선암과 전립선암은 증가하는 경향을 보인다.

여성은 유방암, 폐암, 췌장암의 발생률이 증가하고 있으며, 대장암, 위암, 간암은 감소하는 추세를 보인다.

③ 암 사망률(2023년 기준)

2023년 기준으로 전체 암 사망률은 폐암이 가장 높고, 그 뒤를 이어 간암, 대장암, 췌장암, 위암 순으로 나타난다.

남성은 폐암, 간암, 대장암, 위암, 췌장암 순으로 사망률이 높으며, 여성은 폐암, 대장암, 췌장암, 유방암, 간암 순이다.

(3) 암의 증상

암의 증상은 초기에는 뚜렷하지 않지만, 전신적 증상과 함께 특정한 경고 신호들이 나타날 수 있다.

① 일반 증상

암이 진행됨에 따라 피로감, 무기력감, 체중 감소와 같은 전신 증상이 나타난다. 이는 다양한 암에서 공통적으로 나타나는 증상이다.

② 특정 증상(CAUTION 경고 신호)

암을 조기에 발견하기 위해 다음과 같은 경고 신호에 주의를 기울여야 한다.

- **C**(Change): 배변이나 배뇨 습관의 변화가 있다.
- **A**(A sore): 쉽게 낫지 않는 궤양이 있다.
- **U**(Unusual bleeding): 비정상적인 출혈이나 분비물이 있다.
- **T**(Thickening): 유방이나 신체의 다른 부위에 멍울이 만져진다.
- **I**(Indigestion): 소화불량이나 연하곤란이 있다.
- **O**(Obvious change): 점이나 사마귀의 색, 크기, 모양에 변화가 있다.
- **N**(Nagging cough): 지속되는 기침이나 쉰 목소리가 있다.

이러한 증상은 암의 징후일 수 있으므로 발견 즉시 진료를 받아야 한다.

(4) 암의 원인

① 발암요인 기여율

암의 발생은 다양한 요인의 영향을 받는다. 흡연은 전체 암 발생의 15~30%를 차지하는 주요 원인이다. 감염은 10~25% 정도의 영향을 미치며, 잘못된 식습관은 30~35%의 기여율을 가진다. 이 외에도 유전적인 요인이 약 5%를 차지한다.

② 국내 주요 암의 원인

- 위암은 짠 음식의 과다 섭취와 헬리코박터 파이로리균 감염에 의해 발생한다.
- 폐암은 흡연이 주요 원인이며, 대기오염도 중요한 요인이다.
- 간암은 B형 간염, C형 간염 바이러스 감염 및 간경변증과 관련이 깊다.
- 대장암은 유전적 요인과 고지방 · 저섬유질 식단과 관련이 있다.
- 유방암은 유전, 고지방식, 비만 등이 주요 원인이다.
- 자궁경부암은 사람유두종바이러스(HPV) 감염이 주된 원인이다.

(5) 암의 예방 및 관리

① 예방수준별 대책

암 예방은 1차, 2차, 3차 예방으로 구분하여 실시한다.

- 1차 예방은 암의 발생을 막기 위한 전략으로, 금연, 절주, 규칙적인 운동, 건강한 식습관을 유지하는 것이 포함된다.
- 2차 예방은 조기 발견과 치료를 목적으로 하며, 정기적인 암 검진이 중요하다.
- 3차 예방은 치료 후 재발 방지 및 말기 환자의 삶의 질 향상을 위한 관리이다.

② 국가 암 조기검진 사업

국가는 국민의 건강을 위해 다음과 같은 기준으로 암 조기검진을 실시한다.

- 위암: 만 40세 이상, 2년마다 검진한다.
- 간암: 만 40세 이상 6개월마다 검진한다.
- 대장암: 만 50세 이상, 1년마다 검진한다.
- 유방암: 만 40세 이상 여성, 2년마다 검진한다.
- 자궁경부암: 만 20세 이상 여성, 2년마다 검진한다.
- 폐암: 만 54~74세 고위험군, 2년마다 검진한다.

(6) 국민 암 예방 수칙

- 암 예방을 위한 국민 수칙은 다음과 같다.
- 금연하며 간접흡연도 피한다.
- 신선한 채소와 과일을 충분히 섭취하고, 짠 음식과 탄 음식을 피한다.
- 하루 2잔 이하로 음주량을 줄인다.
- 주 5회 이상 운동하며 적정 체중을 유지한다.
- B형 간염 예방접종을 받는다.
- 안전한 성생활을 실천한다.
- 작업장에서 발암물질에 노출되지 않도록 주의한다.
- 정기적인 암 검진을 받는다.

2) 순환기계 질환

순환기계질환은 심장과 혈관, 뇌혈관 등 혈액 순환과 관련된 기관에서 발생하는 질환을 의미한다. 대표적으로 고혈압, 심장질환, 뇌혈관질환 등이 있으며, 이들 질환은 사망률이 높고 만성적인 경과를 보이는 경우가 많아 지속적인 관리가 필요하다. 2019년 기준으로 사망률이 가장 높은 순환기계질환은 심장질환이며, 그 뒤를 뇌혈관질환, 고혈압성 질환이 따른다.

(1) 고혈압

고혈압은 혈관이 받는 압력이 비정상적으로 높아지는 질환으로, 별다른 증상이 없더라도 심각한 합병증을 유발할 수 있어 '조용한 살인자(Silent Killer)'라고 불린다.

고혈압은 심장에 과부하를 주어 심부전이나 심근경색과 같은 심장질환을 유발하며, 뇌혈관을 손상시켜 뇌졸중과 같은 치명적인 질환으로 이어질 수 있다. 또한, 신장기능 저하나 시력 손상 등 다른 장기에도 영향을 줄 수 있어 조기 발견과 꾸준한 치료 및 관리가 중요하다.

표 Ⅲ-24. 고혈압의 판정 기준

구분	수축기(mmHg)	이완기(mmHg)
만성질환의 관리	<120	<80
주의혈압	120~129	<80
고혈압 전단계	130~139	80~89
고혈압 1기	140~159	90~99
고혈압 2기	≥160	≥100
수축기 단독고혈압	≥140	<90

(2) 고혈압의 종류

① 본태성(1차성) 고혈압

원인을 명확히 알 수 없는 고혈압으로 전체 고혈압 환자의 약 85~90%를 차지한다. 유전적 요인(가족력), 잘못된 식습관, 흡연, 비만, 운동 부족, 스트레스 등이 원인으로 작용한다.

② 속발성(2차성) 고혈압

다른 질환에 의해 이차적으로 발생하는 고혈압으로 전체 고혈압의 약 10~15%를 차지한다. 주요 원인으로는 신장질환, 내분비계 질환, 약물 부작용 등이 있다. 속발성 고혈압은 원인이 명확하므로 원인 질환을 치료함으로써 혈압을 조절할 수 있다.

(3) 고혈압의 증상

고혈압은 대부분 무증상으로 진행되며, 오랜 기간 자각 없이 지속되기 쉽다. 일부 환자에게는 두통, 어지러움, 심박수 증가, 피로감, 코피, 시야 흐림 등이 나타난다. 고혈압이 심해지면 뇌졸중, 심부전, 신부전, 요독증 등의 합병증이 발생할 수 있다.

(4) 고혈압의 예방 및 관리

고혈압은 생활습관의 개선을 통해 예방하거나 조절할 수 있다.

- 식이요법: 저염식을 기본으로 하며, 신선한 과일과 채소, 칼륨 · 칼슘 · 마그네슘이 풍부한 식품을 섭취한다.
- 운동: 주 3회 이상, 하루 30~60분 정도의 유산소 운동을 지속한다.
- 금연과 절주, 체중 관리, 스트레스 조절을 병행한다.
- 정기적으로 혈압을 측정하고 의료기관의 진료를 받는다.

3) 뇌혈관질환

(1) 정의

뇌혈관질환은 뇌혈관이 막히거나 터짐으로 인해 뇌로 가는 혈류가 차단되어 발생하는 질환이다. 일반적으로 뇌졸중 또는 중풍이라 부른다. 이로 인해 뇌의 일부 조직이 손상되거나 괴사하게 된다.

(2) 뇌졸중의 종류

① 뇌출혈

전체 뇌졸중의 약 20%를 차지하며, 고혈압에 의해 약해진 혈관이 터져 뇌 속에 출혈이 생긴다. 이로 인해 뇌조직이 압박을 받아 손상이 발생한다.

② 뇌경색

전체 뇌졸중의 약 80%를 차지하며, 혈관이 막혀 뇌로 가는 혈류가 차단되어 뇌세포가 괴사한다.

- 뇌혈전증은 혈관이 좁아지거나 혈전이 생성되어 서서히 막히는 경우이다.
- 뇌색전증은 색전(피떡)이 혈류를 타고 이동하다 갑자기 혈관을 막는 경우이다.

③ 지주막하출혈

지주막하 공간에서 혈관이 파열되어 출혈이 발생하며, 사망률이 매우 높은 질환이다. 배변 중 갑작스럽게 발생하는 경우도 있다.

④ 고혈압성 뇌증

혈압이 갑자기 상승하면서 뇌혈관의 자율 조절 능력이 상실되어 뇌로의 혈류가 비정상적으로 증가해 발생한다.

(3) 주요 증상

뇌졸중의 증상은 뇌 손상의 부위에 따라 다르다. 대표적으로 편측 마비, 감각 이상, 언어 장애, 시야 장애, 두통,

어지러움, 의식 장애 등이 있다. 심한 경우 혼수상태나 식물인간 상태로 진행되며, 장기적으로는 치매로 이어질 수 있다.

(4) 응급처치 방법

① 병원 도착 전

의식이 없는 경우 기도를 확보하고, 편안한 자세로 눕힌다. 구토 시 얼굴을 옆으로 돌려 기도가 막히지 않도록 한다. 찬물 자극이나 약물 투여는 금하며, 경련 시에는 주변 물건을 치워 다치지 않도록 한다.

② 병원 치료

응급실에서는 기도 유지, 뇌압 조절, 혈압 안정화 등을 통해 신속히 뇌손상을 최소화한다.

(5) 위험요인 및 예방

고혈압, 당뇨병, 심장질환, 흡연, 음주 등은 주요 위험 요인이다. 이를 예방하기 위해서는 염분과 콜레스테롤 섭취를 줄이고, 규칙적인 운동, 체중 조절, 금연과 금주를 실천해야 한다.

4) 심장질환

(1) 정의

심장질환은 심장 근육이나 혈관, 전기 신호 전달계 이상으로 인해 발생하며, 대표적으로 허혈성 심장질환(심근경색, 협심증), 부정맥, 심부전 등이 있다.

(2) 주요 질환

① 심근경색

관상동맥이 혈전이나 동맥경화로 막혀 심장 근육으로의 혈류가 차단되고 괴사가 발생한다. 가슴을 쥐어짜는 듯한 통증과 함께 호흡 곤란, 쇼크, 의식 저하 등이 나타난다. 빠른 시간 내 치료(4~6시간 이내)가 이루어져야 하며, 혈전 용해제, 항응고제 등의 약물을 투여한다.

② 협심증

관상동맥이 좁아져 심장 근육에 산소 공급이 일시적으로 부족할 때 발생한다. 가슴을 조이는 듯한 통증이 있으며, 특히 운동이나 계단 오르기 등 활동 시 악화된다. 심전도 검사로 진단하며, 약물 치료와 생활습관 개선이 필요하다.

③ 부정맥

심장의 전기적 신호 이상으로 심장 박동이 불규칙해지는 질환이다. 심장병, 폐질환, 약물 부작용, 전해질 이상 등이 원인이며, 심전도 검사를 통해 조기 진단과 치료를 한다.

5) 동맥경화증

(1) 정의

동맥경화증은 동맥 벽에 지방 물질이 침착되어 혈관이 좁아지고 탄력을 잃는 질환이다. 이로 인해 혈류에 장애가 생기며, 심장 · 뇌 · 신장 등 주요 장기의 혈액 공급이 줄어든다.

(2) 주요 원인

고지방식, 유전적 요인, 비만, 운동 부족, 고혈압, 흡연 등이 있다. 특히 고지혈증, 고혈압, 흡연은 3대 주요 위험 요소이다.

(3) 증상

증상은 영향을 받는 부위에 따라 다르다.

- **관상동맥**: 협심증, 심근경색
- **뇌동맥**: 뇌졸중, 뇌혈전
- **신동맥**: 소변량 변화, 부종
- **대동맥**: 대동맥류, 흉통
- **하지동맥**: 보행 곤란, 괴사 등

(4) 예방 및 관리

고지혈증, 고혈압, 당뇨병, 비만, 흡연, 스트레스 등을 철저히 관리해야 한다. 또한 규칙적인 생활과 운동, 동물성 지방 제한, 과식을 피해야 한다.

6) 당뇨병

(1) 정의

당뇨병은 인슐린의 분비 부족 또는 작용 저하로 인해 혈당이 비정상적으로 높아지는 질환이다. 주요 증상으로는 다식, 다음, 다뇨가 있다.

(2) 종류

① 1차성 당뇨병

- 제1형: 췌장이 인슐린을 거의 분비하지 못하여 발생하며, 주로 청소년기에 발병한다. 자가면역질환에 속하며, 인슐린 주사 치료가 필요하다.
- 제2형: 인슐린은 분비되나 비만 등으로 인한 저항성으로 기능이 떨어진 상태이다. 전체 당뇨병 환자의 약 80~90%를 차지하며, 식이요법과 운동으로 치료 가능하다.

② 2차성 당뇨병

만성 췌장염, 내분비질환 등 특정 질환으로 인해 이차적으로 발생한다. 원인 질환이 치료되면 당뇨 증상도 사라진다.

(3) 원인

유전, 바이러스 감염(이하선염, 풍진 등), 내분비질환, 환경적 요인(과식, 운동 부족, 스트레스, 약물 남용 등)이 있으며, 고령, 가족력, 비만은 주요 위험 요인이다.

(4) 합병증

- **심혈관계**: 동맥경화, 고혈압, 심장질환
- **신장**: 당뇨병성 신증으로 신장 기능이 저하된다.
- **안구**: 당뇨병성 망막증으로 시력 손실이 발생할 수 있다.
- **피부 및 말초신경**: 혈액 순환 장애로 당뇨병성 족부병변이 생긴다.

(5) 치료 및 관리

식이조절, 규칙적인 운동, 금연, 절주, 스트레스 해소 등 생활습관 개선이 중요하다. 필요 시 혈당강하제나 인슐린을 투여하며, 정기적인 혈당 검사로 합병증을 예방해야 한다.

7) 만성질환의 예방 대책

만성질환은 생활습관의 개선을 통해 70~90%까지 예방이 가능하다. 경제적인 면에서도 가장 효율적인 건강 관리 전략이다.

- 식생활 개선: 저염식, 균형 잡힌 영양 섭취, 동물성 지방 제한, 섬유질이 풍부한 식사 실천이 필요하다.
- 규칙적인 운동: 신진대사를 촉진하고 체중을 조절하며, 장기 기능을 강화한다.
- 충분한 수면과 휴식: 하루 7시간 이상의 수면이 적절하며, 과로를 피해야 한다.

- 금연과 절주: 흡연은 각종 질병을 유발하며 비흡연자보다 평균 수명이 8.3년 짧다. 음주는 간과 뇌 손상을 유발하므로 절주가 필요하다.

표 III-25. 만성질환 단계별 예방대책

예방단계	목적	예방대책	효과 측정
1차 예방	발병 전 위험요인 제거, 건강증진	보건교육(금연 · 금주), 운동, 체중조절, 건강한 생활습관 실천	발생률 감소
2차 예방	질병 조기발견 · 조기치료, 중증화 방지	집단검진(암 · 당뇨 조기검진), 당뇨 조기치료	유병률 감소
3차 예방	질병으로 인한 사망 및 장애 예방	지역사회 재활사업	사망률 감소

핵심

악성 신생물(암): 우리나라 사망원인의 1위

- **우리나라 사망원인**
  - ① 신생아 사망원인: **선천성 기형, 출생전후기 특정 병태, 염색체이상**
  - ② 유아에서 10대까지: **불의의 사고(교통사고)**
  - ③ 20~30대: **고의적 자해(자살), 정신질환 등**
  - ④ 40대 이상: **악성 신생물(암)**

- **우리나라 10대 사망원인(2019)**
  1. **악성 신생물(암)**
  2. 심혈관질환
  3. 폐렴
  4. 뇌혈관질환
  5. 고의적 자해(자살)
  6. 당뇨병
  7. 간질환
  8. 만성하기도 질환
  9. 알츠하이머병
  10. 고혈압성 질환

- **악성 신생물 발암인자**

식생활 습관(35%) → 흡연(30%) → 감염(10%) → 환경오염물질

Part Ⅳ
보건행정 및 관리

chapter 1 보건행정

Section 1 보건행정의 의의

1) 보건행정의 정의

보건행정은 국민의 건강을 보호하고 증진하며, 질병을 예방하고 수명을 연장하기 위한 공공의 행정 활동을 말한다. 이는 공중보건의 원리와 과학적 기법을 행정조직에 적용하여, 사회 전체의 건강 수준을 향상시키는 것을 목표로 한다. 보건행정은 단순한 의료 서비스 제공을 넘어서, 국민의 삶의 질을 높이기 위한 포괄적이고 체계적인 공공 정책 활동이라 할 수 있다.

1974년 보건행정 교육위원회의 보고서에서는 보건행정을 보건의료에 대한 욕구와 수요에 따라 제한된 자원을 효율적으로 기획 · 조직 · 지휘 · 통제 · 조정하여 건강한 사회 환경을 조성하는 활동이라고 정의한다. 이 정의는 보건행정이 단순히 제도나 정책만을 의미하는 것이 아니라, 실질적인 환경 개선과 국민 건강 보호를 위한 실천적 활동임을 강조한다.

2) 보건행정의 핵심 개념

보건행정의 핵심은 국민의 건강 증진과 질병 예방을 통해 사회 전체의 복지를 향상시키는 데 있다. 이는 공중보건의 원리와 행정학의 원리를 결합하여, 효율적이고 효과적인 보건의료 서비스를 제공하는 것을 목표로 한다. 보건행정은 국민 개개인의 건강 유지뿐만 아니라, 지역사회 전체의 건강을 유지하고 증진하며 정신적 안정과 사회적 효율성까지 도모하는 종합적인 행정 활동이다.

보건행정은 공적 또는 사적 기관이 공중보건의 원리와 기법을 응용하여 사회복지에 기여하는 활동을 포함한다. 이를 통해 보건의료의 기술적 측면(예: 예방접종, 건강검진 등)과 일반 행정적 측면(예: 조직 운영, 인사 관리 등)을 조화롭게 운영하여, 국민건강증진이라는 공동의 목표를 달성해 나간다.

3) 보건행정의 목표

보건행정의 주요 목표는 국민의 생명을 연장하고, 질병을 예방하며, 신체적 · 정신적 건강과 효율성을 증진하는 데 있다. 이러한 목표를 달성하기 위해 보건행정은 건강한 생활환경을 조성하고, 국민에게 필요한 보건의료 서비스를 계획적이고 지속적으로 제공해야 한다.

또한 보건행정은 공공복지와 집단 건강의 향상을 추구하는 공공성을 바탕으로 한다. 모든 국민이 건강할 권리를 가지며, 국가와 사회는 이를 보장해야 한다는 원칙 아래, 보건행정은 사회 전체의 건강 형평성을 높이는 역할을 수행한다.

4) 보건행정의 특징

보건행정은 다음과 같은 여러 특징을 가진다.

① 공공성과 사회성을 가진다.
이는 보건행정이 개인의 건강만이 아닌 사회 전체의 복지와 안녕을 목표로 한다는 것을 의미한다.

② 공익적 성격을 가진다.
보건행정은 국가가 국민의 건강을 보호하고 증진하기 위해 주도적으로 행하는 서비스 중심의 활동이다.

③ 조장성과 교육성을 갖는다.
보건행정은 지역사회 주민의 건강 수준을 높이기 위해 교육 활동과 건강 생활 습관을 조장하는 활동을 포함한다.

④ 과학성과 기술성을 가진다.
보건행정은 의학, 역학, 환경보건 등의 과학적 지식과 첨단 기술을 바탕으로 하며, 이를 바탕으로 계획과 정책을 수립하고 실행한다.

⑤ 기술행정의 성격을 가진다.
일반 행정의 기본 요소인 조직, 인사, 예산, 법적 규제를 포함하면서도 보건이라는 특수한 분야의 내용을 결합한 행정이다.

⑥ 종합성과 복합성을 가진다.
보건행정은 보건, 의료, 복지, 교육, 환경 등 다양한 분야와의 연계를 통해 복합적으로 이루어지며, 이를 통해 종합적인 건강관리가 가능하게 한다.

5) 보건행정의 주요 내용

보건행정의 주요 내용은 공중보건의 목적을 달성하기 위한 제반 행정 활동이다. 이는 공중보건의 원리를 행정조직에 적용하여, 국가와 지역사회가 함께 수행하는 조직적이고 체계적인 과정이다.

보건행정은 일반 행정의 4대 요소인 조직, 인사, 예산, 법적 규제를 기본적으로 포함한다. 여기에 보건이라는 특수한 분야의 내용을 추가하여 기술적이고 실천적인 행정으로 발전하였다.

보건행정은 국가 또는 지방자치단체의 책임 아래 수행되며, 국민 건강 향상을 위한 공공서비스 제공을 목표로 한다. 이러한 활동은 질병 예방, 건강 증진, 보건교육, 감염병 대응, 만성질환 관리 등 다양한 분야를 포함한다.

보건행정학은 이러한 활동들을 보다 과학적이고 체계적으로 수행하기 위해 필요한 이론과 방법을 연구하는 학문 분야이다. 보건행정학은 최소의 자원으로 최대의 건강 효과를 얻을 수 있는 효율적 행정 전략을 개발하고, 양질의 의료서비스 제공을 위한 정책 수립 및 평가를 포함한다.

6) 보건행정과 일반행정의 차이

보건행정은 일반 행정의 기본 요소인 조직, 인사, 예산, 법적 규제를 모두 포함하면서도 보건이라는 특수한 목적과 내용을 중심으로 수행된다는 점에서 차이가 있다. 일반 행정은 다양한 공공서비스(치안, 교육, 교통 등)를 제공하는 광범위한 기능을 수행하지만, 보건행정은 오직 국민의 건강 증진이라는 목표에 집중한다.

보건행정은 국가 또는 지방자치단체의 책임 아래 운영되며, 보건학 · 의학 · 위생학 등 전문적인 지식과 기술을 필요로 하는 기술행정의 성격을 지닌다. 또한 보건행정은 단기적 성과뿐 아니라 장기적인 국민 건강 증진을 위한 지속 가능한 행정 전략을 요구한다. 이로 인해 일반 행정보다 더 복합적이고 전문적인 접근이 필요하다.

보건행정은 국민의 건강을 지키는 최전선에서 활동하며, 그 중요성은 점점 더 커지고 있다. 특히 고령화 사회와 감염병의 확산 등 현대 사회의 다양한 보건 문제에 효과적으로 대응하기 위해서는 보다 전문적이고 체계적인 보건행정의 운영이 필수적이라 할 수 있다.

표 IV-1. 보건행정과 일반행정의 차이점

구분	보건행정	일반행정
정의	보건의료 및 공중보건과 관련된 행정 활동	국가 및 지방자치단체의 일반적인 행정 업무
목적	국민의 건강 증진과 보건의료 서비스 제공	국가 운영 및 공공서비스 제공
주요업무	보건정책 수립, 전염병 관리, 의료기관 운영 지원, 건강보험 관리 등	법률 집행, 예산 관리, 행정 절차 수행, 공공서비스 제공 등
관련기관	보건복지부, 질병관리청, 국민건강보험공단, 지방 보건소 등	행정안전부, 국토교통부, 교육부, 지방자치단체 등
관련법규	국민건강보험법, 의료법, 감염병예방법, 지역보건법 등	행정절차법, 지방자치법, 국가공무원법 등
대상	국민의 건강과 의료 서비스 수요자	국가 전체 및 국민의 다양한 행정 수요
전문성	의료 및 보건 관련 지식이 필요	법률, 경제, 정책 등 다양한 분야의 지식 필요

7) WHO가 규정한 보건행정의 범위

세계보건기구(WHO)는 보건행정을 국민의 건강을 보호하고 증진시키기 위한 체계적인 활동으로 규정하며, 그 범위를 다음과 같이 구분한다.

(1) 보건관계 기록의 보존

보건행정은 보건의료 활동 중 생성되는 각종 기록을 체계적으로 수집하고 관리하며 장기적으로 보존한다. 이는 향후 보건 정책 수립, 연구, 평가, 행정적 판단에 있어 중요한 근거 자료로 활용되기 때문이다. 진료기록, 예방접종 내역, 역학조사 보고서 등은 대표적인 보건기록에 해당하며, 이러한 자료들은 개인정보 보호와 보안 기준에 따라 엄격히 관리한다.

(2) 대중에 대한 보건교육

국민의 건강 수준을 향상시키기 위한 기본적인 방법 중 하나는 효과적인 보건교육을 실시하는 것이다. 보건교육은 질병 예방, 건강한 생활습관 형성, 응급처치법 습득 등 다양한 내용을 포함하며, 학교, 직장, 지역사회 등 다양한 장에서 이루어진다. 보건교육은 정보를 일방적으로 전달하는 데 그치지 않고, 대상자의 태도와 행동 변화를 유도하는 것을 목표로 한다.

(3) 환경위생

건강한 삶을 영위하기 위해서는 쾌적하고 청결한 생활환경이 필수적이다. 보건행정은 오염된 물과 공기를 정화하고, 폐기물 및 오수의 적절한 처리를 통해 질병의 발생을 예방하는 환경위생 활동을 실시한다. 또한 주거환경 개선, 식품위생, 해충방제 등도 환경위생의 중요한 영역으로 포함된다. 이러한 활동은 지역 주민의 삶의 질을 높이는 데 기여한다.

(4) 감염병관리

감염병은 단기간 내에 확산되어 사회 전체에 심각한 피해를 줄 수 있는 질병이다. 이에 따라 보건행정은 감염병의 발생을 조기에 발견하고, 확산을 차단하기 위한 예방접종, 환자 격리, 진단 및 치료를 체계적으로 수행한다. 또한 유행병 발생 시에는 역학조사를 통해 감염경로를 파악하고, 필요한 방역 조치를 신속하게 시행한다.

(5) 모자보건

모성과 영유아는 생물학적으로 취약한 계층으로, 특별한 건강 보호가 필요하다. 보건행정은 임신, 출산, 육아의 전 과정에 걸쳐 여성과 어린이의 건강을 유지하고 증진하기 위한 다양한 보건서비스를 제공한다. 이는 산전검사, 영양관리, 예방접종, 건강 상담 등을 포함하며, 건강한 다음 세대를 위한 기반을 마련하는 중요한 활동이다.

(6) 의료

의료는 국민의 질병을 진단하고 치료하며, 건강을 회복시키기 위한 핵심적인 보건서비스이다. 보건행정은 의료기관의 설립과 운영, 의료인의 양성, 의료자원의 적절한 분배를 통해 국민이 적시에 필요한 의료서비스를 받을 수 있도록 지원한다. 또한 공공의료와 민간의료의 균형 있는 발전을 도모하여 국민 보건의 형평성과 접근성을 높인다.

(7) 보건간호

보건간호는 지역사회 및 보건기관을 중심으로 국민에게 직접적이고 전문적인 간호서비스를 제공하는 활동이다. 간호사는 질병의 예방과 치료뿐만 아니라 만성질환자의 건강관리, 재활지원, 건강상담 등을 수행한다. 보건간호는 지역사회의 건강 문제를 파악하고 이를 해결하기 위한 실질적인 실천 행위로, 보건의 질을 높이는 데 크게 기여한다.

핵심

WHO가 규정한 보건행정의 범위

① 보건관계 기록의 보존 ② 대중에 대한 보건교육 ③ 환경위생
④ 감염병관리 ⑤ 모자보건 ⑥ 의료
⑦ 보건간호

8) 중앙정부 중심 보건행정의 장 · 단점

(1) 중앙정부 중심 보건행정의 장점

중앙정부 중심의 보건행정은 국가 차원에서 일관된 보건정책을 수립하고, 전국적으로 통합된 방향으로 보건사업을 추진할 수 있다는 점에서 여러 가지 장점을 가진다.

① 광역적 보건사업의 수행이 가능하다.

감염병의 확산 방지, 국가 단위의 예방접종 사업, 건강보험 제도와 같은 광역적 보건사업은 지역 단위에서 독립적으로 수행하기 어렵다. 중앙정부는 이러한 보건사업을 전국적으로 체계적이고 효과적으로 수행할 수 있는 역량을 갖추고 있기 때문에 광역적 접근이 필요한 보건 문제를 효율적으로 해결할 수 있다.

② 보건사업의 중복을 방지할 수 있다.

여러 지방자치단체에서 동일하거나 유사한 보건사업을 중복하여 시행할 경우 자원의 낭비가 발생할 수 있다. 중앙정부가 전반적인 계획을 수립하고 조율함으로써 이러한 중복을 방지하고, 사업 간 연계를 통해 효율성을 높일 수 있다.

③ 부처 간 협력이 용이하다.

보건사업은 단순히 보건부서만의 업무가 아니라 교육, 환경, 복지 등 여러 부처와의 협력이 필요한 경우가 많다. 중앙정부는 이들 부처 간의 의사소통을 원활하게 조율할 수 있는 위치에 있으며, 이를 통해 통합적인 보건정책을 추진할 수 있다.

④ 효율적인 자원 배분이 가능하다.

국가 단위에서 전반적인 지역별 보건지표와 자원 현황을 파악하고 있기 때문에, 자원을 보다 합리적이고 공정하게 분배할 수 있다. 특히 열악한 지역이나 소외된 계층에 우선적으로 자원을 배분함으로써 보건 형평성을 확보할 수 있다.

⑤ 법적 규제의 실효성을 확보할 수 있다.

감염병 대응, 식품안전, 환경보건 등은 단순한 지역 차원의 대응만으로는 충분하지 않으며, 법률에 근거한 강력한 조치가 필요한 경우가 많다. 중앙정부는 법률을 제정하고 시행할 수 있는 권한을 가지고 있으므로, 전국적인 법적 규제의 실효성을 확보할 수 있다.

(2) 중앙정부 중심 보건행정의 단점

중앙정부 중심의 보건행정은 국가 차원에서의 효율성과 통일성을 추구할 수 있다는 점에서는 유리하지만, 그에 따른 단점도 존재한다.

① 지역의 특수성을 반영하기 어렵다.

각 지역은 지리적, 환경적, 사회문화적 특성이 다르기 때문에 보건 문제의 양상도 다양하게 나타난다. 중앙정부가 일률적인 기준에 따라 보건사업을 계획하고 집행할 경우, 지역의 고유한 보건문제나 요구를 제대로 반영하지 못할 수 있다. 이는 특정 지역 주민의 건강권이 소외되는 결과를 초래할 수 있다.

② 지방자치 발전을 저해할 수 있다.

지방자치 시대에는 각 지방정부가 자율성과 책임감을 가지고 주민의 건강을 위한 사업을 추진하는 것이 바람직하다. 그러나 중앙정부가 대부분의 보건사업을 직접 주도하게 되면, 지방정부의 자율성이 제한되고 지방 보건행정의 역량이 충분히 발전하지 못할 수 있다. 이는 장기적으로 지역 보건행정의 질적 향상을 저해하는 결과를 낳을 수 있다.

핵심

중앙정부 중심 보건행정의 장·단점

- 보건사업을 중앙정부의 책임하에 실시하는 이유는

〈장점〉

① 지역사회 단위 사업만으로 불가능한 사업이 있음
② 보건사업의 중복을 피할 수 있음
③ 정부 부처 간 조직이나 기술인력의 협의 없이는 불가능한 보건사업이 있음
④ 지역사회 단위별 사업만으로는 효과를 볼 수 없는 사업이 있음
⑤ 법적 규제만으로는 불가능한 보건사업이 있음

〈단점〉

① 지역사회의 특성에 맞는 사업을 시행하기에 제한적임
② 지방화시대의 행정활동에 역행

9) 보건행정의 필요성

보건행정은 국민의 건강을 유지하고 증진시키기 위한 중요한 수단으로, 현대사회에서 그 필요성이 점점 더 커지고 있다. 다음은 보건행정이 필요한 주요 이유이다.

① 국민 건강권 보장 및 포괄적 건강관리 필요

국민은 누구나 건강하게 살 권리를 가지며, 이를 '건강권'이라 한다. 이러한 권리를 보장하기 위해서는 국가가 체

계적인 보건행정을 수행해야 한다. 건강은 개인의 문제이기도 하지만, 지역사회 전체와 국가의 발전에도 큰 영향을 미치므로 집단적 관점에서의 건강 문제 해결이 필요하다. 따라서 단순한 질병 치료를 넘어서 예방, 재활, 건강증진 등을 포괄하는 전반적인 건강관리 체계를 구축하는 것이 중요하다. 이를 위해 국가와 지자체는 다양한 보건정책을 수립하고 시행해야 한다.

② 보건의료자원의 부족

현재 우리 사회는 보건의료자원의 지역 간 분포가 불균형한 상황에 놓여 있다. 특히 도시 지역에는 대형 병원과 의료 인력이 집중되어 있는 반면, 농촌 및 도서 산간지역은 의료 서비스 접근성이 낮아 건강격차가 발생하고 있다. 이러한 문제를 해결하기 위해서는 보건행정을 통해 의료자원을 적절하게 분배하고, 공공의료기관의 역할을 강화하여 의료 서비스의 형평성을 확보해야 한다.

③ 무한한 의료 욕구 충족 필요

현대 사회에서 국민의 의료에 대한 기대와 욕구는 끊임없이 증가하고 있다. 많은 국민이 고도의 의료 서비스를 제공하는 3차 의료기관을 선호하며, 첨단 의료장비와 신기술에 대한 수요가 높아지고 있다. 하지만 이는 의료비 상승과 함께 특정 진료과목 및 지역에 의료 인력이 집중되는 문제를 초래하기도 한다. 따라서 보건행정은 이러한 의료 욕구를 현실적이고 효율적으로 충족시키기 위한 제도적 대응과 정책 마련이 필요하다.

④ 보건의료의 특성과 바람직한 보건의료 구현

보건의료서비스는 단순한 치료를 넘어서 접근성, 형평성, 포괄성, 질, 지속성, 효율성이라는 특성을 확보해야 한다. 이를 위해 보건행정은 다양한 정책 수단을 통해 국민 누구나 필요한 의료서비스를 적시에 받을 수 있도록 해야 한다. 특히 의료 취약계층에 대한 배려와 공공의료체계의 강화가 중요한 과제가 된다. 바람직한 보건의료 체계는 국민의 건강 수준을 향상시키고 사회 전체의 복지 수준을 끌어올리는 데 기여한다.

10) 보건행정의 특성

보건행정은 일반 행정과는 구별되는 몇 가지 고유한 특성을 지닌다. 이러한 특성을 바탕으로 보건행정은 국민의 건강을 보호하고 증진시키는 데 중점을 둔다.

① 공공성 및 사회성

보건의료서비스는 국민 모두에게 제공되어야 하는 공공재적 성격을 가진다. 이는 시장에서의 거래 대상이기보다는 국가와 지방자치단체가 책임지고 제공해야 할 기본적인 복지서비스라는 점에서 중요하다. 보건행정은 사회 전체의 건강 수준을 높이는 것을 목표로 하며, 개인의 건강 문제를 사회적 관점에서 해결하려는 성격을 가진다. 즉, 보건행정은 국민 건강의 평등한 향유를 위한 공공성과 사회성을 바탕으로 수행된다.

② 봉사성

보건행정은 국민의 건강을 유지하고 증진시키기 위한 공익적 활동으로, 자발적이고 적극적인 봉사의 성격을 지닌다. 이는 단순한 행정적 서비스 제공을 넘어서 국민의 삶의 질을 높이기 위한 인간 중심의 행정이라 할 수 있다. 특히 질병 예방, 건강증진, 취약계층 보호 등에서 보건행정의 봉사적 역할이 강조된다. 현대의 행정은 국민의 행복과 복지를 위한 적극적인 개입을 필수적으로 수행한다.

③ 조장성 및 교육성

보건행정은 건강한 생활을 위한 행동을 조장하고, 바람직한 건강 습관을 형성하도록 돕는 교육적 기능을 수행한다. 이를 위해 다양한 보건교육 프로그램과 캠페인을 통해 국민의 건강 인식을 높이고, 자발적인 건강관리 활동을 유도한다. 또한, 보건의료 인력에 대한 지속적인 교육과 훈련을 통해 서비스의 질을 높이고, 전문성을 강화하는 것도 중요한 역할이다. 건강한 사회는 올바른 보건교육에서부터 시작된다고 할 수 있다.

④ 과학성 및 기술성

보건의료서비스는 전문적 지식과 고도의 기술을 바탕으로 제공되며, 이는 보건행정의 과학성과 기술성을 나타낸다. 보건행정은 질병의 역학적 조사, 통계 분석, 건강자료 관리 등 과학적 접근을 통해 정책을 수립하고 평가한다. 또한, 의료기술의 발전에 따라 새로운 보건 문제에 대응하고, 보건의료체계의 효율성을 제고하기 위한 기술적 역량이 필수적이다. 따라서 보건행정은 과학적 근거와 기술적 수단을 기반으로 운영되어야 한다.

Section 2 보건행정의 원칙

1) 행정 개요

행정이란 조직의 목표를 효과적으로 달성하기 위하여 인적 · 물적 자원을 적절하게 활용하고, 이를 통해 공적 조직 내에서 체계적이고 합리적인 관리를 수행하는 과정을 의미한다. 보건행정은 국민의 건강을 보호하고 증진시키기 위한 공공 목적을 위해 행정의 원리를 적용한 실천 활동이라 할 수 있다.

행정은 단순한 명령과 통제의 개념을 넘어, 목표 달성을 위한 계획 수립과 인적 자원의 조직화, 효율적 운영 및 평가의 과정을 포함하는 복합적인 활동이다. 이러한 행정의 기본적인 활동 과정을 요약한 것이 바로 관리 과정이며, 대표적으로 L. Gulick이 제시한 POSDCoRB 모형이 널리 사용된다.

(1) 관리 과정(POSDCoRB, L. Gulick)

조직이 효율적으로 운영되고 목표를 달성하기 위해서는 다양한 관리 기능이 필요하다. 경영관리의 대표적인 기능으로는 기획, 조직, 인사, 지휘, 조정, 보고, 예산의 7가지가 있다. 각각의 기능은 서로 유기적으로 연결되어 있으며, 조직의 성과를 극대화하는 데 핵심적인 역할을 한다.

① 기획(Planning)

기획은 조직의 미래를 예측하고, 달성해야 할 목표를 설정하며, 그 목표에 도달하기 위한 전략과 실행 방법을 체계적으로 설계하는 과정이다. 기획은 경영관리의 첫 번째 단계로서, 이후의 모든 활동의 방향을 결정짓는 기준이 된다.

기획 과정에서는 먼저 조직의 장기적 및 단기적 목표를 설정한다. 이러한 목표는 조직의 비전과 미션에 기반하여 설정해야 하며, 구성원 모두가 이를 이해하고 공유할 수 있도록 한다. 다음으로는 환경 분석을 실시하여 조직의 내부 역량과 외부 환경을 종합적으로 평가한다. 이때 SWOT 분석(강점, 약점, 기회, 위협)을 활용하여 전략적 의사결정의 기초 자료로 삼는다.

전략 수립 단계에서는 설정된 목표를 달성하기 위한 구체적인 전략을 수립한다. 이에는 자원의 효율적 배분, 우선순위의 설정, 위험 요인의 예측과 관리 등이 포함된다. 마지막으로, 계획을 실행하기 위한 정책과 절차를 개발하여 업무를 표준화하고 효율성을 높이도록 한다.

② 조직(Organizing)

조직은 설정된 목표를 효율적으로 달성하기 위해 인적 자원과 물적 자원을 체계적으로 배열하고, **업무를 분담하며, 권한과 책임을 적절히 배분하는 과정**이다. 기획된 내용을 실제로 실현하기 위한 구조를 만드는 데 중점을 둔다.

조직화 과정에서는 먼저 조직의 규모와 성격에 맞는 구조를 설계한다. 기능별, 제품별, 지역별, 매트릭스형 등의 조직 구조 중 조직의 상황에 가장 적합한 형태를 선택한다. 이어서 각 직무의 내용과 책임, 권한, 요구되는 기술 등을 명확히 정의하는 직무 설계를 실시한다.

비슷한 기능이나 목표를 수행하는 업무를 묶어 부서를 구성하며, 각 부서에는 책임과 권한을 부여하여 자율성과 효율성을 동시에 확보한다. 조직도의 작성은 조직 내의 보고 체계와 관계 구조를 시각적으로 명확히 나타내는 도구로 활용된다. 이러한 과정을 통해 조직은 체계적으로 운영될 수 있도록 기반을 마련한다.

조직은 2인 이상이 공통목적을 달성을 위해 책임의 분배에 의한 요원의 배치단계이다.

③ 인사(Staffing)

인사는 조직의 목표를 달성하기 위해 필요한 인재를 확보하고, 이들을 적절히 배치하며, 지속적으로 개발하고 유지하는 과정이다. 조직이 안정적으로 성장하기 위해서는 유능한 인력을 확보하고, 그들의 역량을 최대한 발휘할 수 있도록 하는 것이 중요하다.

인사관리는 먼저 인력 계획 수립부터 시작한다. 조직이 현재 및 미래에 필요로 하는 인력의 수와 자격을 예측하고, 이에 따라 인재를 모집하고 선발한다. 채용은 공정하고 객관적인 절차를 통해 이루어지며, 적재적소에 인재를 배치하도록 한다.

채용 이후에는 교육과 훈련을 통해 직원들의 직무 능력을 향상시킨다. 직무와 관련된 기술 습득은 물론, 개인의 성장과 조직문화에 대한 이해를 높이는 데 중점을 둔다. 직원들의 성과는 정기적으로 평가하며, 그 결과는 보상 및 승진, 교육에 반영하여 인재의 동기를 유발한다.

또한, 경쟁력 있는 보상 체계와 복리후생 제도를 운영하여 직원의 만족도를 높이고, 우수 인력을 유지하도록 한다. 인사이동과 퇴직 관리 또한 체계적으로 이뤄져야 하며, 조직의 유연성과 효율성을 높이는 데 기여해야 한다.

인사는 직원의 적절한 근무평정과 신분보장 등 행정관리의 중추적 기능단계이다.

④ 지휘(Directing)

지휘는 조직의 구성원들이 목표를 이해하고 자발적으로 참여하여 업무를 수행하도록 이끄는 과정이다. 단순히 지시를 내리는 것이 아니라, 구성원들의 동기를 자극하고 팀워크를 강화하는 것이 핵심이다.

효과적인 지휘를 위해서는 먼저 명확한 의사소통이 선행되어야 한다. 조직의 목표, 전략, 업무 내용 등을 구성원들에게 명확히 전달하고, 그들의 의견도 경청하여 쌍방향 소통이 이루어지도록 한다.

동기 부여는 직원의 욕구와 기대를 파악한 후, 적절한 보상과 인정, 성장 기회 등을 제공함으로써 가능하다. 리더는 솔선수범하며 구성원에게 비전을 제시하고, 그들이 문제를 극복할 수 있도록 격려와 지원을 아끼지 않아야 한다.

또한, 신속하고 합리적인 의사결정을 통해 조직의 방향성을 제시하고, 업무 수행 과정에서 발생할 수 있는 갈등은 효과적으로 조정하여 조직 내 협력을 이끌어야 한다.

⑤ 조정(Coordinating)

조정은 조직 내 여러 부서나 구성원 간의 활동을 조율하고 통합하여 전체적인 조화를 이루는 과정이다. 각기 다른 부서나 개인이 서로 충돌하지 않고 유기적으로 협력하도록 하는 것이 목적이다.

먼저, 관련 부서 및 구성원 간에 필요한 정보를 원활하게 공유할 수 있는 시스템을 구축해야 한다. 부서 간 회의나 주기적인 보고 체계를 통해 협력 체제를 유지하고, 업무에 대한 공통의 이해를 도모한다.

업무 프로세스를 분석하여 중복되거나 비효율적인 부분은 개선하고, 부서 간 연계성을 강화한다. 갈등이 발생할 경우에는 이를 해결할 수 있는 명확한 절차와 메커니즘을 마련하여 조직 내 갈등을 최소화해야 한다.

또한, 전체 조직의 목표 달성을 위한 통합적인 계획을 수립하고, 각 부서의 역할을 명확히 하여 유기적인 협조체계를 유지한다.

⑥ 보고(Reporting)

보고는 조직의 활동 결과, 성과, 문제점 등을 내부 및 외부의 관련자에게 체계적으로 알리는 과정이다. 투명한 경영과 의사결정의 근거를 제공하는 데 중요한 역할을 한다.

보고 체계를 구축할 때에는 보고의 종류, 주기, 형식, 대상 등을 명확히 정해야 한다. 이후 필요한 정보를 정확하게 수집하고 분석하여 신뢰성 있는 보고서 작성의 기초 자료로 활용한다.

보고서는 객관적이고 명확하게 작성되어야 하며, 간결하면서도 핵심을 담고 있어야 한다. 구두 보고, 서면 보고, 전자 보고 등 상황에 맞는 적절한 방법을 선택하여 전달해야 한다.

보고 후에는 피드백을 수렴하고 이를 바탕으로 문제를 해결하며, 향후 보고 체계를 개선하는 데 반영해야 한다. 이를 통해 조직은 더욱 체계적이고 투명하게 운영될 수 있다.

⑦ 예산(Budgeting)

예산은 조직의 목표를 달성하기 위해 필요한 자원을 예측하고, 이를 효율적으로 배분하고 통제하는 과정이다. 예산 관리는 조직의 재무 건전성과 운영 효율성을 확보하는 데 필수적인 기능이다.

먼저 예산 편성 단계에서는 조직의 계획과 목표에 따라 예상되는 수입과 지출을 계산하고, 이를 바탕으로 예산안을 수립한다. 이 예산안은 관련 부서의 협의를 거쳐 최종적으로 승인 절차를 밟는다.

승인된 예산은 각 부서에 배정되어 실제로 집행되며, 집행 과정에서는 자원이 낭비되지 않도록 철저히 관리해야 한다. 또한, 예산 집행 내역과 실제 결과를 비교 분석하여 예산 통제를 실시한다.

예산이 초과되거나 부족한 경우에는 원인을 파악하고 즉각적인 조치를 취해야 한다. 마지막으로 회계 감사 과정을 통해 예산의 집행이 적절하게 이루어졌는지 평가하며, 향후 예산 편성 및 집행의 개선점으로 삼는다.

2) 기획 수립의 원칙, 필요성 및 계획 기법

① 기획 수립의 원칙

기획은 조직의 목표를 달성하기 위한 기본적인 출발점이며, 체계적이고 과학적으로 수립되어야 한다. 기획을 수립할 때는 다음과 같은 원칙을 고려하여야 한다.

- 목적성의 원칙: 모든 기획은 명확하고 구체적인 목표를 바탕으로 수립하여야 한다. 목표가 분명할수록 기획의 방향이 정확해지며, 구성원 간의 공감대 형성에도 유리하다.
- 단순성의 원칙: 기획은 이해하기 쉬운 간결한 용어로 작성되어야 한다. 복잡하고 난해한 내용은 전달의 효율성을 떨어뜨리므로 피해야 한다.
- 표준화의 원칙: 기획 수립 시 예산, 사업 절차, 서비스 내용 등을 표준화하여 실행의 일관성과 효율성을 높여야 한다.
- 신축성의 원칙: 환경의 변화에 유연하게 대응할 수 있도록 기획에는 융통성과 유연성이 반영되어야 한다.
- 안정성의 원칙: 기획은 일관성을 유지하며 불필요한 변화나 수정이 최소화되도록 수립해야 한다.
- 경제성의 원칙: 기획은 자원, 시간, 인력을 절약하고 최대한 효율적으로 활용할 수 있도록 구성되어야 한다.
- 장래예측성의 원칙: 기획은 미래를 예측하고 그에 대비하는 방향으로 수립되어야 하며, 과학적 자료와 통계에 기반한 예측이 이루어져야 한다.
- 계속성의 원칙(계층성의 원칙): 기획은 조직의 각 계층 간의 연속성을 유지하며 상위 목표와 하위 계획 간의 조화를 이룰 수 있도록 구성해야 한다.

② 기획의 필요성

기획은 조직이 목표를 달성하고 변화하는 사회 속에서 지속가능한 발전을 이루기 위한 필수적인 과정이다. 기획의 필요성은 다음과 같다.

- 요구와 자원의 배분: 다양한 요구와 제한된 자원을 효과적으로 배분하여 조직의 효율성과 공공성을 높인다.
- 이해 대립의 조정: 이해관계자 간의 갈등을 조정하고 합리적인 결정을 내리는 기준을 제공한다.
- 지식과 기술의 개발: 새로운 지식과 기술을 개발하고 이를 기획에 반영함으로써 혁신적인 조직 운영을 가능하게 한다.
- 합리적 의사결정: 기획은 자료에 기반한 논리적인 판단을 통해 합리적인 의사결정을 내릴 수 있도록 한다.

③ 계획 기법

계획 기법은 다양한 상황에 맞는 전략적 의사결정을 가능하게 하며, 다음과 같은 방법들이 활용된다.

- **계획예산제도**(PPBS: Planning Programming Budgeting System): 장기적인 계획과 단기적인 예산의 연계를 통해 자원을 합리적으로 배분하고, 사업의 우선순위를 설정하여 조직의 목표를 달성하도록 한다.
- **사업 평가 및 검열 기술**(PERT: Program Evaluation and Review Technique): 프로젝트 작업망을 구성하고 각 단계별 소요 시간과 자원을 분석하여 불확실한 상황에서도 기획과 통제가 가능하도록 한다.
- 델파이 기법(Delphi Technique): 전문가 집단의 익명 서면 자문을 통해 미래를 예측하며, 권위자에 의한 영향력을 배제하여 객관적인 의사결정을 가능하게 한다.
- 비용–편익 분석(CBA: Cost Benefit Analysis): 여러 대안 가운데 가장 효율적인 방안을 선택하며, 기대되는 편익을 화폐 단위로 환산하여 비교 분석한다.
- 비용–효과 분석(CEA: Cost Effectiveness Analysis): 일정한 목표를 달성하는 데 있어 가장 효과적인 방법을 선택하며, 편익은 화폐 단위로 표시하지 않고 성과 중심의 지표로 분석한다.
- 비용–효용 분석(CUA: Cost Utility Analysis): 보건 및 의료 분야에서 활용되며, 프로그램의 비용 대비 효용을 비교 분석하고, 효용은 건강 일수나 질 보정 수명(QALY)으로 측정한다.

핵심

*** 행정계획 방법**

① PPBS(기획예산제도)
- **계획(기획)–사업–예산편성 체계를 일원화**(미국 국방성 최초 선택)
- 제한된 자원을 적절하게 배분하기 위하여 예산편성과 목표를 결합시키는 예산편성 방식

② OR(운영연구, operation research)
- 경영과학의 의미
- 해당 환경에서 생물체와 같이 전반적인 관점에서 전부 또는 일부를 조사 연구하는 계획 방법

③ SA(체계분석, system analysis)
- 정책 결정의 수립과정을 향상
- 정책 결정권자에게 각종 사업의 경비와 그 가치에 관한 정확한 정보 제공

④ **PERT(사업평가 및 검열기술)**
- **사업의 실천단계를 계획**할 때에 가장 유용
- **집행계획을 일목요연하게 이행**시키기 위한 계획 방법

3) 조직(Organizing)

조직은 공동 목표를 달성하기 위해 인력을 배치하고 자원을 효율적으로 활용하며, 각자의 역할과 책임을 명확히하여 조직을 운영하는 과정이다.

① 조직의 원리

조직은 효율성과 책임성을 고려하여 다음과 같은 원리에 따라 구성되어야 한다.

- 계층제의 원리: 권한과 책임의 정도에 따라 직무를 상하로 등급화하여 명확한 지휘 및 복종 관계를 확립한다.
- 통솔 범위의 원리: 관리자가 효과적으로 감독하고 지휘할 수 있는 적절한 수의 하급자를 배치하여 관리의 효율성을 확보한다.
- 명령 통일의 원리: 하급자는 한 명의 상관에게만 지시를 받아야 하며, 명령 체계를 일원화하여 혼선을 방지한다.
- 분업의 원리(전문화의 원리): 각 업무를 전문화하여 분담함으로써 정확성과 속도를 높이고 업무의 질을 향상시킨다.
- 조정의 원리(통합의 원리): 부서 간의 업무 중복이나 갈등을 방지하고, 조직 전체가 공동의 목표를 향해 나아가도록 업무를 조정한다.

② 조직혁신 기법: SWOT 분석

조직의 내외부 환경을 분석하여 전략을 수립하는 대표적인 기법으로 SWOT 분석이 있다.

정의: 조직의 내부 요인(강점과 약점)과 외부 요인(기회와 위협)을 분석하여 전략을 수립하는 기법이다.

전략 도출 요소:

- 강점(Strength): 조직의 우수한 자원이나 역량을 의미한다.
- 약점(Weakness): 조직의 내부적인 한계나 부족한 요소를 의미한다.
- 기회(Opportunity): 외부 환경에서 조직이 활용할 수 있는 유리한 요인을 의미한다.
- 위협(Threat): 외부 환경에서 조직에 불리하게 작용할 수 있는 요인을 의미한다.

③ 조직관리의 순서

조직을 효과적으로 운영하기 위해 다음과 같은 순서로 조직관리를 수행한다.

- 기획(Planning)을 한다.

- 조직(Organizing)을 한다.
- 실행(Actuation)을 한다.
- 관리(Controlling) 및 평가(Evaluating)를 한다.

④ 조직관리의 7대 원칙

조직을 효율적으로 운영하기 위해 다음의 원칙을 따른다.

- 조정의 원칙을 따른다.
- 목적의 원칙을 유지한다.
- 분업의 원칙을 적용한다.
- 명령통일의 원칙을 따른다.
- 계층화의 원칙을 확립한다.
- 일치의 원칙을 유지한다.
- 통솔범위의 원칙을 적용한다.

⑤ 조직의 유형

조직의 형태는 그 목적과 특성에 따라 다양한 유형으로 구분된다.

- 계선조직: 상하 계층 구조로 권한과 책임이 명확하며 명령 체계가 분명한 조직 형태이다.
- 계선막료조직: 계선조직에 전문가의 자문 기구를 추가한 형태로, 의사결정에 도움을 주지만 지휘권은 없다.
- 팀조직: 다양한 직급과 기능을 가진 구성원이 협업하여 유연하게 운영되는 조직 형태이다.
- 프로젝트조직: 특정 과제를 달성하기 위해 다양한 전문가가 모여 구성된 수평적이고 일시적인 조직이다.
- 매트릭스조직: 계선조직과 프로젝트 조직이 혼합된 형태로, 병원과 같은 복합적인 환경에서 효과적으로 운영된다.

4) 기타 행정 요소

행정관리는 조직 운영의 핵심으로, 다음과 같은 요소들을 포함한다.

① 인사(Staffing): 인력의 모집, 선발, 배치, 평가 등 조직의 인적 자원을 공정하고 효율적으로 관리한다.

② 지휘(Directing): 조직 구성원이 목표에 따라 일관되게 행동하도록 방향을 제시하고 동기를 부여한다.

③ 조정(Coordinating): 부서 간 협력과 기능 간 조율을 통해 조직 전체의 통합성과 시너지 효과를 창출한다.

④ 보고(Reporting): 업무 수행 결과를 상급자에게 보고하고, 피드백을 통해 개선 사항을 반영한다.

⑤ 예산(Budgeting): 조직의 수입과 지출을 계획하고 통제하며, 효율적인 자원 배분을 통해 목표를 달성한다.

핵심

*** 보건 행정의 행정적 원칙**

1) 귤릭(L. Gulick)이 제시한 행정 관리과정: 7단계로 구성

- **POSDCoRB: 기획 → 조직 → 인사 → 지휘 → 조정 → 보고 → 예산**

(1) 기획

- **목표를 설정**하고 **투입자원**을 결정하는 단계(첫 번째 단계)
- 모든 사업의 기본

(2) **조직**

- **2인 이상의 공동목적을 달성하기 위한 책임의 분배**에 의한 요원의 배치
- **조직의 목표를 달성: 조직에 대한 관리**
- **조직의 7대 원칙**

① 조정의 원칙: 공동의 목표를 달성하기 위한 행동통일의 수단이며 과정
② 목적의 원칙: 모든 사업은 그 조직이 갖는 장기적인 목적과 하부조직이 갖는 단기적인 목적이 설정되어야 함
③ 분업의 원칙: 조직의 개인이나 하부조직에 업무내용이 적정하게 분담되어야 함
④ 명령통일의 원칙: 조직 내 각 구성원은 한 사람의 상급자에 의해서만 지시를 받도록 명령체계가 이루어져야 함
⑤ 계층화의 원칙: 조직을 계층화하여 상하계층 간의 직무상의 지휘 복종관계가 이루어져야 함
⑥ 일치의 원칙: 권한이 남용되지 않도록 권한과 책임이 일치되어야 함
⑦ 통솔범위의 원칙: 한 사람의 상급자가 효과적으로 통솔할 수 있도록 통솔범위 설정이 이루어져야 함

(3) **인사**

- **행정관리의 중추적 기능**
- **인사행정의 핵심: 공정한 처리, 직원의 적절한 근무평정과 신분보장**

(4) 지휘: 목표의 일관성을 위하여 체계에 따라 일원화

(5) 조정: 공동목표를 달성하기 위한 조직원 간의 협의, 회의, 토의 등

(6) 보고(Reporting): 보고하고 보고받는 과정

(7) 예산(Budgeting): 예산을 편성·관리·통제하는 제반활동

Section 3 대한민국 보건행정사

대한민국의 보건행정사는 시대별로 구분하여 발전 과정을 살펴볼 수 있다. 보건행정은 국민의 건강을 보호하고 증진하기 위한 제도적 장치이며, 시대와 사회의 변화에 따라 그 형태와 기능이 달라진다. 우리나라의 보건행정사는 크게 삼국시대, 고려시대, 조선시대, 한일합병시대, 8 · 15 해방 이후 미군정기, 대한민국 정부 수립 이후로 나누어 이해할 수 있다.

1) 삼국시대(~ 935년)

삼국시대에는 고구려, 백제, 신라 각국이 독자적인 의료 행정 체계를 구축하여 왕실과 서민을 위한 의료제도를 운영하였다. 이 시기의 보건의료는 주로 전통의학과 약재를 중심으로 이루어졌으며, 국가 차원에서 의료 인력을 양

성하고 제도를 정비하였다.

① **고구려**: 왕실의 건강을 관리하기 위해 시의(侍醫) 제도를 운영하였다. 이는 왕을 비롯한 귀족층을 위한 전문 의료 인력 제도로, 당시 의학 서적과 기술을 전래하고 발전시키는 데 기여하였다.

② **백제**: 약부(藥部) 제도를 설치하여 국가의 의약 관련 행정을 담당하게 하였다. 이는 약재의 수집과 관리, 의약품의 제조와 보급을 통해 백성의 건강을 도모하고자 하였다.

③ **신라**: 약재와 의약 행정을 통합 관리하기 위해 약전(藥典)을 운영하였다. 약전은 약재의 품질을 관리하고 유통을 조절하는 역할을 하였으며, 보건의 기초 체계를 형성하였다.

이 시기의 의료는 주로 왕실 중심이었으나, 점차 서민을 위한 제도적 장치도 마련되기 시작하였다.

2) 고려시대(936~1392년)

고려시대에는 중앙집권적 의료행정 체계가 확립되면서 보다 조직적인 보건의료 제도가 운영되었다. 국가 차원의 의료기관이 설립되어 왕실과 일반 백성을 대상으로 의료 서비스를 제공하였다.

① **태의감**: 고려의 중앙 의료행정을 총괄하는 기관으로, 의학 교육과 의료 인력 양성, 약재 관리 등을 담당하였다.

② **상약국**: 왕실 전용 의료기관으로, 왕과 왕비 및 왕족의 건강을 보호하는 역할을 하였다.

③ **혜민국**: 서민을 대상으로 한 의료기관으로, 병자에게 약을 조제하고 치료하는 업무를 수행하였다.

④ **대비원**: 빈민이나 유랑민을 위한 의료 지원 기관으로, 사회적 약자의 건강을 보호하기 위한 복지적 성격이 강하였다.

고려시대의 보건행정은 의료기관의 분화와 체계화로 이어지며, 국가 차원의 보건정책의 기틀을 마련하였다.

3) 조선시대(1392~1910년)

조선시대는 유교적 국가 이념을 바탕으로 의료행정, 전염병 예방, 의학교육, 의녀제도 등 다양한 보건의료정책이 시행되었다. 이 시기에는 중앙과 지방에 이르기까지 체계적인 의료기관이 설치되었으며, 의학 서적의 편찬도 활발하게 이루어졌다.

① **전의감**: 조선의 중앙 의료기관으로, 의과시험과 의학교육을 주관하고, 의관을 양성하는 역할을 하였다.

② **내의원**: 왕실 전용 의료기관으로, 왕실 가족의 치료와 건강관리를 전담하였다.

③ **혜민서**: 주로 도시에 거주하는 서민을 대상으로 하여 무료로 약을 조제하고 진료를 제공하였다.

④ **활인서**: 전염병 환자나 무의탁 환자를 수용하고 치료하는 기관으로, 공공의 위생과 감염병 예방을 위한 역할을 하였다.

⑤ **제생원**: 질병 치료뿐만 아니라 의녀를 양성하여 여성 환자의 치료를 가능하게 하였다. 이는 조선시대 여성 보건의 발전에 큰 기여를 하였다.

⑥ **광혜원:** 1885년에 설립된 한국 최초의 근대식 병원으로, 후에 제중원으로 개칭되었다가 세브란스병원으로 발전하였다.

또한, 1596년부터 1610년 사이에는 허준이 조선의 대표 의학서인 동의보감을 편찬하여 조선 의학의 정수를 집대성하였다. 1894년 갑오개혁을 통해 서양의학이 도입되고, 위생국이 설치되어 국가 위생행정의 새로운 전환점이 마련되었다.

4) 한일합병시대(1910~1945년)

일제강점기 동안의 보건행정은 조선총독부를 중심으로 이루어졌으며, 일본의 식민지 통치를 위한 위생 정책이 주를 이루었다. 이 시기에는 근대적 보건행정의 틀을 일부 도입하였으나, 본질적으로 식민통치 수단으로 활용되었다.

- 조선총독부 경찰국 내 위생과가 설치되어 보건 관련 행정을 총괄하였다.
- 근대식 의료기관으로는 총독부의원, 자혜의원 등이 설립되었으며, 이는 일본인의 의료 편의를 우선시하면서도 일부 한국인에게도 의료 혜택을 제공하였다.

이 시기의 보건행정은 주로 전염병 예방과 위생 상태 개선에 집중되었으나, 근본적으로는 식민 통치 유지를 위한 수단이었다.

5) 8 · 15 해방 이후 미군정기(1945~1948년)

광복 이후 미군정기에는 대한민국 보건의료체계의 새로운 출발점이 마련되었다. 공중보건사업이 본격적으로 시작되었고, 보건행정 조직이 정비되기 시작하였다.

- 1946년, 국내 최초의 보건소가 설치되어 지역사회를 대상으로 하는 공중보건서비스가 시작되었다.
- 위생국은 보건후생국으로 승격되어 기능이 확대되었으며, 이는 훗날 보건후생부로 발전하게 되었다.

이 시기의 변화는 현대 보건행정 체계의 기초를 다지는 계기가 되었다.

6) 대한민국 정부수립 이후(1948 ~ 현재)

대한민국 정부가 수립된 이후 보건행정 조직은 시대적 요구에 따라 여러 차례 개편과 발전을 거듭하였다. 국가 주도의 보건정책과 복지정책이 정비되면서 현대 보건의료체계의 기반이 마련되었다.

- 1948년, 정부는 보건국을 신설하여 보건정책을 총괄하게 하였다.
- 1949년, 보건국이 보건부로 승격되어 독립적인 부처로 기능하였다.
- 1955년, 보건부는 사회부와 통합되어 보건사회부가 출범하였다.
- 1995년, 사회복지 기능이 강화되면서 보건사회부는 보건복지부로 개편되었다.

- 2010년, 보건 중심의 정책 추진을 위해 다시 보건복지부로 재편되었다.
- 2013년, 식품의약품안전청이 식품의약품안전처로 승격되어 식품과 의약품에 대한 전문적인 안전관리 체계가 확립되었다.

이와 같이, 대한민국의 보건행정사는 각 시대마다 사회적 요구와 정치적 환경에 따라 변화와 발전을 거듭해 왔다. 오늘날의 보건의료체계는 이러한 역사적 과정을 바탕으로 국민 건강을 보장하고 삶의 질을 향상시키기 위한 방향으로 지속적으로 발전하고 있다.

핵심

*** 사회보장의 역사**

① **최초의 사회보장제도 창시**: 독일 비스마르크(Bismark, 1883년), 질병 보호법

② 최초의 사회보장법: 미국 1935년, Social Security Act

③ **우리나라**

- 1963년: 사회보장에 관한 법률 제정
- 1977년: 의료보호제도 실시, 의료보험제도 실시(사회보장)
- 1989년: 전국민의료보험 실시
- 2000년: 국민건강보험법
- 2001년: 의료급여(의료보호)법

Section 4 우리나라의 보건행정체계

우리나라의 보건행정체계는 국민의 건강을 보호하고 증진하기 위해 중앙정부와 지방정부가 협력하여 운영하는 체계이다. 이러한 체계는 중앙의 정책과 지침이 지방에 전달되어 실행되도록 하는 상하연계적 구조를 가지며, 동시에 지역의 특성과 주민의 요구에 따라 보건서비스가 제공될 수 있도록 자율성과 유연성을 보장하는 특징을 가진다. 이 체계는 크게 이원적 구조, 중앙보건행정, 지방보건행정으로 구분하여 이해할 수 있다.

1) 이원적 구조

우리나라의 보건행정체계는 이원적 구조로 운영된다. 이는 중앙정부와 지방정부가 각자의 역할과 책임을 분담하여 보건행정을 수행하는 구조를 의미한다. 중앙정부에서는 보건복지부가 전체 보건행정의 정책을 수립하고 관리하며, 지방정부에서는 행정안전부의 관할 하에 지방자치단체가 지역 보건행정을 실행한다.

중앙정부는 주로 정책 기획, 제도 마련, 법령 제정, 예산 배분 등의 역할을 수행하며, 지방정부는 중앙의 정책을 기반으로 지역 실정에 맞는 보건사업을 기획하고 실행한다. 이러한 이원적 구조는 중앙과 지방 간의 책임과 권한을 명확히 하여 보건행정의 효율성과 실행력을 높이는 데 기여한다.

2) 중앙보건행정

중앙보건행정은 국민 전체를 대상으로 하는 보건정책의 수립과 보건사업의 계획 · 평가를 중심으로 수행된다. 보건복지부를 비롯한 여러 중앙기관들이 상호 협력하여 국민 건강 보호 및 증진을 위한 다양한 업무를 수행한다.

① 보건복지부는 우리나라 보건행정의 중심 기관으로서, 보건위생, 질병 예방, 약정(藥政), 모자보건, 환경보건, 노인보건, 정신건강, 의료제도 및 사회보장 등 광범위한 분야를 관리한다. 또한, 보건의료 인력의 수급, 의료기관의 설립 및 운영 기준 마련, 건강보험 제도 운영 등 국민 건강 전반을 포괄하는 정책을 수립하고 시행한다.

② 질병관리청(KCDC)은 감염병의 예방과 대응, 만성질환의 관리, 건강위험 요인에 대한 역학조사, 보건통계의 수집 · 분석 등을 담당한다. 또한, 국립보건연구원 등과 연계하여 질병 연구를 수행하고, 국가 차원의 긴급 방역체계를 운영한다.

③ 식품의약품안전처는 국민이 섭취하거나 사용하는 식품, 의약품, 화장품, 의료기기, 마약류 등의 안전을 확보하기 위한 기관이다. 이 기관은 관련 제품의 허가, 검사, 안전성 조사, 위해식품의 회수조치 등 철저한 관리와 감독을 통해 국민의 건강을 보호한다.

중앙보건행정기관들은 각자의 전문 분야에서 유기적으로 협력하여 효과적인 보건정책을 수립하고, 이를 통해 전 국민이 균등한 보건의료 혜택을 받을 수 있도록 노력한다.

3) 지방보건행정

지방보건행정은 지역 주민의 건강을 보호하고 삶의 질을 향상시키기 위해 지방자치단체가 주체가 되어 수행하는 보건행정이다. 각 시 · 도 및 시 · 군 · 구 단위의 지방정부는 중앙정부의 보건정책을 바탕으로 지역 특성에 맞는 다양한 보건사업을 계획하고 실행한다.

① **보건소**: 시 · 군 · 구 단위에 설치되는 지방보건행정의 핵심 기관이다. 감염병 예방, 건강검진, 예방접종, 모자보건사업, 노인보건사업, 정신건강사업, 방문건강관리 등 주민의 건강을 직접적으로 관리하고 증진하는 다양한 업무를 수행한다. 우리나라에서는 1946년 서울시 중구에 최초로 보건소가 설치되었다.

② **보건지소**: 읍 · 면 단위에 설치되며, 관할 보건소의 지휘를 받아 해당 지역 주민에게 보다 밀착된 보건서비스를 제공한다. 보건지소는 특히 인구 밀도가 낮거나 지리적으로 의료접근성이 떨어지는 지역에서 중요한 역할을 수행한다.

③ **보건진료소**: 동 · 리 단위의 농어촌 지역에 설치되며, 주로 의사 부족지역에 위치한다. 이곳에는 간호사, 간호조무사 등 보건진료 전담 공무원이 배치되어 기본적인 진료, 예방접종, 응급처치, 보건교육 등을 제공한다. 보건진료소는 의료 취약지 주민의 건강권 보장을 위한 중요한 기관이다.

④ **보건의료원**: 30병상 이상의 병원 기능을 갖춘 보건소로서, 입원진료와 외래진료가 가능한 시설이다. 일반 보건소보다 더 다양한 진료과목과 전문의료서비스를 제공하며, 특히 중소도시나 도농복합지역에서 지역거점 의료기관으로서 기능한다.

⑤ **건강생활지원센터**: 만성질환 예방, 건강검진 사후관리, 영양교육, 운동지도, 금연 · 절주 교육 등 주민의 건강 생활 실천을 지원하는 기관이다. 지역사회 중심의 예방 중심 건강관리체계를 강화하고, 주민 참여형 건강증진 프로그램을 운영한다.

지방보건행정기관들은 지역 주민의 건강 문제를 가장 가까운 곳에서 해결하는 역할을 하며, 중앙정부와 연계하여 국가 보건정책의 실현을 위한 중요한 기반이 된다.

4) 중앙 보건행정 조직

(1) 보건복지부 연혁

기간	기관명	주요 기능 및 변화
1948~1955	사회부	보건, 후생, 노동, 주택 및 부녀문제 관장
1949~1955	보건부	국민보건, 위생, 의정, 방역 및 약정 관련 업무 담당
1955~1994	보건사회부	보건부와 사회부 통합, 의무, 방역, 보건, 위생, 약무, 구호, 원호, 후생, 주택, 부녀 및 노동 관련 업무 수행
1994~2008	보건복지부	보건위생, 방역, 의정, 약정, 생활보호, 자활지원, 여성복지, 아동(영유아보육 제외), 노인, 장애인 및 사회보장 업무 담당
2008~2010	보건복지가족부	아동(영유아보육 포함), 청소년, 가족 관련 기능 추가
2010~현재	보건복지부	청소년 · 가족 기능을 여성부로 이관하고 보건복지정책 중심으로 개편

출처: 보건복지부/연혁

(2) 보건복지부 조직/(2025년)

- 4실: 기획조정실, 사회복지정책실, 인구·사회서비스정책실, 보건의료정책실
- 5국: 장애인정책국, 사회보장위원회사무국, 건강보험정책국, 건강정책국, 보건산업정책국

구분	부서	세부부서
장관	대변인, 장관정책보좌관, 감사관	
1차관	운영지원과, 인사과, 3실 2국	
기획조정실	보건복지상담센터	
	정책기획관	기획조정담당관, 재정운용담당관, 혁신행정담당관, 규제개혁법무담당관, 양성평등정책담당관, 정보통계담당관, 정보보호팀
	국제협력관	국제협력담당관, 통상개발담당관
	비상안전기획관	
사회복지정책실	복지정책관	복지정책과, 기초생활보장과, 자활정책과, 기초의료보장과
	복지행정지원관	지역복지과, 급여기준과, 복지정보기획과, 복지정보운영과
	연금정책관	국민연금정책과, 연금급여팀, 국민연금재정과, 기초연금과
인구·사회서비스 정책실	인구아동정책관	인구정책총괄과, 청년정책팀, 출산정책과, 아동정책과, 아동보호자립과, 아동학대대응과
	노인정책관	노인정책과, 노인지원과, 요양보험제도과, 요양보험운영과, 노인건강과
	사회서비스정책관	사회서비스정책과, 사회서비스사업과, 사회서비스자원과, 사회서비스일자리과
장애인정책국	장애인정책과, 장애인권익지원과, 장애인자립기반과, 장애인서비스과, 장애인건강과	
사회보장위원회 사무국	사회보장총괄과, 사회보장조정과, 사회보장평가과	
2차관	1실 3국	
보건의료정책실	보건의료정책관	보건의료정책과, 의료인력정책과, 의료자원정책과, 간호정책과, 의료기관정책과, 약무정책과
	공공보건정책관	질병정책과, 공공의료과, 응급의료과, 재난의료정책과, 생명윤리정책과, 혈액장기정책과
	한의약정책관	한의약정책과, 한의약산업과
건강보험정책국	보험정책과, 보험급여과, 건강보험지불혁신추진단, 보험약제과, 보험평가과	
	필수의료지원관	필수의료총괄과, 지역의료혁신과
건강정책국	건강정책과, 건강증진과, 구강정책과	
	정신건강정책관	정신건강정책과, 정신건강관리과, 자살예방정책과
보건산업정책국	보건산업정책과, 보건의료기술개발과, 보건산업진흥과, 보건산업해외진출과	
	첨단의료지원관	의료정보정책과, 보건의료데이터진흥과, 재생의료정책과

출처: 보건복지부/조직도

(3) 주요부서 및 역할

A. 보건의료정책실

① 보건의료정책:

- 종합계획 수립 및 조정
- 재정 조달 및 지속가능성 관리
- 의료분쟁 조정
- 의료인력 수급 및 관리
- 의료자원 관리 및 평가
- 의료법령 운영 및 지도 감독
- 의료기관 평가 및 인증
- 신의료기술 평가
- 한국보건의료연구원 육성

② 의약품 및 의료기기:

- 정책 수립 및 조정
- 유통정책 수립 및 조정

③ 질병 관리:

- 주요 질병 정책 종합 및 조정
- 만성 질환 관리
- 기후변화 및 환경 관련 건강 대책
- 희귀 난치성 질환자 및 원폭 피해자 지원
- 한센인 피해 사건 진상 규명 및 지원
- 암 관리 종합계획 수립 및 연구 개발
- 국립암센터 및 지역암센터 지원
- 완화 의료 활성화 및 암 생존자 재활 지원
- 암 검진 및 의료비 지원
- 응급 의료 정책 및 기금 운영

④ 공공 보건의료:

- 정책 수립 및 조정
- 국립중앙의료원 등 지원 및 관리

⑤ 생명 윤리 및 안전:

- 법령 제정 및 정책 수립
- 연명 치료 중단 관련 사항
- 인체 유래 생물 자원 관리
- 생물 안전 관리

- 제대혈 및 조혈모세포 정책
- 장기 및 인체 조직 기증 및 이식
- 혈액 관리 기본 계획 및 제도 개선
- 헌혈 장려 및 혈액 수급 관리

⑥ 한의약:

- 정책 수립 및 조정
- 연구 개발 및 지원
- 인력 양성 및 지도
- 공공 보건 사업 지원
- 한약 유통 관리 및 산업 진흥

B. 보건의료정책과

- 보건의료정책에 관한 종합계획의 수립 및 조정
- 보건의료 · 건강보험 · 한의약정책 상호간 정책조정 및 추진전략 수립
- 보건의료재정의 조달 및 지속가능성에 관한 연구
- 보건의료재정에 관한 공공 및 민간의 적정 분담에 관한 사항
- 의료 관련 법령의 제정 및 개정 등에 관한 사항
- 한국보건의료연구원의 육성 및 지원
- 외국 보건의료정책 동향 분석 및 국제협력
- 보건의료정책심의위원회의 운영
- 보건의료기본법령 개정 및 운영
- 의과 · 한의과 · 치과의 협진제도에 관한 사항
- 의료전달체계의 개선
- 개방병원 및 전문병원 제도의 운영에 관한 사항
- 경제자유구역 내 외국의료기관의 설립 및 운영 등 의료시장 개방에 관한 사항
- 보건의료분야의 재한 외국인 관련 업무 총괄
- 그 밖에 실 내 다른 과의 주관에 속하지 아니하는 사항

C. 의료인력정책과

- 보건의료인력 수급정책의 수립 및 조정
- 보건의료인력 실태조사 및 분석
- 보건의료인력지원법령의 개정 및 운영에 관한 사항
- 의사인력의 양성 및 관리에 관한 사항
- 의사의 면허 및 자격제도 운영에 관한 사항

- 의료인의 보수교육, 면허 신고 및 지도 · 감독에 관한 사항
- 전문의 자격시험 운영에 관한 사항
- 보건의료인 국가시험의 관리에 관한 사항

D. 의료자원정책과

- 보건의료장비 및 병상 등 의료자원에 관한 종합계획의 수립 및 조정
- 의료기사에 관한 법령의 개정 및 운영
- 보건의료인력 및 보건의료기관에 대한 행정처분
- 특수의료장비의 수급관리 및 진단용 방사선장비의 안전관리
- 의료기사의 보수교육, 면허 신고 및 지도 · 감독에 관한 사항
- 신의료기술의 안정성 및 유효성 평가에 관한 사항

E. 건강정책국(건강정책과)

- 보건소 업무 지원 및 사업 관련

F. 사회복지정책실(기초생활보장과/기초의료보장과)

- 기초생활보장 및 기초의료급여 관련

5) 보건복지부 기금

(1) 국민건강증진기금

- 건강증진사업 및 금연정책 지원
- 재원: 담배부담금, 이자수익 등

(2) 국민연금기금

- 국민연금 지급 및 운용
- 재원: 국민연금 보험료 및 기금 운용 수익

(3) 응급의료기금

- 응급의료 서비스 개선 및 운영 지원
- 재원: 정부 지원금 및 벌금 수익

표 IV-2. 보건복지부 기금

기금명	주요 사업	재원
국민건강증진기금	국민 건강 증진 사업 지원(건강생활실천, 질병예방, 건강 환경 조성 등)	담배에 부과되는 건강증진부담금
국민연금기금	국민 노후 소득 보장(노령연금, 장애연금, 유족연금 등 지급)	국민연금 보험료, 기금 운용 수익
응급의료기금	응급 의료 체계 개선 및 응급 의료 기관 지원(응급 의료 시설 확충, 응급 의료 인력 양성 등)	응급 의료 관련 법령에 따른 부담금, 기금 운용 수익

출처: 보건복지부(2025년도 보건복지부 소관 예산 및 기금운용계획 개요)

표 IV-3. 보건복지부 소속 기관/(2025년)

구분	기관명
소속기관	국립정신건강센터, 국립나주병원, 국립부곡병원, 국립춘천병원, 국립공주병원, 국립소록도병원, 국립재활원, 국립장기조직혈액관리원, 오송생명과학단지지원센터, 국립망향의동산관리원, 건강보험분쟁조정위원회사무국, 첨단재생의료 및 첨단바이오의약품심의위원회사무국
산하 공공기관	국민건강보험공단, 국민연금공단, 건강보험심사평가원, 한국보건산업진흥원, 한국노인인력개발원, 사회보장정보원, 한국보건복지인력개발원, 국립암센터, 대한적십자사, 한국보건의료인국가시험원, 한국장애인개발원, 한국국제보건의료재단, 한국사회복지협의회, 국립중앙의료원, 한국보육진흥원, 한국건강증진개발원, 한국의료분쟁조정중재원, 한국보건의료연구원, 오송첨단의료산업진흥재단, 대구경북첨단의료산업진흥재단, 한국장기기증원, 한국인체조직기증원

출처: 보건복지부(소속기관, 산하 공공기관)

표 IV-4. 질병관리청/조직/(2025년)

구분	부서
청장	(질병감시전략담당관/대변인/종합상황실장) 질병데이터과학분석관(질병관리연구기획담당관/역학데이터분석담당관/질병관리역량개발담당관)
차장	운영지원과/검사담당관
기획조정관	기획재정담당관
	행정법무담당관
	국제협력담당관
	국제보건안보담당관
	정보통계데이터담당관
감염병정책국	감염병정책과
	감염병관리과
	인수공통감염병관리과
	결핵정책과
	에이즈관리과

감염병위기관리국	위기관리총괄과
	검역정책과
	의료대응지원과
	비축물자관리과
	신종감염병대응과
진단분석국	진단관리총괄과
	세균분석과
	바이러스분석과
	매개체분석과
	고위험병원체분석과
	신종병원체분석과
	생물안전평가과
의료안전예방국	예방접종정책과
	예방접종관리과
	백신수급과
	의료감염관리과
	항생제내성관리과
만성질환관리국	만성질환관리과
	만성질환예방과
	희귀질환관리과
	건강영양조사분석과
건강위해대응관	손상예방정책과
	기후보건 · 건강위해대비과
	의료방사선건강관리과

출처: 질병관리청/조직도

표 Ⅳ-5. 질병관리청 소속기관/(2025년)

소속기관	관련기관/지역	비고(사이트)
국립보건연구원	•	https://nih.go.kr/ko/main/main.do
국립감염병연구소	•	https://nih.go.kr/niid/
국립검역소	인천공항/부산/인천/평택/군산/목포/여수/마산/김해공항/울산/포항/동해/제주	https://nqs.kdca.go.kr/nqs/main.do/
권역별질병대응센터	수도권/충청권/호남권/경북권/경남권	https://www.kdca.go.kr/Popup/RegionDiseaseCenter.es
국립마산병원	•	https://www.mnth.go.kr/main.do
국립목포병원	•	https://www.tbmokpo.go.kr/main.do

출처: 질병관리청/소속기관

표 Ⅳ-6. 식품의약품안전처/(2025년)

구분	부서	
처장	글로벌수출전략담당관/대변인/규제과학혁신단	
차장	감사담당관/위해사범중앙조사단/사이버조사팀	
기획조정관	기획재정담당관	
	혁신행정담당관	
	규제개혁법무담당관	
	국제협력담당관	
	정보화담당관	
	고객지원담당관	
	비상안전담당관	
	빅데이터정책분석팀	
	운영지원과	
소비자위해예방국	위해예방정책과	
	위해정보과	
	통합식품데이터기획과	
	시험검사정책과	
	위생용품정책과	
식품안전정책국	식품기준기획관	식품기준과
		유해물질기준과
		첨가물기준과
	식품안전정책과	
	식품관리총괄과	

식품안전정책국	식중독예방과	
	식품안전인증과	
	건강기능식품정책과	
	식품표시광고정책과	
수입식품안전	수입식품정책과 현지실사과	
	수입검사관리과	
	수입유통안전과	
	디지털수입안전기획팀	
식품소비안전국	식생활영양안전정책과	
	축산물안전정책과	
	농수산물안전정책과	
	건강기능식품정책과	
의약품안전국	마약안전기획관	마약정책과
		마약관리과
		마약예방재활팀
	의약품정책과	
	의약품허가총괄과	
	의약품관리과	
	의약품품질과	
	임상정책과	
	의약품안전평가과	
	의약품관리지원팀	
바이오생약국	바이오의약품정책과	
	바이오의약품품질관리과	
	한약정책과	
	화장품정책과	
	의약외품정책과	
의료기기안전국	의료기기정책과	
	혁신진단기기정책과	
	의료기기허가과	
	의료기기관리과	
	의료기기안전평가과	

출처: 식품의약품안전처/조직

표 IV-7. 식품의약품안전처/소속기관/(2025년)

	관련기관/지역	비고(사이트)
식품의약품안전평가원	–	https://www.nifds.go.kr/wpge/m_366/cont_01/cont_01_09_01.do
지방청	서울/부산/경인/대구/광주/대전	https://www.mfds.go.kr/wpge/m_275/de010705l0003.do

출처: 식품의약품안전처

표 IV-8. 전국 지역보건의료기관 현황(2023년 12월 말 기준)

(단위 : 개소)

시·도	보건소 (보건의료원)	보건지소	보건진료소	건강생활지원센터
서울	25	36	0	0
부산	16	10	14	5
대구	9	16	2	18
인천	10	26	10	25
광주	5	1	9	10
대전	5	6	1	7
울산	5	8	1	11
세종	1	10	1	7
경기	49	116	20	158
강원	18	99	10	129
충북	14	95	4	159
충남	16	150	8	236
전북	15	148	6	240
전남	22	217	7	327
경북	24	216	2	298
경남	21	173	7	220
제주	6	11	2	48
합 계	261	1338	104	1,898

출처: 보건복지부/누리집

6) 중앙 정부 및 지방 보건행정 조직

(1) 중앙 정부 책임하의 보건사업

중앙 정부는 국민 전체의 건강을 증진하고 질병을 예방하기 위한 광범위하고 체계적인 보건사업을 추진한다. 이는 지역 단위만으로는 효율성과 효과성이 떨어지는 사업을 중심으로 이루어진다. 대표적으로 전염병 예방 및 관리,

전국적인 예방접종, 국가 단위 건강검진 프로그램 등이 해당된다. 또한 보건사업의 일관성과 지속 가능성을 확보하기 위하여 정부 각 부처 간의 협력이 필요한 종합적인 보건정책을 수립하고 시행한다. 이러한 중앙 정부의 역할은 동일한 기준에 따라 전국민이 균등한 보건서비스를 받을 수 있도록 하는 데 목적이 있다. 뿐만 아니라 법적 규제만으로는 실현이 어려운 건강 증진 사업, 복합적이고 장기적인 관리가 요구되는 만성질환 예방 사업 등도 중앙 정부의 지원과 개입이 필요한 영역이다. 이로써 중앙 정부는 국민 건강을 보호하고 증진하기 위한 핵심 주체로서 기능한다.

(2) 지방 보건행정 조직

① 시·도 보건행정 조직

시 · 도 단위의 보건행정 조직은 각 지방자치단체의 특성에 따라 구성에 차이가 있다.

예를 들어, 서울특별시는 보건사회국 산하에 보건위생과, 의약과, 사회과, 복지과, 부녀 · 청소년과 등을 두고 지역 주민의 건강과 복지를 포괄적으로 관리한다.

광역시의 경우, 사회과, 보건과, 환경위생과, 부녀 · 청소년과 등으로 조직되어 있으며, 지역사회의 건강 문제를 통합적으로 대응한다.

이러한 조직은 보건복지부와 긴밀히 연계되어 있으며, 하위 조직인 시 · 군 · 구 보건행정 조직을 지휘 · 감독하는 역할을 수행한다. 이를 통해 중앙과 지방 간의 행정 일관성을 유지하고, 지역 간 건강 형평성을 도모한다.

② 시·군·구 보건행정 조직

시 · 군 · 구 단위의 보건행정 조직은 지역사회에서 가장 가까운 위치에서 보건서비스를 제공하는 최일선 기관이다. 대표적인 기관은 보건소이며, 지역 주민의 건강 증진, 질병 예방, 건강 상담 및 치료 등 다양한 공공보건 서비스를 제공한다. 또한 주민의 요구를 반영한 맞춤형 보건사업을 기획하고 실행하는 중심 역할을 수행한다.

③ 지역보건의료계획

지역보건의료계획은 지역보건법에 따라 4년마다 수립하는 중장기 계획이다. 이 계획은 지역 주민의 건강 요구와 보건의료 수요를 분석하고, 그에 따라 효율적인 보건의료서비스 제공 대책을 마련한다. 인력 구성, 조직 체계, 재정 조달 및 운영방안을 포함하며, 보건의료 서비스 전달체계를 설계한다. 또한 지역 내 보건의료 통계를 체계적으로 수집, 분석하고 이를 정책 수립에 반영하여 근거 기반의 행정을 실현한다.

④ 지역사회건강실태조사

지역사회건강실태조사는 질병관리청 주관으로 매년 시행되는 국가 단위의 건강조사이다. 조사 목적은 지역 주민의 건강 수준과 건강 관련 행태를 파악하고, 이를 통해 효과적인 보건정책 수립에 필요한 기초자료를 제공하는 것이다. 조사 항목에는 건강 생활습관, 만성질환 유병률, 예방접종률, 의료서비스 이용 실태, 사고 및 중독 경험, 삶의 질 등이 포함된다. 조사 결과는 지역보건의료계획 수립 시 중요한 기초자료로 활용된다.

7) 지역보건의료기관의 설치

(1) 보건소

보건소는 시 · 군 · 구마다 1개소 이상 설치되며, 인구 30만 명을 초과할 경우 추가 설치가 가능하다. 추가 설치 여부는 지역의 보건의료 수요, 인구 밀도, 취약계층의 분포 등을 고려하여 결정한다. 여러 개의 보건소가 있는 경우에는 업무의 효율적 관리를 위하여 지정 보건소를 운영한다.

(2) 보건의료원

보건의료원은 병원에 준하는 시설과 기능을 갖춘 보건소이다. 일정 기준을 충족하면 보건소 대신 보건의료원이라는 명칭을 사용할 수 있으며, 일반 보건소보다 더 폭넓은 진료 및 입원 서비스를 제공한다.

(3) 보건지소

보건지소는 읍 · 면 단위에 설치되며, 지역 주민에게 1차 진료 및 예방 중심의 보건서비스를 제공한다. 보건지소는 필요에 따라 추가 설치가 가능하며, 지역 여건에 따라 보건소의 보조 역할을 수행한다.

(4) 건강생활지원센터

건강생활지원센터는 주민의 건강생활 습관 형성과 만성질환 예방을 위한 교육 및 프로그램을 제공한다. 주민 주도의 건강증진활동을 장려하며, 자율적인 건강관리 능력 향상을 목적으로 한다.

(5) 보건진료소

보건진료소는 의료취약지역, 특히 인구 5천 명 미만의 도서 · 산간 지역에 설치된다. 의사 대신 간호사 또는 간호조무사가 중심이 되어 기초적인 보건의료 서비스를 제공한다. 보건진료소는 지역주민의 접근성을 높이고, 의료 사각지대를 해소하는 데 중요한 역할을 한다.

8) 보건소

(1) 역사

보건소의 기원은 1859년 영국 리버풀에서 시작된 방문간호사업이다. 대한민국에서는 1946년 서울 및 일부 대도시에 모범 보건소가 설립되었다. 이후 1956년 보건소법이 제정되었으나, 제도적 기반과 행정체계의 미비로 인해 초기 운영은 실패하였다. 1962년부터 시 · 군 단위에 보건소가 본격적으로 설치되었으며, 1995년 지역보건법이 제정되면서 현재와 같은 체계를 갖추게 되었다.

(2) 조직 구성

보건소는 행정안전부 소속이며, 보건복지부의 사업 지침 및 기술적 지원을 받는다. 보건소는 보건행정팀, 감염병 관리팀, 건강증진팀, 예방접종팀, 모자보건팀 등으로 구성되어 있으며, 지역 특성과 규모에 따라 조직 구성이 다를 수 있다.

(3) 기능 및 업무

보건소는 지역사회 건강 수준을 향상시키기 위한 다양한 업무를 수행한다. 건강친화적 환경을 조성하고, 지역 보건의료 정책을 기획 · 조사 · 연구 · 평가한다. 또한 보건의료인과 관련 기관을 관리하고, 지역사회와의 협력체계를 구축한다.

주요 업무에는 **건강증진사업, 감염병 예방 및 관리, 모자보건사업, 노인 및 장애인 건강관리, 정신건강 증진, 자살예방, 만성질환 관리, 가정방문 건강관리, 난임 예방 및 관리, 영양사업관리** 등이 포함된다. 이와 같은 업무를 통해 보건소는 주민의 삶의 질을 높이는 데 중추적인 역할을 한다.

9) 국제보건관련기구

(1) 국제공중보건사무국(International Office of Public Health)

1851년 제1차 국제위생회의를 통해 전염병 예방의 국제적 논의가 시작되었으며, 이후 1907년 40개국이 참여하여 국제공중보건사무국이 설립되었다. 본부는 프랑스 파리에 위치하였으며, 국제적인 감염병 정보 공유와 방역 협력을 추진하였다. 1948년 세계보건기구(WHO)에 흡수되었다.

(2) 국제연합부흥행정처(UN Relief and Rehabilitation Administration)

1943년 제2차 세계대전 중 전쟁 피해 국가의 회복을 지원하기 위해 44개국이 참여하여 설립되었다. 이 기구는 전후 복구사업과 보건 향상을 위한 기반을 마련하였으며, 1946년 WHO 창설의 기반이 되었다. 이후 해당 기구는 WHO에 흡수되었다.

(3) 범미보건기구(Pan-American Health Organization)

1889년 워싱턴에서 미주국가 간 최초의 국제보건회의가 열렸고, 이를 바탕으로 1901년 전염병 관리를 위한 범미보건기구가 설립되었다. 이후 1949년 WHO의 지역사무기구로 편입되었다. 미주 지역의 건강 증진과 감염병 예방을 위한 다양한 활동을 수행하고 있다.

(4) 세계보건기구(World Health Organization, WHO)

1945년 유엔 샌프란시스코 회의에서 WHO 창설의 필요성이 제기되었고, 1946년 WHO 헌장이 제정되었다. 1948년 4월 7일 WHO가 공식 발족되었으며, 이는 세계보건의 날로 지정되었다. 2020년 기준 194개국이 회원국으로 가입되어 있다.

① 주요 기능

WHO는 국제 보건사업을 지휘하고 조정하는 기관이다. 감염병 대응, 예방접종 권고, 공중보건 위기 대응 등 국제적인 협력과 기술 자문을 제공한다.

② 조직

WHO는 UN 경제사회이사회 산하에 있으며, 본부는 스위스 제네바에 위치한다. 세계를 6개 지역으로 나누어 지역사무기구를 운영하며, 대한민국은 1949년 서태평양 지역사무기구에 가입하였다.

③ 주요 사업

WHO는 국제검역대책 수립, 감염병 통제, 보건정책 협의, 식품 및 의약품의 국제 기준 제정 등을 추진한다. 또한 보건 관련 국제 협약을 수립하고, 회원국 간 협력을 촉진한다.

(5) 유엔환경계획(United Nations Environment Programme, UNEP)

1972년 스톡홀름 유엔인간환경회의의 권고에 따라 1973년 케냐 나이로비에서 설립되었다. UNEP는 환경보호와 지속가능한 개발을 위한 국제 협력을 주도하며, 1982년 세계자연헌장과 1992년 리우선언, 아젠다21을 채택하였다. 이는 환경과 보건의 연계성을 반영한 국제정책이다.

(6) 국제연합아동긴급기금(United Nations Children's Fund, UNICEF)

UNICEF는 유엔 총회 직속기구로서, 전 세계 아동의 건강과 복지를 위한 다양한 사업을 수행한다. 모자보건 향상, 영양 지원, 아동 권리 보호, 교육 기회 확대 등을 추진하며, 특히 개발도상국의 보건 환경 개선에 기여한다.

chapter 2 사회보장

Section 1 사회보장의 이해

1) 사회보장의 정의

사회보장이란 국민이 질병, 노령, 장애, 실업, 사망, 출산, 빈곤 등 다양한 사회적 위험에 직면했을 때, 기본적인 생활을 유지하고 인간다운 삶을 영위할 수 있도록 국가가 제도적으로 보호하고 지원하는 체계이다. 이러한 사회보장의 개념은 시대와 국가에 따라 다양하게 정의되지만, 국제적 기준과 국내 법률에 근거하여 다음과 같이 설명할 수 있다.

(1) 세계노동기구(ILO)의 정의에 따르면, 사회보장이란 국민이 질병, 노령, 실업, 장애, 사망, 출산, 빈곤 등의 사유로 인해 소득이 중단되거나 생활비 지출이 급증할 경우, 이전의 생활수준을 유지할 수 있도록 국가가 마련한 모든 제도적 프로그램을 의미한다. 이러한 제도는 인간의 존엄성과 생존권을 보장하고, 사회 구성원 간의 연대와 통합을 도모하는 것을 목표로 한다.

(2) 대한민국 사회보장기본법 제3조에서는 사회보장을 다음과 같이 정의한다.

① 사회보장은 국민을 각종 사회적 위험으로부터 보호하고, 국민의 삶의 질을 향상시키기 위한 소득 보장 및 각종 서비스를 제공하는 제도이다.

② 사회보험은 보험 방식을 기반으로 하여 국민이 질병, 장애, 실업, 노령 등의 상황에서도 건강과 소득을 보장받을 수 있도록 하는 제도이다.

③ 공공부조는 생활을 유지할 능력이 없는 국민에게 최저생활을 보장하고 자립을 유도하기 위해 국가가 재정을 통해 지원하는 제도이다.

④ 사회서비스는 복지, 보건, 교육, 고용, 주거 등의 영역에서 다양한 서비스를 제공하여 국민의 삶의 질을 향상시키는 제도이다.

⑤ 평생사회안전망은 생애주기별로 개인이 처하게 되는 다양한 사회적 위험에 대응하여 맞춤형 소득과 서비스를 지속적으로 보장하는 체계이다.

이와 같이 사회보장은 모든 국민이 인간다운 삶을 영위할 수 있도록 국가가 책임지고 마련하는 안전장치라 할 수 있다.

2) 사회보장의 특징

사회보장은 국민의 기본적인 삶을 유지하고 인간다운 생활을 영위할 수 있도록 국가가 개입하여 보호하는 제도적 장치이며, 다음과 같은 목적, 기능, 원칙을 지닌다.

(1) 사회보장의 목적은 다음과 같다.

- 사회적 위험으로 인해 생활이 불안정해지는 상황을 예방하고, 위기에 처한 국민에게 적절한 지원을 제공하여 기본적인 생활을 보장하고 안정시키는 역할을 한다.
- 국민이 스스로 생활을 유지할 수 있도록 자립을 지원하며, 장기적으로는 복지 수혜자에서 생산적인 사회 구성원으로의 전환을 유도한다.
- 가족이 지닌 돌봄, 양육, 보호 등의 기능이 약화되지 않도록 가정을 보호하고 그 기능을 유지하도록 지원한다.

(2) 사회보장의 기능은 다음과 같다.

- 긍정적인 기능으로는 사회 구성원 모두에게 최저생활을 보장하고, 소득 재분배를 통해 경제적불평등을 완화하며, 사회적 연대를 강화하고, 사회 통합을 도모하는 역할을 한다.
- 또한 사회보장은 경제적 기능을 통해 국민의 소비를 안정시키고 경제를 활성화하며, 정치적 기능을 통해 국민의 신뢰를 얻고 국가의 정당성을 확보하는 데 기여한다.
- 반면, 부정적인 기능으로는 과도한 복지지출로 인해 국가 재정에 부담이 가중되는 비용 증가 문제가 발생할 수 있다.
- 또한 일부 국민은 복지에 의존하게 되어 근로의욕이 감소하거나, 빈곤 상태에서 벗어나려는 유인이 약화되는 빈곤의 함정에 빠질 수 있으며, 도덕적 해이가 발생할 수 있다.

(3) 사회보장의 원칙은 다음과 같다. 사회보장은 각 국가의 철학과 제도에 따라 다양한 원칙을 바탕으로 운영되며, 대표적으로 베버리지 원칙과 ILO 원칙이 있다.

① 베버리지 원칙은 다음과 같은 요소를 포함한다.

- 정액급여는 근로소득과 상관없이 국민 모두에게 동일한 금액의 급여를 지급함으로써 형평성을강조하는 원칙이다.

- 정액기여는 국민이 소득에 관계없이 동일한 금액을 납부하는 방식으로, 제도의 간편성과 형식적 평등을 추구하는 원칙이다.
- 행정책임 통합은 사회보장 제도를 효율적으로 운영하기 위해 관련 행정기구를 통합하고 운영체계를 단순화하는 원칙이다.
- 급여 적절성은 국민에게 최저생활을 보장할 수 있을 만큼의 급여를 제공하고, 위기 상황에서도 안정적으로 급여를 지속 지급하는 원칙이다.
- 포괄성은 제도의 적용 대상을 확대하여 소외계층 없이 국민 모두가 사회보장의 혜택을 받을 수 있도록 하는 원칙이다.
- 피보험자 분류는 국민 각자의 생애주기, 고용 형태, 건강 상태 등 다양한 상황을 고려하여 제도를 운영하는 원칙이다.

② ILO 원칙은 다음과 같은 내용을 포함한다.

- 대상의 보편주의는 사회보장의 적용 대상을 특정 계층에 한정하지 않고 전 국민으로 확대하여 포괄성을 실현하는 원칙이다.
- 비용부담의 공평성은 소득 수준에 따라 차등적으로 기여금을 부담하게 하여 저소득층의 부담을 줄이고 형평성을 도모하는 원칙이다.
- 급여수준의 적절성은 국민이 사회보장을 통해 인간다운 생활을 영위할 수 있도록 실질적인 생활비를 충족하는 급여를 제공하는 원칙이다.

핵심

*** 우리나라 사회보장제도**

1) 사회보험

- 재원은 **대부분 보험료에 의존**
- 국민에게 발생하는 사회적 위험을 보험의 방식으로 대처함으로써 **국민건강과 소득을 보장하는 제도**

① 의료보장: 건강보험(의료보험), 산재보험

② 소득보장: 국민연금보험, 산재보험, 고용보험(실업연금)

* **건강보험 특징**: 사용자와 피보험자의 보험료를 분담해 과중부담을 막는 제도(강제가입, 균등혜택, 차등부가)

* 의료급여제도는 사회보험이 아님

Section 2 사회보장의 역사

사회보장은 국민의 삶의 질을 보장하고 인간다운 생활을 보장하기 위한 제도로, 각국은 시대적 배경과 사회적 요구에 따라 다양한 형태로 사회보장제도를 발전시켜 왔다. 이 장에서는 영국, 독일, 미국, 우리나라의 사회보장제도의 역사적 발전 과정을 살펴본다.

1) 영국

영국의 사회보장은 근대적 의미의 사회보장제도가 태동한 국가 중 하나이다. 사회보장제도의 기원은 1601년에 제정된 엘리자베스 구빈법(Elizabethan Poor Law)에서 시작한다. 이 법은 빈민 구제를 국가의 책임으로 규정하고, 지방정부가 구제 대상자를 노동 가능자와 노동 불가능자로 구분하여 각기 다른 방식으로 구제하도록 규정한다. 이는 공공부조의 개념이 제도화된 초기 사례로 평가받는다.

1834년에는 보다 엄격한 기준을 적용한 신구빈법(New Poor Law)이 제정된다. 이 법은 빈곤의 원인을 개인의 책임으로 간주하고, 노동 능력이 있는 빈민에게는 작업장(workhouse)에서의 노동을 조건으로 구제를 제공한다. 노동을 거부할 경우 구제를 제한하는 방식으로 운영되며, 이는 빈민의 자립을 유도하고 복지 의존을 방지하고자 하는 목적을 담고 있다.

20세기에 들어서면서 영국의 사회보장제도는 근본적인 전환점을 맞이한다. 특히 제2차 세계대전 중인 1942년, 윌리엄 베버리지(William Beveridge)가 발표한 베버리지 보고서(Beveridge Report)는 현대적 사회보장제도의 기틀을 마련한다. 이 보고서는 '요람에서 무덤까지(From cradle to grave)'라는 슬로건 아래, 모든 국민에게 최저 생활을 보장하는 포괄적 사회보험 제도의 도입을 제안한다.

이에 따라 1945년부터 1948년까지 영국은 다음과 같은 일련의 사회보장 관련 법률을 제정한다.

- 1945년: 가족수당법(Family Allowances Act) 제정
- 1946년: 국민산업재해보험법(National Insurance(Industrial Injuries) Act), 국민보험법(National Insurance Act), 국가보건서비스법(National Health Service Act) 제정
- 1947년: 국가부조법(National Assistance Act) 제정
- 1948년: 아동법(Children Act) 제정

이러한 법률들은 보편적 복지 국가를 향한 기틀을 마련하고, 영국의 국민 보건과 생활 안정을 체계적으로 보장하는 역할을 수행한다.

2) 독일

독일은 세계 최초로 사회보험제도를 법제화한 국가이다. 19세기 후반, 독일 제국의 재상인 오토 폰 비스마르크(Otto von Bismarck)는 급격한 산업화와 사회주의 운동의 확산에 대응하기 위해 노동자 보호를 위한 국가 개입을 시도한다. 이 과정에서 사회보험 제도가 도입된다.

먼저 1883년, 공장 및 광산 노동자를 대상으로 한 질병보험법(Sickness Insurance Act)이 제정된다. 이 법은 질병으로 인한 소득 상실을 보전하기 위한 제도로, 고용주와 노동자가 보험료를 분담하여 운영한다.

이어 1884년, 산업재해를 입은 노동자에게 보상을 제공하는 재해보험법(Accident Insurance Act)이 제정된다. 이 법은 사업주 책임하에 보험을 운영하며, 노동자의 직업병이나 사고에 대한 보호를 강화한다.

마지막으로 1889년, 노동자의 노후와 장애에 대비한 폐질 · 노령보험법(Old Age and Disability Insurance Act)이 시행된다. 이 법은 독일이 국가 주도의 연금제도를 도입한 최초의 사례로, 현대적 연금제도의 시초로 평가된다.

비스마르크의 사회보험제도는 의무가입, 보험료 분담, 국가 감독이라는 세 가지 원칙에 기초하고 있으며, 이후 여러 국가에서 사회보장제도를 설계하는 데 큰 영향을 미친다. 독일은 이러한 제도들을 통해 산업화 사회에서 발생하는 사회문제에 대응하고 국민의 기본 생활을 보호하고자 하였다.

3) 미국

미국은 비교적 늦은 시기에 사회보장제도를 도입하였으나, 대공황이라는 사회적 위기를 계기로 사회보장제도의 필요성이 대두된다. 1929년 대공황은 대량 실업과 빈곤을 초래하였고, 이에 대응하여 프랭클린 D. 루즈벨트(Franklin D. Roosevelt) 대통령은 뉴딜 정책(New Deal)을 추진한다.

그 중심에는 1935년 제정된 사회보장법(Social Security Act)이 있다. 이 법은 연방정부 차원의 사회보장제도를 최초로 법제화한 것이며, '사회보장(Social Security)'이라는 용어가 공식적으로 사용된 최초의 사례이다.

사회보장법의 주요 내용은 다음과 같다.

- 노인, 실업자, 장애인 등의 취약계층에 대한 경제적 보호
- 실업보험제도(Unemployment Insurance)의 도입
- 노령연금제도(Old-Age Benefits)의 설치
- 빈곤 아동과 장애인을 위한 공공부조 프로그램 시행

이 법은 미국 연방정부가 국민의 생계보장에 직접 개입하는 전환점이 되었으며, 이후 사회보장 프로그램은 지속적으로 확대되어 현대 미국 복지체계의 근간이 된다.

4) 우리나라

우리나라의 사회보장제도는 1960년대 이후 본격적으로 시작된다. 1962년, 사회적 약자를 보호하기 위한 최초의 법률인 생활보호법이 제정되어 시행된다. 이 법은 2000년에 국민기초생활보장법으로 개정되며, 국가가 모든 국민에게 인간다운 생활을 보장할 책임이 있음을 명시한다.

1963년에는 사회보장에 관한 법률이 시행되어 사회보장의 기본 틀을 마련하고, 1964년에는 산업재해보상보험법이 제정되어 근로자의 업무상 재해에 대한 보호가 시작된다.

1977년에는 우리나라 최초의 의료보장 제도인 의료보험법이 시행되며, 점차적으로 적용 대상을 확대하다가 2000년에 국민건강보험법으로 통합 · 개정된다. 같은 해 의료보호법도 시행되었으며, 이는 2001년 의료급여법으로 개정되어 저소득층에 대한 의료지원을 체계화한다.

1988년에는 국민연금법이 시행되어, 노후 소득 보장을 위한 공적연금제도가 본격적으로 운영된다. 이로써 국민의 생애주기별 소득 보장이 시작된다.

1995년에는 고용보험법이 제정되어 실직자 보호와 재취업 지원을 위한 제도가 도입된다. 또한, 2008년에는 고령인구 증가에 대응하기 위한 기초노령연금법이 시행되고, 2014년에는 기초연금법으로 개정된다. 같은 해에는 노인장기요양보험제도가 도입되어, 고령자와 가족의 돌봄 부담을 완화하고자 하는 국가의 복지 기능이 강화된다.

우리나라의 사회보장제도는 경제 발전과 함께 점진적으로 확대 · 발전하였으며, 오늘날에는 보편성과 형평성을 중시하는 방향으로 나아가고 있다.

Section 3 사회보장의 종류

1) 사회보험

(1) 사회보험의 개념

사회보험은 국가가 법률에 근거하여 국민에게 가입을 의무화하고, 그에 따른 기여금을 부과하여 재원을 조달한 후, 이를 통해 질병, 상해, 실업, 노령, 사망 등 다양한 사회적 위험으로부터 국민을 보호하는 제도이다. 이러한 제도는 국민 개개인의 생활 안정을 도모하고, 사회 전체의 복지 향상을 실현하기 위한 중요한 수단이다. 사회보험은 개인이 감당하기 어려운 위험을 다수의 집단이 함께 분담함으로써, 공동체의 연대와 책임을 실현하는 복지국가의 핵심 제도이다.

(2) 사회보험의 원리

사회보험은 다음과 같은 원리에 기반하여 운영된다.

① 최저생활보장

사회보험은 모든 국민이 최소한의 인간다운 생활을 할 수 있도록 기본적인 생계 수준을 보장한다. 이를 통해 빈곤으로 인한 사회문제를 예방하고 국민의 삶의 질을 유지한다.

② 소득재분배

사회보험은 소득이 높은 계층이 더 많은 기여금을 부담하고, 경제적으로 어려운 계층이 상대적으로 더 많은 혜택을 받을 수 있도록 설계되어 있다. 이를 통해 소득 격차를 완화하고 사회적 형평성을 증진한다.

③ 보편주의

사회보험은 국민 모두가 일정한 조건을 충족하면 그 혜택을 받을 수 있도록 운영된다. 즉, 국민 전체를 대상으로 하며 선별적인 복지가 아닌 포괄적인 복지를 실현한다.

④ 보험료 분담

사회보험의 운영 재원은 가입자인 국민과 이들을 고용한 사용자, 그리고 국가가 공동으로 분담하여 마련한다. 이러한 분담 원리는 보험의 지속성과 형평성을 보장한다.

⑤ 강제가입

사회보험은 선택적인 제도가 아닌 법적으로 정해진 의무가입 제도이다. 일정한 조건을 만족하는 국민은 모두 가입해야 하며, 이를 통해 광범위한 위험 분산과 보장 기능이 실현된다.

⑥ 국가관리

사회보험은 국민의 권익을 보호하고 공정하게 운영되기 위해 국가가 직접 관리 및 감독한다. 이를 통해 운영의 공공성과 신뢰성이 확보된다.

⑦ 국고부담

사회보험 제도는 일부 항목에 대해 정부가 비용을 직접 부담함으로써 제도의 원활한 운영을 지원한다. 이러한 국고 지원은 제도의 안정성과 지속 가능성을 높이는 데 기여한다.

(3) 사회보험의 특성

사회보험은 다음과 같은 고유한 특성을 지닌다.

① 사회성

사회보험은 단순히 개인의 위험에 대비하는 것을 넘어서 사회 전체의 공익을 추구한다. 이는 국민 전체의 생활 안정과 복지 향상을 통해 건강한 사회를 유지하는 데 기여한다.

② 보험성

사회보험은 전통적인 민간 보험과 마찬가지로 미래의 위험에 대비하는 기능을 수행한다. 다수의 가입자가 일정한 보험료를 공동으로 부담함으로써, 갑작스럽게 발생할 수 있는 질병이나 사고 등의 위험에 대비한다.

③ 강제성

사회보험은 국민 모두가 보편적으로 혜택을 받을 수 있도록 법적으로 가입을 의무화한 제도이다. 이는 가입자의 선택에 맡기는 것이 아니라, 사회 전체의 안정과 보호를 위한 제도적 장치이다.

④ 부양성

사회보험 제도는 국가 또는 지방자치단체가 일정 부분의 재정을 직접 지원하여 운영된다. 이를 통해 저소득층이나 사회적 약자도 제도의 혜택을 받을 수 있도록 한다.

(4) 사회보험과 민간보험의 비교

① 유사점

사회보험과 민간보험은 모두 미래에 발생할 수 있는 경제적 위험을 대비하기 위한 제도이다. 두 제도 모두 다수의 가입자가 위험을 분산하는 원리에 따라 운영되며, 보험료 산정과 급여 수준 결정 시 통계적 확률 계산을 기초로 한다. 이러한 공통점은 두 제도가 모두 '보험'이라는 동일한 기본 개념에 기반하고 있음을 보여준다.

② 차이점

사회보험은 국가가 법률로 정한 제도이며, 국민은 일정한 조건을 충족할 경우 의무적으로 가입해야 한다. 반면, 민간보험은 개인의 선택에 따라 자유롭게 가입할 수 있는 자발적인 제도이다. 사회보험의 목적은 국민 전체의 기본적인 생활을 보장하고 사회적 형평성을 실현하는 데 있으며,

민간보험은 가입자 개인의 이익 보호를 최우선으로 한다. 또한 사회보험은 소득 수준에 따라 보험료가 차등 부과되며, 낮은 소득자의 부담은 상대적으로 적게 책정된다. 반면 민간보험은 개인의 건강 상태, 위험도, 나이, 직업 등에 따라 보험료가 결정되며, 가입 자체가 거절될 수도 있다.

이와 같이 사회보험은 국민 개개인의 기본 생활을 보장하고, 사회 전체의 안정을 추구하는 공공적 제도라는 점에서 민간보험과 명확히 구분된다. 이러한 사회보험은 사회 구성원 모두가 함께 책임을 나누고 공동체의 안전망을 구축하는 핵심 제도이다. 따라서 국민의 삶의 질을 향상시키고 지속 가능한 복지사회를 실현하기 위해 반드시 필요하다.

표 Ⅳ-9. 사회보험 vs 민간보험 비교

항목	사회보험	민간보험
운영주체	정부 및 공공기관	민간기업(보험회사)
목적	사회적 보호 및 복지 증진	개인의 재산 보호 및 이익 추구
가입의무	법적으로 강제 가입(예: 국민연금, 건강보험)	개인이 선택적으로 가입
재원조달	정부 지원 + 가입자 및 사업주 부담	가입자의 보험료(개별 부담)
보장범위	기본적인 생계 및 의료 보장	다양한 상품에 따라 보장 범위 상이
보험료 부담	소득에 따라 차등 부담	가입자의 선택에 따라 다름
급여지급기준	법과 제도에 따라 일정 기준 적용	계약에 따른 개별 기준 적용
수익성	비영리 운영	영리 목적 운영
예시	국민연금, 건강보험, 고용보험, 산재보험, 노인장기요양보험	생명보험, 실손보험, 자동차보험, 화재보험

2) 5대 사회보험

우리나라의 사회보험은 국민이 살아가면서 겪을 수 있는 다양한 사회적 위험으로부터 보호하고, 생활의 안정을 도모하기 위해 도입된 제도이다. 사회보험은 국민이 질병, 실업, 노령, 산업재해 등으로 인해 경제적 어려움을 겪을 때 이를 국가가 제도적으로 지원하여 국민 개개인의 삶의 질을 향상시키고, 사회 전체의 안전망 역할을 수행하도록 설계된 제도이다.

현재 우리나라에서는 다음의 다섯 가지 사회보험 제도가 시행되고 있으며, 이를 5대 사회보험이라고 한다.

(1) 산업재해보상보험(1964년 시행)

산업재해보상보험은 근로자가 업무와 관련된 사고나 질병으로 인해 피해를 입었을 때, 치료비와 생계비 등을 지원하여 근로자의 생활을 보호하는 제도이다. 이는 1964년에 처음 시행된 우리나라 최초의 사회보험으로, 산업화 과정에서 늘어난 산업재해에 대응하기 위해 도입되었다.

산재보험은 근로자의 업무 수행 중 발생한 부상, 직업병, 장애, 사망 등에 대해 치료비와 함께 휴업급여, 장해급여, 유족급여, 장의비 등을 지급하여 근로자의 생계 안정을 지원한다. 또한 기업이 개별적으로 재해보상을 부담하는 대신 보험을 통해 보상함으로써 사업주의 부담도 경감시킨다.

산재보험은 고용노동부가 관장하고 근로복지공단이 운영하며, 근로자가 안심하고 일할 수 있는 작업 환경을 조성하는 데 기여한다.

(2) 의료보험(1977년 시행)

의료보험은 국민이 질병이나 부상을 입었을 때 과도한 진료비 부담 없이 적절한 치료를 받을 수 있도록 보장하는 사회보험 제도이다. 1977년에 일부 직장 근로자를 대상으로 처음 시행되었으며, 이후 단계적으로 확대되어 1989년에는 전 국민이 의료보험에 가입하게 되어 전 국민 의료보험이 실현되었다.

현재는 '국민건강보험'이라는 명칭으로 통합 운영되며, 보건복지부가 주무 부처이고 국민건강보험공단이 실제 업무를 수행한다. 의료보험은 병원 진료비의 일부를 공단이 부담하고, 국민은 일정한 본인부담금만 내면 되도록 하여 의료비 부담을 줄여준다.

이 제도는 예방 중심의 건강관리 서비스를 확대하고, 의료 접근성을 향상시켜 국민 건강 증진에 기여한다.

(3) 국민연금(1988년 시행)

국민연금은 **국민이 노후에 소득이 줄거나 없어질 때 안정적인 생활을 영위할 수 있도록 하는 대표적인 노후보장 사회보험**이다. 1988년에 처음 시행되었으며, 현재는 대한민국 국민 중 18세 이상 60세 미만의 모든 국민이 가입 대상이 된다.

국민연금은 일정 기간 동안 보험료를 납부한 가입자에게 노후에 노령연금을 지급하며, 갑작스러운 사고나 질병 등으로 장애를 입은 경우에는 장애연금을, 가입자가 사망했을 경우에는 유족에게 유족연금을 지급한다.

이러한 급여를 통해 국민연금은 노후 생활의 안정뿐만 아니라 사회적 연대를 기반으로 한 연금제도의 가치를 실현하고 있다. 또한 국민연금공단이 운영하며, 장기적으로는 국민 모두의 안정적인 노후생활을 보장하기 위한 중요한 제도이다.

(4) 고용보험(1995년 시행)

고용보험은 근로자가 실직하였을 때 일정 기간 동안 실업급여를 지급하고, 구직활동을 지원함으로써 생활의 안정을 돕는 사회보험 제도이다. 1995년에 시행되었으며, 실업자뿐만 아니라 재직 중인 근로자에게도 직업능력 개발과 고용안정 서비스를 제공한다.

고용보험의 주요 급여에는 구직급여, 취업촉진수당, 직업훈련 지원금 등이 포함된다. 이 외에도 사업주에 대한 고용촉진 지원과 기업의 고용유지를 위한 다양한 정책사업이 포함된다.

고용보험은 고용노동부가 관장하고, 고용센터를 통해 관련 서비스를 제공하며, 노동시장의 유연성과 안정성을 동시에 확보하는 데 기여한다.

(5) 노인요양보험(2008년 시행)

노인요양보험은 고령이나 노인성 질환으로 인해 일상생활을 혼자 수행하기 어려운 노인을 위해 요양서비스를 제공하는 사회보험 제도이다. 2008년에 시행되었으며, 고령화가 심화되는 사회적 배경 속에서 노인의 삶의 질을 보장하고 가족의 돌봄 부담을 경감하기 위한 목적에서 도입되었다.

노인요양보험의 주요 서비스는 장기요양급여로, 방문요양, 주야간 보호, 요양시설 입소 등 다양한 형태의 서비스를 포함한다. 이 제도는 국민건강보험공단이 운영하며, 65세 이상 또는 노인성 질병을 가진 국민이 대상이 된다.

노인요양보험은 고령사회의 필수적인 복지제도로서, 사회 전체의 부담을 분담하고 인간다운 노후를 보장하는 데 기여한다.

표 Ⅳ-10 5대 사회보험 비교

항목	국민연금	건강보험	고용보험	산재보험	노인장기 요양보험
운영주체	국민연금공단	건강보험공단	고용노동부, 근로복지공단	근로복지공단	건강보험공단
가입대상	18세 이상 60세 미만 국민(의무가입)	전국민(직장가입자 · 지역가입자)	근로자가 있는 모든 사업장	근로자가 있는 모든 사업장	65세 이상 및 노인성 질환자
보험료부담	가입자 + 사업주(지역가입자는 전액 본인)	가입자 + 사업주(지역가입자는 본인 부담)	가입자 + 사업주	전액 사업주 부담	가입자 + 정부 지원
보험료율	소득의 9%(가입자 · 사업주 50%씩 부담)	소득의 7.09%(가입자 · 사업주 절반씩 부담)	실업급여: 1.65%, 고용안정 · 직업능력개발: 사업주 부담(0.25~0.85%)	사업장 업종에 따라 차등 적용	건강보험료의 12.81% 추가 납부
주요혜택	노령연금, 장애연금, 유족연금 등	의료비 지원, 검진, 출산 지원금 등	실업급여, 육아휴직급여, 취업 지원 등	업무상 재해 보상, 치료비 · 장해급여 등	장기요양 서비스(방문 · 시설 요양 등)
급여지급 조건	일정 기간 가입 후 연령 도달	병 · 상해 발생 시	실업, 육아휴직 등 발생 시	업무상 재해 발생 시	65세 이상 또는 노인성 질환자 판정 시

3) 공공부조

(1) 공공부조의 개념

공공부조는 개인이나 가구가 자신의 노력만으로는 생계를 유지하기 어려운 상황에 처했을 때, 국가가 개입하여 일정한 생활 수준을 보장해주는 제도이다. 이는 국민의 생존권을 보장하고 사회적 약자를 보호하기 위해 국가가 재정을 활용하여 직접 지원하는 사회보장 제도의 한 형태이다.

공공부조는 사회보험과는 달리 대상자가 별도의 보험료를 납부하지 않아도 지원을 받을 수 있는 제도이며, 전적으로 일반 조세를 재원으로 하여 운영된다는 점에서 차별성이 있다. 이러한 공공부조는 국민 모두가 인간다운 삶을 영위할 수 있도록 하는 데 목적이 있으며, 빈곤층에 대한 사회적 책임을 국가가 적극적으로 이행하는 정책 수단이다.

(2) 공공부조의 특징

공공부조는 국민의 최소한의 생활을 보장하기 위한 공공정책으로 다음과 같은 여러 특징을 지닌다.

① 국가의 최저생활 보장 기능을 수행한다.

공공부조는 국가가 국민 개개인의 최저생활을 책임지는 제도로, 생계유지가 어려운 사람에게 직접적인 지원을 제공함으로써 생활 안정에 기여한다.

② 선별적 지원 방식으로 운영된다.

공공부조는 모든 국민을 대상으로 하는 보편적 제도가 아니라, 소득 및 재산 조사를 통해 일정 –기준 이하의 경제적 능력을 가진 사람을 선별하여 지원한다.

③ 보충적 성격을 가진다.

공공부조는 사회보험, 가족 부양, 자산 활용 등 기존의 생계 유지 수단으로도 생활이 어려운 경우 이를 보완하여 지원하는 제도이다.

④ 최저생활 유지에 필요한 항목을 지원한다.

공공부조는 생계비뿐만 아니라 주거비, 의료비, 교육비 등 기본적인 생활에 필수적인 비용을 포함하여 다양한 형태의 현금 및 현물 지원을 제공한다.

⑤ 재원을 일반 조세로 조달한다.

공공부조는 국민 전체가 납부한 세금을 기반으로 하여 운영되며, 이는 국가의 정책적 판단에 따라 필요한 곳에 배분된다.

⑥ 근로 능력에 따른 맞춤형 처우를 제공한다.

공공부조는 수급자의 근로 능력을 고려하여 근로 가능자에게는 자활을 유도하고, 근로 불가능자에게는 보호 위주의 지원을 제공한다.

⑦ 사회 안정 유지에 기여한다.

공공부조는 빈곤으로 인한 사회적 불만이나 갈등을 예방하고, 사회 전체의 안정과 통합을 도모하는 기능을 수행한다.

⑧ 빈곤의 함정 문제를 안고 있다.

일정 소득 수준을 넘어서면 공공부조 급여가 줄어들거나 중단되어, 수급자가 근로를 통한 소득 증가를 회피하게 되는 역효과가 발생할 수 있다. 이를 빈곤의 함정이라 하며, 제도의 지속적 개선이 요구된다.

(3) 공공부조의 기본 원리

공공부조는 국민의 기본적인 생활을 보장하기 위해 국가가 제도적으로 책임지는 장치로, 다음과 같은 여러 원리에 기반하여 운영된다.

① 국가책임의 원리를 따른다.

공공부조는 빈곤 문제를 개인의 책임이 아닌 국가의 사회적 책임으로 인식하고, 국가가 주체적으로 운영하는 제도이다.

② 자립보장의 원리를 지향한다.

공공부조는 단순한 경제적 지원에 그치지 않고, 수급자가 궁극적으로 자립할 수 있도록 자활 능력 향상과 사회참여를 도모하는 방향으로 설계된다.

③ 최저생활 보장의 원리를 실현한다.

국민 누구나 인간다운 삶을 영위할 수 있도록 생계 유지에 필요한 최소한의 자원을 보장하는 것이 공공부조의 핵심이다.

④ 생존권 보장의 원리에 기초한다.

공공부조는 국민의 헌법상 권리인 생존권을 보장하기 위한 제도적 장치로서, 기본적인 생활에 필요한 권리를 실현하는 수단이다.

⑤ 보충성의 원리에 입각한다.

공공부조는 사회보험이나 가족의 부양, 개인의 노력으로도 생계유지가 불가능한 경우에 한하여 보충적으로 개입한다.

⑥ 무차별(평등)의 원리를 바탕으로 한다.

공공부조는 국민 모두에게 차별 없이 동등하게 적용되어야 하며, 특정 계층이나 지역에 따라 차이가 있어서는 안 된다.

⑦ 국가 부담의 원리에 따라 운영된다.

공공부조는 대상자의 부담 없이 국가의 책임으로 운영되며, 필요한 재원은 일반 조세를 통해 확보한다.

⑧ 보장청구권의 원리를 보장한다.

일정 요건을 충족한 국민은 국가에 대하여 공공부조를 요구할 수 있으며, 이는 법률에 의해 보호받는 권리이다.

(4) 우리나라 공공부조의 종류

우리나라에서는 국민의 생존권을 보장하고 빈곤을 예방하기 위해 다음과 같은 공공부조 제도를 운영하고 있다.

① 국민기초생활보장제도

국민기초생활보장제도는 1962년 생활보호법으로 시작되어, 2000년 「국민기초생활보장법」으로 전면 개편된 제도이다. 이 제도는 소득인정액이 기준 이하인 국민에게 생계급여, 주거급여, 교육급여, 해산급여, 장제급여 등 다양한 형태의 현금 및 현물 지원을 제공한다. 이를 통해 국민의 최저생활을 실질적으로 보장하고, 자립을 도모하도록 지원한다.

② 의료급여제도

의료급여제도는 1977년 의료보호법을 통해 시작된 제도로, 건강보험 가입이 어려운 저소득층에게 의료비를 국가가 대신 부담함으로써 의료 서비스 접근성을 향상시키는 제도이다. 의료급여 수급자는 진료비의 일부 또는 전부를 면제받을 수 있으며, 이를 통해 국민의 건강권을 실질적으로 보장하고 있다.

표 Ⅳ-11. 사회보험 vs 공공부조 비교

구분	사회보험	공공부조
목적	사회적 위험으로부터 국민 보호 및 삶의 질 향상	생활 유지 능력이 없는 국민의 최저생활 보장 및 자립 지원
대상	모든 국민(강제 가입)	생활이 어려운 특정 계층(선별적)
재원	가입자 기여금(보험료), 일부 국고 지원	국가 및 지방자치단체의 일반 조세
급여방식	기여에 따른 급여 지급(권리성)	자산 및 소득 조사 후 급여 지급(보충성)
특징	사전 예방적 성격, 소득 재분배 효과	사후 처방적 성격, 수직적 소득 재분배 효과
예시	국민연금, 건강보험, 고용보험, 산재보험	국민기초생활보장제도, 기초연금

핵심

*** 공공부조(공적부조)**

- **조세에 의존,** 보험료를 납부하지 않음, 일반재정 수입에 의존
- 국가 및 지방자치단체의 책임하에 **생활유지 능력이 없거나 생활이 어려운 국민의 최 저생활을 보장하고 자립을 지원하는 제도(저소득층 지원)**
- 내용 : ① **국민 기초생활보장(생계보호, 주거보호, 교육보장, 장제구호, 자활급여 등)**
  ② **의료급여**(의료보호): 저소득층
  ③ 취로사업 등 영세민 생계 보호사업(구호사업)
  ④ 보훈사업

Section 4 의료보장

1) 의료보장의 이해

(1) 개념

의료보장이란 국가가 국민의 건강 문제와 질병으로 인한 부담을 사회 전체의 연대책임으로 해결하기 위해 마련한 제도이다. 이는 모든 국민이 질병, 상해, 출산 등으로 인해 발생하는 의료비 부담을 개인이 아닌 사회 전체가 분담함으로써, 건강권을 실현하고 인간다운 삶을 보장하고자 하는 사회보장제도의 한 형태이다. 의료보장은 국민이 경제적 이유로 적절한 의료서비스를 받지 못하는 상황을 방지하고, 국민 개개인의 건강을 유지 · 증진하며 삶의 질을 향상시키는 데 목적이 있다.

(2) 목적

의료보장의 주된 목적은 국민이 질병이나 사고 등 예기치 못한 건강 문제로 인해 과도한 의료비를 부담하지 않도록 보호하는 데 있다. 이를 통해 모든 국민이 균등하게 보건의료서비스를 이용할 수 있도록 하고, 의료서비스의 형

평성을 확보하여 보건의료사업의 효과성을 극대화하고자 한다. 또한, 국민 개개인의 의료비 부담을 적정 수준으로 조절함으로써 건강 유지와 증진에 기여하고, 국가 전체의 건강수준 향상에도 이바지하고자 한다.

(3) 필요성

의료보장은 현대사회에서 필수적인 제도이다. 질병과 사고는 누구에게나 발생할 수 있는 불확실한 요소이며, 이로 인해 발생하는 의료비는 개인이 감당하기 어려운 수준에 이를 수 있다. 특히 고령화와 만성질환의 증가로 인해 의료비 지출은 지속적으로 증가하고 있다. 이러한 상황에서 개인의 책임에만 맡길 경우 빈곤과 건강불평등 문제가 심화되므로, 국가와 사회가 공동으로 책임을 지는 의료보장이 필요하다. 의료보장은 국민 건강을 지키는 동시에 사회의 생산성과 국가 경쟁력을 유지하는 중요한 기반이 되며, 사회 전체의 안정성과 복지 수준을 향상시키는 데 기여한다.

(4) 기능

의료보장은 다음과 같은 다양한 기능을 수행한다.

① 1차적 기능: 모든 국민에게 필수적인 기본 의료서비스를 제공하여 건강권을 보장하는 역할을 한다.

② 2차적 기능: 사회적 연대성을 강화하여 공동체의 복지 수준을 높이고, 건강 불평등을 완화하는 기능을 한다.

- 소득재분배 기능을 통해 고소득자와 저소득자 간 의료서비스 이용 기회를 조정한다.
- 비용의 형평성을 유지하여 소득 수준과 무관하게 적절한 의료서비스를 이용할 수 있도록 한다.
- 급여의 적정성을 보장하여 실제 의료서비스의 질과 양이 국민의 건강을 유지하는 데 충분하도록 한다.
- 위험을 분산하여 특정 집단의 의료비 부담이 과중해지지 않도록 하고, 전체 국민의 건강보호에기여한다.

2) 의료보장제도의 유형

의료보장제도는 국가의 역사, 정치체계, 경제수준, 국민의 가치관에 따라 다양한 형태로 운영된다. 크게 사회보험 방식, 국가보건서비스 방식, 민간보험 방식, 그리고 미국의 공적 의료보장제도로 구분할 수 있다.

(1) 사회보험 방식(National Health Insurance, NHI)

사회보험 방식은 국민이 소득에 따라 일정 보험료를 납부하고, 이를 기반으로 국가 또는 공공기관이 운영하는 건강보험제도를 통해 의료서비스를 제공받는 방식이다. 이 방식은 보험 가입이 의무이며, 국민이 공동으로 보험재정을 형성하여 위험을 분담하는 특징이 있다.

정부는 제도의 운영과 관리에 관여하되, 재정 부담을 최소화하고 보험자의 역할을 강화하는 경향이 있다. 이 제도는 독일, 일본, 프랑스, 한국 등에서 운영되고 있으며, 비교적 형평성과 효율성을 동시에 달성할 수 있는 제도로 평가받고 있다.

(2) 국가보건서비스 방식(National Health Service, NHS)

국가보건서비스 방식은 정부가 국민에게 보건의료서비스를 직접 제공하는 제도이다. 의료재정은 일반 조세를 통해 마련되며, 국민은 별도의 보험료를 납부하지 않고 무상으로 의료를 이용할 수 있다.

국가가 직접 병원과 의료인력을 고용하거나 관리하여 공급체계를 주도하며, 의료의 공공성과 접근성을 최대한 보장한다. 영국, 스웨덴, 이탈리아 등이 이 방식을 채택하고 있으며, 모든 국민에게 균등한 의료서비스 제공을 목표로 한다.

(3) 민간보험 방식

민간보험 방식은 의료보장의 기능을 민간보험 회사가 담당하는 방식이다. 개인이 민간보험에 자율적으로 가입하고, 그에 따른 보험료를 납부한 후 필요시 의료비를 보상받는 구조이다.

이 방식은 선택의 자유와 다양성을 보장하지만, 보험료 수준이나 가입 조건에 따라 보장 격차가 크고, 사회적 형평성이 낮다는 비판을 받는다. 미국은 민간보험 방식이 중심을 이루며, 대표적으로 Blue Cross, Blue Shield, HMO(건강유지조직), PPO(우선진료제공조직) 등의 다양한 민간보험체계를 운영하고 있다.

(4) 미국의 공적 의료보장제도

미국은 민간보험이 중심인 국가이지만, 일부 공적 의료보장제도를 병행하여 운영하고 있다. 대표적인 제도는 Medicare와 Medicaid이다.

① Medicare는 65세 이상 고령자와 일정 기준의 장애인을 대상으로 연방정부가 운영하는 공적 의료보장제도이다. 고령 인구의 의료 접근성을 보장하고, 노인 복지 향상에 기여한다.

② Medicaid는 저소득층을 대상으로 주정부가 운영하는 의료지원제도로, 소득이 일정 기준 이하인 국민에게 무료 또는 저렴한 비용으로 의료서비스를 제공한다. 연방정부와 주정부가 공동으로 재원을 부담하며, 사회적 약자의 건강권을 보장하는 데 목적이 있다.

핵심

* 인두제(capitation)
- 일정 지역의 사람당(등록자) 일정금액을 곱하여 이에 상응하는 보수를 의료인 측에 지급하는 방식(**영국, 이탈리아**)
- **인두제는 1차 보건의료에 적합**
- 장점: 환자와 의사 지속적 관계유지, 행정비용 감소, 질병예방에 대한 관심 증가
- 단점: 과소진료 가능성, 전문 의료에 부적합 등

3) 의료 제공 형태

의료 제공 형태란 국민에게 의료서비스가 전달되는 방식과 그 운영 주체 및 재정 구조를 말한다. 국가의 보건의료 정책, 경제적 여건, 제도적 기반 등에 따라 다양한 형태로 구분되며, 각 국가는 자국의 실정에 맞는 방식을 채택하고 있다. 일반적으로 의료 제공 방식은 직접 제공 방법, 현물급여형(제3자 지불제도), 상환제(현금급여형) 등으로 나눌 수 있다.

(1) 직접 제공 방법

직접 제공 방법은 국가나 지방정부가 의료서비스의 제공 주체가 되어 공공 병원을 설치하고, 이를 통해 국민에게 직접 의료를 제공하는 방식이다. 이러한 방식은 의료 서비스의 공공성을 강조하며, 국민의 건강권을 국가가 책임지고 보장한다는 관점에서 운영된다. 대표적으로 영국의 국민보건서비스(NHS)와 스웨덴의 공공의료 체계가 이에 해당한다. 이들 국가는 대부분 의료인을 공무원으로 채용하거나 국가가 인건비를 직접 부담하는 방식으로 운영한다. 우리나라의 경우, 국민건강보험공단이 직영으로 운영하는 병원도 이러한 직접 제공 방식의 일환이라 할 수 있다. 이 방식은 의료 접근성을 높이고, 사회적 약자에게 안정적인 서비스를 제공할 수 있다는 장점이 있다.

(2) 현물급여형(제3자 지불제도)

현물급여형은 국민이 병원 등 의료기관에서 진료를 받은 후, 환자가 직접 비용을 부담하지 않고, 의료기관이 보험자에게 진료비를 청구하고 지급받는 제도이다. 즉, 환자는 본인부담금을 제외한 대부분의 의료비를 실제 지불하지 않으며, 보험공단이 의료공급자에게 진료비를 대신 지급한다.

이 제도는 '제3자 지불제도'라고도 불리며, 우리나라의 국민건강보험, 일본의 건강보험, 독일의 사회건강보험에서 널리 활용되고 있다. 이 방식은 국민의 의료비 부담을 줄이고, 의료서비스 이용을 보다 간편하게 만든다는 장점이 있다. 그러나 의료 이용이 과도해질 가능성이 있어 의료의 질 관리와 적정 진료 유도 정책이 병행되어야 한다.

(3) 상환제(현금급여형)

상환제는 의료서비스 이용 시 환자가 진료비 전액을 먼저 의료기관에 납부하고, 이후 그 영수증이나 진료 기록을 보험공단에 제출하여 일정 금액을 돌려받는 방식이다. 다시 말해, 국민이 먼저 의료비를 지불한 후 보험자로부터 보상받는 방식으로, 주로 '현금급여형'이라 부른다.

이 제도는 미국의 민영보험 시스템에서 주로 사용되고 있으며, 민간의 자율성과 선택권을 강조하는 나라에서 선호되는 방식이다. 상환제는 환자가 의료서비스의 가격과 질에 대해 보다 민감하게 반응하게 하며, 의료 소비를 자율적으로 통제할 수 있다는 특징이 있다. 그러나 소득 수준이 낮은 국민에게는 진료비 선지불이 큰 부담이 되며, 이로 인해 의료 접근성이 낮아질 우려가 있다.

표 Ⅳ-12. 보수지불제도 및 본인 일부부담제

부담제도	개념	장점	단점
정률부담제 (정률제)	의료비의 일정 비율을 본인이 부담	불필요한 의료이용 억제 저렴한 의료기관 선택 유도	필요한 의료서비스 이용 제한 가능 추가 보험 가입 가능성
일정금액공제제	일정 수준까지 본인이 부담, 초과 금액만 보험급여 적용	환자의 비용의식 증대 소액 청구서 감소로 행정비용 절감	저소득층 경제적 부담 증가 가능
급여상한제	보험급여의 최고액 설정, 초과 금액은 본인이 부담	불필요한 고액 의료서비스 수요 억제	필수적인 고액 서비스 접근성 제한
정액부담제	의료서비스 건당 일정액만 본인이 부담	소액 의료서비스 남용 억제 효과	부담 수준에 따라 접근성 제한 가능
정액수혜제	보험자가 일정액만 부담, 초과 금액은 본인이 부담	보험자의 부담 절감 수요 억제 효과	환자 부담 증가로 접근성 저하

핵심

*** 우리나라 국민건강보험 개요**

① **본인 일부부담금 제도:** 입원일반(20%), 외래일반(요양기관에 따라 차등적용,30~60% 정율제)

② **진료비 지불체계: 제3자 지불방식**

- 제1자(피보험자 또는 보험가입자) → 제2자(의료기관) → 제3자(국민건강보험공단)
- 우리나라 국민검강보험의 보험자: **국민건강보험공단**
- **우리나라 진료비 지불방식: 본인부담금 이외의 비용은 제3자 지불(보험자), 국민건강 보험공단에 진료비 청구가 이루어지며 행위별 수가제가 원칙**

③ **진료보수 : 행위별수가제 원칙, 포괄수가제 일부 실시**

- **포괄수가제(4개 진료와 7개 질병군)**
  - 안과: 수정체 수술
  - 이비인후과: 편도 및 아데노이드 절제술
  - 외과: 충수절제술, 탈장수술, 항문수술
  - 산부인과: 자궁 및 자궁부속기 수술, 제왕절개 분만

④ **정률제 원칙, 정액제 병행: 피보험자의 도덕적 해이를 방지하기 위한 제도**

⑤ **국민건강보험 제도의 특징**

- 법률에 의한 강제가입
- 부담능력에 따른 보험료의 차등부과
- 보험급여의 균등한 수혜
- 보험료 납부의 강제성
- 단기보험 및 전국민의 보편적 적용
- 진료비 지급은 행위별수가제 원칙

핵심

1) 우리나라 의료비 지불형태: 행위별수가제(시술점수제·성과불제)를 위주로 하며, 포괄수가제도(DRG)를 일부 도입

핵심

*** 행위별 수가제(FFS, fee-for-services)**

- **의료 행위에 소요된 진찰료, 처치료, 검사료, 재료비, 시술료 및 약값 등 하나하나에** 대해 사전 수가를 고시해 주고, 의료인이 행한 서비스 내용에 따라 진료비 총액을 지불하는 방법

장점

- **양질의 의료서비스 가능**
- 신의료기술 등 의료기술 발전기여
- 전문의 치료방식에 적합
- 의료인의 자율성이 보장
- 의사와 환자의 관계가 좋음

단점

- 의료가 남용될 수 있음
- **과잉진료로 의료비 증가 가능성**
- 행정의 복잡성 및 운영비 등으로 간접비용 증가
- 의료수가에 따른 의료인과 보험자 간 문제 시 소비자가 피해

핵심

*** 포괄수가제(case payment system)**

1. **진단명에 따라 진료비를 포괄적으로 지불하는 제도**이며, 진료비를 진단명기준 환자 군 DRGs(diagnosis related groups) 분류체계를 이용하는 방식
2. 의료서비스의 진료 **행위량과는 무관함**

장점

- **과잉 진료행위 감소로 의료비 감소**
- 진료의 표준화를 유도할 수 있음
- **진료비 산정 간소화**에 따른 행정비용 절감
- 의료비 예측 가능
- 진료비 심사 시 의료기관의 마찰 감소

단점

- 과소진료의 우려
- 서비스가 규격화 경향
- 합병증 발생 시 적용 곤란
- 신의료기술 적용 곤란
- 서비스의 질이나 환자의 만족도 저하
- 진료일수 조작
- 의료기관의 허위·부당청구 우려 증가

Section 5 우리나라 의료보장제도

우리나라의 의료보장제도는 국민의 건강을 보호하고 질병 치료에 필요한 비용 부담을 완화함으로써 삶의 질을 향상시키기 위한 제도이다. 이러한 제도는 국민 모두가 최소한의 건강권을 보장받을 수 있도록 함으로써 사회적 안전망으로서의 기능을 수행하고 있다.

의료보장제도는 크게 국민건강보험제도와 의료급여제도로 나뉘며, 각각의 제도는 국민의 소득과 생활수준에 따라 차등 적용되며 상호 보완적으로 운영되고 있다.

1) 국민건강보험제도

(1) 목적

국민건강보험제도는 질병, 부상, 출산, 사망 등과 같은 건강상 위험에 대해 보험급여를 제공함으로써 국민의 건강을 증진하고 사회보장을 실현하는 것을 목적으로 한다. 이를 통해 전 국민이 안정적으로 의료서비스를 이용할 수 있도록 하여 사회 통합과 국가 경쟁력 강화에도 기여한다.

(2) 연혁

국민건강보험제도의 발전은 다음과 같은 주요 사건을 통해 이루어졌다.

- 1963년: 의료보험법을 제정하여 300인 이상 사업장을 대상으로 임의가입이 가능하도록 하였다.
- 1977년: 500인 이상 사업장 근로자를 대상으로 의료보험제도를 본격 시행하였다.
- 1989년: 전국민 의료보험을 달성하여 국민 모두가 의료보험의 혜택을 받을 수 있도록 하였다.같은 해 약국도 의료보험 체계에 포함되었다.
- 1999년: 국민건강보험법을 제정하여 건강보험제도의 법적 기반을 마련하였다.
- 2000년: 국민건강보험공단과 건강보험심사평가원이 설립되어 각각의 기능을 수행하기 시작하였다.
- 2003년: 직장가입자와 지역가입자의 재정을 통합하여 재정 운영의 효율성과 형평성을 높이고자 하였다.

(3) 특성

국민건강보험제도는 다음과 같은 특성을 지닌다.

- 강제성: 일정한 자격요건을 충족하는 국민은 의무적으로 가입해야 한다.
- 형평성: 성별, 연령, 직업, 소득에 관계없이 동일한 기준으로 보험급여를 제공한다.
- 예산 균형성: 수입과 지출을 회계연도를 기준으로 계획하고 운영하여 재정의 건전성을 유지한다.
- 수익자 부담 원칙: 보험 혜택을 받는 국민이 일정 부분의 보험료를 부담하는 원칙을 따른다.
- 급여 우선 원칙: 특별한 사유가 없는 한 보험급여를 우선적으로 제공한다.

- 적정 급여 제공: 필수적이고 효과적인 의료서비스를 적절한 수준에서 제공한다.
- 3자 지불 원칙: 보험료 납부자(가입자), 서비스 제공자(의료기관), 비용 지불자(공단)가 각각 구분되어 운영된다.

(4) 국민건강보험공단과 건강보험심사평가원의 업무

- 국민건강보험공단은 보험가입자의 자격을 관리하고, 보험료를 부과 및 징수하며, 급여 제공과 관련된 전반적인 행정업무를 수행한다. 또한 건강검진, 건강증진사업, 장기요양보험 등 다양한 보건사업을 함께 운영한다.
- 건강보험심사평가원은 의료기관에서 청구한 요양급여 비용을 심사하고, 진료의 적정성과 타당성을 평가한다. 또한 심사기준을 개발하고, 의료 질 평가와 정보통계를 수집 및 분석하는 역할을 한다.

(5) 급여 범위

- 현물급여는 병원, 의원 등 요양기관에서 직접 진료, 입원, 수술 등의 서비스를 제공받는 것을말한다.
- 현금급여는 상병수당, 장제비, 요양비 등 특정한 사유로 인해 발생한 비용을 현금으로 지급하는 것을 말한다.

(6) 가입 및 보험료 부담

- 직장가입자는 근로자와 사용자가 보험료를 50%씩 각각 부담한다.
- 지역가입자는 소득, 재산, 생활 수준 등을 기준으로 산정된 보험료를 전액 본인이 부담한다.

(7) 보험급여

국민건강보험에서 제공하는 보험급여는 다음과 같다.

① **요양급여**: 질병, 부상, 출산 등의 경우에 진찰, 검사, 투약, 입원, 수술 등의 진료를 지원한다.
② **요양비**: 부득이한 사유로 요양기관 외에서 진료를 받은 경우, 이에 대한 비용을 보상한다.
③ **부가급여**: 임신 · 출산 진료비, 장제비, 장애인 보장구 구입비용 등을 지원한다.

2) 의료급여제도

(1) 목적

의료급여제도는 생활이 어려운 국민에게 필요한 의료서비스를 무상으로 제공하거나 **일부 비용만 부담하도록 하여 건강을 보호하고 생활 안정을 도모하는 공공부조 형태의 제도**이다. 이 제도는 **국가 또는 지방자치단체가 비용을 부담하여 취약계층의 건강권을 보장**하고 있다.

(2) 대상

의료급여제도의 수급 대상은 다음과 같다.

① **수급권자**: 국민기초생활보장법에 따라 선정된 생계급여 수급자, 이재민, 의상자, 국가유공자, 북한이탈주민, 시설 수용자 등이 해당한다.

② **1종/2종 구분**: 근로능력의 유무나 장애정도 등에 따라 1종 수급자와 2종 수급자로 구분하여 차등적으로 의료급여를 제공한다.

(3) 의료급여의 종류

① 1종 수급자는 입원 및 외래 진료 시 본인부담금이 거의 없거나 매우 낮은 수준으로 의료서비스를 무상으로 제공받는다.

② 2종 수급자는 일정 비율의 본인부담금을 지불하여 의료서비스를 이용한다. 주로 근로능력이 있거나 비교적 건강상태가 양호한 수급자가 해당한다.

핵심

*** 의료보험: 국민건강보험**

- 국민건강보험: 사용자와 피보험자의 보험료를 분담해 과중 부담을 막는 제도
- **목적: 국민의 질병, 부상에 대한 예방·진단·치료·재활과 출산·사망 및 건강증진**에 대해 보험급여 실시

① **국민건강보험사업의 관장: 보건복지부장관**

② **국민건강보험의 보험자: 국민건강보험공단**

핵심

* 의료급여(의료보호): 의료 급여법

① 사회보장제도 중 국민보건의 향상과 사회복지의 증진에 이바지함을 목적으로 시행 하는 제도

② **구분: 3종류**

i) **국민기초생활보장법에 의한 수급권자**

ii) **의료급여법에 의한 수급권자(행려환자)**

iii) **타법에 의한 수급권자**

핵심

*** 1종 수급권자**

i) **국민기초생활보장수급자**: 근로무능력 가구, 산정특례 등록한 결핵질환자, 희귀질환자, 중증 난치질환자 및 중증질환(암환자, 중증화상환자만 해당) 등록자, 시설수급자

ii) **의료급여법에 의한 수급권자**: 행려환자

iii) **타법에 의한 수급권자**: 이재민, 의상자 및 의사자의 유족, 입양아동(18세 미만), 국가 유공자, 국가무형문화재의 보유자, 북한 이탈주민, 5·18 민주화운동 관련자, 노숙인

*** 2종 수급권자**: "국민기초생활 보장법"에 따른 수급자에 해당하는 자 중 근로능력이 있는 가구

핵심

*** 의료보험의 대상이 되지 않는 자**

① 의료급여 대상자 ② 자동차 보험 대상자 ③ 산재보험 대상자 ④ 가해자가 있는 상해의 경우

핵심

*** 의료기관 이용(의료자원의 효율적 이용)**

① 1단계 요양기관(급여)과 2단계 요양기관(급여)으로 구분

- **1단계 요양기관: 의료법상 의료기관, 약국, 한국희귀약품센터, 보건소, 보건의료원, 보건지소, 보건진료소**
- **2단계 요양기관: 종합전문 요양기관(상급종합병원)**(1단계 요양기관에서 의사의 소견 이 기재된 건강진단서 또는 요양급여의뢰서 제출)

핵심

*** 건강보험 급여**

1) 현물급여: **의료 그 자체를 보장**

예) 건강보험: **요양급여, 건강검진**

- 노인장기보험: 재가급여, 시설급여
- **요양급여:** 진찰, 검사, 처치, 수술, 예방, 재활, 입원, 간호, 이송, 약제, 치료재료의 지급

2) 현금급여: **의료비의 상환제도**

예) **요양비, 장애인 보장구 구입비, 분만비, 임의급여**

- **부가급여: 임신, 출산진료비**, 장제비, 상병수당
- **임의급여**

Section 6 보건의료체계

1) 보건의료체계 하부구성 요소

보건의료체계는 국민의 건강을 보호하고 증진하기 위한 유기적인 구조와 기능의 집합체이다. 이 체계는 다양한 하부구성 요소로 이루어져 있으며, 각 요소는 상호 연계되어 의료 서비스를 효과적으로 제공하는 데 기여한다. 보건의료체계의 주요 구성 요소로는 보건의료자원, 보건의료조직, 보건의료서비스 제공, 보건의료재원, 보건의료관리 등이 있다.

(1) 보건의료자원

보건의료자원은 보건의료체계를 구성하고 작동시키는 데 필요한 모든 자원을 의미한다. 여기에는 인력, 시설, 장비, 지식, 기술 등이 포함된다.

인력은 보건의료 서비스를 직접 제공하는 주체로서, 의사, 간호사, 약사, 임상병리사, 방사선사, 보건교육사 등 다양한 전문직이 포함된다. 이들은 환자 진료, 건강 상담, 예방접종, 질병 교육 등 다양한 역할을 수행한다.

① 시설은 보건의료 서비스를 제공하는 장소로서, 병원, 의원, 보건소, 요양병원, 치과의원, 한의원 등으로 구분된다. 각 시설은 제공하는 서비스의 종류와 수준에 따라 기능이 달라진다.

② 장비는 진단과 치료에 필요한 기계 및 도구를 의미하며, X-ray 장비, CT, MRI, 초음파기기, 수술도구 등으로 구성된다. 적절한 장비는 정확한 진단과 신속한 치료를 가능하게 한다.

③ 지식과 기술은 보건의료 인력이 전문적인 서비스를 제공하는 데 필요한 기반 요소이다. 최신 의학 정보와 임상 기술의 지속적인 습득은 양질의 의료서비스 제공에 필수적이다.

이러한 보건의료자원은 효율적으로 관리되고 활용될 때 국민 건강 증진에 긍정적인 영향을 미친다.

(2) 보건의료조직

보건의료조직은 보건의료체계 내에서 정책 수립, 서비스 운영, 재정 지원, 교육 및 연구 등의 기능을 수행하는 조직체를 의미한다. 이는 공공부문과 민간부문으로 구분되며, 다음과 같은 구성 요소로 이루어진다.

① 정부기관은 보건의료 정책을 수립하고, 의료기관을 규제하며, 공공보건사업을 운영하는 역할을 한다. 대표적으로 보건복지부, 질병관리청, 지방자치단체의 보건부서 등이 있다.

② 보험조직은 국민건강보험공단과 건강보험심사평가원처럼, 의료비 지불과 급여 관리를 담당하는 기관이다. 이들은 국민이 의료비 부담을 덜 수 있도록 재정적 지원을 제공한다.

③ 민간단체는 민간 의료기관, 비영리보건단체, 시민단체 등이 있으며, 예방접종 지원, 건강캠페 인, 의료봉사 등 다양한 보건의료 활동을 수행한다.

공공과 민간 조직 간의 협력은 보건의료서비스의 질 향상과 효율적 자원 활용을 가능하게 한다.

(3) 보건의료서비스 제공

보건의료서비스는 국민의 질병 예방, 진단, 치료, 재활 및 건강 증진을 목적으로 제공되는 일련의 활동이다. 제공 수준에 따라 1차, 2차, 3차 의료 서비스 및 예방의료로 구분한다.

① 1차 의료는 가장 기본적인 보건의료서비스로, 개인이나 가족 단위의 건강 문제를 해결하기 위한 예방, 상담, 경증 질환 치료 등을 포함한다. 주로 지역의 의원이나 보건소에서 담당한다.

② 2차 의료는 보다 전문적인 진료와 치료를 제공하는 서비스로, 내과, 외과, 산부인과, 정형외과 등 진료과목이 다양하게 구성된 종합병원이나 중소병원이 주로 수행한다.

③ 3차 의료는 고도의 기술과 전문성을 요구하는 중증 질환에 대한 진단과 치료를 제공한다. 대학병원이나 상급종합병원이 담당하며, 고난도의 수술이나 희귀질환 치료 등을 수행한다.

④ 예방의료는 질병이 발생하기 전 단계에서의 건강관리로, 예방접종, 건강검진, 금연 및 영양 교육, 운동 프로그램 등을 포함한다. 예방의료는 질병의 사전 차단을 통해 의료비 절감과 건강 수명을 연장하는 데 기여한다.

이처럼 보건의료서비스는 체계적인 연계와 단계적 접근을 통해 국민 건강을 보호한다.

(4) 보건의료재원

보건의료재원은 보건의료체계를 운영하는 데 필요한 재정적 자원을 의미한다. 의료 서비스 제공에는 많은 비용이 소요되므로 안정적인 재원 확보는 매우 중요하다.

① 공공재원은 정부가 조세를 통해 마련하는 자금으로, 국가나 지방자치단체의 예산에서 의료사업에 투입된다. 공공병원 운영, 감염병 예방, 건강보험 지원 등이 이에 해당한다.

② 민간기업 투자는 민간의료기관, 제약회사, 보험회사 등이 의료서비스 개발과 운영에 투자하는 자금을 의미한다. 의료 기술의 발전과 서비스 다양화에 기여한다.

③ 개인지출은 국민이 직접 부담하는 의료비와 건강보험료 등을 포함한다. 본인부담금, 비급여 항목 비용 등이 이에 해당하며, 과도한 개인지출은 건강 불평등을 초래할 수 있다.

이러한 재원은 서로 보완적으로 작용하여 의료체계의 안정적 운영을 가능하게 한다.

(5) 보건의료관리

보건의료관리는 보건의료체계가 효율적이고 질적으로 운영되도록 하는 지도, 의사결정, 규제, 평가 등의 일련의 과정을 의미한다.

① 정책 수립은 정부 및 유관기관이 국민 건강 증진을 위한 방향과 전략을 설정하는 과정이다. 이는 법률 제정, 제도 설계, 사업 추진 등으로 구체화된다.

② 의사결정은 보건의료의 운영에 있어 다양한 대안을 비교하고 선택하는 과정이다. 자원의 배분, 인력 배치, 시설 확충 등에 대한 합리적 판단이 요구된다.

③ 규제와 관리는 보건의료기관과 인력, 서비스에 대한 기준을 정하고 이를 감독하는 활동이다. 이는 의료서비스의 질 향상과 환자 안전 확보를 위한 중요한 기능이다.

④ 성과 평가는 의료서비스 제공 결과를 측정하고, 문제점을 개선하기 위한 분석 과정을 포함한 다. 이를 통해 보건의료정책과 사업의 효과성을 판단할 수 있다.

보건의료관리는 전체 체계를 조율하고 질 높은 의료서비스 제공을 보장하는 핵심 요소이다.

참고

의료급여 진료체계

- **제1차**: 의원, 치과의원, 한의원, 조산원, **보건소**, 보건지소, 보건진료소, 약국, 보건의료원
- 제2차: 병원, 치과병원, 한방병원, 요양병원, 종합병원
- 제3차: 종합전문요양기관, 제2차 의료급여기관 중 보건복지부장관이 지정한 의료기관

2) OECD 보건의료체계 유형

OECD(경제협력개발기구) 국가들은 보건의료체계의 조직과 운영 방식에 따라 서로 다른 유형으로 분류된다. 이러한 보건의료체계 유형은 국가의 정치적, 사회적, 경제적 배경에 따라 형성되며, 의료 서비스 제공 방식에도 큰 영향을 미친다.

① **사회보험형(비스마르크형)**: 이 체계는 근로자와 고용주가 공동으로 보험료를 부담하여 운영하는 방식이다. 공공 혹은 민간의료기관이 의료 서비스를 제공하며, 건강보험을 통해 진료비의 상당 부분을 보장받는다. 가입은 대부분 의무이며, 재정은 건강보험료로 충당한다. 대표적인 국가로는 한국, 독일, 프랑스, 일본 등이 있다.

② **국민보건서비스형(베버리지형)**: 정부가 조세를 통해 의료 재정을 조달하고, 공공기관 중심으로 의료 서비스를 제공하는 체계이다. 모든 국민이 세금을 통해 재원을 공동 부담하고, 필요에 따라 의료 서비스를 무상으로 제공받는다. 대표적인 국가로는 영국, 뉴질랜드, 이탈리아, 스페인 등이 있다.

③ **소비자주권형**: 민간 중심의 의료보험 체계로, 보험에 가입한 사람만이 의료 서비스를 받을 수 있는 구조이다. 의료의 선택권과 자유로운 소비자 선택을 강조하며, 시장 원리에 의해 운영된다. 주로 미국에서 이러한 형태가 나타나며, 다른 일부 국가에서는 제한적으로 도입되어 있다.

3) Roemer의 보건의료체계 유형(1976년)

Roemer는 1976년에 세계 각국의 보건의료체계를 정치적, 경제적 특성을 기준으로 다섯 가지 유형으로 분류하였다. 이 분류는 당시의 세계적 의료체계 이해를 돕는 중요한 틀이 되었다.

① **자유기업형**: 의료 서비스가 민간 주도로 운영되며, 개인이 치료비를 직접 부담한다. 시장 경쟁에 따라 의료 서비스의 질과 가격이 결정된다. 의료에 대한 국가 개입이 거의 없으며, 대표적으로 미국이 이에 해당한다.

② **복지국가형**: 국가가 조세 또는 사회보험제도를 통해 재원을 조달하고, 국민에게 일정 수준 이상의 의료 서비스를 보장한다. 의료서비스 접근성이 높고, 평등한 의료 이용을 추구한다. 독일, 캐나다 등이 이 유형에 속한다.

③ **저개발국형**: 국가의 보건의료 인프라가 부족하고, 전통적 치료 방식이나 민간 의료인에 의존하는 형태이다. 공공의료체계가 미비하며, 보건의료 접근성이 매우 낮다.

④ **개발도상국형**: 경제 성장을 배경으로 보건의료 투자가 증가하며, 공공 보건의료체계의 확대가 진행 중인 상태이다. 의료서비스가 점진적으로 향상되며, 보건정책의 발전이 동반된다.

⑤ **사회주의국가형**: 의료서비스가 전적으로 국가에 의해 통제되고, 의료기관이 국유화되어 있다. 국민은 무상으로 의료서비스를 제공받으며, 평등성을 핵심 가치로 삼는다. 과거 소련 및 동유럽 국가들이 이에 해당하였다.

4) Roemer의 보건의료체계 유형(1991년)

Roemer는 1991년에 이전 분류를 수정 · 보완하여, 보건의료체계를 네 가지 유형으로 재정리하였다. 이 분류는 보건의료체계의 현실적인 변화와 다양성을 반영하고자 하였다.

① **자유기업형**: 민간 의료기관 중심으로 운영되며, 의료 서비스는 시장 논리에 따라 제공된다. 국민은 개인적인 능력에 따라 의료서비스를 구매하며, 의료비는 대부분 본인이 부담한다. 대표적으로 미국이 이에 해당한다.

② **복지지향형**: 정부 또는 제3자(사회보험기관 등)가 의료 재정을 지원하고, 공공의료와 민간의료가 병행되어 운영된다. 의료 접근성과 평등성을 일정 수준 확보하려는 체계이다. 독일, 캐나다, 일본 등이 포함된다.

③ **포괄적보장형**: 국가가 보건의료에 대한 책임을 전적으로 지며, 국민에게 무상의료 서비스를 제공한다. 조세 기반의 재정으로 운영되며, 모든 국민이 평등하게 의료 혜택을 받는다. 대표적인 나라는 영국, 뉴질랜드 등이다.

④ **사회주의형**: 국가가 의료자원을 통제하고, 모든 의료서비스가 국유화되어 있다. 의료 제공과 재정 운영 모두 중앙 정부가 담당하며, 평등과 형평성을 강조한다.

5) 의료이용행태

의료 이용 행태란 개인이 보건의료 서비스를 어떻게 이용하며, 그 결정에 어떤 요인이 영향을 미치는지를 설명하는 개념이다. 이는 보건정책 수립과 의료서비스 제공의 효율성 분석에 중요한 기준이 된다.

① **기본 개념**: 의료 이용은 욕구, 필요, 수요로 구분된다. 욕구는 개인이 느끼는 건강상의 문제를 의미하며, 필요는 의료 전문가가 판단한 객관적인 치료의 필요성을 뜻한다. 수요는 실제로 의료 서비스를 이용하려는 행동을 의미한다.

② **앤더슨 모형**: 개인의 의료 이용에 영향을 미치는 요인을 소인성 요인, 가능성 요인, 필요 요인으로 분류한다. 소인성 요인은 연령, 성별, 교육수준 등 개인적 특성이고, 가능성 요인은 의료기관 접근성이나 가계 소득 등이다. 필요 요인은 건강 상태나 자각 증상 등 실제적인 의료 필요도를 말한다.

③ **캐슬과 콥 모형**: 건강 행태(예방 및 건강 유지 행동), 질병 행태(질병을 인식하고 대처하는 행동), 환자 역할 행태(의료인의 지시를 따르는 행동)로 의료 이용을 설명한다.

④ **서치만 모형**: 의료 이용 과정을 증상 경험 → 환자 역할 수용 → 의료인 접촉 → 회복의 단계로 나눈다. 이는 의료서비스가 개인의 인식과 행동을 통해 단계적으로 이루어짐을 보여준다.

⑤ **잘못된 의료 행태**: 역선택은 건강한 사람이 보험 가입을 꺼리는 현상으로, 보험 재정의 불균형을 초래한다. 도덕적 해이는 보험 가입 후 불필요한 의료 서비스를 과다하게 이용하는 현상을 말한다. 이 두 가지는 의료비 증가의 주요 원인이 된다.

6) 국민의료비

국민의료비는 한 나라에서 일정 기간 동안 보건의료 서비스를 위해 지출된 총비용을 의미한다. 이는 국민 건강 수준과 보건의료체계 운영의 효율성을 평가하는 중요한 지표이다.

① 개념: 국민의료비는 의료 서비스에 대한 직접 지출뿐 아니라, 보건 분야의 자본 형성 및 관련 행정비용 등을

포함한다.

② 의의: 국민의료비는 의료 서비스의 규모와 사회적 가치를 나타내며, 보건경제학적 분석과 의료정책 수립의 기초자료로 활용된다. 또한 국민의 건강에 대한 사회적 관심과 투자 정도를 반영한다.

③ 내용: 국민의료비는 직접비용과 간접비용으로 구분된다. 직접비용은 병원 진료비, 약제비 등 실제 의료행위에 들어간 비용이며, 간접비용은 질병으로 인한 생산성 손실 등을 포함한다.

④ 경상의료비: 경상의료비는 일정 기간 동안의 의료서비스 제공에 소요된 비용으로, 개인 부담금과 공공의료 지출이 포함된다.

⑤ 증가 요인: 국민의료비는 인구 고령화, 소득 증가, 의료기술의 발전, 만성질환 증가 등 다양한 요인에 의해 증가한다. 특히 고령사회로의 진입은 의료비 증가의 주요 원인이다.

⑥ 억제 방안: 본인 부담률 인상, 의료 전달체계 강화, 의료수가 체계 개편 등이 대표적인 억제 방안이다. 또한 예방 중심의 보건 정책을 강화하는 것도 의료비 증가를 막는 전략이 된다.

⑦ 기타: 국민의료비는 수요 측 요인(환자의 기대, 건강 수준 등), 공급 측 요인(의료기관 수, 의료기술 등), 제도적 요인(보험제도, 정책 등)에 따라 영향을 받는다. 이를 관리하기 위해 수요 측면에서는 본인 부담 강화, 공급 측면에서는 의료기관의 효율성 제고, 제도 측면에서는 보험 보상 방식 개편 등이 필요하다.

핵심

*** 공공복지서비스**

- 국가, 지방자치단체 및 민간부문의 도움이 필요로 하는 모든 국민에게 상담, 재활, 직업소개 및 지도, 사회복지시설 이용 등을 제공, 정상적 생활이 가능하도록 지원하는 제도

  ① 사회 복지서비스: 노인복지, 아동복지, 장애인복지, 부녀복지, 교정사업 등

  ② 보건 의료서비스: 환경위생, 감염병 관리, 급수사업 등

  ※ 의료보험(현재: 국민건강보험), 의료보호(현재: 의료급여), 실업보험(현재: 고용보험)

chapter 3 인구보건

Section 1 1. 인구의 이해

1) 인구의 개념

(1) 인구의 정의

인구(Population)란 일정한 시간과 공간 속에서 생존하고 있는 인간의 집단을 의미한다. 인구는 단순한 사람들의 수적 집합이 아닌, 시공간적으로 동일한 환경에 존재하며 사회 · 경제 · 문화적으로 연결된 공동체를 지칭한다. 인구는 보건의 중요한 대상이며, 인구의 구조와 변화는 질병 발생 양상, 보건의료 수요, 자원 배분 등에 직접적인 영향을 미친다. 이러한 이유로 보건학에서는 인구를 이해하는 것이 매우 중요하다.

핵심

*** 인구와 보건**

- 인구의 정의: 일정기간에 일정지역에 생존하고 있는 사람의 집단
- John Graunt: 인구학과 보건통계학의 최초 논문, 인구학의 시조

(2) 유사용어

인구는 인종, 국민, 민족과 혼동하기 쉬우나, 다음과 같은 구분이 필요하다. 인종은 생물학적 및 유전적인 특성을 공유하는 공동체를 말한다. 국민은 동일한 국적을 보유한 사람들의 집단으로 법적인 관점에서 정의된다. 민족은 언어, 종교, 문화, 역사 등 정신적 · 문화적 요소에 기반한 공동체를 의미한다. 따라서 인구는 보다 포괄적인 개념으로, 생물학적 특성이나 법적 지위, 문화적 정체성과는 구별되는 개념이라 할 수 있다.

(3) 인구를 연구하는 학문

인구에 대한 체계적인 연구는 인구학(Demography)과 인구분석학(Population Analysis)을 중심으로 발전해왔다. 인구학은 인구의 양적 상태와 질적 상태를 연구하며, 인구 규모, 구성, 분포, 성장 등을 포괄적으로 다룬다. 또한 출생률, 사망률, 혼인율, 이혼율, 기대수명 등 다양한 인구지표를 활용하여 인구의 변화 추이를 분석한다.

인구분석학은 인구의 구성과 변화 양상을 수학적 · 통계학적 방법으로 분석하는 학문이다. 이 학문은 인구정책 수립과 사회계획의 기초자료를 제공하는 데 매우 중요한 역할을 한다.

인구의 변화는 크게 세 가지 요소, 즉 출생(Birth), 사망(Death), 이동(Migration)에 의해 결정된다. 이를 인구의 3대 변수라 하며, 이들 요소의 변화는 사회 전반의 구조와 보건 상황에 큰 영향을 미친다.

2) 인구론

인구론은 인구의 규모와 변화, 그에 따른 사회 · 경제 · 보건적 영향을 이론적으로 분석하는 학문이다. 인구학 및 인구분석학을 포괄하는 개념으로서 다양한 학자들의 이론을 통해 발전되어 왔다.

(1) 존 그랜트(John Graunt)의 업적

존 그랜트는 인구학의 시초로 평가받으며, 1662년에 인구 및 보건통계학에 관한 최초의 논문을 발표하였다. 그는 30여 년간 런던 시민의 사망 기록과 세례기록을 분석하여 사망 원인, 연령별 사망률, 계절적 사망 변화 등을 체계적으로 정리하였다. 그의 연구는 단순한 기록 수준을 넘어, 인구에 대한 과학적 분석과 보건 정책 수립의 기반을 제공한 중요한 업적이라 할 수 있다.

(2) 맬서스주의(Malthusian Theory)

맬서스주의는 영국의 경제학자 토머스 맬서스(Thomas Malthus)가 1798년에 발표한 인구론에 기반을 두고 있다. 그는『인구론(Essay on the Principle of Population)』에서 인구는 기하급수적으로 증가하지만, 식량은 산술급수적으로 증가하므로 결국 식량 부족으로 인한 인구 문제(기근, 질병, 전쟁 등)가 발생한다고 주장하였다.

맬서스는 인구에 영향을 주는 주요 원리로 다음 세 가지를 제시하였다.

첫째, 규제의 원리로, 인구는 식량 자원의 제한에 따라 조절된다고 보았다.

둘째, 증식의 원리로, 생존 자원이 증가하면 인구도 자연스럽게 증가한다고 하였다.

셋째, 인구파동의 원리로, 인구는 균형과 불균형을 반복하는 파동적 특성을 가진다고 하였다.

맬서스는 인구 증가를 억제하기 위한 방안으로 예방적 억제책과 적극적 억제책을 제안하였다. 예방적 억제책은 만혼(결혼을 늦추는 것)과 금욕을 통해 출생률을 낮추는 방식을 의미한다. 적극적 억제책은 피임법의 활용을 통해 인구 증가를 조절하는 방식이다. 그러나 그의 이론은 식량 생산 기술의 발전을 고려하지 못하였으며, 금욕과 만혼의 실현 가능성, 피임에 대한 부정적인 태도 등으로 인해 다양한 비판을 받아왔다.

(3) 신맬서스주의(Neo-Malthusian Theory)

신맬서스주의는 맬서스의 이론을 수정 · 보완한 이론으로, 만혼과 금욕을 통한 인구 억제는 비현실적이라고 판단하고, 피임 방법의 중요성을 강조하였다. 이 이론은 인구 증가를 효과적으로 통제하기 위해 과학적인 피임법의 보급과 산아 제한 정책의 필요성을 역설하였다. 특히 개발도상국의 급속한 인구 증가에 대응하는 정책적 근거로 활용되기도 하였다.

(4) 적정인구론(Optimum Population Theory)

적정인구론은 경제학자 캐넌(Cannan)에 의해 제기된 이론으로, 사회의 자원과 경제적 여건을 고려하여 가장 높은 생산성과 생활 수준을 유지할 수 있는 인구 규모를 적정 인구라고 정의하였다. 이 이론은 인구가 지나치게 많거나 적을 경우 사회적 부담이 증가하며, 경제 발전에도 부정적인 영향을 미친다고 보았다. 따라서 사회의 생산 수단과 자원의 효율적 활용을 위해 적절한 인구 규모 유지는 필수적이라 한다.

(5) 안정인구론(Stable Population Theory)

안정인구론은 인구학자 롯카(Lotka)가 제시한 이론으로, 인구 이동이 없는 폐쇄 인구 집단을 전제로 한다. 이 집단에서 출생률과 사망률이 일정하게 유지될 경우, 장기적으로 인구 구조와 성장률이 안정된 형태로 수렴하게 된다고 본다. 이는 인구 구성의 예측 가능성과 장기적 보건 계획 수립에 유용한 이론이라 한다.

(6) 정지인구론(Stationary Population Theory)

정지인구론은 출생률과 사망률이 동일하게 유지되어 인구 규모가 일정하게 유지되는 상태를 설명하는 이론이다. 이러한 상태에서는 인구의 자연적 증가율이 0에 수렴하며, 총인구수 또한 장기적으로 일정하게 유지된다. 이론적으로는 매우 이상적인 상태이나, 현실에서는 기술 발달, 질병, 정책 등의 다양한 요인으로 인해 완전한 정지 상태를 이루기는 어렵다고 본다.

핵심

*** 인구론:** 맬서스주의 → 신맬서스주의 → 적정인구론

① **맬서스주의(Malthusism): 인구증가 억제 주장**
- 방법은 **도덕적 억제, 만혼, 성 순결 강조**
- 맬서스주의: 인구증가는 기하급수적, 식량 증가는 산술급수적으로 설명(규제의 원리, 증식의 원리, 파동의 원리)

② **신맬서스주의**(Neo-Malthusism): Francis Place가 주장
- **피임에 의한 산아조절 방법을 주장**

③ 적정인구론(E. Cannon)
- 최고의 생활수준이 주어질 때 실질소득을 최대로 할 수 있다는 인구론
- 적정인구: 국민 1인당 실질소득을 극대화할 수 있는 인구

④ 안정인구론(Alfred J. Lotka)
- 인구 규모는 변하지만 인구 구조는 변하지 않게 되어 일정한 인구가 유지된다는 인구 구조 고정이론

3) 인구학적 분류

인구학에서는 인구를 다양한 기준에 따라 분류하여 사회의 구조와 변화를 이해하고자 한다. 인구는 이론적 분류, 귀속별 분류, 기타 분류 등으로 나눌 수 있으며, 각 분류는 인구 조사와 정책 수립에 중요한 지표가 된다.

(1) 이론적 인구

이론적 인구는 인구 이동이 없고 일정한 조건하에서 인구가 어떻게 구성되고 변화하는지를 가정하여 설명하는 개념이다.

① 봉쇄인구는 외부로부터의 인구 이동이 전혀 없는 상태의 인구를 의미한다. 출생과 사망은 존재하나 이주가 없는 폐쇄된 체계의 인구라고 할 수 있다.

② 안정인구는 봉쇄인구 중 연령별 출생률과 사망률이 일정하여 인구 구성 비율이 시간이 지나도 변하지 않는 인구를 의미한다. 이러한 인구는 일정한 연령구조와 증가율을 유지한다.

③ 준안정인구는 출생률이 일정하지만 사망률에는 변화가 있는 봉쇄인구를 의미한다. 완전한 안정 상태는 아니나 인구 구조가 비교적 예측 가능한 특징을 보인다.

④ 정지인구는 출생자 수와 사망자 수가 동일하여 전체 인구 수가 변하지 않는 이상적인 상태의 인구를 의미한다. 이 상태에서는 인구 증가율이 0%이다.

(2) 귀속별 인구(실질적 인구)

귀속별 인구는 현실적으로 인구가 어디에 속하고 있는지를 나타내는 개념으로, 실제 존재 여부나 등록 여부에 따라 분류한다.

① 현재인구는 조사 시점에 특정 지역 내에 실제로 존재하는 인구를 의미한다. 일시적으로 체류 중인 인구도 포함된다.

② 상주인구는 일정한 거주지를 가지고 지속적으로 그 지역에 머무르는 인구를 의미한다. 보통 주민등록상 주소지 기준으로 정의된다.

③ 법적 인구는 법적으로 등록되어 공적인 권리를 행사할 수 있는 인구를 의미한다. 예를 들어, 선거권을 가진 인구가 이에 해당한다.

④ 종업지인구는 경제활동을 목적으로 일정 지역에서 일하는 인구를 의미한다. 거주지는 다르더라도 직장이 위치한 곳에 노동력을 제공하는 인구를 포함한다.

⑤ 개방인구는 출생, 사망, 전입, 전출이 자유롭게 이루어지는 인구를 의미한다. 이는 실제 사회에서 일반적으로 나타나는 인구의 특성을 반영한 개념이다.

(3) 기타 인구

기타 인구는 특정 시점이나 기간에 따른 인구의 통계적 개념으로 사용된다.

① 평균인구는 일정 기간 동안의 인구 변화를 평균하여 산출한 인구를 의미한다. 주로 연간 인구 추이를 설명할 때 사용한다.

② 중앙인구는 특정 기간의 중간 시점에서의 인구를 의미한다. 이는 통계적으로 중심값을 기준으로 한 인구 측정 방식이다.

4) 인구의 증가

인구는 시간의 흐름에 따라 다양한 요인에 의해 증가하거나 감소한다. 이러한 변동은 인구 동태라 하며, 출생, 사망, 전입, 전출 등의 요소가 포함된다.

① 인구 동태는 출생, 사망, 전입, 전출 등의 요소에 의해 인구가 변화하는 과정을 의미한다. 이는 사회 변화의 주요 지표로 활용된다.

② 자연 증가는 출생자 수에서 사망자 수를 뺀 값을 의미한다. 출생이 사망보다 많으면 자연 증가가 발생하며, 그 반대의 경우 자연 감소가 발생한다.

③ 자연 증가율은 [(연간 출생자 수 − 연간 사망자 수) / 전체 인구] × 1,000의 공식으로 계산한다. 이는 인구 천 명당 자연적으로 얼마나 증가 또는 감소하였는지를 보여준다.

④ 사회 증가는 유입 인구에서 유출 인구를 뺀 값을 의미한다. 이는 이주에 의한 인구 변화를 나타낸다.

⑤ 인구 증가율은 [(자연 증가 + 사회 증가) / 전체 인구] × 1,000의 공식으로 계산한다. 이는 인구 천 명당 연간 전체 인구가 얼마나 증가했는지를 나타낸다.

5) 인구 구조의 유형(인구 피라미드)

인구 구조는 인구의 성별과 연령별 구성을 나타낸 것으로, 보통 인구 피라미드를 통해 시각적으로 표현한다. 인구 피라미드는 국가의 사회경제적 상태와 장래 인구 변동을 예측하는 데 활용된다.

- 인구 피라미드는 좌측에 남자, 우측에 여자를 배치하여 성별로 구분하며, 연령은 보통 5세 간격으로 구분한다.
- 인구 구조 유형은 출생률, 사망률, 생산연령 인구의 비율 등에 따라 여러 가지 형태로 나눌 수 있다.

(1) 피라미드형(Pyramid Form)

- **출생률과 사망률이 모두 높은 형태**로, 주로 **후진국에서 나타나는 인구 구조**이다.
- 어린이 인구(0~14세)가 많고 고령 인구(65세 이상)는 적어 인구 피라미드의 아래가 넓고 위로 갈수록 좁아지는 모양을 가진다.
- 14세 이하 인구가 65세 이상 인구의 2배 이상을 차지한다.

(2) 종형(Bell Form)

- **출생률과 사망률이 낮아 인구 증가가 거의 없는 안정된 상태**의 구조이다.
- 각 연령대의 인구 비율이 비교적 균형을 이루며, 인구 피라미드가 종(鐘) 모양을 나타낸다.
- 14세 이하 인구가 65세 이상 인구의 2배 정도로 균형을 이루는 구조이다.

(3) 항아리형(Pot Form)

- **출생률이 사망률보다 낮아 인구가 점차 감소하는 형태**이다.
- 젊은 층의 비율이 줄고 고령층이 증가하면서 인구 피라미드는 위가 넓고 아래가 좁은 항아리모양이 된다.
- 현재 대한민국이 속한 인구 구조이며, **저출산·고령화의 전형적인 예시**이다.

(4) 별형(Star Form)

- **도시 지역**에서 나타나는 형태로, **생산연령층(15~64세)의 인구가 집중되어 있는 구조**이다.
- 일자리와 교육 등의 이유로 젊은 인구가 도시로 유입되면서 중심부가 팽창된 별 모양이 된다.
- 15세에서 64세 인구가 전체 인구의 50%를 초과하는 특징을 가진다.

(5) 기타형(Guitar Form, 호로형)

- **농촌 지역에서 주로 나타나는 형태**로, 생산연령층 **인구가 도시로 유출**되어 중심부가 얇아진 구조이다.
- 청장년층의 이탈로 인해 고령층 비율이 상대적으로 높아지며, 경제 활동 인구가 부족해지는 문제가 나타난다.
- 15세에서 64세 인구가 전체 인구의 50% 미만인 경우를 말한다.

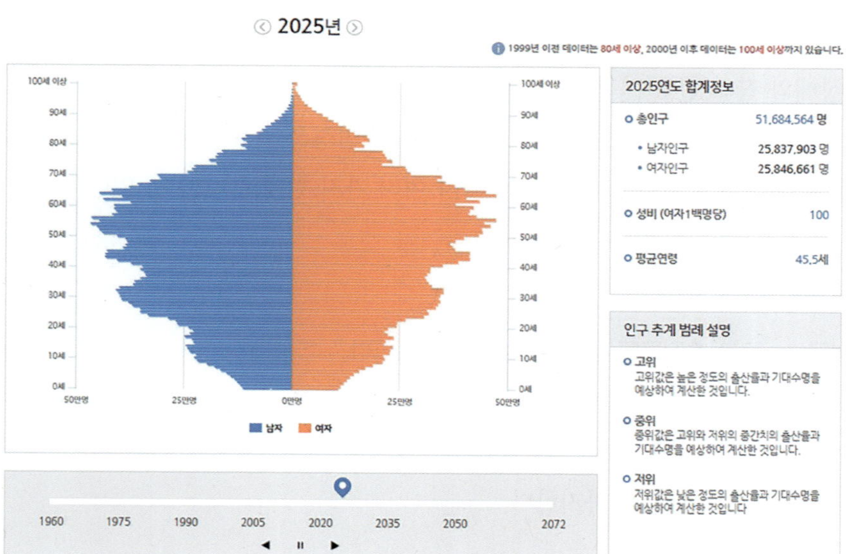

그림 IV-1. 2025년도 대한민국 인구 구조의 유형 / 항아리형

출처: SGIS 통계지리정보서비스

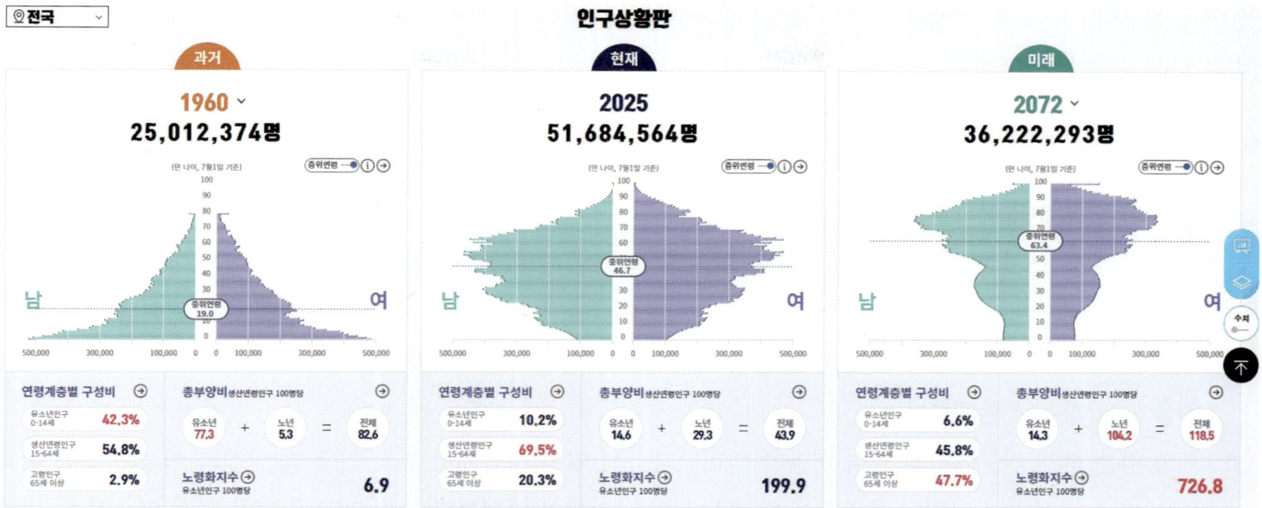

그림 Ⅳ-2. 2025년도 전후 대한민국 인구 구조 유형 /(피라미드형 → 항아리형 → 기타형)

출처: KOSIS 인구상황판

Section 2 인구의 구성 및 통계

1) 인구의 구성

인구의 구성은 한 사회를 이루는 사람들을 그들의 다양한 특성에 따라 분류하고, 이를 수적으로 표현하는 것을 의미한다. 이러한 인구 구성의 분석은 국가의 정책 수립, 자원 배분, 사회 서비스 제공 등의 기초 자료로 활용된다는 점에서 매우 중요하다. 인구 구성은 성별, 연령, 직업, 사회계층, 교육 수준, 종교, 인종 등의 여러 요소에 따라 다양하게 구분할 수 있다. 이 중에서도 가장 기본적인 인구 구성 요소는 성별과 연령 구조이며, 이는 인구 통계학에서 가장 핵심적으로 다루는 지표이다.

(1) 성별 구성

성별 구성은 한 지역이나 국가에 거주하는 남성과 여성의 인구 분포를 의미한다. 이는 사회의 출생률, 사망률, 노동력 구조, 결혼 및 가족 구조 등에 큰 영향을 미치므로 중요한 분석 요소이다. 성별 구성은 일반적으로 성비(Sex Ratio)라는 지표를 통해 표현한다.

성비는 '여자 100명에 대한 남자의 수'를 나타내는 지표로, 다음의 계산식으로 구할 수 있다.

$$\text{성비} = \frac{\text{남자의 수}}{\text{여자의 수}} \times 100$$

성비는 인구의 생물학적 특성과 사회적 요인 모두에 영향을 받는다. 성비는 다음과 같이 1차 성비, 2차 성비, 3차 성비로 나눌 수 있다.

① 1차 성비는 태아 단계에서의 남녀 비율을 의미한다. 이는 임신 초기 태아의 성별 비율을 나타내며, 생물학적으로 남아가 여아보다 약간 많은 비율로 수정되는 경향이 있으므로 일반적으로 115~120의 범위를 보인다. 이는 자연적인 생물학적 차이로 이해할 수 있다.

② 2차 성비는 출생 시 남아와 여아의 비율을 의미한다. 출생 성비라고도 하며, 보통 남자 신생아가 여자보다 약간 더 많이 태어나므로 일반적으로 105~107 수준을 나타낸다. 그러나 특정 사회문화적 요인이나 출산 성선호에 따라 이 비율이 왜곡되기도 한다. 일부 국가에서는 인위적인 성 선택이나 남아 선호 문화로 인해 성비가 110을 넘는 경우도 존재한다.

③ 3차 성비는 현재 인구에서의 남녀 비율을 의미한다. 즉, 일정 시점에서 전체 인구 중 남성과 여성의 수를 비교한 것이다. 이 성비는 연령이 증가함에 따라 남성의 사망률이 여성보다 높기 때문에 점차 여성 인구가 더 많아지는 경향을 보인다. 특히 고령 인구층에서는 여성 비율이 현저히 높아지는 현상이 나타난다. 일반적으로 전체 인구의 3차 성비는 100 전후를 나타내며, 선진국에서는 여성의 평균수명이 남성보다 길기 때문에 여성의 인구 비율이 더 높게 나타나는 경우가 많다.

성비의 변화는 인구 구조뿐만 아니라, 장기적으로는 혼인 시장, 노동 시장, 사회 복지 정책 등 다양한 사회 시스템에 영향을 미친다. 따라서 성비를 정확히 파악하고 이해하는 것은 인구학적으로 매우 중요한 작업이다.

핵심

*** 성비: 여자 100명에 대한 남자의 비율**

- 성비 = $\frac{\text{남자 수}}{\text{여자 수}} \times 100(\%)$

  ① **1차 성비: 태아의 성비**

  ② **2차 성비: 출생 시 성비**

  ③ **3차 성비: 현재인구의 성비**(남성 < 여성: 평균수명의 차이)

(2) 연령별 구성

연령별 구성은 연령에 따라 인구를 구분하는 방식이다.

① 연령 구분

- 1세 미만: 영아
- 14세 이하: 소년 인구(유아, 학령전기, 학령기)
- 15~64세: 생산연령 인구(청년, 중년, 장년)
- 65세 이상: 노년 인구

핵심

*** 연령별 인구구성**

- 1세 미만: 영아(초생아, 생후 7일 이내)
- 신생아(생후 28일 미만)
- 유아(6세 미만)
- 1~14세: 소년 인구
- 15~64세: 생산연령 인구
- 65세 이후: 노년 인구

② 노령화 지수

노령화 지수는 특정 지역에서 65세 이상 인구가 14세 이하 인구에 비해 얼마나 많은지를 나타내는 지수이다.

- **노령화 지수** $= \dfrac{\text{65세 이상 인구}}{\text{14세 이하 인구}} \times 100$

일반적으로 5세 간격의 연령 구분이 사용된다.

(3) 부양비

부양비는 경제활동 연령에 있는 사람들이 부양해야 하는 비경제활동 연령의 인구 비율을 의미한다.

비경제활동 연령: 15세 미만 및 65세 이상 인구를 포함한다.

- 부양비 $= \dfrac{\text{15세 미만 인구} + \text{65세 이상 인구}}{\text{15}\sim\text{64세 인구}} \times 100$

- 유년부양비 $= \dfrac{\text{15세 미만 인구}}{\text{15}\sim\text{64세 인구}} \times 100$

- **노년부양비** $= \dfrac{\text{65세 이상 인구}}{\text{15}\sim\text{64세 인구}} \times 100$

핵심

*** 부양비(dependency ratio):** 경제활동 연령에 대한 비경제활동 연령 인구의 비

- 비생산활동 연령층: 15세 미만의 유년(소년) 인구와 65세 이상의 노년 인구를 말함
- **부양비 = 15세 미만 인구 + 65세** 이상 인구(비경제활동 인구) **/ 15세 이상 65세 미만** 인구(경제활동 인구) **× 100**
- 아동부양비: 15세 미만 인구 / 15세 이상 65세 미만 인구 × 100
- 노년부양비: **65세** 이상 노년인구 / **15세 이상 65세** 미만 인구 × **100**
- 노령화지수: **65세** 이상 노년인구 / **0~14세**의 소년인구 × **100**

* 선진국: 개발도상국들보다 총부양비가 낮으나 노년 부양비는 높음

(4) 인구노령화

인구 노령화는 고령 인구의 비율이 증가하는 현상을 의미하며, 다음과 같은 기준으로 구분한다.

- 고령화 사회: 65세 이상 인구 비율이 7% 이상인 사회이다.
- 고령사회: 65세 이상 인구 비율이 14% 이상인 사회로, 대한민국은 2017년에 진입하였다. 2018년에는 14.3%를 기록하였다.
- 초고령 사회: 65세 이상 인구 비율이 20% 이상인 사회로, 대한민국은 2026년경에 이를 것으로 예상된다.

2) 인구통계

(1) 인구 정태(State of Population)

인구 정태는 특정 시점에서 특정 지역의 인구 크기 및 구조를 조사하는 것을 의미한다.

① 조사 방법

- 인구주택 총조사
- 주민등록부 조사
- 호적부 조사

② 정태 지표

- 성비 = $\frac{\text{남자 수}}{\text{여자 수}} \times 100$으로 계산한다.
- 연령별 인구: 생산연령 인구, 비생산연령 인구, 노년인구 등으로 구분한다.

③ 인구 피라미드 형태:

- 피라미드형(출생률과 사망률이 높은 사회)
- 종형(출생률과 사망률이 낮아 인구 증가가 적은 사회)
- 항아리형(출생률이 낮고 노년층이 많은 사회)
- 별형, 농촌형 등 다양한 형태가 있다.
- 부양비 = $\frac{\text{비경제연령 인구}}{\text{경제연령 인구}} \times 100$으로 산출한다.

핵심

*** 인구의 구성형태**

- 출생률, 사망률: 피라미드형, 종형(bell형), 항아리형(pot형)
- 인구 유입 및 유출 형태: 별형(도시형)과 기타형(호로형, 표주박형)

① **피라미드형: 인구 증가형**
- 출생률이 높고 사망률이 낮은 형태
- 14세 이하가 65세 이상의 2배 이상

② **종형**: 인구 정지형, 이상적인 인구형
- 출생률(저출산)과 사망률이 모두 낮음
- 14세 이하가 65세 이상 인구의 2배 정도

③ **항아리형: 인구 감소형, 선진국형**
- **출생률이 사망률보다 낮아 인구가 감소하는 형**
- **14세 이하가 65세 이상의 2배 이하**

④ **별형(성형): 도시형, 유입형**
- 생산층 인구(15~49세)가 전체인구의 50% 이상

⑤ **호로형(기타형): 농촌형,** 유출형
- 생산층 인구가 전체인구의 50% 미만
- 생산 연령층의 전출로 유년층과 노년층의 비율이 높은 인구

(2) 인구 동태(Movement of Population)

인구 동태는 인구의 변동 요인을 분석하는 것으로, 출생, 사망, 전입, 전출 등이 이에 포함된다.

① 조사 방법

- 호적 신고
- 주민등록 신고

② 주요 통계치

- 출생률, 사망률, 사산율, 이혼율 등 다양한 요소를 포함한다.

③ 동태 지표

- 조출생률 $= \dfrac{\text{연간 출생 수}}{\text{전체 인구}} \times 1{,}000$으로 계산한다.
- 조사망률 $= \dfrac{\text{연간 사망 수}}{\text{전체 인구}} \times 1{,}000$으로 계산한다.
- 인구 자연 증감률: 조출생률에서 조사망률을 뺀 값이다.
- 인구 증가율: 자연 증가와 사회 증가를 합한 비율이다.
- 인구 증가율 $= \dfrac{\text{자연 증가 + 사회 증가 인구}}{\text{전체 인구}} \times 1{,}000$

- 연간 인구 증가율 = $\dfrac{\text{연말 인구} - \text{연초 인구}}{\text{연초 인구}} \times 100$

- 인구 동태 지수 = $\dfrac{\text{출생 수}}{\text{사망 수}} \times 100$으로 계산한다.

이와 같은 인구 구성 및 통계 자료는 국가의 정책 수립과 경제 계획에 중요한 기초 자료가 된다.

핵심

*** 인구조사(인구정태와 동태)**

① **인구정태: 조사 시점**에 정지된 인구의 상태
- **정태통계 지표: 인구의 크기, 세대수, 성별(성비), 연령, 국적, 직업, 산업별 등**
- 전국적인 규모 조사: **국세조사는 정태통계**에 해당

② **인구동태: 어느 기간**에 인구의 변동 요인을 조사하는 것
- **동태통계 지표: 출생, 사망, 혼인, 이혼, 전입, 전출**
- **보건통계는 동태통계**에 해당(출생, 사망통계)

Section 3 인구 문제 및 인구 정책

1) 인구 증가와 보건

(1) 인구 증가에 따른 문제

인구 문제는 단순히 인구의 수가 많아지는 현상뿐만 아니라, 인구의 구성, 지역적 분포, 성장 속도 등 다양한 요소에 의해 발생하는 사회적 · 경제적 문제를 의미한다. 오늘날의 인구 문제는 전 세계적으로 폭발적인 인구 증가와 지역 간 인구 분포의 불균형으로 요약할 수 있다. 이러한 인구 문제는 국가의 보건 수준과 직결되며, 다양한 보건 위기를 초래할 수 있다.

① 3P 문제

환경 문제(Pollution), 빈곤(Poverty), 인구(Population) 중 가장 근본적인 문제는 인구 문제이다. 인구의 과도한 증가는 환경 오염과 자원 고갈을 유발하고, 빈곤의 확산을 촉진한다. 결국 인구 문제는 다른 두 가지 문제를 악화시키는 근원이 된다.

② 3M 복합 문제(3M Complex)

인구 문제는 영양부족(Malnutrition), 질병이환(Morbidity), 사망(Mortality)이라는 복합적인 보건 문제로 이어진다. 이들 요소는 상호 영향을 주고받으며 인구의 건강 수준을 저하시킨다.

(2) 주요 문제

① 환경오염 및 교통 문제

인구가 집중되는 도시 지역에서는 대기오염, 수질오염, 폐기물 증가 등 환경 문제가 심화된다. 또한 차량 수 증가로 교통 혼잡이 심각해지고, 이는 대기 질 저하와 에너지 낭비로 이어진다.

② 자원 부족

인구 증가에 따라 식량, 식수, 에너지 등 필수 자원의 소비량이 급증하고, 이에 따라 자원의 고갈 속도가 빨라진다. 이는 국가의 자원 안보와 지속가능성에 위협이 된다.

③ 경제 발전 둔화 및 완전 고용 문제

노동력의 급증은 일자리 수요를 초과하게 만들며, 이는 실업률 상승으로 이어진다. 또한 자원의 한계로 인해 산업 생산성이 둔화되고, 전반적인 경제 성장률이 저하된다.

④ 인구의 도시화와 농촌 노동력 문제

도시로의 인구 집중 현상은 도시의 주택난, 교통 체증, 공공시설 부족 등의 문제를 야기한다. 반면 농촌 지역은 청년층 이탈로 인해 노동력이 부족해지고 고령화가 가속화된다.

⑤ 빈곤 및 기아

급격한 인구 증가는 국가의 경제적 여력을 초과하게 되어 빈곤층이 확대되고, 특히 저소득층의 식량 접근성이 낮아져 기아 문제가 발생한다.

⑥ 정치적·사회적 불안

인구 과밀은 사회 기반시설의 부족과 교육 및 의료 서비스의 질 저하를 초래하며, 이는 국민의 불만과 갈등을 유발하여 정치적 · 사회적 불안을 심화시킨다.

2) 인구 정책

(1) 인구 조정 정책

인구 조정 정책은 인구의 구조와 규모를 바람직한 방향으로 유도하고자 하는 국가적 노력을 의미한다. 주로 개발도상국에서 중요한 정책 분야로 여겨지며, 인구의 질과 양을 조절하기 위한 다양한 방법이 동원된다.

① 질적 조정 정책

이는 인구 구성의 질적 향상을 목적으로 하며, 성별 불균형 또는 연령 구조의 불균형을 해소하기 위한 노력이 포함된다. 우생학적 시각에서 결혼 장려, 출산 유도 등을 통해 우수한 유전 형질을 유지하고자 하는 접근도 포함된다. 이는 사회적으로 논란의 여지가 있으나, 일부 국가에서는 정책적으로 시행된 바 있다.

② 양적 조정 정책

출생률과 사망률을 조절하여 전체 인구 수를 관리하는 정책이다. 특히 출생률 조정은 가족계획 사업, 피임 교육, 보건의료 서비스 확충 등을 통해 이루어진다. 그러나 산아 제한은 계층 간 수용성에 차이가 있으며, 상류층에서 더 쉽게 받아들여지는 경향이 있다. 이로 인해 하류층에서 출산율이 상대적으로 높아져 인구의 질이 저하되는 현상이 발생할 수 있다. 이러한 현상은 렌츠(Lenz)가 말한 '안구의 역도태 현상'으로 설명된다. 이는 사회적으로 우수한 집단이 출산을 기피하고, 상대적으로 열악한 환경의 집단에서 출산이 집중됨으로써 인구 구성의 질이 퇴보하는 현상이다.

(2) 인구 대응 정책

인구 증가 또는 감소로 인한 사회 문제를 해결하기 위해 다양한 분야에서 종합적인 대응이 이루어져야 한다. 인구 구조의 변화는 경제, 보건, 교육, 주거 등 모든 영역에 영향을 미치기 때문에 전방위적인 정책이 요구된다.

① 식량 문제 대응

인구 증가로 인한 식량 부족 문제를 해결하기 위해 농업 기술의 발전을 도모하고, 농업 생산성을 높이는 정책을 추진한다. 또한 해외로부터의 식량 수입을 다변화하고, 식량 저장 및 배급 체계를 강화한다.

② 주택 문제 해결

도시 인구의 급증은 주거 공간 부족 문제를 일으킨다. 이를 해결하기 위해 공공 주택을 대규모로 건설하고, 낙후된 지역의 주거 환경을 개선하는 정책을 실행한다.

③ 고용 문제 대응

청년층의 일자리 부족, 실업률 상승 등의 문제를 해결하기 위해 새로운 산업을 육성하고, 창업 지원 및 직업 교육을 확대하여 고용 기회를 창출한다.

④ 교육 문제 해결

인구 증가에 따라 교육 수요가 증가하므로 학교 시설을 확충하고, 교원 수를 증대하며, 온라인 교육과 같은 대안 교육 시스템을 도입한다.

⑤ 도시 문제 대응

도시의 인구 과밀을 해소하기 위해 신도시를 개발하고, 도시 간 균형 발전을유도한다. 또한 교통 인프라를 확충하여 이동의 효율성을 높이고 도시 기능을 개선한다.

표 Ⅳ-13. 총인구, 인구 성장률

(단위 : 천명, %)

	1970	1980	1990	2000	2010	2018	2019	2020	2030	2040	2050	2060	2070
총인구	32,241	38,124	42,869	47,008	49,554	51,585	51,765	51,836	51,306	50,059	47,107	42,302	37,182
인구성장률	2.18	1.56	0.99	0.84	0.50	0.43	0.35	0.14	• 0.15	• 0.38	• 0.82	• 1.23	• 1.31

출처: 통계청(2023), 「장래인구추계: 2022~2072년」, 중위추계, 지표누리 e-나라지표

표 Ⅳ-13 해설)

지표해석

- 총인구 : 2022년 우리나라 총인구(추계인구)는 5,167만명으로 1960년 2,501만명에 비해약 2배 증가
- 인구성장률은 2000년 이후 둔화되다가 2021년부터 마이너스로 전환
- 2000년 0.84%, 2020년 0.14%까지 둔화되었으며, 2021년부터 마이너스로 전환, 2072년 에는 -1.31% 수준에 도달할 전망임
- 인구규모는 저출산영향으로 2022년 5,167만명에서 감소하여 2072년 3,622만명에 이를것으로 전망

* 국제 비교

- 인구가 계속 감소하는 국가는 일본, 이탈리아, 그리스, 스페인 독일등 10개국 이며,
- 인구가 증가 후 감소하는 나라는 멕시코, 튀르키예, 프랑스, 콜롬비아 등 16개국이며,
- 인구가 계속 증가하는 나라는 미국, 캐나다, 호주, 스웨덴, 이스라엘 등 10개국 으로 나타남.

* 참고자료 : UN(2022). World Population Prospects: The 2022 Revision, 통계청(2023). 장래인구추계: 2022~2072년
* 장래인구추계는 2~3년주기로 작성되며, 현자료는 2023년에 작성된 자료임.

핵심

* **국세조사(nation census):** 한 국가의 국세를 나타내는 기본자료
- **국세조사 방법: 현재인구 조사와 상주인구 조사**
- 인구 주택 총 조사규칙에 근거하여 **5년마다** 실시, 11월 1일 기준
  ① **최초의 국세조사: 1749년 스웨덴**
  ② 우리나라: 1925년의 간이 국세조사(최초) 시작

chapter 4 모자보건과 가족계획

Section 1 모자보건의 개념

1) 정의

(1) 모성

모성이란 여성의 생식과 출산에 관련된 신체적, 정신적, 사회적 역할을 포괄하는 개념이다. 이는 넓은 의미와 좁은 의미로 구분할 수 있다.

- 광의의 모성은 초경이 시작된 시점부터 폐경에 이르기까지 가임기 여성을 포함하며, 일반적으로 15세부터 49세까지의 여성을 의미한다. 이 시기의 여성은 생리적 변화와 임신 가능성이 있으며, 건강관리가 중요하다고 할 수 있다.
- 협의의 모성은 현재 임신 중이거나 분만, 산욕기 또는 수유 중인 여성을 지칭하며, 이 시기의 여성은 모성 건강의 집중적인 관리 대상이 된다.

(2) 모자보건

모자보건이란 여성과 영유아의 생애 주기별 건강을 보호하고 증진하기 위한 일련의 보건학적 활동을 말한다.

세계보건기구(WHO)는 모자보건을 모성의 건강을 유지하고, 육아 능력을 배양하며, 질병과 기형을 예방하는 포괄적 사업으로 정의한다.

대한민국의 모자보건법에서는 모성과 영유아의 생명과 건강을 보호하고, 건강한 출산과 양육을 도모하여 국민의 보건 향상에 기여하는 것을 그 목적으로 삼는다.

이러한 모자보건은 개인적 차원을 넘어 지역사회와 국가 보건체계의 중요한 축을 담당한다고 할 수 있다.

(3) 모자보건사업

모자보건사업이란 모성과 영유아의 건강을 보호하고 증진하기 위한 다양한 보건의료적 활동을 포함하는 개념이다.

이 사업은 건강한 임신과 출산, 영유아의 생존 및 발달을 위한 각종 서비스를 포괄하며, 가족과 지역사회의 적극적인 참여를 바탕으로 운영된다.

모자보건사업의 주요 내용은 다음과 같다.

- 임산부와 영유아에게 전문적이고 체계적인 보건의료 서비스를 제공한다.
- 임신, 분만, 산욕기, 양육에 이르기까지 전 주기에 걸친 지원을 수행한다.
- 신체적, 정신적, 사회적 건강을 유지하고 증진하는 방향으로 관리한다.

2) 모자보건의 중요성

모자보건은 국민 전체의 건강 수준과 직결되며 다음과 같은 점에서 그 중요성이 크다고 할 수 있다.

- 모성과 영유아는 전체 인구 중 약 60~70%를 차지하는 주요 보건 대상 집단이다.
- 어린이는 미래 사회를 이끌어 갈 핵심 인적 자원이므로 건강한 성장을 위한 초기 관리가 중요하다.
- 영유아는 면역력이 낮아 질병에 쉽게 이환되며, 방치될 경우 높은 사망률과 심각한 후유증을 유발할 수 있다.
- 모자보건 사업은 예방 중심의 접근이 가능하며, 비교적 적은 비용으로 높은 건강 증진 효과를 거둘 수 있다.
- 영아사망률과 모성사망비는 국가 보건 수준을 나타내는 주요 지표로 활용되며, 모자보건의 성과를 반영한다.
- 임산부와 영유아는 건강 취약 계층으로, 보건사업을 집중하여 적용할 경우 효과가 더욱 크다고 할 수 있다.
- 여성의 건강은 가정과 사회 전체의 건강으로 연결되므로 건강한 출산과 양육은 국민 보건 향상에 기여한다.

3) 모자보건의 목표

모자보건의 목표는 단순히 생명을 보호하는 차원을 넘어 전 생애에 걸친 건강 증진과 삶의 질 향상에 중점을 둔다.

- 임산부의 건강을 보호하고, 안전하고 정상적인 분만을 지원하여 산모와 신생아의 생명을 지킨다.
- 영유아가 건강하게 성장하고 발달할 수 있도록 적절한 보건의료 서비스와 지도를 제공한다.
- 모성 건강을 유지하고 질병을 예방함과 동시에, 영유아의 건강한 양육 환경을 조성한다.
- 가족계획을 실현하여 바람직한 인구 구조를 형성하고, 부모와 자녀의 삶의 질을 향상시킨다.

4) 모자보건사업의 내용

(1) WHO의 우선순위에 따른 단계

세계보건기구(WHO)는 모자보건사업을 다음과 같은 다섯 단계의 우선순위에 따라 분류한다.

- 제1차(생존 단계): 기본적인 생존을 위한 영양 공급, 보건교육 실시, 적정 자녀 수와 터울 조절, 환경위생 개선, 직업 모성을 위한 탁아사업을 시행한다.
- 제2차(건강 유지 단계): 주거 환경과 위생을 관리하고, 예방접종을 실시하며, 안전한 분만과 건강검진, 일차 보건의료 서비스를 제공한다.
- 제3차(생활의 질 개선 단계): 질병 조기 진단 및 환자의 적절한 후송을 수행하고, 학교보건 및 탁아사업을 운영한다.
- 제4차(특수 봉사 단계): 심신장애인을 위한 특수 교육과 복지 서비스를 제공한다.
- 제5차(완전한 보건 봉사의 체계 단계): 재활사업과 작업요법 등 포괄적이고 전문적인 보건 서비스를 제공한다.

5) 모자보건의 주요 용어

(1) 일반 용어 정의

- 임산부: 임신 중이거나 분만 후 6개월 미만의 여성을 말한다.
- 모성: 임산부와 가임기 여성을 포함하는 개념이다.
- 영유아: 출생 후 6년 미만의 어린이를 의미한다.
- 신생아: 출생 후 28일 이내의 영유아이다.
- 영아: 출생 후 1년 이내의 영유아이다.
- 유아: 출생 후 1세에서 6세 미만의 영유아이다.
- 주산기: 임신 28주 이후부터 생후 1주까지의 기간을 말한다.
- 미숙아: 임신 37주 미만에 출생하거나 출생 체중이 2,500 g 미만인 신생아를 의미한다.

(2) 모자보건법상 주요 용어 정의

- 임산부: 임신 중이거나 분만 후 6개월 미만의 여성을 말한다.
- 모성: 임산부와 가임기 여성을 포함하는 개념이다.
- 영유아: 출생 후 6년 미만인 사람을 말한다.
- 신생아: 출생 후 28일 이내의 영유아이다.
- 미숙아: 임신 37주 미만에 출생한 영유아이다.
- 선천성이상아: 선천적 기형이나 염색체 이상을 지닌 영유아이다.

- 인공임신중절수술: 태아가 생존할 수 없는 시기에 인위적으로 자궁 밖으로 배출하는 수술이다.
- 모자보건사업: 모성과 영유아에게 전문적인 보건의료 서비스를 제공하고 건강 유지를 지원하는 사업이다.
- 난임: 정상적인 성생활을 지속했음에도 불구하고 1년 이상 임신이 되지 않는 상태를 말한다.
- 보조생식술: 임신을 목적으로 자연적인 생식 과정을 인위적으로 보조하는 의료행위를 의미한다.

(3) 모자보건법 시행령에 따른 기준

- 미숙아: 임신 37주 미만의 출생아 또는 출생 시 체중이 2,500 g 미만인 영유아를 말한다.
- 선천성이상아: 선천적인 이상으로 인해 생존이 어렵거나 기능 장애가 현저한 영유아를 의미한다.

표 Ⅳ-14. 용어

모자보건법
[시행 2025. 1. 24.] [법률 제20094호, 2024. 1. 23., 일부개정]

제2조(정의) 이 법에서 사용하는 용어의 뜻은 다음과 같다.

1. "**임산부**"란 임신 중이거나 분만 후 6개월 미만인 여성을 말한다.
2. "**모성**"이란 임산부와 가임기(可姙期) 여성을 말한다.
3. "**영유아**"란 출생 후 6년 미만인 사람을 말한다.
4. "**신생아**"란 출생 후 28일 이내의 영유아를 말한다.
5. "**미숙아**(未熟兒)"란 신체의 발육이 미숙한 채로 출생한 영유아로서 대통령령으로 정하는 기준에 해당하는 영유아를 말한다.
6. "선천성이상아(先天性異常兒)"란 선천성 기형(奇形) 또는 변형(變形)이 있거나 염색체에 이상이 있는 영유아로서 대통령령으로 정하는 기준에 해당하는 영유아를 말한다.
7. "인공임신중절수술"이란 태아가 모체 밖에서는 생명을 유지할 수 없는 시기에 태아와 그 부속물을 인공적으로 모체 밖으로 배출시키는 수술을 말한다.
8. "모자보건사업"이란 모성과 영유아에게 전문적인 보건의료서비스 및 그와 관련된 정보를 제공하고, 모성의 생식건강(生殖健康) 관리와 임신·출산·양육 지원을 통하여 이들이 신체적·정신적·사회적으로 건강을 유지하게 하는 사업을 말한다.
9. 삭제
10. "산후조리업(産後調理業)"이란 산후조리 및 요양 등에 필요한 인력과 시설을 갖춘 곳(이하 "산후조리원"이라 한다)에서 분만 직후의 임산부나 출생 직후의 영유아에게 급식·요양과 그 밖에 일상생활에 필요한 편의를 제공하는 업(業)을 말한다.
11. "난임(難姙)"이란 부부(사실상의 혼인관계에 있는 경우를 포함한다. 이하 이 호에서 같다)가 피임을 하지 아니한 상태에서 부부간 정상적인 성생활을 하고 있음에도 불구하고 1년이 지나도 임신이 되지 아니하는 상태를 말한다.
12. "보조생식술"이란 임신을 목적으로 자연적인 생식과정에 인위적으로 개입하는 의료행위로서 인간의 정자와 난자의 채취 등 보건복지부령으로 정하는 시술을 말한다.

모자보건법 시행령

제1조의2(미숙아 및 선천성이상아의 기준) 「모자보건법」(이하 "법"이라 한다) 제2조제5호 및 제6호에 따른 미숙아 및 선천성이상아(이하 "미숙아등"이라 한다)의 기준은 다음 각 호와 같다.

1. 미숙아: 임신 37주 미만의 출생아 또는 출생 시 체중이 2천 500그램 미만인 영유아로서 보건소장 또는 의료기관의 장이 임신 37주 이상의 출생아 등과는 다른 특별한 의료적 관리와 보호가 필요하다고 인정하는 영유아
2. 선천성이상아: 보건복지부장관이 선천성이상의 정도·발생빈도 또는 치료에 드는 비용을 고려하여 정하는 선천성이상에 관한 질환이 있는 영유아로서 다음 각 목의 어느 하나에 해당하는 영유아

가. 선천성이상으로 사망할 우려가 있는 영유아
나. 선천성이상으로 기능적 장애가 현저한 영유아
다. 선천성이상으로 기능의 회복이 어려운 영유아

핵심

*** 모자보건** 대상
① 광의의 대상: 가임여성과 6세 미만 어린이
② **협의의 대상: 임신, 분만, 산욕 중에 있는 여성과 수유 중에 있는 여성의 보건**
③ **모자보건의 기본단위: 가정**

핵심

* **모성의 영양관리**
* **임산부, 수유부**에게 많이 공급해야 하는 영양소: **칼슘(치아, 뼈)과 철분(빈혈)**
- 영아에게 많이 공급해야 하는 영양소: **철분**

Section 2 모성보건 사업

1) 모성보건 사업

(1) 산전 관리

산전 관리란 임신부와 태아의 건강을 유지하고 안전한 출산을 준비하기 위한 일련의 예방적이고 체계적인 관리 과정이다. 산전 관리를 통해 임신 중 발생할 수 있는 다양한 건강 문제를 조기에 발견하고, 임신부의 건강 상태를 점검하며, 태아의 발달 상태를 정기적으로 확인한다. 이는 모성과 태아의 생명을 보호하고 건강한 출산을 도모하는 데 필수적인 조치이다.

「모자보건법 시행규칙」 제5조 별표1에 의거하여 산전 건강진단은 다음과 같은 주기로 실시한다. 임신 28주까지는 4주마다 1회, 임신 29주부터 36주까지는 2주마다 1회, 임신 37주 이후부터는 1주마다 1회 실시한다. 다만, 고위험 임신으로 판단되는 경우에는 의료진의 판단에 따라 추가 건강진단을 시행할 수 있다.

산전 관리의 주요 내용은 병력 청취, 분만 예정일 계산(Naegele's Rule), 전신 및 산부 진찰, 혈압 및 체중 측정, 소변검사, 혈액검사, 초음파 검사, 그리고 영양 지도 및 생활 습관 교육 등으로 구성된다. 이러한 관리를 통해 임신부는 임신 기간 동안 건강한 생활을 유지할 수 있으며, 태아는 정상적으로 발달할 수 있도록 돕는다.

산전 관리는 단순한 건강 검진을 넘어, 임신부의 정서적 안정을 도모하고 가정과 사회의 지지를 연결해주는 중요한 역할을 한다.

(2) 분만 관리

분만 관리는 임신의 마지막 단계로서 산모와 신생아의 생명과 직결되므로 철저하고 체계적인 준비와 의료적 개입이 필요하다. 분만은 반드시 의료인의 지도와 관리 하에 안전하게 이루어져야 하며, 응급상황에 대비한 대처 계획이 함께 수립되어야 한다.

출생아는 임신 주수와 출생체중을 기준으로 분류한다. 임신 주수 기준으로는 37주 미만에 출생한 아기를 조산아, 37주 이상 42주 미만에 출생한 아기를 정상 출생아, 42주 이상에 출생한 아기를 과숙 출생아라고 한다. 출생체중 기준으로는 2,500 g 미만을 미숙아, 4,500 g 이상을 과숙아로 분류한다.

분만 전에는 분만 장소를 미리 결정하고, 출산 시 필요한 용품을 준비하며, 동반자의 역할을 숙지시켜야 한다. 분만 중에는 진통 및 분만의 진행을 면밀히 관찰하고, 산모의 상태와 태아 심박동을 지속적으로 모니터링하여야 한다. 분만 후에는 산모의 자궁 수축 상태와 출혈량을 관찰하고, 아기의 건강 상태를 즉시 확인하여야 한다.

안전한 분만을 위해서는 산전부터의 건강관리, 분만 계획 수립, 숙련된 의료 인력의 관리가 필수적이며, 가족과 사회의 지지 또한 중요하다.

(3) 산후 관리

산후 관리는 출산 후 산모의 신체적 · 정신적 회복을 지원하고 합병증을 예방하기 위한 중요한 보건 사업이다. 산욕기는 일반적으로 분만 후 약 6주간의 기간을 의미하며, 이 기간 동안 자궁과 기타 생식 기관은 임신 전 상태로 되돌아간다.

산후 관리의 주요 내용으로는 자궁 수축 상태 확인, 분비물 관찰, 유방 상태 확인, 상처 치유 상태 점검, 배뇨 및 배변 상태 관찰, 정서적 안녕 상태 확인 등이 있다. 이 외에도 충분한 영양 섭취, 안정, 수면 확보와 함께 산후우울증 등의 정신 건강 문제에 대한 예방과 조기 개입이 요구된다.

산욕기에는 산욕열, 자궁내막염, 창상 감염, 유방염, 산후 출혈, 산후우울증 등 다양한 합병증이 발생할 수 있으므로, 정기적인 건강 진단과 적절한 위생 관리, 의료적 처치가 필요하다.

또한, 산모가 신생아를 돌보는 데 있어 자신감을 갖고 양육할 수 있도록 산후 교육 및 모유수유 지도 등도 포함하여 전인적인 지원이 이루어져야 한다.

2) 영유아 보건 관리

(1) 미숙아 관리

미숙아는 출생 체중이 2.5 kg 미만이거나 임신 37주 이전에 태어난 신생아를 말한다. 이들은 체온 조절 능력이 미숙하고 면역 체계가 충분히 발달하지 않아 감염과 질병에 매우 취약하다.

미숙아 관리의 핵심은 체온 유지, 영양 공급, 호흡 보조, 감염 예방으로 구성된다. 체온 유지를 위해 인큐베이터나 복사온열기 등 특수 장비를 활용하며, 영양은 위관 급식이나 정맥 영양을 통해 공급한다. 호흡 기능이 미숙한 경우에는 산소 공급이나 인공호흡기를 사용하여 호흡을 보조한다. 감염 예방을 위해 위생적인 환경 유지와 감염원 차단이 필수적이다.

미숙아는 퇴원 후 7일 이내에 1회 건강 진단을 받고, 건강 문제가 있는 경우에는 최소 주 2회 이상 정기 검진을 받아야 한다. 건강 문제가 없는 경우에는 일반 영유아 건강검진 기준에 따라 관리한다. 또한 성장 발달 상태를 정기적으로 추적 관찰하여 적절한 발달을 지원한다.

(2) 신생아 관리

신생아는 출생 후 28일 이내의 영아를 말하며, 이 시기는 생애 초기의 가장 민감한 시기로 간주된다. 신생아는 외부 환경에 적응하는 과정에서 체온 유지, 호흡 안정, 수유 능력 형성 등 중요한 생리적 변화가 일어난다.

신생아 관리의 주요 내용으로는 출생 직후 체온 유지, 탯줄 소독, 적절한 수유 지도, 황달 여부 확인, 선천성 대사 이상 검사, 난청 검사 등이 있다. 또한 예방접종 계획에 따라 결핵(BCG)과 간염(B형 간염) 예방접종을 실시한다.

신생아의 주요 사망 원인은 감염, 호흡곤란, 출산 관련 손상 등이므로 세심한 관찰과 신속한 의료적 개입이 필요하다. 건강 진단은 수시로 이루어져야 하며, 이상 징후가 있을 경우 즉시 의료기관의 진료를 받아야 한다.

(3) 영유아 관리

영유아기는 생후 1세 미만의 영아기와 1세부터 5세까지의 유아기로 나뉜다. 이 시기는 성장과 발달이 급격히 이루어지는 시기로, 적절한 보건 관리가 건강한 미래를 위해 매우 중요하다.

영아기에는 주로 모유 수유, 예방접종, 감염병 예방이 주요 과업이다. 모유는 면역 물질이 풍부하여 감염 예방에 효과적이며, 정기적인 예방접종은 각종 전염병으로부터 아이를 보호한다. 이 시기에는 매월 1회 건강 진단을 통해 성장 발달 상태를 면밀히 확인해야 한다.

유아기는 신체 활동이 증가하고 호기심이 활발해지는 시기로, 안전사고 예방이 중요한 시기이다. 가정과 보육시설에서는 안전한 놀이 환경을 조성하고, 가정 내 사고 예방 교육을 병행하여야 한다. 또한, 이 시기부터는 사회성 발달을 위한 교육과 올바른 생활 습관 형성이 중요하다.

건강 진단은 1세부터 5세까지는 6개월마다 1회 시행하며, 성장 곡선, 발달 상태, 식습관, 운동 능력 등을 종합적으로 점검한다. 예방접종은 만 6세까지 일정에 따라 완료하도록 하며, 홍역, 수두, 디프테리아, 파상풍, 백일해 등 다양한 질병에 대한 면역력을 갖추도록 한다.

영유아 보건 관리는 질병을 조기에 예방하고 성장 발달을 정상적으로 유지하기 위한 핵심적인 보건 사업이다. 이를 통해 건강한 아동기를 준비할 수 있으며, 평생 건강의 기초를 마련할 수 있다.

표 Ⅳ-15. 임산부 · 영유아 및 미숙아등의 정기 건강진단 실시기준(제5조제1항 관련)

■ 모자보건법 시행규칙 [별표 1] 〈개정 2015.7.29.〉

임산부 · 영유아 및 미숙아등의 정기 건강진단 실시기준(제5조제1항 관련)

1. 임산부
   가. 임신 28주까지: 4주마다 1회
   나. 임신 29주에서 36주까지: 2주마다 1회
   다. 임신 37주 이후: 1주마다 1회
   라. 특별자치시장 · 특별자치도지사 또는 시장 · 군수 · 구청장은 임산부가 「장애인복지법」에 따른 장애인인 경우, 만 35세 이상인 경우, 다태아를 임신한 경우 또는 의사가 고위험 임신으로 판단한 경우에는 가목부터 다목까지에 따른 건강진단 횟수를 넘어 건강진단을 실시할 수 있다.
2. 영유아
   가. 신생아: 수시
   나. 영유아
      1) 출생 후 1년 이내: 1개월마다 1회
      2) 출생 후 1년 초과 5년 이내: 6개월마다 1회
3. 미숙아등
   가. 분만의료기관 퇴원 후 7일 이내에 1회
   나. 1차 건강진단 시 건강문제가 있는 경우에는 최소 1주에 2회
   다. 발견된 건강문제가 없는 경우에는 제2호의 영유아 기준에 따라 건강진단을 실시한다.

3) 모자의 주요 질환 및 사망

모자보건의 핵심은 임산부와 신생아의 건강을 보호하고 생명을 지키는 데 있으며, 이를 위해 주요 질환과 사망 원인에 대한 이해가 필수적이다. 임신과 출산은 여성의 신체에 많은 변화를 일으키며, 이 과정에서 다양한 질병과 위험이 발생할 수 있다. 이에 따라 모성사망, 임신중독증, 자궁외 임신, 출혈, 산욕열 및 감염 등은 보건학적으로 매우 중요한 주제이다.

(1) 모성사망

모성사망은 임신, 분만 및 산욕기 동안 발생하는 질병이나 합병증으로 인해 여성이 사망하는 경우를 의미한다. 세계보건기구(WHO)는 이러한 사망을 '임신 중 또는 분만 후 42일 이내에 임신과 관련하여 발생한 사망'으로 정의하고 있다. 모성사망은 발생 원인에 따라 직접 원인과 간접 원인으로 구분한다.

① 직접 원인은 임신이나 분만 과정에서 직접적으로 발생하는 질병이나 합병증으로, 산과적 색전증, 임신중독증, 출혈성 질환, 감염 등이 이에 해당한다.
- 산과적 색전증은 양수나 혈전 등이 혈관을 막아 갑작스러운 순환 장애를 일으키는 질환이다.
- 임신중독증은 임신 후기 고혈압성 질환으로, 태아와 산모 모두에게 치명적인 합병증을 유발할수 있다.
- 출혈성 질환은 분만 전 · 후 과다출혈로 인한 실혈성 쇼크를 일으켜 사망에 이를 수 있다.

- 감염은 출산 중 비위생적인 조작이나 환경에 의해 발생하며, 심한 경우 패혈증으로 발전할 수있다.

② 간접 원인은 임신 자체보다는 기존 질환이 임신으로 인해 악화되면서 사망에 이르는 경우를 말한다.

- 대표적으로 심장병, 악성종양, 신장질환 등이 있으며, 임신으로 인한 신체적 부담이 기존 질환을 악화시키는 경향이 있다.
- 특히 기저질환이 있는 경우, 임신 전부터 건강관리를 철저히 해야 모성사망을 예방할 수 있다.

(2) 임신중독증

임신중독증은 임신성 고혈압의 일종으로, 주로 임신 8개월 이후에 발생하며 산모와 태아 모두에게 심각한 영향을 미친다. 이 질환은 산모의 주요 사망 원인 중 하나로 꼽히며, 조기 발견과 적극적인 관리가 필수적이다.

① 주요 증상으로는 고혈압, 단백뇨, 부종이 있다.

- 고혈압은 수축기 혈압이 140 mmHg 이상이거나 이완기 혈압이 90 mmHg 이상인 경우를 말한다.
- 단백뇨는 소변을 통해 배출되는 단백질이 일정 기준 이상 검출되는 것으로, 신장의 기능 저하를 의미한다.
- 부종은 손, 얼굴, 발 등의 부위에 수분이 비정상적으로 축적되어 붓는 현상을 말한다.

② 예방 방법으로는 균형 잡힌 영양섭취와 규칙적인 건강검진이 필요하다.

- 단백질과 비타민을 충분히 섭취하고, 염분 · 당분 · 지방의 과도한 섭취를 줄이는 식이요법을 실천해야 한다.
- 특히 정기적인 산전 진찰을 통해 고혈압이나 단백뇨 등의 초기 증상을 조기에 발견하고 관리해야 한다.
- 정신적 스트레스를 줄이고, 적절한 휴식과 운동을 병행하는 것도 예방에 도움이 된다.

(3) 자궁 외 임신

자궁 외 임신은 수정란이 자궁이 아닌 다른 부위에 착상되는 비정상적인 임신 상태를 의미한다. 자궁 외 임신은 대부분 난관(팔로우관)에 착상되며, 경우에 따라 난소, 복강, 자궁경부 등에 착상되기도 한다.

① 주요 증상으로는 하복통, 무월경, 질출혈이 있으며, 임신 초기에는 정상 임신과 유사한 증상이 나타난다.

- 그러나 시간이 지나면서 착상 부위가 파열되거나 출혈이 발생하면서 극심한 통증과 쇼크 증세가 나타난다.
- 이러한 상태는 신속한 진단과 수술적 처치가 없으면 생명을 위협할 수 있다.

② 위험 요인으로는 난관염, 인공유산 후 감염, 자궁내 장치 삽입 등이 있다.

- 특히 난관의 손상이나 유착이 있을 경우 수정란이 정상적인 경로를 따라 이동하지 못해 자궁외에 착상할 가능성이 높아진다.
- 자궁 외 임신은 예방이 어려운 경우가 많으나, 감염 예방과 정기 검진을 통해 조기 발견이 가능하다.

(4) 출혈

임신 중 출혈은 임신 기간 전체를 통해 발생할 수 있으며, 그 시기에 따라 원인과 위험성이 다르다. 출혈은 산모의 생명을 위협할 수 있는 응급 상황이므로, 그 원인을 명확히 파악하고 신속히 대처하는 것이 중요하다.

① 임신 전반기(임신 20주 이전)에는 자궁외 임신과 포상기태가 주된 원인이다.

- 포상기태는 비정상적인 수정으로 인해 태반 조직이 포도송이 모양으로 증식하는 질환으로, 출혈과 자궁 확대가 주요 증상이다.
- 이러한 경우 임신을 유지할 수 없으며, 자궁소파술 등으로 병변을 제거해야 한다.

② 임신 후반기(임신 20주 이후)에는 전치태반과 태반조기박리가 주요 원인이다.

- 전치태반은 태반이 자궁 경부를 덮고 있어 분만 시 심한 출혈을 유발하는 질환이다.
- 태반조기박리는 태아가 출산되기 전에 태반이 자궁벽에서 조기에 분리되는 상태로, 산모와 태아 모두에게 위험을 초래한다.
- 이러한 경우 즉각적인 병원 이송과 전문적인 치료가 필요하다.

(5) 산욕열 및 감염

산욕열은 분만 후 6~8주 이내에 발생하는 감염성 질환으로, 출산 직후 산모의 건강에 큰 영향을 미친다. 이는 산도, 자궁 내막, 요로, 상처 부위 등 다양한 부위에서 감염이 발생할 수 있으며, 치료하지 않으면 심각한 합병증으로 이어질 수 있다.

① 주요 증상으로는 38도 이상의 발열, 오한, 하복통, 악취 나는 오로 등이 있으며, 심한 경우 패혈증으로 발전할 수 있다.

- 패혈증은 세균이 혈류를 타고 전신으로 퍼지는 상태로, 적절한 치료가 없으면 생명을 위협할 수 있다.

② 예방 방법으로는 위생적인 분만 환경의 조성과 적절한 항생제 사용이 중요하다.

- 분만 전 손 씻기, 멸균 기구 사용, 청결한 분만실 관리 등이 필수적이며, 감염 위험이 높은 경우 예방적 항생제를 사용하는 것이 권장된다.
- 현대 의학의 발달로 산욕열의 발생률은 현저히 감소하고 있으며, 이는 보건의료의 중요한 성과중 하나이다.

핵심

*** 모성 사망원인과 질병**

- 모성 사망(WHO): 임신 중 혹은 분만 후 42일 이내의 임부 혹은 산모의 사망
- **모성 사망원인**: ① **임신중독증** ② 이상 출혈 ③ 자궁외 임신·산욕열 ④ 패혈증(감염증)
- **임신중독의 3대 증상: 부종, 단백뇨, 고혈압**
- **임신관련 용어 정리**
  ① 유산: 임신 20주 미만 또는 500 g 이하
  ② 주산기: 임신 28주 이상~생후 7일 미만
  ③ 산욕기: 분만 후 6주까지
  ④ **조산아: 2.5 kg 미만,** 임신 28~38주 이내 출생아

Section 3 모자보건 지표

1) 출생지표

(1) 조출생률

조출생률은 인구 1,000명당 연간 출생아 수를 나타내는 지표이다.

- 조출생률 = $\dfrac{\text{1년간 총 출생아 수}}{\text{당해연도 인구}} \times 1,000$

이 지표는 전체 인구 대비 출생률을 평가하는 기본적인 지표로 활용된다.

(2) 일반 출산율

일반 출산율은 가임기(15~49세) 여성 1,000명당 연간 출생아 수를 나타내는 지표이다.

- 일반 출산율 = $\dfrac{\text{1년간 총 출생아 수}}{\text{당해연도 15~49세 여성 인구}} \times 1,000$

이 지표는 가임 여성 집단 내에서 출산 빈도를 측정하는 데 사용된다.

(3) 재생산율

합계출산율(TFR): 여성 1명이 평생 낳을 것으로 예상되는 평균 출생아 수를 의미한다. 합계출산율이 2.1 미만이면 저출산, 1.3 미만이면 초저출산으로 분류한다.

총재생산율(GRR): 한 여성이 평생 낳을 것으로 예상되는 여아의 수를 의미한다. 이는 모성 사망률을 고려하지 않는다.

순재생산율(NRR): 출산 가능 연령까지 생존한 여아 수를 나타내는 지표이다. 순재생산율이 1.0 이상이면 인구가 증가하고, 1.0 미만이면 인구가 감소한다.

핵심

*** 인구증가: 자연증가(출생인구 – 사망인구) + 사회증가(유입인구 – 유출인구)**

- 자연증가: 출생인구 – 사망인구
- 사회증가: 유입인구 – 유출인구
- **인구증가율: 자연증가 + 사회증가 / 인구 × 1,000**
- **재생산율**

① 합계생산율: 한 여성이 일생 동안 몇 명의 아기를 낳는가를 나타내는 것

- **장래의 생산 가능인구 예측 지표**

② 재생산율: 여자가 일생 동안 낳는 여자아이의 평균수

a. **총재생산율: 한 여성이 일생 동안 낳은 여아의 총수**(어머니의 사망률 무시)
b. **순재생산율: 한 여성이 일생 동안 낳은 여아의 총수**(어머니의 사망률 고려)
- 여성의 생존율을 고려한 여아출산율

③ **1.0: 인구의 증감이 없음**
1.0 이상: 인구증가
1.0 이하: 인구감소

2) 사망 지표

(1) 모성사망비

모성사망비는 임신, 분만, 산욕기로 인한 모성 사망 수를 연간 출생아 10만 명당으로 환산한 값이다.

- $\text{모성사망비} = \dfrac{\textbf{임신, 출산 및 산후 42일 이내 사망한 여성 수}}{\text{연간 출생아 수}} \times 100{,}000$

이 지표는 산모의 건강 및 의료 서비스 수준을 평가하는 중요한 기준이 된다.

(2) 신생아사망률

신생아사망률은 출생 후 4주(28일) 이내 사망하는 신생아의 비율을 의미한다.

- $\text{신생아사망률} = \dfrac{\text{연 신생아 사망 수}}{\text{연간 출생아 수}} \times 1{,}000$

이 지표는 신생아 건강 관리와 의료 서비스의 질을 평가하는 데 사용된다.

(3) 영아사망률

영아사망률은 출생 후 1년 이내 사망하는 영아의 비율을 나타내며, 국가 보건 수준을 평가하는 중요한 지표이다.

- $\text{영아사망률} = \dfrac{\text{연간 1세 미만의 사망 수}}{\text{연간 출생아 수}} \times 1{,}000$

(4) 후기 신생아사망률

후기 신생아사망률은 생후 28일부터 1년 미만까지의 영아 사망률을 의미한다(예: 감염병, 사고 등)

- $\text{후기 신생아사망률} = \dfrac{\text{연간 생후 28일부터 1년 미만의 사망자 수}}{\text{연간 출생아 수}} \times 1{,}000$

이 지표는 영아기의 건강관리 상태를 평가하는 데 유용하다.

(5) α−index

α−index는 신생아사망과 영아사망의 비율을 나타내는 지표이다. α−index가 1.0에 가까울수록 선진국형 보건 구조를 가진 것으로 평가한다.

- $\alpha\text{-index} = \dfrac{\text{영아 사망 수}}{\text{신생아 사망 수}}$

이 지표는 영아 사망의 원인이 신생아기 질환인지 이후 환경적 요인인지 분석하는 데 활용된다.

(6) 주산기사망률

주산기사망률은 임신 28주 이후의 사산과 출생 후 1주 이내 사망하는 영아의 비율을 나타낸다.

- $\text{주산기사망률} = \dfrac{\text{임신 28주 이후 사산아 + 출생 1주 이내 사망아}}{\text{연간 출산아 수(출생아 + 주산기 태아 사망)}} \times 1{,}000$

이 지표는 임신 후반기 및 출생 직후의 의료 관리 수준을 평가하는 중요한 자료로 활용된다.

참고

우리나라 모자보건 통계(출처/통계청: 2023년 영아사망 · 모성사망 출생전후기사망 통계)

(1) 모성사망
- 모성사망비는 출생아 10만 명당 10.0명으로, OECD 평균(11.3명)보다 낮은 수준이다. 주로 산후기와 관련된 합병증 등 직접 산과적 사망이 전체 모성사망자의 95.7%를 차지

(2) 영아사망
- 영아(출생 후 365일 미만)사망자 수는 564명으로 전년대비 1명(−0.2%) 감소하여, 지속적으로 감소하는 추세임
- 영아 사망률(출생아 천 명당 명)은 2.5명으로, 전년대비 0.2% 증가 함
- 성별로는 남아가 320명으로 56.7%를 차지, 남아의 영아사망률은 2.7명, 여아는 2.2명으로 남아가 높음

핵심

*** 모자보건의 지표: 영아 사망률, 주산기사망률, 모성사망률, α Index**

① 영아사망률
- 한 국가의 보건 수준을 나타내는 지표
- **영아사망률 = 연간 1세 미만의 사망수 / 연간 정상 총 출생아 수** × 1,000

② 모성사망률
- 임신 또는 분만 후 42일 이내에 발생하는 산모의 사망을 말함
- **모성사망률 = 임신, 분만, 산욕과 관련된 사망수 / 정상 출생아 수 × 100,000**

③ 알파지수(α−index)
- 신생아사망수에 대한 영아사망수의 비
- 알파지수(α−index) = 영아사망수 / 신생아사망수

- **값이 1에 가까워질수록 보건 수준이 높음을 의미(선진국)**
- 신생아 사망원인: 신생아 고유질환, 분만 시 사고, 조산아 등
  신생아기 이후: 폐렴, 장염, 감염증 등

④ **주산기사망률**
- 출생아 수에 대한 **임신 28주 이후에서 출생 후 1주 이내에 사망아 수**를 말함
- 사망원인: 임신중독증, 난산, 조산아 무산소증 및 저산소증, 출생 시 손상 등

※ 신생아 사망률
- 1년간 출생아 수 1,000명당 28일 미만의 신생아 수
- 신생아 사망률 = 신생아 사망수 / 출생아 수 × 1,000
- 사망원인: 미숙아, 출생 시 손상, 선천성 기형

핵심

* 영·유아 보건
① 초생아: 생후 7일 이내
② 신생아: 생후 28일 미만
③ 영아: 1세 미만
④ 유아: 6세 미만
⑤ **유아사망률**
- 후진국: 보건 수준이 낮은 나라는 감염증, 영양실조
- 선진국: 각종 사고가 원인
  * 유아사망률 = 연간 1~4세 사망 / 1~4세 인구 × 1,000
- **사회·경제적 요인 반영**

⑥ **발육이상: 조산아**
- **조산아 4대 관리: ① 체온보호 ② 감염병 감염방지 ③ 영양공급 ④ 호흡관리**

Section 4 가족계획

1) 가족계획

(1) 정의

가족계획은 부부가 자녀의 수, 출산 시기, 출산 간격 등을 계획적으로 조절하여 건강하고 안정된 가정을 형성하고 유지하기 위한 활동을 말한다. 이는 자녀의 출산을 단순히 피하거나 제한하는 것이 아니라, 임신을 원할 경우 임신이 가능하도록 지원하고, 원치 않는 임신은 예방하며, 전반적인 가족의 삶의 질을 향상시키는 것을 목적으로 한다.

(2) 목표

가족계획의 주요 목표는 다음과 같다.

① 불임 부부에게 의학적 지원을 제공하여 임신할 수 있는 기회를 제공한다.
② 부부가 원하는 시기에 자녀를 계획하여 출산하도록 유도한다.
③ 자녀수와 출산 간격을 조절함으로써 산모와 태아의 건강을 보호한다.
④ 출산한 자녀가 건강한 환경에서 자랄 수 있도록 가족의 경제적 · 심리적 준비를 돕는다.

(3) 가족계획의 주요 내용

① 초산 연령은 25세 이전이 바람직하다. 이는 난산이나 기형아 출산의 위험을 줄이는 데 도움이 된다.
② 단산 연령은 36세 이전으로 권장된다. 이 시기를 넘기면 자궁 질환이나 난산의 위험이 증가하므로 주의해야 한다.
③ 출산 간격은 2년에서 5년 사이가 적절하다. 적절한 간격을 유지하면 산모의 건강 회복과 자녀의 발달에 긍정적인 영향을 준다.

(4) 우리나라 가족계획의 역사

우리나라의 가족계획 사업은 시대별로 다양한 정책과 활동을 통해 전개되어 왔다.

① **도입기(1961~1965년)**: 대한가족계획협회가 설립되어 가족계획의 중요성이 알려지기 시작하였다. 이 시기에는 가족계획 상담소가 설치되고, 다양한 피임법이 처음으로 보급되었다.
② **확산기(1966~1970년)**: '3.3.35 운동'이 시행되어 세 자녀, 세 살 터울, 35세 이전 단산을 장려하였다. 먹는 피임약이 전국적으로 보급되면서 피임 실천율이 상승하였다.
③ **정착기(1971~1975년)**: 불임 시술이 적극 권장되었고, '아들 · 딸 구별 말고 둘만 낳아 잘 기르자'라는 구호가 널리 퍼졌다. 가족계획은 국민의식 속에 정착하기 시작하였다.
④ **생활기(1976~1985년)**: 둘 낳기 운동이 본격적으로 전개되었으며, 여성 불임술이 도입되어 피임 방법이 다양화되었다.
⑤ **안정기(1985년 이후)**: '한 가정 한 자녀 운동'이 추진되었고, 콘돔 자동판매기 설치 사업이 실시되었다. 저출산에 대한 우려가 제기되기 시작하였다.
⑥ **감소기(2000년 이후)**: 출산율 감소가 심각해지면서, 정부는 출산을 장려하는 다양한 정책을 고려하기 시작하였다.

2) 피임

(1) 피임 방법

피임은 원치 않는 임신을 예방하는 수단으로, 그 방법은 다양하게 분류된다.

① 비약물적 방법에는 성교 중단법, 질외 사정법, 배란 회피법 등이 있다. 이는 특별한 도구나 약물을 사용하지 않고 임신을 방지하는 방법이다.

② 기구 사용 방법에는 남성용 콘돔, 여성용 콘돔(페미돔), 자궁 내 장치(IUD) 등이 있다. 이들은 물리적으로 정자의 이동을 차단하거나 자궁 환경을 변화시켜 임신을 방지한다.

③ 약품 사용 방법에는 먹는 피임약과 살정제를 사용하는 방법이 있다. 이들은 호르몬의 변화를 유도하거나 정자를 사멸시켜 수정이 일어나지 않도록 한다.

④ 수술 방법에는 남성의 정관수술과 여성의 난관수술이 있다. 이는 영구적인 피임 방법으로 임신을 원하지 않는 부부에게 권장된다.

(2) 피임 원리

피임 방법은 각각의 작용 원리에 따라 다음과 같이 나눌 수 있다.

① 자궁 착상 억제: 자궁 내 장치(IUD)나 성교 후 피임법은 수정란이 자궁에 착상하는 것을 억제한다.

② 정자의 질 내 침입 방지: 콘돔과 페미돔을 사용하면 정자가 질에 도달하지 못하도록 차단한다.

③ 배란 억제: 먹는 피임약은 여성의 배란을 억제하여 임신이 되지 않도록 한다.

④ 수정 방지: 질외 사정법이나 팻사리 등을 통해 정자와 난자의 결합을 방지한다.

⑤ 생리적 조절: 월경주기법은 여성의 배란 주기를 예측하여 가임기를 피하는 방식이다.

⑥ 정자 살충: 발포성 정제나 살정제를 사용하여 질 내 정자를 제거한다.

(3) 이상적인 피임 조건

이상적인 피임 방법은 다음과 같은 조건을 갖추어야 한다.

- 피임 효과가 높고 신뢰할 수 있어야 한다.
- 사용이 간편하고 태아나 산모에게 해를 끼치지 않아야 한다.
- 개인의 건강 상태와 체질에 맞아야 한다.
- 성생활에 방해가 되지 않아야 한다.
- 경제적 부담이 적고, 필요할 경우 임신이 가능해야 한다.

3) 인공임신중절수술

(1) 허용 기준(모자보건법 제14조)

인공임신중절수술은 특별한 상황에서만 법적으로 허용된다.

- 태아나 부모에게 유전적 또는 정신적 장애, 신체 질환이 있는 경우 허용된다.
- 임산부가 법정 전염병에 감염된 경우 허용된다.
- 강간이나 준강간에 의해 임신된 경우 허용된다.
- 근친 관계로 인해 임신이 된 경우 허용된다.
- 임신을 지속할 경우 모체의 생명이나 건강에 심각한 위협이 있을 경우 허용된다.

이러한 기준에 해당하지 않는 경우에는 인공임신중절수술이 제한되며, 불법 시술은 법적 처벌의 대상이 된다. 따라서 임신중절은 신중한 판단과 의료적 상담을 통해 결정해야 한다.

참고

모자보건법 제14조(인공임신중절수술의 허용한계)

① 의사는 다음 각 호의 어느 하나에 해당되는 경우에만 본인과 배우자(사실상의 혼인관계에 있는 사람을 포함한다. 이하 같다)의 동의를 받아 인공임신중절수술을 할 수 있다.

1. 본인이나 배우자가 대통령령으로 정하는 우생학적(優生學的) 또는 유전학적 정신장애나 신체질환이 있는 경우
2. 본인이나 배우자가 대통령령으로 정하는 전염성 질환이 있는 경우
3. 강간 또는 준강간(準强姦)에 의하여 임신된 경우
4. 법률상 혼인할 수 없는 혈족 또는 인척 간에 임신된 경우
5. 임신의 지속이 보건의학적 이유로 모체의 건강을 심각하게 해치고 있거나 해칠 우려가 있는 경우

모자보건법 시행령 / 제15조(인공임신중절수술의 허용한계)

① 법 제14조에 따른 인공임신중절수술은 임신 24주일 이내인 사람만 할 수 있다.

② 법 제14조제1항제1호에 따라 인공임신중절수술을 할 수 있는 우생학적 또는 유전학적 정신장애나 신체질환은 연골무형성증, 낭성섬유증 및 그 밖의 유전성 질환으로서 그 질환이 태아에 미치는 위험성이 높은 질환으로 한다.

③ 법 제14조제1항제2호에 따라 인공임신중절수술을 할 수 있는 전염성 질환은 풍진, 톡소플라즈마증 및 그 밖에 의학적으로 태아에 미치는 위험성이 높은 전염성 질환으로 한다.

핵심

*** 피임방법**

① 임시 피임법: 경구피임제, 콘돔, 월경주기법, 기초체온법, 자궁내 피임장치(IUD) 등

  * **자궁내 피임장치(IUD)** 원리: 자궁내 수정란 착상방지

  *** 피임약의 원리: 난소의 배란작용 억제**

② **영구 피임법**: 정관절제술, 난관절제술, 불임수술

  *** 가장 확실한 피임방법: 정관(난관)절제술**

chapter 5 학교보건과 보건교육

Section 1 학교보건

1) 학교보건의 개념

학교보건이란 학생과 교직원의 신체적, 정신적, 사회적 건강을 보호하고 유지하며 증진하기 위한 포괄적인 보건 활동을 의미한다. 학교보건은 건강한 학습 환경을 조성하여 교육의 효과를 극대화하는 것을 주요 목표로 한다. 이를 통해 학생들이 건강한 상태에서 최상의 학업 성취를 이루도록 지원하며, 교직원 역시 건강한 상태에서 교육활동을 원활히 수행할 수 있도록 돕는다. 학교보건은 보건과 교육이 상호 보완적으로 작용하는 영역으로서, 건강을 통한 학습의 질 향상에 기여한다.

2) 학교보건의 대상

학교보건의 주 대상은 학교에 소속된 학생과 교직원이다. 그러나 이들의 건강은 가정과 지역사회의 영향도 크게 받기 때문에, 학부모, 보호자, 가족, 지역사회 구성원까지도 간접적인 대상으로 포함한다. 학교보건은 이러한 다양한 주체들의 협력을 바탕으로 건강한 학교 공동체를 형성하고자 한다. 따라서 학교보건은 단지 학교 내부의 구성원만을 위한 것이 아니라, 지역사회의 건강 수준 향상에도 기여하는 통합적인 접근방식이라 할 수 있다.

3) 학교보건의 목적

학교보건의 궁극적인 목적은 학생과 교직원의 건강을 보호하고 증진하는 데 있다. 이를 통해 학교는 교육의 질을 높이고, 안전하고 쾌적한 환경에서 학습과 생활이 이루어지도록 한다. 또한 학교보건은 학생들이 올바른 건강생활 습관을 형성할 수 있도록 지도하며, 이러한 습관이 성인기까지 이어지도록 하는 데 목적을 둔다. 궁극적으로는 건강한 생활 습관을 바탕으로 한 지속 가능한 삶을 영위할 수 있도록 하는 데 그 의의가 있다.

4) 학교보건의 중요성

학교보건은 다음과 같은 이유로 매우 중요한 영역이다.

첫째, 학생 인구는 전체 인구의 약 4분의 1을 차지하는 대규모 집단으로, 이들의 건강 수준은 국가 전체의 건강 수준에 직접적인 영향을 미친다.

둘째, 학교는 지역사회의 중심 기관으로서, 보건교육과 건강증진 활동을 통해 학부모와 지역주민에게까지 건강 정보를 전파할 수 있는 역할을 한다.

셋째, 학령기는 신체적 성장과 정서적 변화가 급격히 일어나는 시기로, 이 시기의 건강 관리는 평생 건강의 기초를 형성하는 중요한 시기이다.

넷째, 학생의 건강은 성인기의 질병 예방과도 밀접한 관련이 있으므로, 조기 건강관리를 통해 미래 사회의 건강한 인적 자원을 육성할 수 있다.

다섯째, 학교는 많은 인원이 장시간 함께 생활하는 집단 환경이므로, 감염병의 전파 위험이 높아이에 대한 예방과 관리가 반드시 필요하다.

5) 학교보건사업 모델

학교보건을 체계적이고 효과적으로 운영하기 위해 다양한 보건사업 모델이 제시되고 있으며, 대표적인 예로 Allensworth & Kolbe 모델과 WHO 건강증진학교 모델이 있다. 이러한 모델은 학교보건의 구성요소를 명확히 하여 실행 전략을 수립하는 데 중요한 기준이 된다.

① Allensworth & Kolbe 모델

Allensworth & Kolbe 모델은 학교보건을 8개의 주요 요소로 구분하여 학교 내에서 포괄적인 보건 활동이 이루어지도록 하는 통합적 모델이다.

이 모델의 주요 구성요소는 다음과 같다.

- **학교보건 정책 및 건강한 학교환경**

  건강을 고려한 명확한 정책을 수립하고 물리적 · 심리적으로 건강한 환경을 조성한다.

- 학교보건교육

  학생들에게 건강에 대한 지식과 올바른 태도, 실천 능력을 교육하여 건강 행동을 내면화하도록 한다.

- 학교보건서비스

  건강검사, 질병관리, 응급처치 등 학생과 교직원의 건강을 위한 다양한 서비스를 제공한다.

- 가족 및 지역사회와의 연계

  가정과 지역사회와 협력하여 학생의 건강을 종합적으로 관리하고 지원체계를 형성한다.

- 학교 체육교육

  체육 활동을 통해 신체 발달을 촉진하고 규칙적인 운동 습관을 형성한다.

- 학교급식

  균형 잡힌 식단을 제공하여 학생들의 영양 상태를 향상시키고 식습관 개선을 도모한다.

- 건강상담

  신체적 · 정신적 문제를 가진 학생에게 상담을 제공하고 필요한 경우 전문기관과 연계한다.

- 교직원의 건강증진

  교직원의 건강을 증진하여 교육의 질을 향상시키고 건강한 직장 문화를 조성한다.

② WHO 건강증진학교 모델

WHO 건강증진학교 모델은 세계보건기구(WHO)에서 제시한 국제적 기준에 따라 학교의 건강증진 환경을 체계적으로 조성하기 위한 모델이다. 이 모델은 다음의 6가지 요소를 중심으로 구성된다.

- 건강한 학교정책

  건강을 우선하는 정책을 학교 차원에서 수립하고 이를 학교 운영 전반에 적용한다.

- 학교의 물리적 환경

  청결하고 안전한 건물, 교실, 운동장 등을 통해 학생들의 건강을 보장한다.

- 학교의 사회적 환경

  따뜻하고 지지적인 학교 분위기를 조성하여 학생들의 정서적 안정과 사회성을 촉진한다.

- 지역사회 연계

  지역 보건기관, NGO, 자원봉사단체 등과 협력하여 지역 차원의 건강자원을 활용한다.

- 개인의 건강기술 및 행동역량 개발

  학생 각자가 건강을 스스로 관리하고 실천할 수 있도록 필요한 지식과 기술을 습득하게 한다.

- 보건의료서비스 제공

  학생과 교직원에게 적절한 의료 서비스 및 건강 상담을 제공하여 건강 상태를 유지하고 증진시킨다.

Section 2 보건교육

1) 보건교육의 정의 및 목적

(1) 정의

보건교육은 개인 또는 집단에게 건강에 관한 지식과 정보를 제공하고, 이를 통해 긍정적인 태도와 바람직한 행동을 유도하는 교육적 활동이다. 이는 단순히 정보를 전달하는 것을 넘어, 학습자의 지식(Knowledge), 태도(Attitude), 행동(Practice)에 변화를 유도하기 위한 교육 과정으로서, 흔히 KAP 모델을 기반으로 구성한다. 보건교육은 건강한 삶의 질 향상을 목표로 하며, 건강 문제를 예방하고 관리할 수 있는 능력을 배양하도록 한다.

(2) 목적

보건교육의 목적은 세계보건기구(WHO)의 지침을 토대로 다음과 같이 정의한다.

첫째, 지역사회의 건강이 국가 및 사회 발전의 중요한 자산임을 인식하도록 한다.

둘째, 개인과 집단이 스스로 건강을 관리하고 책임질 수 있는 능력을 함양하도록 한다.

셋째, 건강 문제를 인식하고 해결할 수 있는 자율적 능력을 갖추도록 하며, 이를 통해 건강 수준을 향상시키고 자주적인 건강 실천을 가능하게 한다.

2) 보건교육의 범위

(1) 범위

보건교육은 건강 문제를 이해하고 분석하는 데서 출발하여, 이를 해결하기 위한 교육적 접근을 포함한다. 이에는 건강 정보의 수집 및 연구, 홍보와 출판, 직접적인 교육활동, 그리고 동기 부여를 위한 다양한 전략이 포함된다.

(2) 영역

보건교육은 교육의 대상에 따라 다음과 같은 영역으로 구분한다.

- **학교 보건교육**

  아동과 청소년을 대상으로 건강한 생활습관 형성을 목표로 한다.
- **산업 보건교육**

  근로자의 직업병 예방 및 건강한 작업 환경 조성을 위하여 실시한다.
- **지역사회 보건교육**

  지역 주민을 대상으로 질병 예방과 건강 증진을 위한 다양한 활동을 전개한다.

- 환자 관리 보건교육

  질병을 앓고 있는 환자에게 치료에 필요한 정보와 자기관리 능력을 교육하여 회복과 건강 유지를 돕는다.

(3) 보건교육 요구(브레드쇼)

보건교육의 요구는 브레드쇼(Bradshaw)의 이론에 따라 다음 네 가지로 구분한다.

- 규범적 요구: 전문가가 판단하여 제시하는 건강 요구를 의미한다.
- 내면적 요구: 학습자 스스로 인식하는 개인적인 건강상의 필요를 의미한다.
- 외향적 요구: 학습자의 행동이나 요청을 통해 표출되는 필요를 의미한다.
- 상대적 요구: 특정 집단의 특성과 기준을 비교하여 나타나는 요구를 의미한다.

3) 보건교육 계획 및 실시

(1) 계획 수립 전 유의사항

보건교육을 계획하기 전에는 대상자의 건강 문제와 교육 욕구를 철저히 조사하고 분석해야 한다. 이 과정에서 보건통계, 설문조사, 면접 등을 통해 자료를 수집하여 근거 중심의 계획을 수립한다. 또한 교육의 목적, 교육 시기, 방법, 담당 인력, 예산, 평가 계획을 포함하여 구체적이고 실현 가능한 계획을 수립해야 한다.

(2) 계획 과정 고려사항

보건교육의 계획은 대상자 중심으로 진행되어야 하며, 지역사회 공중보건사업과 연계하여 종합적으로 접근해야 한다. 효과적인 전달 매체와 교육 기법을 선정하며, 협동과 팀워크를 강조하는 구조로 계획해야 한다. 대상자의 연령, 성별, 문화 수준 등을 고려하여 맞춤형 교육이 되도록 하며, 교육 인원과 예산을 명확히 산정하고, 평가 기준과 지표를 마련해야 한다.

(3) 보건교육 프로그램 계획 과정

보건교육 프로그램은 다음과 같은 절차에 따라 계획한다.

① 교육 대상자의 선정 및 특성 파악을 한다.
② 교육 대상자의 건강 요구와 우선순위를 분석한다.
③ 교육 목적을 설정한다.
④ 세부 학습 목표를 행동 중심으로 구체화한다.
⑤ 사용 가능한 인적 · 물적 자원을 파악한다.
⑥ 교육 내용과 교육 방법을 결정한다.
⑦ 교육의 효과를 평가할 수 있는 방법과 지표를 설계한다.

(4) 학습 목표 설정

보건교육의 학습 목표는 학습자 중심으로 설정하며, 지식 · 태도 · 행동 측면의 변화를 유도할 수 있도록 명확히 기술한다. 목표는 측정 가능하고, 행동 중심의 용어로 작성해야 한다.

(5) 실시 준비 사항

보건교육을 실행하기 전에는 교육 장소, 시간, 교육 인원, 교육 자료, 시청각 기기 등의 준비 사항을 점검해야 한다. 교육자의 역할 분담과 교육 내용의 구성 순서를 결정하고, 참여자와의 상호작용 전략도 미리 계획해야 한다.

(6) 실시 과정 고려사항

교육을 실시할 때에는 과학적 근거에 기반한 내용을 제공하며, 학습자의 이해 수준과 사회 · 경제적 배경을 고려해야 한다. 교육자의 전문성과 의사소통 능력, 학습자의 참여도, 학습 환경을 종합적으로 고려하여 교육을 진행해야 한다.

4) 보건교육의 방법

(1) 보건교육 방법 선정의 영향 요소

보건교육 방법은 다음 요소들을 고려하여 선정한다.

① 교육 대상자의 수와 규모

② 학습 목표의 난이도

③ 교육 대상자의 연령과 교육 수준

④ 교육이 이루어지는 장소 및 시설의 여건

⑤ 교육 매체의 활용 가능성과 전략

(2) 교육 대상자의 수에 따른 방법

① 개인 접촉 방법: 1:1 건강 상담, 가정 방문 등. 효과는 크나 시간과 자원이 많이 소요된다.

② 집단 접촉 방법: 소규모 강의, 토론, 워크숍 등. 경제적이며 상호작용을 통해 학습 효과를 높인다.

③ 대중 접촉 방법: 신문, 포스터, 방송 매체 등을 활용하여 광범위한 대중에게 접근할 수 있으나, 반응이나 변화 측정이 어렵다.

(3) 의사소통 방식에 따른 방법

① 일방적 교육 방법: 강의, 방송 등으로 교육자가 정보를 일방적으로 제공한다. 전달 속도는 빠르나 학습자의 반응은 제한된다.

② 왕래식 교육 방법: 토론, 연극, 역할극 등으로 상호작용이 활발하며 학습자의 적극적인 참여를 유도한다.

5) 교육기법

보건교육에서 사용되는 대표적인 교육기법은 다음과 같다.

① 강의: 짧은 시간에 많은 정보를 전달할 수 있으나 수동적 학습을 유도한다.
② 개인교수: 학습자 맞춤 교육이 가능하나 자원이 많이 소요된다.
③ 집단토론: 협동 학습과 사고를 촉진하나 진행 기술이 요구된다.
④ 심포지엄: 전문가 중심의 강연이나, 청중의 이해 수준에 따라 효과가 달라진다.
⑤ 패널토의: 다양한 의견을 비교할 수 있으나 전문가 섭외와 준비가 필요하다.
⑥ 분단토의(버즈세션): 다수의 참여를 유도하나 준비 부족 시 효과가 감소한다.
⑦ 브레인스토밍: 창의적 사고를 유도하나 무질서할 가능성이 있다.
⑧ 역할극: 흥미 유발과 감정이입 효과가 높으나 준비 시간이 길다.
⑨ 시범: 시각적 효과가 높고 실습에 효과적이다.
⑩ 문제해결법(PBL): 학습자 주도적 사고를 촉진하나 문제 구성의 전문성이 요구된다.
⑪ 세미나: 발표 후 토의로 심층적 학습이 가능하나 사전 준비가 필요하다.
⑫ 포럼: 공개토론 형식으로 의견 교환이 활발하나 진행자의 역량이 중요하다.

6) 보건교육 평가

(1) 개념

보건교육 평가는 계획된 교육 프로그램이 효과적으로 운영되었는지를 검토하고, 교육의 질과 성과를 분석하는 체계적인 절차이다.

(2) 목적

보건교육 평가는 학습 목표 달성 여부를 판단하고, 교육의 효과를 파악하며, 향후 교육의 개선 방향을 제시하기 위해 실시한다.

(3) 평가 대상

평가의 대상은 피교육자, 교육자, 교육 내용 및 과정, 교육이 이루어진 환경 등이다.

(4) 평가 원칙

- 지속적인 평가를 실시해야 한다.
- 명확하고 일관된 기준을 설정해야 한다.
- 공정하고 객관적인 절차로 평가를 수행해야 한다.
- 결과는 이해하기 쉬워야 하며 실질적인 개선에 반영해야 한다.
- 관련자들의 참여가 보장되어야 한다.

(5) 평가 유형(시기 기준)

- 진단평가: 교육 전 학습자의 상태를 파악한다.
- 형성평가: 교육 중 피드백을 통해 수정 · 보완한다.
- 총괄평가: 교육 종료 후 전체 효과를 분석한다.

(6) 평가 유형(성과 기준)

- 과정평가: 계획된 대로 교육이 이루어졌는지를 분석한다.
- 영향평가: 지식, 태도, 행동 등의 변화 유무를 확인한다.
- 성과평가: 건강지표와 사회적 결과의 개선 여부를 측정한다.

(7) 평가 도구 조건

- 타당도: 측정하고자 하는 개념을 정확히 반영해야 한다.
- 신뢰도: 일관된 결과를 도출해야 한다.
- 객관도: 평가자 간의 차이가 없어야 한다.
- 실용성: 시간과 비용 면에서 효율적이어야 한다.

chapter 6 노인보건 · 정신보건

Section 1 노인보건

1) 노인보건의 개념

(1) 노인의 정의

노인이란 생리적, 심리적, 환경적 변화가 상호작용하는 복합적인 과정 속에서 일정 연령에 도달하여 고령의 특성을 지닌 사람을 의미한다. 이러한 노인의 정의는 단순한 연령적 구분을 넘어서 다양한 기능적 측면과 사회적 역할의 변화 등을 포함하여 포괄적으로 해석되어야 한다. 국제노인학회(International Association of Gerontology, 1951)에서는 신체적 변화뿐 아니라 정신적, 사회적 요소를 종합적으로 고려하여 노인을 정의한다.

(2) 노인보건사업의 대상

노인보건사업의 대상은 「노인복지법」에 따라 만 65세 이상인 사람으로 규정하며, 이들은 고령자로서 법적 보호와 다양한 보건 및 복지 서비스를 제공받는 주체가 된다. 고령자는 건강상 취약성이 높고 사회적 보호가 필요한 계층이기 때문에 국가 및 지방자치단체의 적극적인 보건의료 개입이 필요하다.

(3) WHO 노인보건 목표

세계보건기구(WHO)는 전 세계적인 고령화 추세에 대응하기 위해 다음과 같은 네 가지 노인보건 목표를 제시한다.

① 건강노화(Healthy Aging)

노인의 신체적 및 정신적 기능을 가능한 한 오래 유지하고 향상시키는 것을 목표로 한다.

② 성공적 노화(Successful Aging)

질병을 예방하고 기능을 유지하며, 능동적이고 자립적인 생활을 유지하게 하는 것을 목표로 한다.

③ 활동적 노화(Active Aging)

노인이 건강을 유지하면서 지역사회 활동, 여가, 자원봉사 등 다양한 사회활동에 적극적으로 참여하도록 유도하는 것을 목표로 한다.

④ 생산적 노화(Productive Aging)

일, 봉사, 가사, 돌봄 활동 등에 참여함으로써 사회적 기여를 지속하도록 지원하는 것을 목표로 한다.

(4) 노인보건 접근 원칙

노인보건은 다음과 같은 다섯 가지 원칙을 기반으로 접근한다.

① 기능 중심(Function-Oriented) 접근

노인의 기능적 상태를 중심으로 건강을 평가하고 관리하는 접근 방식이다.

② 사람 중심(Person-Centered) 접근

각 노인의 욕구와 특성을 고려하여 개인 맞춤형 서비스를 제공하는 것을 중시한다.

③ 생애과정(Life-Course) 접근

노화는 갑작스러운 변화가 아니라 전 생애에 걸친 연속적인 과정임을 인식하고 예방 중심의 보건 전략을 적용한다.

④ 포괄적(Comprehensive) 및 통합적(Integrated) 서비스

보건, 의료, 복지, 심리, 재활 등 다분야가 협력하여 제공하는 통합 서비스 체계를 강조한다.

⑤ 지역사회 기반(Community-Based) 서비스 체계 구축

노인이 거주하는 지역사회에서 건강과 자립을 지원하는 시스템을 마련하는 것이 중요하다.

(5) 일반적 노인 문제(4고)

노인은 생애 후반부에서 다양한 문제에 직면하며, 이를 대표적으로 '4고(四苦)'로 구분한다.

① **빈곤**: 고정된 수입의 부족과 퇴직 후 경제적 의존으로 인해 생계가 불안정해진다.
② **질병**: 만성질환 및 퇴행성 질환이 증가하여 건강 유지가 어렵고 의료비 부담이 가중된다.
③ **무위(활동 저하)**: 신체 활동 감소 및 사회적 고립으로 인해 삶의 활력이 저하된다.
④ **고독**: 가족과의 단절, 친구나 배우자의 사망 등으로 인해 정서적 외로움과 사회적 고립을 경험한다.

2) 노년기와 건강

(1) 노화 현상

노화는 시간이 지남에 따라 신체 기능이 점진적으로 저하되며 다양한 생리적 변화를 동반한다.

① 기능 저하

순환기, 호흡기, 소화기, 신경계, 정신, 근골격계, 비뇨생식기, 피부, 내분비계 등 거의 모든 생리 기능에서 기능적 감퇴가 발생한다.

② 대표적 변화

- 혈관의 탄력이 감소하며 혈압이 상승하고 말초 혈액순환이 둔화된다.
- 소화효소와 위산의 분비가 줄어들어 소화 기능이 저하된다.
- 근육량이 줄어들고 기초대사량이 낮아져 신체 활동이 감소한다.
- 피부의 탄력이 떨어지고 주름이 생기며 외형적 노화가 뚜렷해진다.
- 인슐린 분비 및 수용능력이 감소하여 혈당 조절이 어려워진다.

(2) 노인 질환 특징

노인 질환은 다음과 같은 특성을 지닌다.

- 질병의 발병 시기가 명확하지 않으며, 점진적이고 만성적으로 진행되는 경우가 많다.
- 하나의 질병보다 여러 질병이 동시에 존재하는 경우가 많아 다중질환 관리가 필요하다.
- 증상이 모호하고 개인 간 차이가 커서 진단이 어려운 경우가 많다.
- 약물에 대한 감수성이 높아 부작용이 크고, 약물 상호작용에도 주의가 필요하다.
- 특히 근골격계 질환(퇴행성관절염, 골다공증 등)과 순환기계 질환(고혈압, 심부전 등)의 유병률이 높다.

(3) 노인 건강관리

노인의 건강 유지를 위한 관리는 다음과 같은 측면에서 이루어진다.

- 정기적인 건강검진을 통해 조기 발견과 예방에 집중한다.
- 영양소가 균형 잡힌 식단을 유지하며 식사 조절을 철저히 관리한다.
- 정신 건강을 위해 감정적 스트레스를 줄이고 긍정적인 사고방식을 유지한다.
- 유산소 및 근력운동 등 적절한 운동을 실시하며, 신체 활동을 지속하도록 권장한다.
- 여행, 취미활동, 사회참여 등을 통해 삶의 질과 자존감을 향상시킨다.

3) 노인의 건강상태 평가

(1) 일상생활 수행 능력(ADL)

ADL은 노인이 일상생활을 독립적으로 수행할 수 있는 능력을 평가하는 기본 지표이다.

① **평가 항목**: 목욕, 옷 입기, 세수, 식사, 이동, 화장실 사용, 대소변 조절 등 기본적인 신체 활동을 포함한다.

② **평가 방법**: 3점 척도를 사용하여 평가하며, 1점은 '완전자립', 2점은 '부분의존', 3점은 '완전의존'을 의미한다.

③ **활용 목적**: 장기요양 대상자 선정, 재활 계획 수립, 병원 퇴원 후 사회복귀 가능성 판단 등에 활용된다.

(2) 수단적 일상생활 수행 능력(IADL)

IADL은 ADL보다 고차원적인 활동 능력을 평가하며, 노인의 독립적인 생활 수행 가능성을 판단하는 지표이다.

① **평가 항목**: 전화사용, 금전관리, 약 복용 관리, 식사 준비, 빨래, 청소, 대중교통 이용 등의 능력을 포함한다.

② **평가 방법**: 3점 또는 4점 척도를 사용하며, 점수가 높을수록 타인의 도움에 의존하는 정도가 크다는 것을 의미한다.

③ **활용 목적**: 입원 환자의 퇴원 계획 수립, 가정 복귀 후 서비스 제공 필요성 파악, 사회참여 능력 평가 등에 활용된다.

참고

IADL(Instrumental Activities of Daily Living): 도구적 일상생활 활동

IADL은 일상생활을 독립적으로 수행하기 위해 필요한 보다 복잡한 활동들을 의미한다. 이는 기본적인 신체 기능뿐만 아니라 인지 능력과 사회적 상호작용 능력까지 포괄하는 고차원적인 활동이다. IADL은 노인이 지역사회에서 독립적인 생활을 유지할 수 있는 능력을 평가하는 중요한 지표로 활용된다.

IADL의 예시:

- 집안 관리: 청소, 세탁, 정리정돈 등
- 식사 준비: 장보기, 음식 만들기, 설거지 등
- 외출 및 이동: 대중교통 이용, 운전 등
- 금전 관리: 예산 관리, 청구서 납부, 은행 업무 등
- 약물 관리: 처방된 약 복용, 약국 방문 등
- 의사소통: 전화 사용, 편지 쓰기 등

ADL(Activities of Daily Living): 기본적 일상생활 활동

ADL은 개인의 기본적인 생존과 위생에 필수적인 활동들을 의미한다. 이는 스스로를 돌보는 데 필요한 가장 기본적인 능력들을 포함한다. ADL은 주로 신체적인 기능 수행 능력을 평가하는 데 사용된다.

ADL의 예시:

- 식사: 스스로 음식을 먹는 행위

- 옷 입기: 스스로 옷을 입고 벗는 행위
- 개인 위생: 목욕, 샤워, 양치질, 머리 감기 등
- 이동: 침대에서 의자로 이동하거나, 방 안에서 걸어 다니는 행위
- 배변/배뇨: 화장실을 이용하고 뒤처리를 하는 행위

Section 2 노인보건사업

1) 노인장기요양보험제도

(1) 개요

노인장기요양보험제도는 고령화 사회에 대응하여 노인의 건강과 일상생활을 지원하기 위한 제도이다. 이 제도는 국민건강보험과는 별도로 운영되며, 국민건강보험공단이 관리 및 운영을 전담한다.

사회보험 방식에 국고의 일부 지원이 포함된 형태로 운영되며, 고령의 노인을 주요 대상으로 한다. 65세 미만의 일반 장애인은 본 제도의 대상에서 제외되며, 주로 노인성 질환을 가진 고령자에게 급여를 제공한다.

(2) 제도의 특징

노인장기요양보험제도는 다음과 같은 특징을 가진다.

첫째, 건강보험과 분리 운영함으로써 장기요양보험의 독립성을 유지한다.

둘째, 사회보험 방식을 기반으로 하되, 일부 공공부조의 원칙을 병행하여 적용한다.

셋째, 국민건강보험공단이 보험자 및 운영기관 역할을 동시에 수행하여 체계적인 운영을 도모한다.

넷째, 장기요양급여는 65세 이상 고령자 또는 치매, 뇌혈관질환 등 노인성 질환으로 인해 일상생활이 6개월 이상 어려운 자에게 제공한다.

2) 노인장기요양보험법

(1) 제1조(목적)

이 법은 고령이나 노인성 질병 등의 사유로 일상생활을 혼자서 수행하기 어려운 노인등에게 제공하는 신체활동 또는 가사활동 지원 등의 장기요양급여에 관한 사항을 규정하여 노후의 건강증진 및 생활안정을 도모하고 그 가족의 부담을 덜어줌으로써 국민의 삶의 질을 향상하도록 함을 목적으로 한다.

(2) 제2조(정의)

① "노인등"이란 65세 이상의 노인 또는 65세 미만의 자로서 치매 · 뇌혈관성질환 등 대통령령으로 정하는 노인성 질병을 가진 자를 말한다.

② "장기요양급여"란 제15조제2항에 따라 6개월 이상 동안 혼자서 일상생활을 수행하기 어렵다고 인정되는 자에게 신체활동 · 가사활동의 지원 또는 간병 등의 서비스나 이에 갈음하여 지급하는 현금 등을 말한다.

③ "장기요양사업"이란 장기요양보험료, 국가 및 지방자치단체의 부담금 등을 재원으로 하여 노인등에게 장기요양급여를 제공하는 사업을 말한다.

④ "장기요양기관"이란 제31조에 따른 지정을 받은 기관으로서 장기요양급여를 제공하는 기관을 말한다.

⑤ "장기요양요원"이란 장기요양기관에 소속되어 노인등의 신체활동 또는 가사활동 지원 등의 업무를 수행하는 자를 말한다.

(3) 제3조(장기요양급여 제공의 기본원칙)

① 장기요양급여는 노인등이 자신의 의사와 능력에 따라 최대한 자립적으로 일상생활을 수행할 수 있도록 제공하여야 한다.

② 장기요양급여는 노인등의 심신상태 · 생활환경과 노인등 및 그 가족의 욕구 · 선택을 종합적으로 고려하여 필요한 범위 안에서 이를 적정하게 제공하여야 한다.

③ 장기요양급여는 노인등이 가족과 함께 생활하면서 가정에서 장기요양을 받는 재가급여를 우선적으로 제공하여야 한다.

④ 장기요양급여는 노인등의 심신상태나 건강 등이 악화되지 아니하도록 의료서비스와 연계하여 이를 제공하여야 한다.

(4) 제7조(장기요양보험)

① 장기요양보험사업은 보건복지부장관이 관장한다.

② 장기요양보험사업의 보험자는 공단으로 한다.

③ 장기요양보험의 가입자(이하 "장기요양보험가입자"라 한다)는 「국민건강보험법」 제5조 및 제109조에 따른 가입자로 한다.

④ 공단은 제3항에도 불구하고 「외국인근로자의 고용 등에 관한 법률」에 따른 외국인근로자 등 대통령령으로 정하는 외국인이 신청하는 경우 보건복지부령으로 정하는 바에 따라 장기요양보험가입자에서 제외할 수 있다.

(5) 제8조(장기요양보험료의 징수)

① 공단은 장기요양사업에 사용되는 비용에 충당하기 위하여 장기요양보험료를 징수한다.

② 제1항에 따른 장기요양보험료는 「국민건강보험법」 제69조에 따른 보험료(이하 이 조에서 "건강보험료"라 한다)와 통합하여 징수한다. 이 경우 공단은 장기요양보험료와 건강보험료를 구분하여 고지하여야 한다.

③ 공단은 제2항에 따라 통합 징수한 장기요양보험료와 건강보험료를 각각의 독립회계로 관리하여야 한다.

(6) 제9조(장기요양보험료의 산정)

① 장기요양보험료는 「국민건강보험법」 제69조제4항 · 제5항 및 제109조제9항 단서에 따라 산정한 보험료액에서 같은 법 제74조 또는 제75조에 따라 경감 또는 면제되는 비용을 공제한 금액에 같은 법 제73조제1항에 따른 건강보험료율 대비 장기요양보험료율의 비율을 곱하여 산정한 금액으로 한다.

② 제1항에 따른 장기요양보험료율은 제45조에 따른 장기요양위원회의 심의를 거쳐 대통령령으로 정한다.

③ 제1항에도 불구하고 장기요양보험의 특성을 고려하여 「국민건강보험법」 제74조 또는 제75조에 따라 경감 또는 면제되는 비용을 달리 적용할 필요가 있는 경우에는 대통령령으로 정하는 바에 따라 경감 또는 면제되는 비용의 공제 수준을 달리 정할 수 있다.

(7) 제12조(장기요양인정의 신청자격)

장기요양인정을 신청할 수 있는 자는 노인등으로서 다음 각 호의 어느 하나에 해당하는 자격을 갖추어야 한다.

① 장기요양보험가입자 또는 그 피부양자

② 「의료급여법」 제3조제1항에 따른 수급권자(이하 "의료급여수급권자")

(8) 제13조(장기요양인정의 신청)

① 장기요양인정을 신청하는 자(이하 "신청인"이라 한다)는 공단에 보건복지부령으로 정하는 바에 따라 장기요양인정신청서(이하 "신청서")에 의사 또는 한의사가 발급하는 소견서(이하 "의사소견서")를 첨부하여 제출하여야 한다. 다만, 의사소견서는 공단이 제15조제1항에 따라 등급판정위원회에 자료를 제출하기 전까지 제출할 수 있다.

② 제1항에도 불구하고 거동이 현저하게 불편하거나 도서 · 벽지 지역에 거주하여 의료기관을 방문하기 어려운 자 등 대통령령으로 정하는 자는 의사소견서를 제출하지 아니할 수 있다.

③ 의사소견서의 발급비용 · 비용부담방법 · 발급자의 범위, 그 밖에 필요한 사항은 보건복지부령으로 정한다.

(9) 시행령 제7조(등급판정기준 등)

① **장기요양 1등급**: 심신의 기능상태 장애로 일상생활에서 전적으로 다른 사람의 도움이 필요한 자로서 장기요양인정 점수가 95점 이상인 자

② **장기요양 2등급**: 심신의 기능상태 장애로 일상생활에서 상당 부분 다른 사람의 도움이 필요한 자로서 장기요양인정 점수가 75점 이상 95점 미만인 자

③ **장기요양 3등급**: 심신의 기능상태 장애로 일상생활에서 부분적으로 다른 사람의 도움이 필요한 자로서 장기요양인정 점수가 60점 이상 75점 미만인 자

④ **장기요양 4등급**: 심신의 기능상태 장애로 일상생활에서 일정부분 다른 사람의 도움이 필요한 자로서 장기요양

인정 점수가 51점 이상 60점 미만인 자

⑤ **장기요양 5등급**: 치매(제2조에 따른 노인성 질병에 해당하는 치매로 한정한다)환자로서 장기요양인정 점수가 45점 이상 51점 미만인 자

⑥ **장기요양 인지지원등급**: 치매(제2조에 따른 노인성 질병에 해당하는 치매로 한정한다)환자로서 장기요양인정 점수가 45점 미만인 자

(10) 제23조(장기요양급여의 종류)

① 재가급여

가. 방문요양: 장기요양요원이 수급자의 가정 등을 방문하여 신체활동 및 가사활동 등을 지원하는 장기요양급여

나. 방문목욕: 장기요양요원이 목욕설비를 갖춘 장비를 이용하여 수급자의 가정 등을 방문하여 목욕을 제공하는 장기요양급여

다. 방문간호: 장기요양요원인 간호사 등이 의사, 한의사 또는 치과의사의 지시서(이하 "방문간호지시서"라 한다)에 따라 수급자의 가정 등을 방문하여 간호, 진료의 보조, 요양에 관한 상담 또는 구강위생 등을 제공하는 장기요양급여

라. 주 · 야간보호: 수급자를 하루 중 일정한 시간 동안 장기요양기관에 보호하여 신체활동 지원 및 심신기능의 유지 · 향상을 위한 교육 · 훈련 등을 제공하는 장기요양급여

마. 단기보호: 수급자를 보건복지부령으로 정하는 범위 안에서 일정 기간 동안 장기요양기관에 보호하여 신체활동 지원 및 심신기능의 유지 · 향상을 위한 교육 · 훈련 등을 제공하는 장기요양급여

바. 기타재가급여: 수급자의 일상생활 · 신체활동 지원 및 인지기능의 유지 · 향상에 필요한 용구(소프트웨어를 포함한다)를 제공하거나 가정을 방문하여 재활에 관한 지원 등을 제공하는 장기요양급여로서 대통령령으로 정하는 것

② 시설급여: 장기요양기관에 장기간 입소한 수급자에게 신체활동 지원 및 심신기능의 유지 · 향상을 위한 교육 · 훈련 등을 제공하는 장기요양급여

③ 특별현금급여

가. 가족요양비: 제24조에 따라 지급하는 가족장기요양급여

나. 특례요양비: 제25조에 따라 지급하는 특례장기요양급여

다. 요양병원간병비: 제26조에 따라 지급하는 요양병원장기요양급여

(11) 제40조(본인부담금)

① 제23조에 따른 장기요양급여(특별현금급여는 제외한다. 이하 이 조에서 같다)를 받는 자는 대통령령으로 정하는 바에 따라 비용의 일부를 본인이 부담한다. 이 경우 장기요양급여를 받는 수급자의 장기요양등급, 이용하는 장기요양급여의 종류 및 수준 등에 따라 본인부담의 수준을 달리 정할 수 있다.

② 제1항에도 불구하고 수급자 중 「의료급여법」 제3조제1항제1호에 따른 수급자는 본인부담금을 부담하지 아니한다.

③ 다음 각 호의 장기요양급여에 대한 비용은 수급자 본인이 전부 부담한다.

1. 이 법의 규정에 따른 급여의 범위 및 대상에 포함되지 아니하는 장기요양급여
2. 수급자가 제17조제1항제2호에 따른 장기요양인정서에 기재된 장기요양급여의 종류 및 내용과 다르게 선택하여 장기요양급여를 받은 경우 그 차액
3. 제28조에 따른 장기요양급여의 월 한도액을 초과하는 장기요양급여

④ 다음 각 호의 어느 하나에 해당하는 자에 대해서는 본인부담금의 100분의 60의 범위에서 보건복지부장관이 정하는 바에 따라 차등하여 감경할 수 있다.

1. 「의료급여법」 제3조제1항제2호부터 제9호까지의 규정에 따른 수급권자
2. 소득 · 재산 등이 보건복지부장관이 정하여 고시하는 일정 금액 이하인 자. 다만, 도서 · 벽지 · 농어촌 등의 지역에 거주하는 자에 대하여 따로 금액을 정할 수 있다.
3. 천재지변 등 보건복지부령으로 정하는 사유로 인하여 생계가 곤란한 자

⑤ 제1항부터 제4항까지의 규정에 따른 본인부담금의 산정방법, 감경절차 및 감경방법 등에 관하여 필요한 사항은 보건복지부령으로 정한다.

시행령 제15조의8(본인부담금)

1. 재가급여: 해당 장기요양급여비용의 100분의 15
2. 시설급여: 해당 장기요양급여비용의 100분의 20

3) 노인복지시설 및 치매 관리

(1) 제31조(노인복지시설의 종류)

1. 노인주거복지시설
2. 노인의료복지시설
3. 노인여가복지시설
4. 재가노인복지시설
5. 노인보호전문기관
6. 「노인 일자리 및 사회활동 지원에 관한 법률」 제9조제1항제2호에 따른 노인일자리지원기관
7. 제39조의19에 따른 학대피해노인 전용쉼터

(2) 제32조(노인주거복지시설)

1. 양로시설: 노인을 입소시켜 급식과 그 밖에 일상생활에 필요한 편의를 제공함을 목적으로 하는 시설

2. 노인공동생활가정: 노인들에게 가정과 같은 주거여건과 급식, 그 밖에 일상생활에 필요한 편의를 제공함을 목적으로 하는 시설
3. 노인복지주택: 노인에게 주거시설을 임대하여 주거의 편의 · 생활지도 · 상담 및 안전관리 등 일상생활에 필요한 편의를 제공함을 목적으로 하는 시설

(3) 제34조(노인의료복지시설)

1. 노인요양시설: 치매 · 중풍 등 노인성질환 등으로 심신에 상당한 장애가 발생하여 도움을 필요로 하는 노인을 입소시켜 급식 · 요양과 그 밖에 일상생활에 필요한 편의를 제공함을 목적으로 하는 시설
2. 노인요양공동생활가정: 치매 · 중풍 등 노인성질환 등으로 심신에 상당한 장애가 발생하여 도움을 필요로 하는 노인에게 가정과 같은 주거여건과 급식 · 요양, 그 밖에 일상생활에 필요한 편의를 제공함을 목적으로 하는 시설

(4) 제36조(노인여가복지시설)

1. 노인복지관: 노인의 교양 · 취미생활 및 사회참여활동 등에 대한 각종 정보와 서비스를 제공하고, 건강증진 및 질병예방과 소득보장 · 재가복지, 그 밖에 노인의 복지증진에 필요한 서비스를 제공함을 목적으로 하는 시설
2. 경로당: 지역노인들이 자율적으로 친목도모 · 취미활동 · 공동작업장 운영 및 각종 정보교환과 기타 여가활동을 할 수 있도록 하는 장소를 제공함을 목적으로 하는 시설
3. 노인교실: 노인들에 대하여 사회활동 참여욕구를 충족시키기 위하여 건전한 취미생활 · 노인건강유지 · 소득보장 기타 일상생활과 관련한 학습프로그램을 제공함을 목적으로 하는 시설

(5) 제38조(재가노인복지시설)

1. 방문요양서비스: 가정에서 일상생활을 영위하고 있는 노인(이하 "재가노인"이라 한다)으로서 신체적 · 정신적 장애로 어려움을 겪고 있는 노인에게 필요한 각종 편의를 제공하여 지역사회안에서 건전하고 안정된 노후를 영위하도록 하는 서비스
2. 주 · 야간보호서비스: 부득이한 사유로 가족의 보호를 받을 수 없는 심신이 허약한 노인과 장애노인을 주간 또는 야간 동안 보호시설에 입소시켜 필요한 각종 편의를 제공하여 이들의 생활안정과 심신기능의 유지 · 향상을 도모하고, 그 가족의 신체적 · 정신적 부담을 덜어주기 위한 서비스
3. 단기보호서비스: 부득이한 사유로 가족의 보호를 받을 수 없어 일시적으로 보호가 필요한 심신이 허약한 노인과 장애노인을 보호시설에 단기간 입소시켜 보호함으로써 노인 및 노인가정의 복지증진을 도모하기 위한 서비스
4. 방문 목욕서비스: 목욕장비를 갖추고 재가노인을 방문하여 목욕을 제공하는 서비스
5. 그 밖의 서비스: 그 밖에 재가노인에게 제공하는 서비스로서 보건복지부령이 정하는 서비스

(6) 치매 관리/(치매관리법)

① 제2조(정의)

1. "치매"란 퇴행성 뇌질환 또는 뇌혈관계 질환 등으로 인하여 기억력, 언어능력, 지남력(指南力), 판단력 및 수행능력 등의 기능이 저하됨으로써 일상생활에서 지장을 초래하는 후천적인 다발성 장애를 말한다.

② 역학적 특성

치매는 주로 노년층에서 발생하는 퇴행성 뇌 질환으로, 65세 이상 인구에서 평균 8.4%의 유병률을 보인다. 특히 주목할 만한 점은 나이가 증가함에 따라 유병률이 5년마다 약 2배씩 뚜렷하게 증가하는 경향을 나타낸다는 것이다. 이는 고령화 사회로 접어들면서 치매 환자 수가 더욱 늘어날 수 있음을 시사한다.

③ 위험요인 및 예방

치매 발생 위험에는 개인의 통제 여부에 따라 다양한 요인들이 복합적으로 작용한다. 이러한 요인들을 이해하고 관리하는 것은 치매 예방 및 진행 속도 조절에 중요한 의미를 가진다.

A. 비 가변적 요인: 개인의 노력으로 변화시키기 어려운 요인.
- 고령: 나이가 많아질수록 치매 발병 위험은 자연스럽게 높아진다.
- 여성: 남성보다 여성의 치매 유병률이 다소 높은 경향을 보인다. 이는 여성의 평균 수명이 더길고, 특정 유전적 요인 및 호르몬 변화와 관련이 있을 수 있다.
- 유전적 요인: 가족력이 있는 경우 치매 발병 위험이 증가할 수 있다. 특정 유전자 변이는 치매발병에 영향을 미치는 것으로 알려져 있다.

B. 가변적 요인: 생활 습관 개선 및 건강 관리를 통해 조절 가능한 요인.
- 우울증: 장기간의 우울 증상은 뇌 기능 저하와 관련되어 치매 위험을 높일 수 있다.
- 두부 외상: 심각한 머리 부상은 뇌 손상을 유발하여 치매 발병 위험을 증가시킬 수 있다.
- 고혈압: 혈관 건강 악화는 뇌혈류 감소를 초래하여 치매 위험을 높인다.
- 뇌졸중: 뇌혈관이 막히거나 터져 발생하는 뇌졸중은 뇌 기능 손상을 일으켜 치매 발병 위험을크게 증가시킨다.
- 흡연: 흡연은 혈관을 수축시키고 뇌에 산소 공급을 방해하여 치매 위험을 높인다.
- 비만: 비만은 고혈압, 당뇨병 등 다양한 만성 질환의 원인이 되며, 이는 뇌 건강 악화로 이어져 치매 위험을 증가시킬 수 있다.

C. 예방요인: 건강한 생활 습관 형성을 통해 치매 발병 위험을 낮추거나 진행을 늦출 수 있는 요인.
- 규칙적인 운동: 꾸준한 신체 활동은 뇌 혈류를 개선하고 인지 기능을 유지하는 데 도움을 준다.
- 교육을 통한인지 자극: 학습, 새로운 기술 습득 등 적극적인 인지 활동은 뇌 기능을 활성화시켜 치매 예방에 효과적이다.
- 독서 및 학습 활동: 지속적인 독서와 학습은 뇌의 인지 резерв(cognitive reserve)를 증가시켜 치매 발병

시점을 늦추거나 증상 발현을 완화하는 데 기여할 수 있다.

- 항산화 영양소 섭취: 항산화 성분이 풍부한 과일, 채소 등을 섭취하는 것은 뇌세포 손상을 줄여 치매 예방에 도움이 될 수 있다.

④ 치매관리법 제11조(치매검진사업)

A. 보건복지부장관은 종합계획에 따라 치매를 조기에 발견하는 검진사업(이하 "치매검진사업"이라 한다)을 시행하여야 한다.

B. 치매검진사업의 범위, 대상자, 검진주기 등에 필요한 사항은 대통령령으로 정한다.

C. 치매의 검진 방법 및 절차 등에 필요한 사항은 보건복지부령으로 정한다.

D. 국가는 치매검진을 받는 사람 중 「의료급여법」에 따른 의료급여수급자 및 대통령령으로 정하는 건강보험가입자에 대하여 그 비용의 전부 또는 일부를 지원할 수 있다.

(3) 인지기능 및 치매 측정 도구

① MMSE(Mini-Mental State Examination, 간이정신상태검사)

가장 널리 사용되는 치매 및 인지기능 선별 검사로 지남력(시간, 장소), 주의 집중 및 계산, 기억 등록 및 회상, 언어 능력, 시공간 구성 능력 등을 평가한다.

- 목적: 치매 및 인지기능 평가
- 항목: 시간 및 장소 지남력, 기억 등록 및 회상, 주의 집중, 계산, 언어능력, 시공간 구성 등(총점 30점)
- 해석: 24점 이상: 정상
  18~23점: 경도 인지장애
  17점 이하: 치매 의심
- 특징: 간편하고 광범위하게 사용되며, 교육 수준이나 문화에 따라 결과가 다를 수 있음

② GDS(Global Deterioration Scale) / KDS(Korean Dementia Scale):

치매 의심 시 전반적인 상태나 중증도를 평가하는 도구로 단계별 인지 장애 정도의 구체적인 예시가 있어 쉽게 확인 및 판단이 가능하며, 초기 인지 장애를 세분화하여 평가하는 장점이 있다.

- 목적: 알츠하이머병의 전반적 진행 단계 평가
- 단계: 총 7단계(1단계: 정상 ~ 7단계: 매우 중증)
- 특징: 치매의 경과를 종합적으로 추적하는 데 적합

③ CDR(Clinical Dementia Rating):

치매의 전반적인 심각도와 진행 단계를 평가하는 임상적 치매 척도이다. 기억력, 지남력, 판단력 및 문제 해결, 사회 활동, 가정생활 및 취미, 개인위생 및 몸치장 등 6가지 영역을 종합적으로 평가하여 치매의 경중을 0부터 3까지의 점수로 나타낸다.

- 목적: 치매의 중증도 평가
- 영역: 기억, 지남력, 판단력, 사회적 기능 등 6개 영역 평가
- 점수 기준: 0: 정상
  0.5: 의심
  1: 경도 치매
  2: 중등도 치매
  3: 중증 치매

③ K-MMSE(Korean version of MMSE)

- 설명: MMSE를 한국어로 번역하고 문화에 맞게 조정한 버전
- 특징: 국내에서 가장 많이 사용되는 치매 스크리닝 도구 중 하나

⑤ MoCA(Montreal Cognitive Assessment)

- 목적: 경도 인지장애(MCI) 탐지에 민감
- 평가 영역: 시공간, 실행기능, 명명, 기억, 주의력, 언어, 추론, 지남력
- 총점: 30점(26점 이상: 정상)
- 장점: MMSE보다 인지 저하 초기 단계 탐지에 우수
- K-MoCA: 한국어판 존재

Section 3 정신보건

1) 정신보건의 개념

(1) 정신보건의 정의

정신보건은 개인과 사회의 정신건강을 회복하고 유지하며 증진하기 위한 지식, 기술, 그리고 실천을 포함하는 포괄적 개념이다. 이는 단순히 정신질환을 치료하는 수준에 그치지 않고, 정신적으로 건강한 삶을 영위할 수 있도록 지원하는 다양한 정책과 활동을 포함한다.

E. 마가렛(Margaret)은 정신보건을 인간이 본능적 욕구를 건강하게 충족할 때 얻어지는 질적으로 양호한 마음의 상태라고 정의한다. 따라서 정신보건은 인간의 기본적 심리 욕구를 존중하고, 사회 속에서 조화롭게 살아가도록 돕는 실천적 학문이라 할 수 있다.

(2) 정신보건의 목적

정신보건의 주된 목적은 정신질환을 예방하고 조기에 발견하며, 적절한 치료와 재활을 통해 회복을 촉진하는 데 있다. 또한 정신장애인의 권리 보장과 삶의 질 향상, 정신건강 친화적 환경 조성을 통해 전 국민의 정신건강 수준을 향상시키는 것을 지향한다. 이는 궁극적으로 정신건강을 사회적 자산으로 인식하고, 건강한 사회 공동체를 실현하는 데 기여함을 목표로 한다.

(3) 정신보건의 이념

정신보건은 인간의 존엄성과 기본권 보장을 핵심 가치로 삼는다. 모든 국민은 정신질환으로부터 보호받을 권리를 가지며, 정신질환자는 누구나 차별 없이 최적의 치료를 받을 권리를 가진다. 정신질환으로 인한 사회적 낙인과 차별은 금지되어야 하며, 특히 미성년자는 특별한 보호와 교육, 치료를 받을 권리가 있다. 정신보건은 지역사회 중심의 치료를 우선시하며, 불필요한 입원은 최소화해야 한다. 또한 정신질환자 역시 자유로운 환경에서 자기결정권을 존중받아야 하며, 정책 결정 과정에 참여할 권리를 가진다. 이러한 이념은 인권과 자율성을 바탕으로 정신보건의 기본 방향을 제시한다.

(4) 주요 용어 정의

정신질환자는 망상, 환각, 사고 및 기분의 장애 등으로 인해 일상생활에 중대한 제약이 있는 사람을 말한다. 정신건강증진사업은 정신건강 교육, 정신질환 예방 및 조기 발견, 치료, 복지 환경 개선 등 국민 전체의 정신건강을 향상시키기 위한 제반 활동을 포함한다.

정신건강복지센터는 국가 및 지방자치단체가 설치하거나 위탁하여 운영하는 기관으로, 정신건강과 관련된 다양한 서비스를 수행한다. 정신건강증진시설에는 정신의료기관, 정신요양시설, 정신재활시설이 포함된다. 정신건강전문요원은 정신건강임상심리사, 정신건강간호사, 정신건강사회복지사, 정신건강작업치료사로 구성되며, 이들은 정신질환자의 치료와 회복에 전문적인 역할을 수행한다.

(5) 정신보건의 혁명

정신보건은 시대적 변화와 함께 총 네 차례의 큰 혁신 과정을 거치며 발전해 왔다.

첫 번째 혁명은 18세기 프랑스의 필리프 피넬이 정신질환자를 쇠사슬에서 해방시키고 인간적인 대우를 시작하면서 비롯되었다.

두 번째 혁명은 지그문트 프로이트가 정신분석학을 도입하여 정신질환의 내면적 원인을 이해하고 치료에 접근하는 새로운 방법을 제시한 것이다.

세 번째 혁명은 1952년 프랑스의 앙리 라브리오가 최초의 항정신성 약물을 개발하면서 정신질환 치료가 약물 중심으로 전환된 것이다.

네 번째 혁명은 병원 중심 치료에서 지역사회 중심 치료로의 전환이 이루어진 것으로, 이는 정신질환자의 사회 복귀와 자립을 돕는 방향으로 정신보건 체계가 진화했음을 의미한다.

2) 정신보건의 역사

(1) 16세기 이전

고대 그리스의 의사 히포크라테스는 인간의 체액 이론을 바탕으로 기질에 따른 정신질환의 분류를 시도하였다. 그는 정신과 신체의 상호작용 개념인 '정신신체(psychosomatic)'라는 용어를 최초로 사용하며, 정신질환도 신체 질환처럼 이해될 수 있다고 보았다.

그러나 중세 유럽에서는 정신질환을 신의 저주, 악령의 지배, 또는 죄에 대한 벌로 인식하였다. 이러한 관점으로 인해 정신질환자는 격리되거나 고문, 사슬, 화형 등의 잔혹한 형벌적 조치를 받았으며, 이는 인권의 심각한 침해로 이어졌다.

(2) 16세기~19세기

16세기 이후 르네상스와 계몽주의의 영향을 받아 정신질환에 대한 인도주의적 시각이 등장하였다. 요한 웨이어(J. Weyer)는 최초로 마녀 사냥에 반대하며 정신질환자에 대한 인도적 치료를 주장하였다.

18세기 말, 필리프 피넬은 프랑스의 한 정신병원에서 환자들을 쇠사슬에서 풀어주고, 의학적 접근을 통해 치료를 시작하면서 정신보건의 1차 혁명을 주도하였다. 동시대의 튜크(WE Tuke)는 기독교적 사랑과 합리성을 바탕으로 요양소를 설립하고 새로운 치료 원칙을 제시하였다.

(3) 20세기 이후

20세기에는 정신보건 운동이 본격화되었다. 프랑스의 툴로즈는 정신보건연맹을 조직하며 정신보건의 제도적 기틀을 마련하였다. 미국의 클리퍼드 비어스는 자신이 경험한 정신병원 수용 경험을 바탕으로 정신위생운동을 전개하였고, 코네티컷주에 정신위생협의회를 설립하여 예방과 조기 치료의 중요성을 강조하였다.

아돌프 메이어는 환자를 전체적 존재로 이해하고, 작업요법, 오락요법 등 다양한 활동을 치료에 포함시켰다. 1960년대 이후에는 탈시설화와 지역사회 중심의 치료 모델이 세계적으로 확산되었고, 최근에는 WHO, UNESCO, 국제적십자사 등 국제기구가 정신보건 문제 해결에 협력하고 있다.

3) 정신보건사업

(1) 정신건강복지법 제3조(정의)

"정신건강증진사업"이란 정신 · 건강 관련 교육 · 상담, 정신질환의 예방 · 치료, 정신질환자의 재활, 정신건강에 영향을 미치는 사회복지 · 교육 · 주거 · 근로 환경의 개선 등을 통하여 국민의 정신건강을 증진시키는 사업을 말한다.

(2) 지역사회 정신보건사업의 원칙(G. Caplan, 1967)

지역사회 정신보건사업은 주민의 정신건강을 책임지는 통합적 접근을 기반으로 한다.

첫째, 환자는 자신의 거주지 근처에서 치료를 받아야 하며, 이는 환자의 사회적 관계를 유지하고 회복을 촉진하는 데 기여한다.

둘째, 정신보건서비스는 입원, 응급치료, 부분입원, 외래진료, 자문, 교육 등 포괄적인 형태로 제공되어야 한다.

셋째, 정신의학과 의사, 간호사, 사회복지사, 임상심리사, 작업치료사 등 다양한 전문가들이 팀을 이루어 협력하는 다학제적 접근이 이루어져야 한다.

넷째, 중증 정신질환자에 대해서는 장기적인 지속 진료가 이루어져야 하며, 퇴원 후에도 꾸준한 사후 관리가 필요하다.

다섯째, 주민의 신뢰를 확보하고 지역사회 요구를 반영한 서비스가 제공되어야 한다.

여섯째, 사업의 효율성을 높이기 위해서는 체계적인 평가와 연구가 동반되어야 한다.

일곱째, 예방 활동은 1차 예방(정신건강 증진과 위험요인 제거), 2차 예방(조기 발견과 치료), 3차 예방(재발 방지와 재활)로 구분되어야 한다.

여덟째, 정신보건자문체계를 구축하여 전문가들의 의견이 정책과 치료에 반영되도록 해야 한다.

마지막으로, 보건과 사회복지 자원을 연계하여 정신질환자의 사회복귀와 통합을 지원하는 통합적 시스템이 필요하다.

이와 같이 정신보건은 단순한 치료를 넘어 예방, 회복, 권리 보장, 사회 통합을 포함하는 전인적 접근으로 발전하고 있으며, 앞으로도 사회 변화에 맞추어 지속적으로 진화해야 한다.

참고문헌

1. 강공언, 김신도, 이정실, 최경순, 실내공기질관리학, 문운당, 2012.
2. 강공언, 박상정, 공중보건학, 고려의학, 2019.
3. 강경선 외, 식품위생학, 문운당, 2010.
4. 강금지 외. 쉽게 배우는 영양판정, 수학사, 2011.
5. 강병우 외, 공중보건학, 청구문화사, 2019.
6. 강신욱 외, 치료사를 위한 공중보건학, 정문각, 2016.
7. 구성회 외, 제27판 공중보건학 고문사, 2023
8. 구성회, 공중보건학(제 23판), 고문사, 2018,
9. 구재옥 외, 이해하기 쉬운 영양학, 파워북, 2019.
10. 권창호 외 3인, 공중보건학(제3판), 범문에듀케이션, 2022
11. 김경연, 교토의정서 발효와 기업의 대응, CEO 레포트, LG 주간경제 2005
12. 김동석 외, 임상기생충학 개요. E*public. 2004.
13. 김명 외, 보건교육 건강증진 이론, 계축문화사, 2014
14. 김서현 외, 베이직 영양학. 지구문화사. 2016.
15. 김양호. 공중보건학. 현문사. 2019.
16. 김정순. 역학원론, 신광출판사. 1986.
17. 김희진, 한국에서의 결핵현황, 대한내과학회지 82(3),pp.257-262,2012.
18. 남철현 외, 공중보건학(제9판), 계축문화사, 2020
19. 문상식 외, 보건행정학(제8판), 보문각, 2020
20. 문재후, 김기훈, 보건행정학, 계축문화사, 2004.
21. 문주희, 인체기생충학, 고려의학. 2003.
22. 박동욱 외. 산업위생학. 한국방송통신대학교 출판부. 2011.

23. 박주량, 김인배 공저, 폐기물처리개론, 신광출판사. 1996.
24. 배상수, 보건사업기획(제3판), 계축문화사,
25. 배상수, 신공중보건 건강사회를 향한 도전, 계축문화사, 2017
26. 백남원 외 공저. 작업환경측정 및 평가. 신광출판사. 1997.
27. 서정숙 외, 임상영양사를 위한 고급영양학. 지구문화사. 2013.
28. 신공중보건 건강사회를 향한 도전, 계축문화사, 2017
29. 신호상, 김승섭.(최신)환경위생학. 동화가술. 2008.
30. 안윤옥. 보건통계학의 이해. 정문각. 2006.
31. 안진아, 공중보건학, 하이앤북, 2025
32. 류황건 외, 알기쉬운 공중보건학, 수문사, 2017,
33. 장유경 외, 지역사회영양학, 신광출판사, 2011.
34. 정문식 외 5인. 최신환경위생학. 신광출판사. 2002.
35. 건강보험심사평가원, https://www.hira.or.kr/
36. 고용노동부/노동포털: https://labor.moel.go.kr/main/main.do
37. 국가건강보험공단 http://www.nhic.or.kr/
38. 국가암정보센터: https://www.cancer.go.kr/
39. 국가통계포털: https://kosis.kr/index/index.do
40. 국민건강보험: https://www.nhis.or.kr/nhis/index.do
41. 국민영양통계: https://www.khidi.or.kr/nutristat
42. 권역별 질병대응센터: https://www.kdca.go.kr/Popup/RegionDiseaseCenter.es
43. 구글: https://www.google.com/?gws_rd=ssl#spf=1595918668619
44. 구글/학술검색: https://scholar.google.co.kr/schhp?hl=ko
45. 노인장기요양보험법」
https://www.law.go.kr/%EB%B2%95%EB%A0%B9/%EB%85%B8%EC%9D%B8%EC%9E%A5%EA%B8%B0%EC%9A%94%EC%96%91%EB%B3%B4%ED%97%98%EB%B2%95
46. 노인장기요양보험법 시행령
https://www.law.go.kr/%EB%B2%95%EB%A0%B9/%EB%85%B8%EC%9D%B8%EC%9E%A5%EA%B8%B0%EC%9A%94%EC%96%91%EB%B3%B4%ED%97%98%EB%B2%95%EC%8B%9C%ED%96%89%EB%A0%B9
47. 두산백과사전. 지구온난화:
https://www.doopedia.co.kr/search/encyber/new_totalSearch.jsp
48. 법제처 국가법령정보센터, https://www.law.go.kr/
49. 보건복지 데이터포털: https://data.kihasa.re.kr/kihasa/main.html
50. 보건복지부, 2020, 2021, 2022, 2023, 보건복지 백서

https://www.mohw.go.kr/react/search/search.jsp
51. 보건복지부, 2021 보건복지통계연보, 2022. 2023. 2024.
https://www.mohw.go.kr/react/search/search.jsp
52. 보건복지부, 통계포털: https://www.mohw.go.kr/menu.es?mid=a10406030000
53. 보건복지부 https://www.mohw.go.kr/
54. 보건복지부 연혁: https://www.mohw.go.kr/menu.es?mid=a10602000000
55. 사망원인별 사망률 추이: (영아/모성사망 등 동향 통계 수록)
https://www.index.go.kr/unity/potal/main/EachDtlPageDetail.do?idx_cd=1012 https://www.index.go.kr/unity/potal/search/search.do?divide1=11
56. 산업안전보건공단. 2019 산업재해분석. https://www.kosha.or.kr/kosha/index.do
57. 산업안전보건법 (139조):
https://www.law.go.kr/%EB%B2%95%EB%A0%B9/%EC%82%B0%EC%97%85%EC%95%88%EC%A0%84%EB%B3%B4%EA%B1%B4%EB%B2%95
58. 산업안전보건법 (시행령 99조):
https://www.law.go.kr/%EB%B2%95%EB%A0%B9/%EC%82%B0%EC%97%85%EC%95%88%EC%A0%84%EB%B3%B4%EA%B1%B4%EB%B2%95%EC%8B%9C%ED%96%89%EB%A0%B9
59. 산업자원부 에너지경제연구원, 2002, 기후변화협약 및 교토의정서 대응전략 연구
60. 식품의약품안전처, 식중독 예방홍보, 식중독 발생시 위기 대응:
https://www.mfds.go.kr/search/search.do
61. 식품의약품안전처, 식품안전관리인증기준(HACCP):
https://www.mfds.go.kr/brd/m_513/list.do
62. 식품의약품안전처: https://www.mfds.go.kr/index.do
63. 식품의약품안전평가원: https://www.nifds.go.kr/index.do
64. 예방접종도우미:
https://nip.kdca.go.kr/irhp/infm/goVcntInfo.do?menuLv=1&menuCd=115
65. 정신보건/국가정신건강정보포털 :
https://www.mentalhealth.go.kr/portal/main/index.do
66. 지표누리 e-나라지표:
https://www.index.go.kr/unity/potal/main/EachDtlPageDetail.do?idx_cd=2758
67. 질병관리청, 2023 감염병 신고현황 연보:
https://kdca.go.kr/board/board.es?mid=a20602010000&bid=0034&list_no=726405&act=view
68. 질병관리청, 국민건강통계, 2024
69. 질병관리청 누리집: https://kdca.go.kr → 사업별 누리집 → 지역사회건강조사

70. 환경부, 2021년 전국 폐기물 발생 및 처리현황, 2024
71. 환경부 국가상수도정보시스템: https://www.waternow.go.kr/
72. Gemini: https://gemini.google.com/app/9a01ad7e8e23605a
73. ChatGPT : https://chat.openai.com/

AI와 함께하는 공중보건학

2025년 8월 20일 인쇄
2025년 8월 25일 발행

저 자 : 김문갑 · 김대식 · 김동찬 · 김선규 · 김은재 · 박경록
박미영 · 신규범 · 유광현 · 이동하 · 이민영 · 전재식

발 행 자 : 남학순

발 행 처 : 도서출판 **고 려 의 학**
(02880) 서울시 성북구 성북로9길 1 보문빌딩 3층
Tel. 765-0333, 0337
Fax. 743-2288
신고번호 : 제 2022-000006호

ISBN 979-11-92422-83-1

정가 40,000원